全国中医药行业高等教育"十四五"规划教材

全国高等中医药院校规划教材（第十一版）

骨伤手术学

（供中医骨伤科学等专业用）

主　编　童培建　曾意荣

U0201428

中国中医药出版社

·北　京·

图书在版编目（CIP）数据

骨伤手术学 / 童培建，曾意荣主编 . —北京：
中国中医药出版社，2023.3
全国中医药行业高等教育"十四五"规划教材
ISBN 978-7-5132-6982-7

Ⅰ . ①骨…　Ⅱ . ①童…　②曾…　Ⅲ . ①骨损伤—外科
手术—中医学院—教材　Ⅳ . ① R683

中国版本图书馆 CIP 数据核字（2021）第 093205 号

融合出版数字化资源服务说明

全国中医药行业高等教育"十四五"规划教材为融合教材，各教材相关数字化资源（电子教材、PPT 课件、视频、复习思考题等）在全国中医药行业教育云平台"医开讲"发布。

资源访问说明

扫描右方二维码下载"医开讲 APP"或到"医开讲网站"（网址：www.e-lesson.cn）注册登录，输入封底"序列号"进行账号绑定后即可访问相关数字化资源（注意：序列号只可绑定一个账号，为避免不必要的损失，请您刮开序列号立即进行账号绑定激活）。

资源下载说明

本书有配套 PPT 课件，供教师下载使用，请到"医开讲网站"（网址：www.e-lesson.cn）认证教师身份后，搜索书名进入具体图书页面实现下载。

中国中医药出版社出版

北京经济技术开发区科创十三街 31 号院二区 8 号楼
邮政编码　100176
传真　010-64405721
廊坊市祥丰印刷有限公司印刷
各地新华书店经销

开本 889×1194　1/16　印张 28.5　字数 759 千字
2023 年 3 月第 1 版　2023 年 3 月第 1 次印刷
书号　ISBN 978-7-5132-6982-7

定价　99.00 元
网址　www.cptcm.com

服 务 热 线　010-64405510　　微信服务号　zgzyycbs
购 书 热 线　010-89535836　　微商城网址　https://kdt.im/LIdUGr
维 权 打 假　010-64405753　　天猫旗舰店网址　https://zgzyycbs.tmall.com

如有印装质量问题请与本社出版部联系（010-64405510）

全国中医药行业高等教育"十四五"规划教材
全国高等中医药院校规划教材（第十一版）

《骨伤手术学》
编委会

主　编

童培建（浙江中医药大学）　　　　曾意荣（广州中医药大学）

副主编

周英杰（河南省洛阳正骨医院）　　徐祖健（西南医科大学）

谢兴文（西北民族大学）　　　　　樊效鸿（成都中医药大学）

编　委（以姓氏笔画为序）

牛素生（福建中医药大学）　　　　向俊宜（云南中医药大学）

许　波（山东中医药大学）　　　　杜文喜（浙江中医药大学）

李慧英（河南中医药大学）　　　　宋颖军（江西中医药大学）

俞仲翔（上海中医药大学）　　　　徐无忌（湖南中医药大学）

高　曦（黑龙江中医药大学）　　　移　平（北京中医药大学）

彭志财（重庆医科大学）　　　　　曾建春（广州中医药大学）

学术秘书

钟　滢（浙江中医药大学）

全国中医药行业高等教育"十四五"规划教材
全国高等中医药院校规划教材（第十一版）

专家指导委员会

名誉主任委员

余艳红（国家卫生健康委员会党组成员，国家中医药管理局党组书记、副局长）

主任委员

王志勇（国家中医药管理局党组成员、副局长）

秦怀金（国家中医药管理局党组成员、副局长）

副主任委员

王永炎（中国中医科学院名誉院长、中国工程院院士）

张伯礼（天津中医药大学名誉校长、中国工程院院士）

黄璐琦（中国中医科学院院长、中国工程院院士）

卢国慧（国家中医药管理局人事教育司司长）

委　员（以姓氏笔画为序）

王　伟（广州中医药大学校长）

石　岩（辽宁中医药大学党委书记）

石学敏（天津中医药大学教授、中国工程院院士）

匡海学（教育部高等学校中药学类专业教学指导委员会主任委员、黑龙江中医药大学教授）

吕文亮（湖北中医药大学校长）

朱卫丰（江西中医药大学校长）

刘　力（陕西中医药大学党委书记）

刘　星（山西中医药大学校长）

安冬青（新疆医科大学副校长）

许二平（河南中医药大学校长）

李灿东（福建中医药大学校长）

李金田（甘肃中医药大学校长）

杨　柱（贵州中医药大学党委书记）

余曙光（成都中医药大学校长）

谷晓红（教育部高等学校中医学类专业教学指导委员会主任委员、北京中医药大学党委书记）

冷向阳（长春中医药大学校长）

宋春生（中国中医药出版社有限公司董事长）

陈　忠（浙江中医药大学校长）

陈可冀（中国中医科学院研究员、中国科学院院士、国医大师）

金阿宁（国家中医药管理局中医师资格认证中心主任）

周仲瑛（南京中医药大学教授、国医大师）

胡　刚（南京中医药大学校长）

姚　春（广西中医药大学校长）

徐安龙（教育部高等学校中西医结合类专业教学指导委员会主任委员、北京中医药大学校长）

徐建光（上海中医药大学校长）

高秀梅（天津中医药大学校长）

高树中（山东中医药大学校长）

高维娟（河北中医学院院长）

郭宏伟（黑龙江中医药大学校长）

曹文富（重庆医科大学中医药学院院长）

彭代银（安徽中医药大学校长）

路志正（中国中医科学院研究员、国医大师）

熊　磊（云南中医药大学校长）

戴爱国（湖南中医药大学校长）

秘书长（兼）

卢国慧（国家中医药管理局人事教育司司长）

宋春生（中国中医药出版社有限公司董事长）

办公室主任

张欣霞（国家中医药管理局人事教育司副司长）

李秀明（中国中医药出版社有限公司总编辑）

办公室成员

陈令轩（国家中医药管理局人事教育司综合协调处副处长）

李占永（中国中医药出版社有限公司副总编辑）

张峘宇（中国中医药出版社有限公司副经理）

沈承玲（中国中医药出版社有限公司教材中心主任）

全国中医药行业高等教育"十四五"规划教材
全国高等中医药院校规划教材（第十一版）

编审专家组

组　长

余艳红（国家卫生健康委员会党组成员，国家中医药管理局党组书记、副局长）

副组长

张伯礼（中国工程院院士、天津中医药大学教授）

王志勇（国家中医药管理局党组成员、副局长）

秦怀金（国家中医药管理局党组成员、副局长）

组　员

卢国慧（国家中医药管理局人事教育司司长）

严世芸（上海中医药大学教授）

吴勉华（南京中医药大学教授）

王之虹（长春中医药大学教授）

匡海学（黑龙江中医药大学教授）

刘红宁（江西中医药大学教授）

翟双庆（北京中医药大学教授）

胡鸿毅（上海中医药大学教授）

余曙光（成都中医药大学教授）

周桂桐（天津中医药大学教授）

石　岩（辽宁中医药大学教授）

黄必胜（湖北中医药大学教授）

前　言

为全面贯彻《中共中央 国务院关于促进中医药传承创新发展的意见》和全国中医药大会精神，落实《国务院办公厅关于加快医学教育创新发展的指导意见》《教育部 国家卫生健康委 国家中医药管理局关于深化医教协同进一步推动中医药教育改革与高质量发展的实施意见》，紧密对接新医科建设对中医药教育改革的新要求和中医药传承创新发展对人才培养的新需求，国家中医药管理局教材办公室（以下简称"教材办"）、中国中医药出版社在国家中医药管理局领导下，在教育部高等学校中医学类、中药学类、中西医结合类专业教学指导委员会及全国中医药行业高等教育规划教材专家指导委员会指导下，对全国中医药行业高等教育"十三五"规划教材进行综合评价，研究制定《全国中医药行业高等教育"十四五"规划教材建设方案》，并全面组织实施。鉴于全国中医药行业主管部门主持编写的全国高等中医药院校规划教材目前已出版十版，为体现其系统性和传承性，本套教材称为第十一版。

本套教材建设，坚持问题导向、目标导向、需求导向，结合"十三五"规划教材综合评价中发现的问题和收集的意见建议，对教材建设知识体系、结构安排等进行系统整体优化，进一步加强顶层设计和组织管理，坚持立德树人根本任务，力求构建适应中医药教育教学改革需求的教材体系，更好地服务院校人才培养和学科专业建设，促进中医药教育创新发展。

本套教材建设过程中，教材办聘请中医学、中药学、针灸推拿学三个专业的权威专家组成编审专家组，参与主编确定，提出指导意见，审查编写质量。特别是对核心示范教材建设加强了组织管理，成立了专门评价专家组，全程指导教材建设，确保教材质量。

本套教材具有以下特点：

1.坚持立德树人，融入课程思政内容

把立德树人贯穿教材建设全过程、各方面，体现课程思政建设新要求，发挥中医药文化育人优势，促进中医药人文教育与专业教育有机融合，指导学生树立正确世界观、人生观、价值观，帮助学生立大志、明大德、成大才、担大任，坚定信念信心，努力成为堪当民族复兴重任的时代新人。

2.优化知识结构，强化中医思维培养

在"十三五"规划教材知识架构基础上，进一步整合优化学科知识结构体系，减少不同学科教材间相同知识内容交叉重复，增强教材知识结构的系统性、完整性。强化中医思维培养，突出中医思维在教材编写中的主导作用，注重中医经典内容编写，在《内经》《伤寒论》等经典课程中更加突出重点，同时更加强化经典与临床的融合，增强中医经典的临床运用，帮助学生筑牢中医经典基础，逐步形成中医思维。

3.突出"三基五性",注重内容严谨准确

坚持"以本为本",更加突出教材的"三基五性",即基本知识、基本理论、基本技能,思想性、科学性、先进性、启发性、适用性。注重名词术语统一,概念准确,表述科学严谨,知识点结合完备,内容精炼完整。教材编写综合考虑学科的分化、交叉,既充分体现不同学科自身特点,又注意各学科之间的有机衔接;注重理论与临床实践结合,与医师规范化培训、医师资格考试接轨。

4.强化精品意识,建设行业示范教材

遴选行业权威专家,吸纳一线优秀教师,组建经验丰富、专业精湛、治学严谨、作风扎实的高水平编写团队,将精品意识和质量意识贯穿教材建设始终,严格编审把关,确保教材编写质量。特别是对32门核心示范教材建设,更加强调知识体系架构建设,紧密结合国家精品课程、一流学科、一流专业建设,提高编写标准和要求,着力推出一批高质量的核心示范教材。

5.加强数字化建设,丰富拓展教材内容

为适应新型出版业态,充分借助现代信息技术,在纸质教材基础上,强化数字化教材开发建设,对全国中医药行业教育云平台"医开讲"进行了升级改造,融入了更多更实用的数字化教学素材,如精品视频、复习思考题、AR/VR等,对纸质教材内容进行拓展和延伸,更好地服务教师线上教学和学生线下自主学习,满足中医药教育教学需要。

本套教材的建设,凝聚了全国中医药行业高等教育工作者的集体智慧,体现了中医药行业齐心协力、求真务实、精益求精的工作作风,谨此向有关单位和个人致以衷心的感谢!

尽管所有组织者与编写者竭尽心智,精益求精,本套教材仍有进一步提升空间,敬请广大师生提出宝贵意见和建议,以便不断修订完善。

国家中医药管理局教材办公室
中国中医药出版社有限公司
2021 年 5 月 25 日

编写说明

　　中医骨伤科学是在中医理论指导下，研究人体运动系统损伤和疾病的预防、诊断、治疗及康复的一门学科，具有悠久历史和丰富的临床经验，对保障人民健康发挥着重要作用。2019 年教育部恢复中医骨伤科学本科专业。中国中医药出版社于 2019 年 4 月启动全国中医药高等教育中医骨伤科学专业院校规划教材的编写，成立了以孙树椿教授为主任的全国中医药高等教育中医骨伤科学专业院校规划教材编审委员会，其中委员有王和鸣、韦贵康、朱立国、李盛华、肖鲁伟、宋春生、赵文海、郝胜利、施杞、郭艳幸、黄桂成（以姓氏笔画为序），学术秘书为于栋，共同组织全国中医骨伤界专家编写本系列教材。本系列教材既要传承中医骨伤精粹，又要充分吸收现代科技新成果，以期培养出高层次中医骨伤专业人才。

　　全国中医药高等教育中医骨伤科学专业院校规划教材共 15 门。供五年制本科生使用的有《中医骨伤科学基础》《骨伤解剖学》《骨伤影像学》《中医正骨学》《中医筋伤学》《中医骨病学》《创伤急救学》《骨伤手术学》8 门，以上 8 门同时也是全国中医药行业高等教育"十四五"规划教材。供"5+3"或"5+4"长学制或硕士研究生使用的有《中医骨伤学发展史》《骨伤科古医籍选》《骨伤方药学》《骨伤科生物力学》《实验骨伤科学》《骨伤运动医学》《中医骨伤康复学》7 门。

　　《骨伤手术学》是研究人体四肢骨与关节、脊柱及软组织伤病手术治疗的一门学科，是中医骨伤科治疗学的重要组成部分。本教材遵照教育部高等教育司关于编写普通高等教育"十四五"国家级规划教材的要求，根据国家中医药管理局、全国高等中医药教材建设研究会关于全国高等中医药教材建设工作会议精神编写出版。本教材以骨伤科手术学的基本知识、基本理论、基本技能为基础，突出思想性、科学性、先进性、启发性、适用性，并根据中医骨伤科手术的临床实际进行编写。全书共分二十四章，分为上、中、下篇，上篇讲述基本知识和基础手术，中篇讲述四肢创伤和软组织伤病手术，下篇讲述骨病、运动医学、关节手术、脊柱手术和小儿骨科手术。上篇为第一章至第九章，本部分根据骨伤科手术的特点，结合手术学基本理论和基础知识，概括性介绍骨伤科常用的基础手术。中篇第十章至第十六章，本部分主要介绍人体四肢、骨盆的骨、关节及软组织伤病治疗常用手术。下篇为第十七章至第二十四章，本部分主要介绍关节感染、骨肿瘤骨病，运动医学，人工关节置换、保关节、脊柱和小儿骨科常用的基础手术。具体介绍各部位的局部解剖、常用手术入路、基本术式、手术适应证及基本操作步骤。本教材配有插图，同时收集了本学科较为成熟的新技术。本教材适用于中医药院校中医骨伤科学、中医学、中西医临床医学等专业本科生及骨伤专业硕士研究生使用，也可作为临床医师及研究生入学考试的参考书。本教材编写分工：绪论由童培建编写，第一章和第二章由牛素生编写，第三章由彭志财编写，第四章和第五章由许波编写，第六章和第九章由高曦编写，第七章和第十章由向俊宜编写，第八章由杜文喜编写，第十一章和第十二章由移平编写，第十三章由曾意荣编写，第十四章和第二十一章由俞仲翔编写，第十五章由徐无忌编写，第十六章由宋颖军编写，第十七章和第十八章由徐祖健编写，第十九章和第二十四章由谢兴文编写，第二十章由曾建春编写，第二十二章由李慧英编写，第二十三章由樊效鸿和周英杰编写。

本教材编委来自全国各地十余所高等医学院校，他们有扎实的基础理论和丰富的临床经验，为教材的编写付出了辛勤劳动，在此谨向他们表示衷心的感谢。

教材编写过程中广泛征集各方意见，根据中医骨伤专业的培养目标及当前各中医药院校开设的骨伤手术学的教学内容实际编写。本书由主编负责，各编委分工编写，主编统稿完成。由于水平有限，不足之处在所难免，望各院校师生在使用过程中提出宝贵意见，以便进一步修订提高。

《骨伤手术学》编委会

2022 年 5 月

目　录

扫一扫，查阅
本书数字资源

骨伤手术学发展概况

中医骨伤科手术疗法是中医骨伤科的重要组成部分，起源于远古时期，其历史悠久，源远流长，是自古以来中华各族人民长期与疾患做斗争的经验总结，具有丰富的学术内涵和重要的临床价值，对中华民族的繁衍昌盛和世界医学的发展，产生了深远的影响。

一、骨伤科手术的萌芽时期［远古至春秋时期（远古—前 475 年）］

《山海经·东山经》中记载到："高氏之山，其上多玉，其下多箴石。"后世郭璞注解时认为，箴石即"可以为砭针治痈肿者"。而考古发现仰韶文化时期（约前 5000—前 3000 年）已有石镰。这种石镰，外形似近代的镰刀，可以砭刺、切割。可见早在旧石器时代晚期和新石器时代，中华民族的祖先就发现尖状器不仅可用来刺杀猎物，也可以刺破脓肿、治疗外伤，并在实践中创造了较为精细的原始手术器械，如砭针、石镰等。据《素问·异法方宜论》记载："东方之域……其病皆痈疡，其治宜砭石。"说明砭石可以用于切割痈疡。《左传·襄公二十五年》《史记·扁鹊仓公列传》等史书的记载也佐证了这一点。这证明中国医学在新石器时代已有了外科工具石制的砭镰，并已运用于治疗外科感染性病证。《韩非子·安危》记载，扁鹊治病"以刀刺骨"，说明春秋时期"金属刀"已经作为外科手术工具用于临床了。

《周礼·天官·冢宰》记载当时医师分为"食医""疾医""疡医"和"兽医"。其中疡医就是外科和骨伤科医师，其职责是："掌肿疡、溃疡、金疡、折疡之祝药、劀杀之齐。"说明在周代医学就已经有了骨伤科的分类概念。

《礼记·曲礼》还记载有："头有创则沐，身有疡则浴。"已见用清创疗法治疗开放性创伤思想的萌芽。

二、骨伤科手术的雏形期［战国至秦汉时期（前 475—220 年）］

《黄帝内经》作为我国现存最早一部医学典籍，其中《灵枢·骨度》阐述了人体头颅、躯干、四肢骨骼的大体结构、长短等，并对全身主要骨骼命名。《灵枢·经水》载："若夫八尺之士，皮肉在此，外可度量，切循而得之，其死可解剖而视之。"这是最早主张解剖的文献记载，反映出中医学早期通过人体解剖对骨骼形态结构有了基本认识。

《灵枢·刺节真邪》曰："烂肉腐肌为脓，内伤骨，内伤骨为骨蚀……有所结，深中骨，气因于骨，骨与气并，日以益大，则为骨疽。"体现了古代医者对骨与关节化脓性炎症发生发展的初步认识。《灵枢·痈疽》则记载运用截趾术治疗"脱痈"病，并记录了化脓性关节炎切开引流的禁忌及指征："……如坚石，勿石，石之者死，须其柔，乃石之者，生。"《五十二病方》还载有治痈的手术记录："抉取若刀，而割若荓，而刖若肉。"大意是用刀切开排脓要轻快准确。这是中医手术疗法的萌芽。

马王堆医书《足臂十一脉灸经》中载有"阳病折骨绝筋无阴病，不死"；《阴阳脉死候》载有"其病折骨列（裂）肤死"。西汉《居延汉简》的"折伤部"记载了骨折创伤的治疗医案，反映当时对骨折的诊断、分类、治疗和预后的认识。

三、骨伤科手术的形成期［三国两晋南北朝时期（220—581 年）］

在我国历史上战乱频繁的时期，骨伤科较前期有了长足的进步，麻醉药"麻沸散"的发明促进了骨伤科手术的发展，临床上出现扩创术和病灶清除术的应用。《三国志·蜀书》记载了历史上著名的华佗"刮骨疗毒"的故事。当时认为，"矢镞有毒，毒入手臂，当破骨作创，刮骨去毒"，并予以实践。这是中医骨伤科第一例文字记载较确切的扩创手术。凭借"麻沸散"，华佗完成了史载第一例骨髓炎病灶清除术，《三国志·魏志》载华佗治疗河内太守刘勋之女的病证，根据文中所书，乃手术治疗慢性骨髓炎，取出死骨的病案。

晋代葛洪在《肘后救卒方》中论述了开放性创口早期清创处理的重要性，对腹部创伤肠断裂采用桑白皮线进行肠缝合术；记载了颅脑损伤、大动脉创伤出血等危重症的救治方法。葛洪还运用蛇衔膏外敷使断指再植成功，这是他对创伤骨科的又一大贡献。晋代陈延之使用过简单的骨伤科手术，治"腕折、四肢骨折方、若有聚血在折上，以刀破去之。"采用的是一般切开取出血肿术。

南北朝时期，北魏太医署已有骨伤专科医师——折伤医的出现。姚僧垣在《集验方》中记载了骨疽切开排脓的方法："按之即复者有脓，当上破之，脓出不尽，稍深蚀骨，骨碎出，当以鱼导侧际。从下头破，令脓出尽，出尽则骨生愈。"强调切开排脓要彻底，切口需在下方，并注重引流。龚庆宣整理的《刘涓子鬼遗方》对创口感染、骨关节化脓性疾病提出采用外消、内托、排脓、生肌、灭瘢等治法。同时期骨折治疗还出现了切开复位法。《小品方》记有"若有聚血在折上，以刀破之"，指切开清除瘀血。据《北史·长孙冀归传》载："子彦少常坠马折臂，肘上骨起寸余，乃命开肉锯骨，流血数升。"这是对骨折行扩创复位手术，这时中医骨伤科切开复位术已经萌芽。

四、骨伤科手术的成长期［隋唐五代十国（581—960 年）］

隋唐时代的骨伤学科出现了前所未有的好局面，由于中药及针灸麻醉的发展迅速，全身麻醉法的出现，使骨伤科手术得到了较大发展。

隋代巢元方等编著的《诸病源候论》中"金疮病诸候"23 论，精辟论述了开放性创口和开放性骨折感染的病因病理，提出清创疗法四要点：一是清创要早，二是清除异物，三是分层缝合，四是正确包扎，这与西医学对开放性骨折实行清创术的原则是相符的，为后世清创手术奠定了正确的理论基础。此外其中"中风候"和"金创中风痉候"详细描述了破伤风的症状，指出其为创伤并发症；"金疮伤筋断骨候""腕折破骨伤筋候"等论述了"伤筋"的治疗及预后，指出"筋断"可连续；"箭镞金刀入肉及骨不出候""金疮久不瘥候"描述创口不愈合的病因病理，强调去碎骨和清除异物的重要性；"附骨疽候"指出成人的髋、膝关节与儿童的脊椎、膝关节是附骨疽的好发部位；"被打头破脑出候"记载了颅脑损伤的症状和手术缝合。可见隋代医家对骨伤疾患及其治疗预后有了更为全面而深刻的认识，但成书之时正值祸乱，导致有些学术成就未得传世，书中所记载开放性骨折治法及其余外科技术，在唐代无多大发展。

唐代蔺道人《仙授理伤续断秘方》记载了开放性骨折的一整套治疗方案，主张先清创，后手术复位，缝合伤口，最后伤口处外敷药物，以防感染，此处理原则与现代骨科的治疗原则非常吻合。而且提到切开复位缝合技术，对于闭合性骨折，指出若手法复位不成功的，可"拔伸不入……用快刀割些，捺入骨……欲用针线缝合其皮"施行切开复位缝合术。此外蔺氏对开放创口提出"煎水洗"以清洁伤口，洗净后"用风流散填创口，绢片包之，不可见风着水"，以防破伤风或感染。唐代孙思邈著《备急千金要方》《千金翼方》、王焘著《外台秘要》中收录折损、金疮、恶刺等骨伤科疾病治疗方药，总结了止血、镇痛、补血、活血化瘀等疗法，改善了疾病预后，丰富了伤科治疗手段。

五、骨伤科手术的发展时期［宋金元时期（960—1368 年）］

宋元时期的骨伤科手术在隋唐五代的基础上蓬勃发展，另有创新。宋代通过解剖死刑犯人尸体，画成《欧希范五脏图》，描绘了内脏形态及解剖关系。宋慈所著的《洗冤集录》更是对全身骨骼、关节结构进行了详细描述，记载了人体各部位损伤的原因、症状及检查方法。解剖学的发展为骨伤科手术学的进步夯实了基础。

宋朝太医局编辑的《圣济总录》总结了宋代以前的骨伤医疗经验，并记载了用刀、针、钩等手术器械处理重伤外伤的方法。宋代张杲著《医说》，记载有随军医生应用切开复位法治疗小腿多段骨折。另据《夷坚志》所载，当时的外科医生已经知道用植骨的方法治疗颐骨缺损，这是世界上最早的骨移植手术。

元代危亦林著《世医得效方》，认为骨伤手术应慎重应用："切不便轻易自恃有药，便割、便剪、便弄。须用详细审视，当行则行，尤宜仔细。"这种思想就是在现在仍有可取之处。而对于复杂骨折必须手术复位者及开放性骨折等损伤，危氏主张扩创复位加外固定治疗，创口"用麻缕为线，或桑白皮为线，亦用花蕊石散敷线上"，预防创口出血、感染。

元代太医院编著的《回回药方》中"金疮门""折伤门"继承前人《仙授理伤续断秘方》《世医得效方》等经验，结合部分阿拉伯外来医学知识。其在理论上认识到动、静脉的区别，指明出血的四种原因及相应的五种止血方法，其中"瘀伤损处，将劈开用器钓起伤损血道，以可擅布绵口或丝绵拴两头，后放药……血流不流"。这种结扎血管法及运用止血带等止血法较隋唐经验是一次有意义的飞跃。而且《回回药方》详细描述扩创术、死骨摘除术、肠吻合术等操作具体步骤，比起现存当时各种医籍更为详细全面，特别是所载开颅减压术，代表了当时最高成就。

六、骨伤科手术的停滞期［明清时期（1368—1911 年）］

明清时期对前人成果未加重视和传承，使得伤科手术未能循《回回药方》方向发展，而重新回到隋唐的经验基础上前进。虽然对隋唐以来的开放性骨折清创复位缝合技术有所运用，但无多大发展。

明代《金疮秘传禁方》记载用骨擦音做检查骨折的方法，用银丝线缝合伤口，处理开放性骨折时，主张把穿出皮肤已污染的骨折断端切去，以防感染。明代杨清叟《外科集验方》中描述了骨痈的临床表现，尤其是死骨形成后慢性期的局部表现，提出切开清除死骨的治疗方案，指出需待死骨出尽才能愈。而且提出了用"緤""绢带"作止血带，运用于肢体创伤大出血的止血。陈实功在《外科正宗》中记载截肢术："用软绢条尺许缠裹黑色尽处好肉节上，以渐收紧扎之，庶不通血络，次用利刀放准，依节切下。"《名医类案》所载取髂骨死骨、《虞初新志》的开颅术等反映了明朝手术的成就。《秘传刘伯温家藏接骨金疮禁方》载有："凡骨跌折又出肉外，折处两头必如锋刀，或长短不齐，不能复入，用麻药麻定方用锉之，或用小锯锯齐，然后接入。"并指出要取出碎骨"如骨肉有声即是骨碎，以刀割开……然后取出碎骨，以别骨补好。"提出用骨移植术治疗骨缺损，突破了前人单纯摘除碎骨的经验。

清代由于封建思想的禁锢，严重阻碍了自然科学的发展，骨伤科手术也由盛转衰，基本处于停滞状态。清代的医药文献中记载的骨伤手术疗法较少，《云南通志》记述当时的名医陈风典有换骨的技术，称"易骨术"，也就是骨移植；清代陈士铎《石室秘录》有主张去除死骨治疗骨疽的记载；姚德豫《洗冤录解》有骨移植术运用的记载。清代钱秀昌所著《伤科补要》序文中有杨木接骨的记载，这是利用人工假体代替骨头植入体内治疗骨缺损的一种尝试。

七、骨伤科的没落期［民国至新中国成立前（1911—1949 年）］

1840 年鸦片战争以后，中国沦为半封建半殖民地国家，随着西方文化、医学的侵入，传统中医收到了歧视，骨伤科的发展受到打击。晚清时期，由于西医解剖生理学传入，骨伤科传统经验与解剖学知识相结合，在临证方面有一定进步，正骨技术能够以小规模师承形式传承下来。前人的骨折切开复位术、内固定术等不仅没有发展，反而基本上失传了。

19 世纪末 20 世纪初，西医外科技术传入中国，使中国骨伤科发生了深刻变革。骨科先驱们学习国外先进的骨科技术，1930 年牛惠生在上海徐家汇创立了中国第一所骨科医院。1937 年中华医学会上海总会成立，骨科小组由牛惠生、胡兰生、叶衍行三人组成，这标志着骨科已成为独立的专科。

八、骨伤科手术的复兴期［新中国成立后（1949—　）］

中华人民共和国成立后，随着党和政府采取了一系列有效措施，骨伤科迎来了前所未有的机遇。1958 年尚天裕教授主持建立了中医研究院骨伤科研究所。在这一时期中国中西医结合学会骨伤科委员会成立。60 年代方先之教授总结了中西医治疗骨折的新方法，编著了《中西医结合治疗骨折》，提出"动静结合""筋骨并重""内外兼治""医患合作"治疗骨折的四项原则，使骨折治疗提高到一个新水平，奠定了中西医结合治疗骨折的理论及临床基础。70 年代骨伤科疾病的中西医结合治疗迅速普及，中西医结合疗法在开放性骨折感染、脊椎骨折、关节内骨折及陈旧性骨折的治疗中总结出成功经验，逐步形成一套有中国特色的治疗骨折、骨病与软组织损伤的新疗法。1986 年中国中医药学会骨伤科学会成立，中医骨伤科学术交流日趋频繁，一方面推广交流行之有效的中西结合治疗方法，一方面利用先进的技术进行骨伤疾病病理及治疗机理的基础研究。同时人工关节发展迅速，我国相继自行研制成功人工股骨头、全髋、膝、肩、肘、指等关节假体。各种不同的矫形手术、脊柱手术及其他新式不断涌现。

综上所述，中医骨伤科手术疗法在诊治疾病及应用手段上已形成一个具有鲜明中医特色的治疗体系。中医骨伤科手术疗法的形成虽然历史悠久，但发展速度远不及现代医学。究其原因，古代封建思想的限制，解剖生理学发展的停滞，麻醉、消毒、止血、止痛技术等基础问题的存在，都拖慢了中医手术疗法的发展。随着社会经济、政治与文化的变革，基础科学技术日新月异，为传统中医手术疗法的发展提供了崭新的契机。中医学在坚持传统理论的基础上，更需要与时俱进，探索出规范化、定量化的方案，进一步发展出具有中医特色的现代化中医骨伤科手术治疗手段，如此才能赋予中国医学不朽的生命力。

扫一扫，查阅本章数字资源，含PPT、音视频、图片等

第一节　骨伤科手术的基本原则

1. 整体性原则　"整体观念"是中医学的核心理念之一，骨伤科疾病更多是运动系统中某一肢体的功能障碍，但可能对整个人体产生较大影响，治疗过程中需贯彻"整体观念"，充分考虑局部与整体的关系。选择治疗方法时也应充分考虑患者的整体情况，需要明确手术是治疗骨伤科疾病的方法之一，制定手术计划时要充分考虑患者的年龄、职业、性别等具体情况，对病情复杂的患者可拟定几个不同的治疗方案，要求既能体现骨伤科的新进展，又简便、安全及满足治疗需要，保证良好的手术效果，避免手术并发症。

2. 功能恢复原则　骨伤科疾病治疗的首要目的是最大限度地恢复肢体功能。人体正常的解剖形态是肢体功能正常的基础，手术是促进功能恢复的重要手段之一。但手术过程中需要注意的是不能为了恢复解剖关系而丧失其功能。同时，骨伤科手术后早期恰当的功能锻炼也为实现肢体功能康复奠定了良好的基础，这也是骨伤科"动静结合"和"筋骨并重"原则的体现。

3. 严格手术适应证　手术疗法是骨伤科疾患的常用治疗方法之一，手术种类和术式繁多，在实施手术时必须明确每一种手术都需要掌握严格的适应证，以确保手术的必要性，保证良好的手术效果。严格掌握手术适应证是骨伤科手术成功的关键因素之一。

4. 严格无创理念和无菌观念　无创和无菌是外科手术的基本原则之一，所有手术都必须遵循。骨伤科手术对无创理念、无菌观念和无菌技术要求比普通外科要求更为严格。比如骨折切开复位内固定手术过程中，应尽可能减少骨折周围骨膜的剥离，减少对局部血供的损伤，有利于保留骨折端的血液供应，利于骨折愈合，体现骨折治疗过程中"筋骨并重"的思想。同时，术中应彻底止血，减少血肿，消灭无效腔，无张力缝合，尽可能缩短手术时间，以确保手术切口顺利愈合。

5. 合理应用微创技术　随着科技的发展和进步，越来越多的微创技术被应用到骨伤科手术中。比如各种关节镜技术、脊柱后路显微内窥镜、椎间孔镜、骨折内固定的 MIPPO 技术等，微创技术既保证了手术的成功率，又减少了手术副损伤。但需要注意的是，微创技术的手术适应证较常规开放手术更为严格，且学习曲线较长，费用也较高，因此在制定手术方案时应权衡利弊，合理应用。

第二节　骨伤科手术器械及设备

手术器械是外科医生手术时使用的工具,多以不锈钢为原料制成。骨伤科手术时,除普通外科的手术器械外,还必须有骨伤科专用的手术器械,我们必须熟悉这些器械的性能并能正确熟练地使用,才能圆满地完成手术。本节只介绍骨伤科常用的手术器械。

1. 牵开器　又称手术拉钩。在外科手术过程中,使用牵开器的目的是充分显露手术视野,使手术易于进行,并保护组织,避免不必要的手术副损伤。在骨伤科手术中,除了常规使用的手术牵开器外,还设计了一些特殊部位的专用牵开器,常用的有胫骨牵开器(图 1-1)和自动牵开器(图 1-2)。胫骨牵开器的弧形圆头可插入骨干之下,在手术中保护周围软组织;自动牵开器常用脊柱手术,可充分显露手术野,压迫软组织协助止血,同时可减少手术人数。此外,还有专为脊柱后路手术时为暴露椎板而设计的一种特殊牵开器称为椎板拉钩(图 1-3)。

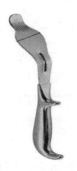 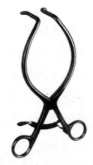 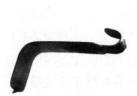

图 1-1　胫骨牵开器　　　　图 1-2　自动牵开器　　　　图 1-3　椎板拉钩

2. 骨膜剥离器　又称骨膜起子或骨膜剥离子,主要作用是把附着在骨面上的外骨膜、骨痂及软组织剥离下来。形状、型号多样,有双头和单头两种,其中单头又分平头和圆头两种,刃面有宽窄,其刃的锐利程度也不同(图 1-4)。

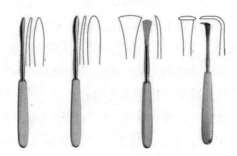

图 1-4　骨膜剥离器

3. 持骨钳　又称复位钳,用于手术时夹持骨骼,起到复位、固定作用。按形状可分为弯、直(带锁和不带锁)两种。也可以分为三爪持骨钳、自动中心复位持骨钳、带齿持骨钳等(图 1-5)。使用时能牢固地钳夹骨折两断端使之复位,并能保持复位后的位置,便于进行内固定。

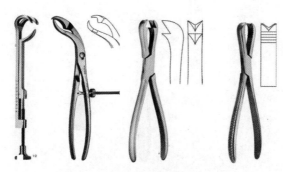

图 1-5　持骨钳

4. 骨刮匙　用于刮除骨腔内的死骨、肉芽组织和瘢痕组织。有单头和双头两种，手柄有长短不等、弯度也不尽相同，可根据不同的手术需要选用不同型号的刮匙（图 1-6）。例如脊柱结核手术时，可用弯度大、手柄长的刮匙。

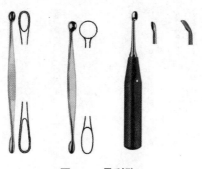

图 1-6　骨刮匙

5. 骨钻　用于内固定时骨骼钻孔。按动力来源可分手摇骨钻（图 1-7）和电动骨钻（图 1-8）。手摇钻构造简单，容易操作，使用方便。电动钻转速快，能缩短手术时间，提高效率。骨骼钻孔时常配合钢针或钻头使用。

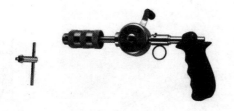

图 1-7　手摇骨钻

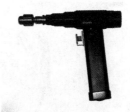

图 1-8　电动骨钻

6. 骨锤　用于手术时敲击骨刀或骨凿。多由不锈钢材料制成，分为锤柄和锤头，锤头一面为平面，另一面为凸面，以方便手术时使用。按重量分轻、中、重三型（图 1-9）。轻型的主要用于手指骨、趾骨及小关节的手术；中型的主要用于尺桡骨及脊柱的手术；重型的主要用于股骨颈、股骨干、肱骨干及大关节的手术。

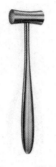

图 1-9　骨锤

7. 骨凿和骨刀　主要用于修理骨面和取骨。骨凿主要由凿头和凿身构成，凿头根据其形状又可分为直凿和圆凿（图 1-10）。骨刀则由两个相等坡度的斜面相遇于一个刀口而构成（图 1-11）。骨凿和骨刀均由不锈钢制成，有各种宽度以适应手术需求。

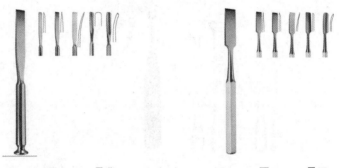

图 1-10　骨凿　　　　　　　　　　　　　　图 1-11　骨刀

8. 骨剪和咬骨钳　骨剪用于修剪骨片和骨端（图 1-12）。咬骨钳用于咬除软骨及骨端的尖刺状或突出的骨缘（图 1-13）。骨剪和咬骨钳有各种不同的宽度和角度，有单关节和双关节之分。此外，还有专门为咬除椎板骨质特制的椎板咬骨钳（图 1-14）和咬除棘突专用的棘突咬骨钳（图 1-15）。

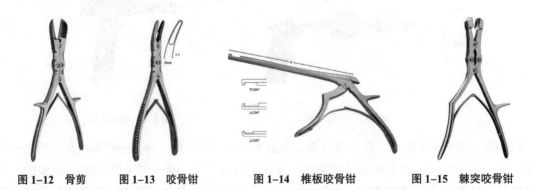

图 1-12　骨剪　　　　图 1-13　咬骨钳　　　　图 1-14　椎板咬骨钳　　　　图 1-15　棘突咬骨钳

9. 骨锉　主要用于锉削和修正骨组织（图 1-16），锉平骨断端，以免刺破周围软组织。其锉面有扁平和圆形两种形式。

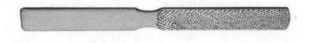

图 1-16　骨锉

10. 钢丝剪和克氏钳 克氏钳的主要作用是钳夹或剪断金属丝及较细的金属针（图 1-17）。术中多用于扭扎钢丝，弯曲克氏针，或剪断钢丝、克氏针等。

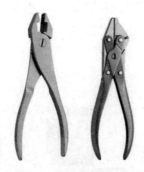

图 1-17 钢丝剪和克式钳

11. 神经剥离子 用于神经组织的剥离和保护。由不锈钢制成，由于要兼顾分离和保护神经的功能。神经剥离子端头较为圆润，形状扁平，具有一定的韧性和弹性，使用时需谨慎小心，以防损伤神经（图 1-18）。

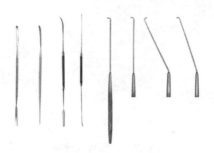

图 1-18 神经剥离子

12. 骨科手术牵引床 是随着微创骨科发展发明的一种手术辅助设备，主要用于下肢骨折手术。手术过程中根据骨折移位特点调整骨科牵引床的牵引角度和力量，使骨折达到良好复位并维持在复位后的位置上，有助于术中操作，利于手术顺利进行。如股骨粗隆间骨折应用 PFNA 内固定手术时，常需借助骨科牵引床完成（图 1-19）。

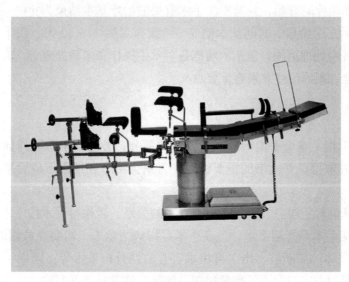

图 1-19 骨科手术牵引床

13. C 型臂 X 光机　是一种主要用于介入放射科和骨伤科手术中的 X 线影像设备。骨伤科常用的是床旁移动式，一般安放于手术室。设备由 C 型机架、发射球管、影像增强器、显示器和操作系统等组成（图 1-20）。另外根据臂型的不同，还有其他的设备，如 G 型臂、U 型臂等。由于 X 射线具有放射性，使用时需要做好防护工作。

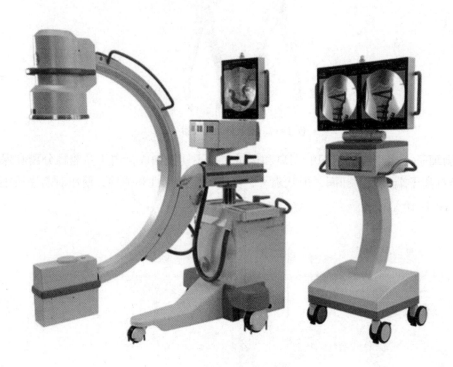

图 1-20　C 型臂 X 光机

第三节　骨伤科围手术期处理

一、围手术期

是指从确定手术治疗时开始，到与本次手术有关的治疗基本结束为止的一段时间，包括手术前、手术中、手术后三个阶段，时间从术前 5 ～ 7 天至术后 7 ～ 12 天。围手术期处理是指以手术为中心而进行的各项处理措施，包括术前准备、术中操作和术后处理等。高质量的围手术期处理，对保证患者安全，提高治疗效果有重要意义。

二、术前准备

手术前的准备工作是整个手术治疗的重要组成部分，骨伤科手术同样如此。充分的术前准备是手术顺利进行并取得良好效果的重要保障，否则会给患者带来不良后果，严重者甚至导致死亡。

术前准备与疾病的轻重缓急、手术大小有直接的关系。骨伤科手术按手术的时限性可分为三种：急症手术、限期手术和择期手术。急症手术是指病情急迫，需要在最短的时间内实施手术，以挽救患者生命或肢体，如断肢（指）再植术、开放性骨折手术等；限期手术是指手术可以推迟，但需在限定的时间内实施，不可拖延过久，如闭合性骨折切开复位内固定术、恶性骨肿瘤手术等；择期手术是指手术时间的延迟不影响手术效果，可以有较长时间的准备，如肢体矫形术、良性骨肿瘤切除术等。各类手术术前准备均有所差别，临床需根据患者具体情况实施。

（一）拟定手术方案

患者入院时，接诊医生需从患者病史了解患者的具体情况，结合全面系统的体格检查，包括生命体征、系统检查和专科体检等，在辅助实验室检查及影像学检查的基础上，全面掌握病情。手术方案是根据患者伤病的性质、部位及日后对功能的影响情况拟定的。手术参与者必须全面掌握患者的病历资料，结合自身专业特点，仔细分析，认真归纳整理，必要时集体讨论，以明确患者的诊断、手术适应证，排除手术禁忌证，然后根据具体情况制定详尽可行的手术方案。手术者更要反复熟悉手术的全过程，掌握手术的每个环节，要充分考虑到各种可能发生的意外，制订相应的预案，做到有备无患。

需要注意的是，随着人们生活水平的提高和人口老龄化进程，带有慢性基础性疾病的骨伤科患者越来越多，如冠心病、高血压、糖尿病、哮喘等。对该部分患者除常规的术前检查和准备外，还需请相关专科医生会诊，以评估患者对手术的耐受力，并对术中及手术后可能发生的问题进行全面的分析，降低手术风险。

对一些特殊的患者，如高龄髋部骨折的患者，术前需进行下肢血管彩超、造影等相关检查，以明确是否存在下肢深静脉血栓的情况，以防因搬动肢体导致血栓脱落引起肺栓塞等意外情况。

（二）术前备皮

手术前认真仔细地做好手术区域皮肤的准备，是避免切口感染的基本措施之一，必须认真对待。

1. 时间和方法　急诊手术需争分夺秒，需要在最短的时间内完成术前备皮。选择性手术时备皮时间相对从容，但原则上备皮时间距手术时间越近越好，且最佳备皮方法是不去除毛发仅做局部皮肤的清洁。一般手术前1天要求患者剪短指（趾）甲，洗浴，手术部位用肥皂和水重点清洗，更换衣服和床单。毛发较多影响手术者要求术前30分钟在进入手术室前做好备皮。如果患者患有手癣或足癣，须治愈后再行手术。

2. 备皮范围　皮肤的准备范围依手术部位而定。对四肢的皮肤准备一般要超过手术部位的上、下各一个关节，为手术中临时扩大手术范围做准备，具体范围如下：

手部手术：上界超过肘关节，下界包括全手。

前臂部手术：上界达上臂的中部，下界包括全手。

肘部手术：上界平肩峰，下界达腕关节。

肩、臂部手术：上界的前方平甲状软骨，后方平乳突；下界平肋弓最低点，在臂部向下超过肘关节；前、后界均须超过躯干中线。

足、踝部手术：上界超过膝关节，下界包括全足。

小腿部手术：上界过膝关节，下界包括全足。

膝部手术：上界至腹股沟，下界包括踝关节。

大腿部手术：上界超过髋关节，下界达小腿中部。

髋部手术：上界平肋弓，下界达膝关节，前、后均须超过躯干中线。

颈椎手术：上界至头顶，下界平肩胛骨下角，两侧均须至腋中线。

胸椎手术：根据部位的高低不同，上界平乳突，下界平髂嵴，两侧均须至腋中线。

腰椎手术：上界平腘窝，下界平骶尾部，两侧均须至腋中线。

（三）术前备血

轻度贫血或血容量不足者，术前应积极予以纠正。同时需根据患者全身情况及手术大小预估术中及术后出血量，预估出血不多者可不必备血，否则需做好输血的准备。

（四）术前治疗

术前治疗措施需根据患者的具体情况进行，如患者有肝功能不全、糖尿病、高血压病等基础疾病，需请相关科室会诊予以相应治疗，排除手术禁忌证后方可进行手术。某些骨与关节畸形、陈旧性骨折或脱位者，需于术前 2～3 周行患肢牵引治疗，以缓解关节的挛缩，利于术中顺利整复。部分四肢骨折的患者，因皮肤条件欠佳需延期手术者，可先行牵引治疗。

（五）备齐手术器械

骨伤科手术器械种类较多，手术者的个人习惯亦有所差异。为了术中器械使用得心应手，顺利完成手术，手术方案确定后，术者需提前 1～2 天认真挑选手术所需器械，灭菌后备用。

（六）术前沟通

术前沟通是医生必须尽到的告知义务，也是履行手术前的必要程序。一般由主刀医生或主管医生把患者的病情、手术计划、术中及手术后可能出现的情况，如麻醉意外、心跳停止、术后切口感染、内植物松动或断裂、肢体功能恢复不理想等，如实地向患者及亲属交代清楚，并征得他们的同意，取得他们的配合后方可进行手术。沟通过程中注意方式方法，切忌夸大手术效果。

三、术后处理

手术仅是骨伤科某些疾病治疗的一个阶段，术后处理是连接术前准备、术中与术后康复之间不可或缺的环节，是骨伤科围手术期处理的重要组成部分。术后处理得当，能使术后应激反应减轻到最小，有利于患者的康复。

（一）全身处理

1. 生命征监测 手术结束后，主管医生应协助麻醉医生将患者亲自护送至病房，密切观察患者的体温、脉搏、呼吸、血压及意识，必要时可连接心电监护仪不间断监测。若出现血压低并有继续下降的趋势，同时症见脉搏微弱、面色苍白、精神恍惚，则考虑为失血反应，由体内血容量不足引起，要继续输血、输液，并及时尽快查明原因，进行相应处理，直至血压回升并保持相对稳定。

2. 观察麻醉反应 成年人四肢手术多采用神经阻滞麻醉，儿童和脊柱手术多采用全身麻醉。手术结束后，全身麻醉者需在麻醉苏醒室进行苏醒，待意识清醒后方可返回病房，同时要继续注意观察患者的意识，如若逐渐出现意识不清、不能应答、呼吸困难等情况，但血压保持相对稳定，则考虑麻醉反应，急请麻醉医生协同处理。四肢手术则需密切观察患肢的感觉及活动的情况。

3. 缓解术后不适 患者术后主要的不适感是疼痛。手术以后，由于麻醉药作用的逐渐减退，手术切口会逐渐出现疼痛，严重影响患者的休息，甚至会因此产生焦躁等不良情绪，不利于术后康复。因此，手术后可根据患者具体情况给予哌替啶或吗啡止痛。现临床术后大部分常规使用静脉镇痛泵，能有效缓解疼痛带来的不适感，利于患肢进行早期功能锻炼。对轻、中度的疼痛等不适，可口服非甾体抗炎药，同时结合体位的调整以缓解术后的不适感。

4. 术后饮食及营养 外科手术一般需提前禁饮食，对体内水、电解质及营养物质代谢产生一定的影响，术后及时恢复饮食，对患者整体恢复极为有利。由于骨伤科手术很少惊扰胃肠道，因此术后经口进饮食一般比较容易。一些特殊手术如胸腰椎前路手术，容易对胃肠道功能形成一定干扰，需在肛门恢复排气后方可进食。另外，术后进饮食也和麻醉方式有关。局部麻醉的患者可任意进饮食；全身麻醉的患者，需术后 6 小时，待麻醉完全清醒后方能进饮食；椎管内麻醉的手术，一般 6 小时后可逐渐恢复饮食。进食时一般选择营养丰富且易消化的食物，先从流质开始，逐渐恢复至正常。对某些特殊原因无法经口进饮食患者，可采用肠外静脉方式补充营养。

5. 预防感染 骨伤科手术对无菌观念要求极高，除术中严格无菌操作，尽可能缩短手术时间以外，围手术期应合理使用抗生素也为术后感染的防治提供了一定的帮助。但抗生素的使用有严格的规范。手术时间短、创伤小及无内置物的手术，术后可不使用抗生素。如果手术创伤较大、时间较长，或手术通过有窦道等感染处时，需要选用有效的抗菌药物。同时术后要密切观察手术局部及全身状况，定期复查血常规、C- 反应蛋白、血沉等感染指标。

6. 预防静脉血栓栓塞 静脉血栓栓塞包括深静脉血栓和肺栓塞。大多数深静脉血栓并无临床症状，但可因血栓脱落引起肺栓塞，是导致骨伤科围手术期死亡的重要原因之一。创伤、骨折相应的手术容易导致血液呈高凝状态、血管壁损伤和循环瘀滞，以上因素均与深静脉血栓形成有关，尤其是严重创伤、脊柱、下肢骨折的患者深静脉血栓栓塞的发病率较高，临床应高度重视，积极采取预防措施。预防措施包括术中操作精细、规范使用止血带、术后抬高患肢以及适度补液，尤其强调术后早期功能锻炼、尽早下床活动以及戒绝烟酒等。除此之外，对高风险患者还可给予低分子肝素、足底静脉泵、间歇充气加压等方法降低术后发生深静脉血栓的风险。

（二）局部处理

手术后回到病室的患者，观察其局部情况亦很重要，一旦发现问题，应及时处理。

1. 抬高患肢并观察肢端血运 四肢手术后一般都需要抬高患肢，以利于静脉血液回流，加快消肿，促进切口愈合。抬高的基本原则是将患肢抬高至高于心脏水平，且患肢远端处于最高位。同时应通过观察肢端颜色、温度，触摸动脉搏动等方法判断肢端血运情况，如若肢端出现肿胀、青紫，动脉搏动减弱、消失，颜色苍白，皮温下降等情况时，考虑血液循环障碍，要及时查明原因并做相应处理，以免发生严重后果。

2. 观察伤口及换药 骨伤科手术后常因骨面继续渗血或术中止血不彻底，导致术后切口内出血，血液可沿切口渗出直至浸湿敷料。所以，术后应密切观察切口处敷料，如渗血不多，可用棉垫、弹力绷带等加压包扎；如出血不止，且经补液、输血等处理后血压仍不稳定，则考虑较大血管损伤出血，需再次手术探查并止血。术后因观察伤口情况等原因需要定期更换伤口的敷料，称为换药。敷料需保持干燥，以防止空气中细菌侵入，引起切口感染。一般无菌切口敷料干燥可 3 ～ 4 天更换 1 次。如切口出血或渗液较多，将包扎用的敷料湿透时需及时更换，以防切口感染。切口放置引流物时，一般根据引流情况将引流物在术后 24 ～ 48 小时后拔除，同时进行敷料更换。换药过程中注意无菌操作。

3. 预防卧床引起的并发症 骨伤科患者术后需长期卧床者较多，容易引起压疮、泌尿系感染和坠积性肺炎等并发症，老年人尤其容易发生。因此术后需加强护理，保持患者床面干燥，通过定时翻身、局部按摩等方法预防压疮，尽早拔除导尿管、鼓励患者多饮水等预防泌尿系感染，鼓励患者尽早下地活动、定时翻身拍背以及雾化吸入等方法预防坠积性肺炎。

4. 缝线拆除　切口愈合后应将缝线拆除，拆除的时间根据切口部位、局部血液供应及患者具体情况而定。一般头、颈、面部术后 4～5 天拆除，下腹部、会阴部术后 6～7 天拆除，胸部、上腹部、背部、臀部等术后 7～10 天拆除，四肢手术 12～14 天拆除，近关节处可适当延长 1～2 天，青少年可适当缩短拆线时间，老年或营养不良患者可适当延长。若术后患者诉切口疼痛剧烈，局部肿胀、皮温高，则考虑切口感染可能，应及时检查情况，若有化脓征象，应尽早间断拆线，持续引流。

5. 功能锻炼　"筋骨并重"和"动静结合"是骨伤科治疗疾病的重要原则。骨伤科手术后，在病情许可的情况下应尽早开始进行功能锻炼。骨折的患者功能锻炼的方法和骨折愈合情况相关，早期可以采用肌肉等长收缩，预防和减少肌肉的失用性萎缩，随着骨折愈合进展，逐渐开始肌肉的等张收缩，可配合器械如 CPM 机进行持续被动活动训练，在后期也可以同时辅以物理治疗、推拿按摩、针灸等方法，减少肌肉和其他软组织的失用性萎缩、关节挛缩及粘连等。

第四节　无菌操作

无菌术是指针对微生物及感染途径所采取的一系列预防措施，包括灭菌、消毒法、操作规则和管理制度（包括患者皮肤、刷手、手术衣帽、手套器械灭菌、隔离措施、废弃物处理等），是外科的基本操作规范之一。

无菌操作是手术室工作中极为重要的原则之一，所有进入手术室的人员都必须自觉严格遵守。由于骨组织的血液供应较肌肉和其他软组织差，其抗感染的能力较弱且反应缓慢，而有一些骨感染的病例，炎症虽已静止，但因手术带来的刺激和创伤，炎症有可能再复发。另外，骨伤科手术常需要置入各种类型的内植物，或进行骨、肌腱、游离神经等组织的移植等，一旦发生感染则会导致手术失败，甚至产生严重的后果，因此骨伤科手术对无菌操作的要求更严格。

一、无菌操作的原则

（一）手术人员的无菌原则

参加手术的人员位置尽量固定，同侧手术人员如需更换位置，则一人先后退一步，另一人原地不动，背对背转身更换，防止触及背部不洁区。手术人员的手、前臂必须在手术区域内操作，传递器械或物品时不可在手术人员背后进行。尽量减少参观手术人员的数量，参观手术时尽量减少走动，且与手术者保持一定距离，不可站得过高，尽可能减少污染机会。

（二）皮肤切口的无菌原则

做皮肤切口前用 75% 酒精涂擦一次，切口边缘应以无菌纱布垫或手术巾遮盖，并用缝线或巾钳固定，也可贴伤口保护膜保护切口边缘。关闭切口前用生理盐水反复冲洗，缝合皮肤前用 75% 酒精涂擦皮肤边缘（勿将酒精滴入切口内），缝合结束后再次用酒精涂擦，最后用无菌敷料覆盖包扎。

（三）术中操作的无菌原则

手术人员穿无菌手术衣和戴无菌手套后，手不能触及背部、腰部以下和肩部以上部位，也不可触及手术台边缘以下部位。手术过程中需聚精会神，不能朝向手术区域咳嗽或喷嚏。如头部有出汗则需将头偏向手术区域外，由台下人员协助擦干，绝对避免汗液滴入手术区域。手术过程中，手术人员尽可能减少接触伤口内的各种组织和器械的前段部分。

（四）污染物的处理原则

垂落于手术台边缘的器械或物品均应视为被污染，要重新消毒后使用或弃用，明确污染的物品或器械应立即弃用。手术台或器械托盘上面的无菌巾如被血液或生理盐水湿透，应另加干燥的无菌巾覆盖。无菌手套如有破损，则需立即更换并仔细检查是否有橡胶片遗留在手术切口内。

二、无菌操作内容

所有参加手术的医生、护士和手术室工作人员都必须严格遵守无菌操作原则，重视每一个细节和步骤。进入手术室必须换穿手术室专用衣裤和拖鞋，戴上手术帽和口罩（图 1–21），手术帽应把头发全部遮住，口罩需遮住口鼻。

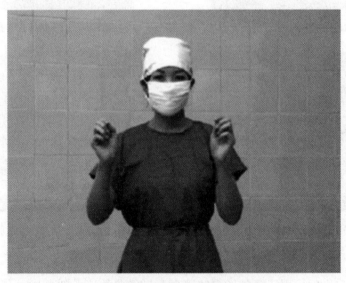

图 1–21　戴口罩、帽子，穿手术室专用衣、裤

（一）手臂消毒

手和手臂的皮肤，尤其是指甲、皮纹、毛囊、汗腺和皮脂腺中藏着很多细菌，手术人员须通过刷手的方法使手达到无菌状态。刷手是防止骨伤科手术感染的重要一环，必须重视。

手臂消毒包括清洁和消毒两个步骤：

1. 清洁　清洁皮肤前应先修剪好指甲，除去甲缘下的积垢，先用蘸有肥皂液的消毒刷对手及手臂进行刷洗，清除皮肤上的各种污渍，再用消毒液做皮肤消毒；或用消毒洗手液按"六步洗手"法彻底清洗手臂，达到手臂清洁的目的（图 1–22）。刷手范围包括手、前臂、肘及上臂下1/3。

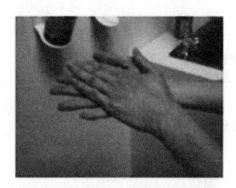

第一步　掌心相对，手指并拢相互摩擦

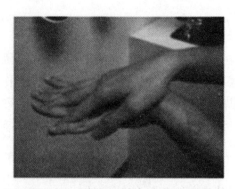

第二步　手心对手背沿指缝相互搓擦

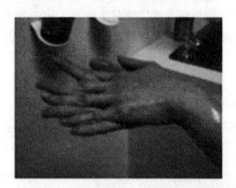

第三步　掌心相对，双手交叉沿指缝相互摩擦

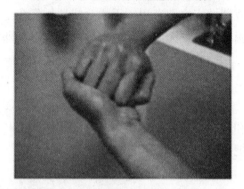

第四步　双手指交搓，指背对侧掌心

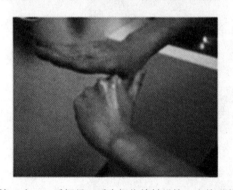

第五步　一手握另一手大拇指旋转搓擦，交换进行

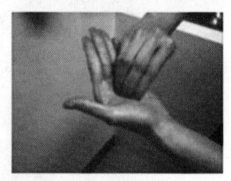

第六步　指尖在对侧掌心前后擦洗

图1-22　六步洗手法

2. 消毒　刷手完毕后，用消毒剂做皮肤消毒。最经典的消毒剂是75%酒精，也可用浓度为1%碘伏消毒液。随着医学的进步，越来越多新型的消毒剂被广泛应用，如洁芙柔消毒凝胶等，在保证消毒效果的同时，手臂消毒过程也大为简化。不同的消毒剂使用要求不同，临床需根据要求进行手臂消毒。

（二）穿无菌手术衣和戴无菌手套

1. 穿无菌手术衣　刷手完毕后返回手术间，双手接过器械护士递给的手术衣（图1-23），到相对空旷的地方，提起衣领两端轻轻抖开，注意辨清手术衣内外面，勿将外面对向自己或触碰其他物品及地面（图1-24），将手术衣向空中轻抛，立即顺势将两手伸入衣袖内口（图1-25），两臂往前平举，由他人从身后协助穿好，然后轻弯腰将双上肢交叉，手指提起腰带稍向外后方传递，交由他人在身后将腰带系紧（图1-26）。

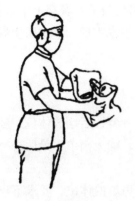
图1-23 双手接过手术衣

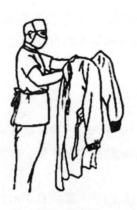
图1-24 提起衣领两端轻抖

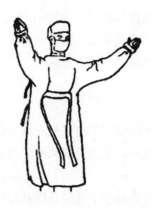
图1-25 两手伸入衣袖

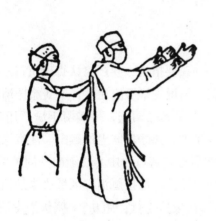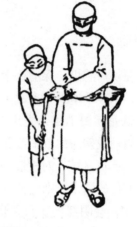

图1-26 护士协助穿手术衣

2. 戴无菌手套 骨伤科手术时戴灭菌的干手套,在穿无菌手术衣后进行。穿好手术衣后,打开手套包袋,先用少量滑石粉涂擦两手。右手自手套夹内捏住手套口返折部将手套取出,用右手提取左手的手套向外返折的部分,戴好左手手套,随后用自己戴好手套的左手伸入到右手手套向外返折部的内面提起戴在右手上(图1-27),然后分别用左手和右手翻回对侧手套的返折部套在袖口上,用生理盐水将手套上的滑石粉冲洗干净。注意戴手套过程中,没戴手套的手只能接触手套向外翻折的部分,不可触及手套外面。

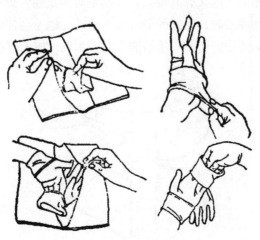

图1-27 戴无菌手套

现在部分医院使用包背式无菌手术衣，穿衣方法基本相同，区别是当手术者穿上手术衣后，先戴好无菌手套，再由器械护士将腰带传递给术者自己系紧。穿用该手术衣后，手术医生肩部以下、腰部以上均为无菌区。

（三）体位摆放

体位摆放的时机与麻醉方式有关。全身麻醉或神经阻滞麻醉应先麻醉，后摆放体位，随之绑上止血带，消毒皮肤和铺无菌巾。局部麻醉则先摆体位，再消毒皮肤，铺无菌巾，最后进行局部麻醉。

骨伤科手术部位是四肢和脊柱，应根据手术部位和手术需要摆放患者的体位，要求不仅要方便手术操作、适应术中对抗牵引、利于骨折复位或畸形矫正，还要能在必要时可将切口延长而不影响无菌原则，同时兼顾患者的舒适性。此外，还应注意骨突部位的保护，保持呼吸道通畅，避免胸、腹部受压。

（四）皮肤消毒

消毒皮肤是避免切口感染、保证手术效果的一项重要措施，要严格认真地执行。一般由第一助手在手臂消毒后，未穿手术衣和未戴手套前实施，消毒完毕后应在手臂重新涂抹消毒剂。

传统的消毒方法是碘酊消毒，先用3%碘酊消毒手术区两遍，待碘酊干燥后用75%酒精涂擦2～3遍脱碘，酒精脱碘时的范围要比碘酊范围稍大，擦净皮肤上的碘酊。注意涂擦时应按一定方向和顺序进行，不可乱擦；对皮肤完整部位的消毒以切口为中心逐渐向外周扩展至15cm以上，对污染或感染部位的消毒，则应从外周逐渐向内涂擦；已接触消毒区域边缘的消毒纱布，不能再返回到中央涂擦；会阴部皮肤和黏膜部位消毒在最后进行，用0.5%碘伏消毒液涂擦2～3遍，不可用碘酊和酒精。植皮手术时，供区皮肤用75%酒精涂擦3遍。

现在更多使用碘伏消毒，具体方法是用浓度为1%碘伏消毒液在手术区域涂擦2～3遍，该方法不需要酒精脱碘，涂擦的注意事项同碘酊消毒。

（五）铺消毒巾

手术区皮肤消毒完毕后接着铺消毒巾，一般由2～3名手术人员执行，要求既要保证手术野充分暴露，又要与相邻部位未消毒的皮肤严格隔离，以防手术野被污染。骨伤科手术铺消毒巾的方法与普通外科手术大致相同，但又有其特点，尤其是对多发性骨折和严重肢体畸形的患者，需保证在术中患肢和关节被动活动时，铺好的消毒巾不松动，也不会使未消毒的皮肤暴露。每一块消毒巾，均应由参加手术的洗手护士逐一递给铺巾的手术者，按无菌要求进行铺巾（图1-28）。

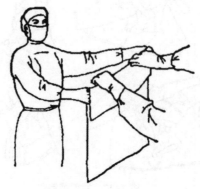

图1-28　洗手护士递无菌巾

骨伤科手术的入路繁多，不同部位的手术入路不同，即使是同一部位的手术，其入路也有前后内外之别，铺消毒巾方法差别较大。

1. 手和腕部的铺巾法 手和腕部的手术一般在侧台上进行。皮肤消毒之后，在侧台上先铺一块对折叠成两层的中消毒巾，另将一小消毒巾折叠成两层，将其一端反折 1/3，用反折部分包缠住肘部及其以上的止血带，用消毒巾钳固定（图 1-29），以免肢体活动时露出未消毒的皮肤。最后用两块中消毒巾遮盖住患者的上半身和臂部以上，用消毒巾钳将其与铺在侧台上的中消毒巾固定（图 1-30）。

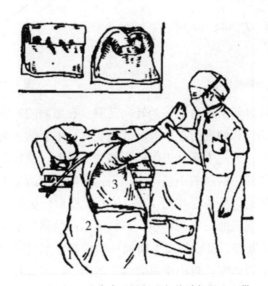

图 1-29 用小消毒巾反折部分包住臂部及止血带

2. 前臂和肘部的铺巾法 具体操作与手和腕部铺巾法相同。只是用一块两层小消毒巾包住手腕部或手腕和前臂，并用无菌绷带包扎，也可将其套上专用棉织布套。

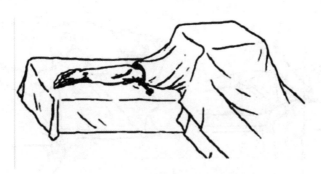

图 1-30 前臂和肘部的铺巾法

3. 臂部的铺巾法 患者仰卧于手术台，由助手牵拉起患肢的手部，将患肢外展抬起离开手术台面。用两块中消毒巾铺在侧台上，消毒巾铺到患侧肩后，其近侧边缘要超过腋后线，另用两块中消毒巾先后铺在患者的胸部和肩峰以上，消毒巾的一侧边缘要下垂手术台的边缘并用消毒巾钳固定（图 1-31）。再由手术者和手术助手用双层小消毒巾接过由助手牵着的患肢，将其手部、前臂部包裹起来，用无菌绷带包扎。最后用一消毒剖腹单，使手和前臂穿出剖腹单洞口，在腋窝部按住洞口，打开剖腹单，一侧盖住侧台，一侧盖住头架、胸腹部及下肢，收紧洞口并用消毒巾钳固定（图 1-32）。

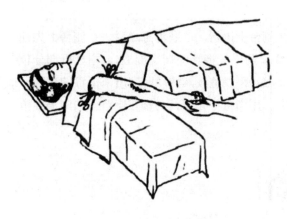

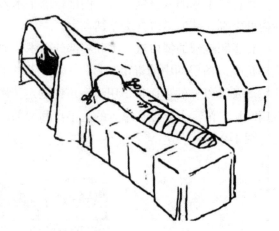

图 1-31　拉起患肢铺消毒巾　　　　　　　　　　　图 1-32　铺消毒剖腹单

4. 肩部铺巾法　患者仰卧于手术台，头颈转向健侧。在患侧的肩胛下垫一沙袋，使肩胛部与胸前壁等高，以便在延长切口和处理肩上、肩峰处病变时，不影响无菌操作。一助手站在患者健侧，一手提拉起患侧的上肢，另一手掀拉患侧的下胸壁后外侧，使肩部及躯干部离开手术台面并稍向健侧倾斜，在肩胛后侧铺一两层的中消毒巾，消毒巾的远侧边缘平脊柱，上侧边缘平发际耳垂，下侧边缘平肋弓，近侧边缘下垂手术台（图 1-33），而后使患者恢复仰卧。患侧上肢继续外展上举，在肩后部和背外侧纵向铺一小消毒巾，自腋窝后经腋窝顶至胸前铺一小消毒巾，自腋前侧至锁骨中 1/3 处铺一小消毒巾，自锁骨以上横铺一小消毒巾至肩峰后下部，在上述四条消毒巾的四个相互遮盖处用消毒巾钳固定。再由手术者和手术助手同时提起一条消毒巾的四个角，接过助手放下的上肢（图 1-34），包缠好该上肢并用无菌绷带包扎固定。

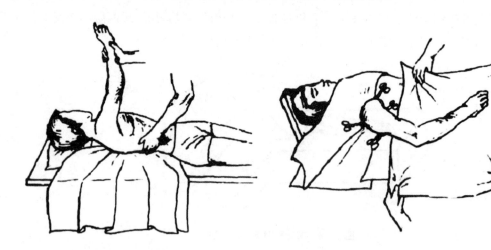

图 1-33　提起肩部及胸壁后外侧，铺消毒中单　　　图 1-34　消毒巾用巾钳固定，消毒巾包手及前臂

最后用一剖腹单，使患肢穿出洞口，使洞口环绕固定在肩胛部，分别展开剖腹单的上部和下部，使其遮盖住患者全身。收紧洞口，消毒巾钳固定（图 1-35）。

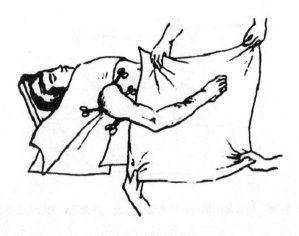

图 1-35　铺剖腹单

5. 足、踝及小腿中下段铺巾法　患者仰卧，用一长方形沙袋垫起患肢，使其稍高于健侧。由一助手托起小腿，抬高患肢，以便进行皮肤消毒。当足部皮肤消毒后，由手术人员垫一无菌大纱布托住足跟接过由助手放下的患肢，再消毒小腿部的皮肤。用两块重叠在一起的中消毒巾铺在手术台的下半部，并遮盖住对侧的肢体（图 1-36）。再用两层的小消毒巾包住患侧小腿中段以上的部分，并向上包住膝上部的止血带（图 1-37），最后以一块中消毒巾铺盖在手术部位以上，并遮盖住患者的上半身（图 1-38）。

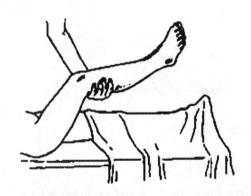

图 1-36　两层中消毒巾铺在手术台的下半部，并遮盖住对侧的肢体

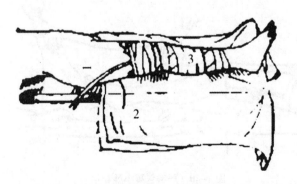

图 1-37　两层的小消毒巾包住患侧小腿中段以上

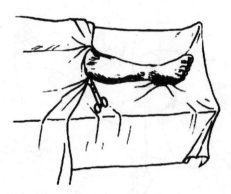

图 1-38　中消毒巾铺盖在手术部位以上，并遮盖住患者的上半身

6. 膝部铺巾法　患者仰卧位，由一助手自足跟部抬起患肢离开手术台面。自臀部起铺一双层大消毒单于手术台的下半部，用两边对折成长条状的小消毒巾，环绕大腿中 1/3 处，用消毒巾钳固定（图 1-39）。由第一、二手术助手同时提起一条两头对折的中消毒巾的四个角，接过由助手放下的患肢，放在手术台面，严密包缠住小腿中下段和足部，并用无菌绷带包扎（图 1-40）。最后用一剖腹单，使患肢足部和膝部穿出洞口，在膝上部按住洞口，并用消毒巾钳固定。而后分别打开剖腹单上、下部，用上部遮盖腹、胸、头部，并跨过头部支架，下部遮盖对侧下肢和手术台尾部（图 1-41）。

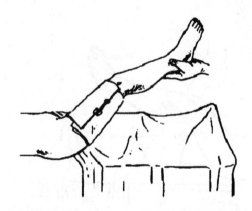

图 1-39　先铺大消毒单，用消毒单环绕大腿中 1/3 处

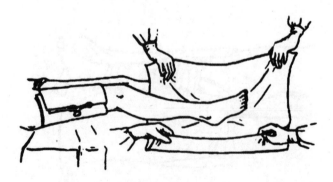

图 1-40　严密包裹小腿和足

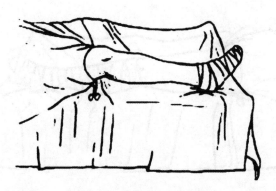

图 1-41　剖腹单遮盖全身

7.大腿部铺巾法　患者仰卧，用长形沙袋垫高患肢，并高于对侧下肢。由一助手自踝部抬起伸直外展的患肢，离开手术台面，自大腿根部向下铺一双层的中消毒巾，遮盖住对侧下肢和手术台尾部。沿臀横纹铺一小消毒巾；自臀横纹内侧（大腿根内侧）经会阴和腹股沟部至髂前上棘内上侧铺一小消毒巾；于髂前上棘处横铺一小消毒巾；于臀横纹外侧纵铺一小消毒巾。在上述四条消毒巾的四个角相遮盖处，分别用消毒巾钳固定（图 1-42）。再由第一、二助手同时提起一条两头对折的中消毒巾的四个角，接过由助手放下的患肢，放在手术台上，而后严密包缠膝部、小腿和足部，并用无菌绷带包扎（图 1-43）。最后用一剖腹单，使患肢足部、膝部穿出洞口，在大腿根部按住洞口，并用消毒巾钳固定，而后分别展开剖腹单上、下部，用上部遮盖住腹胸部和头部，并跨过头部支架，下部遮住对侧下肢和手术台尾部（图 1-44）。

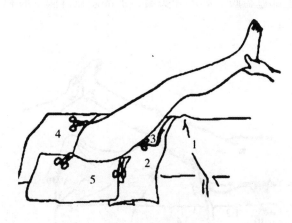

图 1-42　髋部铺无菌手术巾

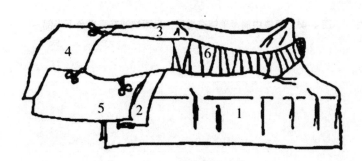

图 1-43　严密包缠膝部、小腿和足部

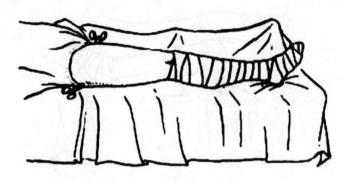

图 1-44　剖腹单遮盖全身

8. 髋部铺巾法　患者仰卧于手术台，用海绵垫子垫在患髋下面，使其向健侧倾斜约 30°，便于手术操作。一助手站在患者的健侧，用于托住患肢踝部，抬高患肢，同时用力牵拉，使患侧臀部离开手术台面。然后进行皮肤消毒。用两块重叠在一起的中消毒巾铺在臀后侧，消毒巾的远侧缘平脊柱，上侧缘达肋弓，下侧缘至大腿中部，近侧缘下垂手术台。另用两块中消毒巾铺在手术台下半部并盖住健侧肢。消毒巾上侧缘达臀下皱襞处，下侧缘须超过手术台尾部（图 1-45）。再用一小消毒巾折叠成四层，使其呈长条状兜在会阴部，消毒巾的两端在患侧髂嵴上方相遇，用消毒巾钳钳夹固定（图 1-46）。第一、二助手同时提起一条两头对折的中单，接过由助手放下的下肢放在手术台上，自大腿中、上 1/3 交界处向下包住整个下肢，并用无菌绷带严密包缠，然后用剖腹单，使足部、膝部穿出洞口，将洞口拉到臀部，在髂嵴以上用手按着剖腹单的洞口上部，展开剖腹单的上、下部，上部遮盖腹、胸部和头架，下部遮盖健侧下肢和手术台下半部，收紧洞口，用消毒巾钳固定（图 1-47）。

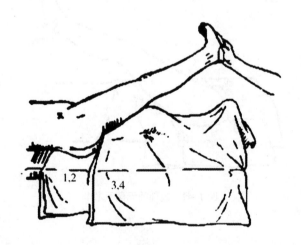

图 1-45　两块中消毒单铺在臀后，另两块铺在手术台下半部

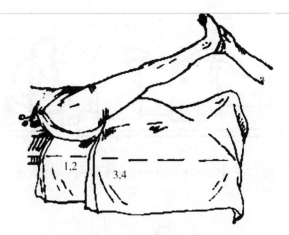

图 1-46　长条状消毒巾兜在会阴部

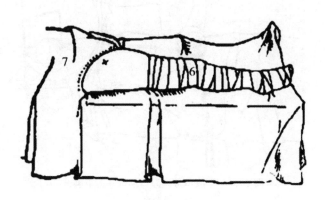

图 1-47　剖腹单遮盖全身

9.脊柱部铺巾法　患者俯卧于手术台，在胸前和两侧髂前上棘平面以下及两足踝前侧均用适当厚度的长方形枕垫起，以免压迫胸部和腹部（图 1-48）。在预计要做手术的棘突纵线两侧 5～6cm 处，各纵向铺一折边的消毒巾，在预计切口的上、下两端分别各横铺一折边的消毒巾。在上述四块消毒巾互相遮盖处用巾钳固定（图 1-49）。最后将剖腹单洞口放在切口部位，而后展开剖腹单的上、下部，上部遮盖躯干上部和头架，下部遮盖躯干下部、两下肢和足部至下垂手术台（图 1-50）。

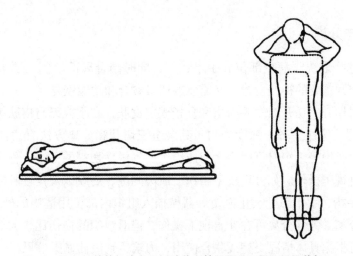

图 1-48　用枕垫垫好胸和两侧髂前上棘平面以下及两足踝前部

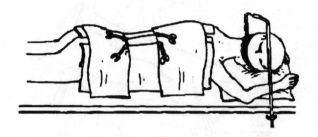

图 1-49　四块消毒巾互相遮盖处用消毒巾钳钳夹固定

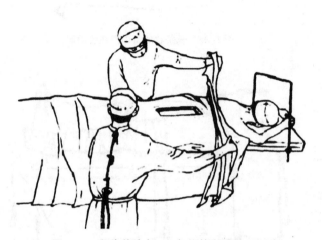

图 1-50　剖腹单放在刀口部位并上下展开

第五节　手术基本操作与技术

外科医生需要规范和熟练地掌握手术基本操作技术，主要包括切口显露、组织分离、结扎与止血、缝合和断线等。除此以外，骨伤科医生还应掌握专科特殊的操作技术，如止血带技术、引流术、关节穿刺术、VSD 手术、牵引术和针刀手术等。

一、基本手术操作

（一）切开与分离

手术切口的选择取决于病变部位和手术目的，同时结合局部解剖，要求既能充分显露手术野，操作简单，避开重要的神经血管，又需兼顾切口愈合和功能恢复。

皮肤用手术刀切开，切开时左手拇指和食指固定皮肤，右手执刀与皮肤垂直平稳用力，力求一次切开皮肤全层，边缘整齐，深度均匀。其余组织切开和分离方法有锐性分离和钝性分离两种。如切开筋膜、肌肉等组织时可以手术刀或组织剪等锐性切割的方法，称为锐性分离，该方法创伤较小，但需直视下操作。如分离皮下组织、肌肉间隙、筋膜以及良性肿瘤包膜外的疏松结缔组织时，可以用手指、手术刀柄、止血钳等器械插入组织内部，用适当的外力将周围组织推开，该方法称为钝性分离。钝性分离可在非直视下操作，但对组织的损伤比较大。在手术过程中，以上两种分离方法可根据具体情况交替或联合使用，力求达到最佳显露效果。

（二）结扎与止血

打结是外科手术基本操作技术之一，打结时操作手法必须正确，否则容易形成假结或滑结。常用的手术结有方结、三叠结和外科结，主要用于术中止血和缝合时结扎。结扎小血管和缝合时一般用方结；张力较大的组织缝合、大血管的结扎等为防止方结松脱，可以在方结的基础上再加上一个单结，此称为三叠结；也可以在打第一个结时缝线多绕一次，此称为外科结。三叠结和外科结比较牢固可靠，不容易松脱。

结扎止血法常用于手术过程中小血管和较大血管的止血，是临床最常用、最可靠的止血方法。如术中渗血或突然出现较大出血，可以用压迫止血法，创面渗血时用纱布压迫几分钟后一般能自行止住，如突然出现的较大出血，要先用纱布按压出血点暂时止血，并仔细寻找出血部位，然后采用恰当的方法止血，切忌盲目钳夹。对浅部较广泛的小出血点和不适宜结扎止血的出血点用电凝止血法止血，如脊柱手术中椎管内静脉丛出血常用双极电凝止血。此外，还有止血带止血、局部药物止血等方法用于术中出血的处理，手术中根据具体情况选择使用。

（三）缝合与断线

1. 缝合　缝合是将已切开、切断或创伤撕裂的组织对合和重建，为组织的愈合提供良好条件的一种操作技术，是外科基本操作技术之一，骨伤科医生也必须熟练掌握。缝合的原则是自深而浅，逐层缝合。缝合的方式很多，骨伤科常用的有单纯间断缝合、"8"字形缝合和间断外翻缝合等（图1-51），用于缝合切开的皮肤、筋膜、关节囊等，而韧带、肌腱以及神经血管的缝合方式比较特殊，在相关章节中进行介绍。

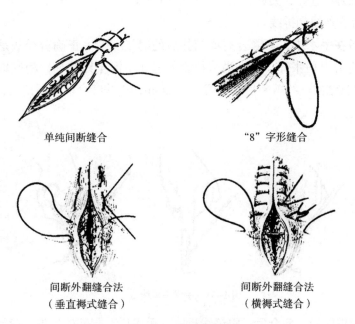

单纯间断缝合　　　　　　"8"字形缝合

间断外翻缝合法　　　　　间断外翻缝合法
（垂直褥式缝合）　　　　（横褥式缝合）

图1-51　常用缝合方式

缝合所需要的基本器具有持针器、缝合针、缝合线和手术镊（图1-52）。

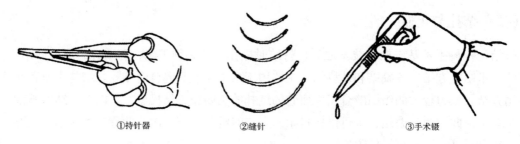

①持针器　　　　　　②缝针　　　　　　③手术镊

图 1-52　缝合器具

（1）持针器　用于夹持缝合针。正确使用方法是：用持针器的前端夹住缝合针中、后 1 /3 交界处，针尖向左，勿钳夹缝针尖端以免折断，采用掌握法、掌指法或指扣法拿持针器进行缝合。

（2）缝合针　是用于各种组织缝合的器械，由针尖、针体和针眼三部分组成，根据针尖的形状可分为圆针、三角针及铲形针等，圆针和三角针在骨伤科常用。依据缝合组织的不同，选用针的形状和型号也有所不同，三角针多用于缝合皮肤，对组织损伤较大，圆针用于缝合一般软组织，对组织损伤较小。

（3）缝合线　用于结扎血管和缝合各种组织，分为可吸收线和不吸收线。骨伤科手术中常用不吸收线，如金属线和丝线。丝线有细、中、粗三档，号数越大，线越粗，抗张力度越强。根据抗张力度和粗细，分成不同的型号规格。

（4）手术镊　分有齿镊和无齿镊两种，用编写式的方法拿持，主要用来夹持或提起组织，便于缝合和分离。有齿镊用于夹持皮肤或筋膜，无齿镊用于夹持血管和神经等。

缝合的基本步骤为：进针、夹针、出针、打结和剪线。

2. 断线　断线分为剪线和拆线。

（1）剪线　是指在手术中，将缝合后或结扎后的缝线剪断。正确剪线法是靠、滑、倾斜和断线，既在直视下将剪刀稍张开，尖端沿着拉紧的缝线下滑至线结处，稍倾斜后剪断缝线（图 1-53 ）。体内缝合或打结的丝线剪断后线尾留 1 ～ 2mm，皮肤缝合后线尾留的长度适度延长，以方便切口愈合后拆线。

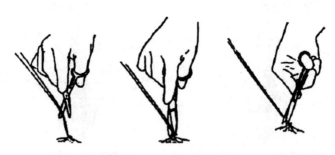

图 1-53　手术中剪线法

（2）拆线　是指皮肤切口愈合后，将缝线拆除。手术后不同部位的拆线时间可参照术后处理部分，有时会根据伤口愈合情况将缝线分期拆除。拆线的操作步骤如下：先用碘酊、酒精消毒切口及周围皮肤，将线结用镊子稍提起，用拆线剪置于线结之下靠近皮肤处剪断缝线，顺势抽出（图 1-54 ）。这样可使外露的一段线不经皮下组织，以免皮下组织的针孔遭受污染。缝线抽出后，再用酒精涂擦一次，然后用无菌纱布敷盖。若切口明显感染，应提早部分或全部拆线，以利脓液引流。

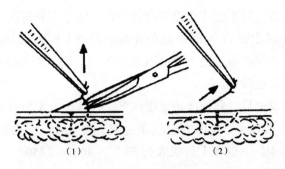

图 1-54　拆线

二、止血带与驱血带的应用

止血带除用于四肢大出血的暂时性止血外，在四肢手术时亦常用。四肢手术时使用，可控制手术过程中的出血，使术中失血减少到最低限度，并可使手术野清晰，易于辨识各种组织，便于操作，缩短手术时间。手术使用时，多先用驱血带驱血，必须掌握其使用的部位、方法、压力和时间，否则可能导致意外损伤。

（一）驱血带及使用

驱血带是一条宽 5～8cm 橡皮带，供手术前将肢体血液驱离用，使用前需先灭菌。使用时先将患肢抬高 3～5 分钟，将驱血带从肢端开始缠绕并用力拉紧，后向近心端做螺旋式缠绕，直至肢体绑扎止血带处，止血带充气加压阻断血流后再解除驱血带。但当肢体有感染、肿瘤及血管病变时禁止使用驱血带。

（二）止血带及使用

1. 止血带的种类　止血带有胶皮管式和充气式两种。胶皮管式止血带，因其管径较细，压迫范围小，在单位面积上所承受的压力较大，容易造成肌肉、血管或神经损伤，一般用于四肢创伤出血时临时止血。充气式止血带，加压面积广，压力均匀，且附有压力表，能随时观察压力的大小，更安全、方便，四肢手术时常用（图 1-55）。

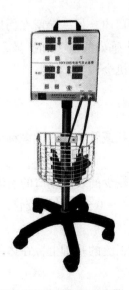

图 1-55　电动气压止血带

2. 绑扎部位及方法　绑扎时不能将止血带直接绑在皮肤上，需先在皮肤上平顺地垫上软纱布或棉垫。上肢绑扎的部位是上臂的上 1/3，避免扎在上臂中 1/3 处，以防桡神经受伤，下肢绑扎在大腿的上 2/3 的位置，如仅在指（趾）中节及末节手术，则可用细橡皮条绑在指（趾）根部。前臂及小腿绑扎止血带无止血效果。

3. 充气压力　驱血带驱血后，开始向止血带内充气，其压力大小因年龄、部位以及肌肉发育情况而有所差别。如果压力太小，不能完全阻断血流，会导致组织内充血而增加出血，如果压力太大，则可损伤局部组织。一般在上肢成人为 33.3 ～ 40kPa（250 ～ 300mmHg），儿童不超过 26.7kPa（200mmHg）；在下肢成人为 46.7 ～ 53.3kPa（350 ～ 400mmHg），儿童不超过 33.3kPa（250mmHg）。

4. 持续时间　阻断肢体血流时间一般在 1 ～ 1.5 小时内。如果手术时间较长，应在 1.5 小时内将止血带松开 10 ～ 15 分钟，然后再充气绑扎。第二次所绑止血带的时间不超过 1 小时。如果不分阶段地连续使用，可因使用时间过长而导致组织缺氧，毛细血管通透性增加，当放松止血带后，大量血浆渗入该肢体组织内，使肢体出现肿胀；或因持续使用时间过久而造成肌肉缺血性坏死、挛缩和神经损伤等。

（三）注意事项

1. 使用止血带时患肢必须有充分的麻醉，压力适当，否则将因患肢缺血和止血带压迫引起疼痛影响手术操作。

2. 皮肤消毒时，勿使消毒液流入止血带下，以免造成皮肤的化学烧伤。

3. 手术结束放松止血带时速度要慢，并密切观察血压变化。

4. 对动脉硬化、血栓闭塞性脉管炎及淋巴管炎的患者，禁用止血带。

5. 幼儿和明显消瘦的患者一般不用止血带。

6. 清创手术时一般不用止血带（大血管损伤除外），以免影响坏死组织的辨识。

7. 对患有恶性肿瘤或局部炎症的患者手术时，可使用止血带，但不能驱血，以免引起肿瘤或炎症的扩散。

三、引流术

引流是用引流条的一端插置于伤口内，另一端留在伤口外，以引导伤口内分泌物流出的一种局部性治疗方法。正确的引流能防止感染的发生和扩散，保证缝合伤口的良好愈合，减少并发症。而不必要的引流则可增加感染的机会。

（一）引流物种类及选择

引流物的种类较多，形状多是条状或管状，因此多称为引流条或引流管。常用的引流物有如下几种。

1. 橡皮片引流条　适用于分泌物较少的表浅创口的引流，可用橡胶手套裁剪制作。

2. 橡胶管引流条　一般是直径 0.3 ～ 0.5cm 的橡胶管，把它放置创口内的一段剪若干个侧孔，以利液体引出。

3. 负压引流管　一般是在橡胶管引流的基础上，在体外的一端连接连负压吸引器，用于体腔和深部组织的引流。

4. 烟卷引流条　用薄橡胶膜松松卷着纱布条，形似卷烟条。亦有以半边胶管为中心做成的烟卷状引流条，常用于腹腔引流。

5. 油纱引流条　一般用药物油纱或凡士林油纱条做引流条。

（二）适应证

1. 开放性损伤，伤口污染严重，一般清创方法估计不能控制感染发生者。
2. 各种伤病手术，切口内渗血未能彻底止住或有继续渗血可能者。
3. 积脓或积液切开排脓、排液术后，急性骨感染手术后。
4. 胸部创伤后所导致的气、血胸手术后。
5. 胃肠道或肝胆、泌尿系统手术后。

（三）注意事项

1. 引流时间　引流物是异物，在达到引流的目前前提下尽量缩短放置时间。一般橡皮片引流放置 1～2 天，烟卷引流不超过 3 天。如果引流物较多，可适当延长放置时间并逐日向外拔动 1～2cm 以利引流。如需继续引流，可更换新的引流条或换其他引流物。

2. 引流物位置　引流物应尽量放在腔隙低位并保持通畅。较表浅切口的橡皮引流片等可直接从切口引出，体腔内的引流物不经手术切口引出，可于切口旁另做一小口放置。

3. 观察引流量　引流期间观察引流液体的色、质、量，判断创口情况，如有问题及时采取相应处理措施。

4. 谨防意外　引流物与皮肤用缝线固定，以防松脱滑落切口内。必须牢记引流物数目，以防遗漏于切口内。引流袋和负压瓶要防止引流瓶内液体倒流入体腔内。

四、VSD 技术

又称负压封闭引流术，是以泡沫材料为引流区和负压源之间的中介，用生物半透膜将创面或体腔与外界隔绝，将创口由开放变为闭合，封闭并持续负压吸引引流来促进创面愈合的一种治疗方法。该方法是处理各种复杂创面和用于深部引流的全新方法，是骨伤科和外科多种创面处理的治疗模式之一。

（一）材料及原理

所需材料有 VSD 海绵、半透膜、三通接头和持续负压源等四部分。其作用原理是多侧孔的引流管外包裹一层海绵多孔材料贴敷于创面，将创面用特殊的半透膜材料封闭，将开放创面变为闭合，阻止了外部细菌进入创面，外加持续的负压吸引，减轻组织间水肿，改善组织微循环，促进肉芽组织、上皮组织的生长，同时将渗出液和受损组织产生的毒性产物引流，减少机体对毒性物质的吸收。

（二）适应证

1. 大面积皮肤缺损、烧伤、撕脱伤和脱套伤等。
2. 开放性骨折并软组织缺损。
3. 肌腱外露或骨外露。
4. 慢性骨髓炎合并创面经久不愈。
5. 骨筋膜室综合征。

（三）禁忌证

癌性溃疡面和活动性出血创面禁用。

（四）操作方法

先彻底地清创或清除皮肤感染组织，将 VSD 海绵敷料按创面大小修剪并贴敷于创面并缝合，用无菌纱布擦净周围皮肤，再以生物半透膜封闭创面和 VSD 敷料，连接负压吸引，调节最佳负压吸引状态并保持恒定，观察到敷料和半透膜塌陷，说明密闭性良好，负压吸引效果满意。

（五）使用时间

通常 VSD 治疗一般需要负压吸引 5 ～ 7 天。对于大面积骨外露、肌腱外露等一般需要 15 ～ 30 天，对污染严重的创面（碾挫伤、枪击伤、爆炸伤等）可持续 15 ～ 20 天，对植皮后创面用 VSD 法加压打包需要负压维持 12 ～ 15 天。

五、关节穿刺术

关节穿刺术是指在无菌技术操作下，用穿刺针刺入关节腔内抽取积液，为临床诊断提供依据，并可向关节内注射药物以治疗关节疾病的一种方法。可分为诊断性关节穿刺术和治疗性关节穿刺术两种。

（一）适应证

1. 不明原因的关节积液时抽液检查，观察积液的性质，协助诊断。
2. 关节腔内造影时注入造影剂或注射药物治疗。
3. 化脓性关节炎的抽脓、冲洗和注入药物。
4. 关节手术或创伤导致关节内积血，抽出积血，减少关节粘连，防止感染。

（二）禁忌证

1. 穿刺部位皮肤有破溃、感染等。
2. 有凝血功能障碍、出血性疾病等。
3. 严重的糖尿病、血糖控制欠佳。
4. 非关节感染患者，有发热，其他部位的感染病灶等。

（三）穿刺前准备

先要向患者详细说明关节穿刺的目的及方法，取得患者配合。准备穿刺所需要的物品，包括口罩、帽子、无菌手套、皮肤消毒用品、无菌巾、局麻药、穿刺针、注射器、无菌试管等。

（四）穿刺方法

穿刺点的选择最为关键，应选择易于进入关节腔并避开血管、神经、肌腱等重要结构的穿刺点。术者戴好口罩、帽子，定位穿刺点并做好标记，局部严格消毒后戴无菌手套，铺无菌巾，穿刺点用 1% ～ 2% 利多卡因局部浸润麻醉后穿刺。穿刺时术者右手持注射器，左手固定穿刺点。当针进入关节腔后，右手不动，固定针头及注射器，左手抽动注射器内栓进行抽液或推注药物等操作。

1. 肩关节穿刺术 患者坐位，穿刺入路可选择前侧入路或后侧入路。

（1）前侧入路 使患者患肢轻度外展外旋，屈肘关节 90°，增大关节间隙。找到肱骨小结节与喙突的体表解剖标志，以肱骨小结节与喙突连线中点为穿刺点，消毒后穿刺针垂直刺入关节腔。

（2）后侧入路 使患者患肢内旋内收，手部搭于对侧肩部，触及患肩肩峰后外角，往下 2cm、内 1cm 为穿刺点，消毒后垂直刺入关节腔。

2. 肘关节穿刺术 患者坐位，穿刺入路可选择后外侧入路或鹰嘴上入路。

（1）后外侧入路 肘关节屈曲 90°，通过反复旋转前臂确认桡骨小头位置，紧依桡骨小头近侧，于其后外侧向前下进针。

（2）鹰嘴上入路 肘关节屈曲 45°，紧邻尺骨鹰嘴上方，经肱三头肌肌腱向前下方刺入关节腔。

3. 腕关节穿刺术 患者坐位，穿刺入路可选择外侧入路或内侧入路。

（1）外侧入路 触及桡骨茎突尖端，紧邻其远端垂直进针，穿刺过程中要避开桡骨茎突远端的桡动脉。

（2）内侧入路 触及尺骨茎突尖端，紧邻其远侧垂直刺入。

4. 髋关节穿刺术 患者仰卧位，穿刺入路可选择前侧入路或外侧入路。

（1）前侧入路 保持患肢呈中立位，找到髂前上棘与耻骨结节的体表解剖标志，并于髂前上棘与耻骨结节连线中点、腹股沟韧带下 2cm、股动脉外侧为穿刺点，垂直进针。

（2）外侧入路 使患者患肢轻度内收，从股骨大转子尖端上缘，平行于股骨颈前上方刺入。

5. 膝关节穿刺术 膝关节穿刺随着穿刺入路不同，可以选择仰卧位或坐位，穿刺入路可选择髌上入路或髌下入路。

（1）髌上入路 患者仰卧位，患肢自然伸直，以髌骨上缘的水平线与髌骨外缘的垂直线的交点为穿刺点，经此点向内下方刺入关节腔。

（2）髌下入路 患者坐位，屈膝关节 90°，小腿自然下垂，从关节线上 1cm，髌韧带内侧或外侧 1cm，将穿刺针向髁间窝方向刺入。

6. 踝关节穿刺 患者仰卧位，穿刺入路可以选择前内侧入路和前外侧入路。

（1）前外侧入路 踝关节轻度跖屈、内收，于外踝前上方约 2cm，伸趾肌腱外缘与外踝之间的凹陷处，向下内后方进针。

（2）前内侧入路 踝关节轻度跖屈、外翻，在胫距关节水平，内踝前方、胫前肌腱与内踝之间，穿刺针向外后方刺入。

（五）注意事项

1. 严格无菌操作，以防发生关节感染。

2. 穿刺过程中应边吸抽边进针，如有新鲜血液说明刺入血管，应将穿刺针退出少许后改变方向再进针。当抽取液体后，再稍稍将穿刺针进入少许，尽量抽尽关节腔内的积液，但穿刺不宜过深，以免损伤软骨及关节内其他结构。

3. 抽出的液体需仔细肉眼观察，并进行常规化验检查。正常关节滑液为草黄色，清澈透明。如抽出液体为暗红色或陈旧性血液，提示外伤导致；如为铁锈色，则考虑色素沉着绒毛结节性滑膜炎（瘤）；如抽出血液内含脂肪滴，考虑关节内新鲜骨折；如抽出液体浑浊提示关节内感染，如为脓液则确定为化脓性感染，须进行细菌培养和抗生素敏感试验检查。

4. 关节腔内明显积液者，穿刺抽吸后应加压包扎，并给予适当外固定，根据积液多少确定再次穿刺的时间。

5. 反复关节内注射类固醇类药物，可造成关节软骨损伤，关节内注射类固醇不应超过 3 次。

六、牵引术

牵引术是骨伤科治疗方法之一，常用的牵引术有皮肤牵引、骨牵引和布托牵引等。骨牵引是指利用钢针或牵引钳穿过骨质，使牵引力直接通过骨骼抵达损伤部位，起到复位、固定与休息的作用。牵引过程中牵引针需穿过软组织和骨骼，故其要求相对于另两种牵引方式有所差别。

（一）适应证

1. 成人长骨不稳定性骨折以及因肌力强大容易移位的骨折。
2. 骨折部的皮肤损伤、擦伤、烧伤或软组织缺损者。
3. 开放性骨折感染或战伤骨折。
4. 合并胸、腹或骨盆部损伤，需密切观察而不宜做其他固定者。
5. 患肢合并血液循环障碍以及暂时不宜用其他方法固定者。
6. 某些矫形手术的术前准备。
7. 其他需要牵引治疗而又不适于皮肤牵引者。

（二）禁忌证

1. 牵引处有炎症或开放创伤污染严重者。
2. 牵引局部骨骼有病变及严重骨质疏松者。
3. 牵引局部需要切开复位者。

（三）骨牵引前的准备

1. 骨牵引包　牵引包内有手术巾、消毒钳、手巾钳、各型号钢针、手摇骨钻、钢锤和纱布等，高压灭菌后备用。

2. 牵引弓　主要有马蹄形牵引弓、张力牵引弓及颅骨牵引弓等。马蹄形牵引弓主要用适于斯氏针牵引，张力牵引弓适用于克氏针牵引，颅骨牵引弓用于颈椎骨折与脱位，使用颅骨牵引时，牵引弓应提前灭菌。

3. 局麻用品　5mL 或 10mL 注射器，盐酸普鲁卡因或盐酸利多卡因注射液，如用普鲁卡因局麻，应先进行皮试，阴性后方可使用。

4. 皮肤消毒剂　一般用 2% 碘酊和 75% 酒精，也可以用浓度为 1% 的碘伏消毒液。

（四）操作方法

骨牵引施术部位不同，具体方法不同。操作步骤大致如下：明确适应证（排除禁忌证），定位并标记，消毒、铺无菌手术洞巾，局部麻醉，穿牵引针，安装牵引弓，连接牵引砣，调整力线。一般牵引针与骨干垂直，但一些特殊部位的骨牵引需格外注意，如跟骨牵引治疗胫腓骨骨折时，出针点需比进针点高约 1cm，以利于胫骨生理曲度的恢复。

（五）注意事项

1. 骨牵引属于有创性操作，需征得患者或家属同意并签署同意书后方可进行。

2. 严格适应证和禁忌证，同时严格定位穿针点和进针方向，避免损伤神经和血管。

3. 骨牵引过程中严格无菌操作；牵引装置安装完毕后将牵引针两端多余部分剪除，并适当保护以防针尖伤及他人。针眼处予以纱布保护并定时点酒精以防发生感染，如有感染则需拔除牵引针。

4. 儿童容易伤及骨骺，应尽量避免使用。

5. 持续牵引过程中密切观察牵引针有无滑动或将皮肤拉豁，同时注意观察肢端的感觉、血运以及肢体的力线和长度，并定期行床旁 X 线片检查，以防发生意外。

6. 牵引过程中应鼓励患者积极进行功能锻炼，防止发生肌肉萎缩及关节僵硬等并发症。

第六节　针刀基本知识

针刀是一种兼有针和刀两种性能的治疗器械，针刀手术是在传统针刺疗法的基础上结合外科松解术而形成的一种新的治疗方法，现已为骨伤科普遍应用，具有疗效好、痛苦小、见效快、术后无瘢痕等特点，是骨伤科微创手术理念的典型代表之一。

一、针刀的结构

针刀由针刀柄、针刀体和针刀头三部分组成。刀头是刀体前端的楔形平刃，刀体是刀头和刀柄之间的部分，刀柄是刀体尾端的扁平结构。操作时针刀的刀口线与针刀体垂直，针刀柄与针刀头在同一平面内，因此当针刀头进入人体后可通过暴露在体外的针刀柄调整针刀刃的方向。

临床上使用的针刀有一次性针刀与循环使用针刀，一次性针刀的针刀柄由塑料制成，针刀体为不锈钢材质，使用后丢弃。循环使用针刀，全部由不锈钢制成，可以高压灭菌重复使用。从形态来看，针刀可以看作是现代手术刀与毫针的结合产物，治疗来看针刀也将两者的优点有机结合。

为了满足临床的不同需求，多种样式的针刀器械被设计使用，包括镰刀形针刀、斜口针刀、钝头针刀、圆刃针刀、凹刃针刀、剑锋针刀、注射针刀、剪刀刃针刀、芒针刀、探针式针刀、弯形针刀、套管针刀、水针刀、电热针刀等等。

二、针刀治疗的机理

1. 松解与减压　通过针刀对纤维组织进行切、割、铲、剥等方式对软组织进行松解，可消除局部粘连组织的张力，如弹响指、桡骨茎突狭窄性腱鞘炎、腕管综合征、网球肘等均是通过针刀松解腱鞘压迫，减低局部的张力，从而对各部位因粘连或者狭窄而引起的各种病证能起到松解减压的作用。

2. 重塑作用　通过切、割、铲、剥等方式使损伤局部组织重新愈合，恢复原来功能，如韧带、肌肉附着点的炎症，主要是局部组织发生充血、炎细胞浸润，继而发生钙化等，使其收缩和弛缓的功能丧失，针刀通过分离肌腱与骨外膜的粘连，切开钙化的组织，在局部形成新鲜创面，达到改善局部血循环、加速组织修复和功能重建目的。

3. 兴奋作用　针刀较常用的针刺针粗，局部刺激强度大，能明显提高局部组织的兴奋性，通过神经和体液的调节作用，提高机体修复能力，促进病变组织恢复。

针刀施术过程中以上三个作用多数情况下是相辅相成的，针刀对粘连组织直接剥离，使组织得到松解减压，改善了局部血液和淋巴液循环，增强了局部的新陈代谢，促进炎性物质及代谢产物的吸收，促进组织修复，从而起到治疗的结果。但有时，针刀在治疗某些疾病时以某种作用为主导，而另外两个起辅助作用。如治疗组织粘连性疾患时，松解减压作用为主导，重塑与针刺的兴奋作用则为辅助，临床上应该积极加以认识。

三、适应证

1. 四肢或躯干部位的顽固性疼痛点。
2. 骨关节附近肌肉、韧带紧张或挛缩引起的关节功能活动障碍、骨质增生等。
3. 狭窄性腱鞘炎和腱鞘囊肿。
4. 外伤导致的肌肉痉挛和紧张（非脑源性）。
5. 各种外伤或手术后遗症等原因引起的肢体功能障碍者。

四、禁忌证

1. 有严重基础性疾病如心脏病、高血压、糖尿病、恶性肿瘤、血液病或严重出血倾向者。
2. 年老体弱或妊娠期、月经期女性患者。
3. 施术部位红肿热痛等炎症反应明显或皮肤破损、溃疡、软组织坏死者。
4. 施术部位有重要神经、血管或重要脏器无法避开者。

五、操作步骤及方法

（一）针刀握持方法

针刀操作要求能够快速刺入并精准控制针刀方向和刺入深度，正确的握持方法是针刀操作准确的重要保证。

1. 单手进针刀法　术者的右手拇指和示指捏住针刀柄，中指托住针刀体，置于针刀体的中上部位，环指、小指作为支撑点置于施术部位的皮肤上，在针刀刺入时辅助控制针刀刺入的深度。

2. 双手夹持进针刀法　适用于长型号针刀。右手握持方法和单手进针刀法相同，左手拇、示指捏紧针刀体下部，防止在用力刺入时因针体过长发生弯曲而导致进针方向改变。

（二）操作步骤

手术环境应常规消毒灭菌，术野皮肤必须常规消毒，铺无菌洞巾。术者戴口罩、帽子，常规洗手，换专用衣裤，施术时一处一针。

1. 确定进针点　医者需据患者主诉及体征，认真检查确定病变部位，固定患者体位，参考局部解剖关系，在确定进针点体表用龙胆紫做一标记，消毒、铺无菌洞巾。

2. 确定进针方向　进针时刀刃尽可能避开较大神经、血管或与其走行方向一致，同时需考虑与病变部位肌肉及韧带纤维走行的关系。

3. 加压分离　进针时以左手拇指下压肌肤使之成凹陷并横向拨动，再下压使血管、神经分离在拇指两侧，针刀沿拇指甲背进针。若在关节部位或病变在骨面处，左手拇指用力下压即可压至骨面。

4. 刺入 进针时针刀紧贴拇指甲背，稍用力下压快速刺入穿透皮肤。

（三）常用施术方法

针刀操作方法较多，施术过程中可单独使用，也可以根据患者具体情况综合运用，以达祛除病痛，恢复功能的目的。

1. 纵向疏通剥离法 适用于局部软组织粘连引起的疼痛。手术时刀口线与肌腱、韧带保持一致，针体垂直骨面，刀刃接触到骨面后进行与刀口线方向一致地来回摆动，以疏通剥离，如果结节或粘连较大，可以分几条线疏通，但不可横向铲剥。

2. 横向剥离法 刀口线与肌腱、韧带垂直，针体与骨面垂直，刀刃接触到骨面后进行与肌肉、韧带垂直的铲动，将粘连的肌肉、韧带从骨面上铲起。

3. 切开剥离法 适用于软组织损伤粘连，血肿机化后形成的包块。刀口线与肌腱、韧带走行保持一致，针体垂直于结痂部位，用针刃将瘢痕组织切开。

4. 铲磨削平法 适用于骨的边缘、关节周围骨刺形成。针刀刀口线与骨刺纵轴垂直，针体垂直骨面，刀刃接触到骨面后，切断附着在骨刺尖部紧张、挛缩的软组织，并铲除、磨平骨刺尖部的瘢痕组织。

5. 瘢痕刮除法 适用于瘢痕在腱鞘壁、骨面、肌腹、肌腱上时。刀口线与治疗部位软组织的纤维方向一致，针体垂直刺入瘢痕组织，沿纵轴方向反复纵向疏剥，直至刀下有柔韧感时出针。

6. 骨痂凿开法 适用于因骨折畸形愈合导致功能障碍者。在骨痂部位沿原来的断面凿开数孔，然后用手法进行矫正。

7. 通透剥离法 适用于较大范围的粘连和硬结。在治疗部位选取数点进针，充分剥离粘连，切开软组织瘢痕，使硬结变松软。

8. 切割肌纤维法 适用于颈、肩、腰、背等部位因肌纤维过度紧张、痉挛而引起的顽固性疼痛或功能障碍者。选用刀口线与肌纤维方向一致进针，到达病变部位后，使刀口线与肌纤维垂直，切断少量紧张、挛缩的肌纤维。

（四）术后处理

术毕针孔无菌辅料覆盖 1 ～ 2 天，防止出血，3 天内针孔处严禁沾水。

六、注意事项

1. 操作准确 针刀手术是非直视下的手术操作，施术医生必须熟悉操作部位的局部解剖，提高操作的准确性，以提高疗效，避免发生意外。

2. 严格无菌操作 术者须戴好口罩和帽子，操作局部常规术前消毒，常规洗手后戴无菌手套。术中必须严格无菌操作，尤其做深部治疗或者关节部位如膝、髋、肘、颈等部位的治疗时要尤其注意，对于大关节部位或操作较复杂的部位需铺无菌洞巾。

3. 麻醉 必要时可采用局部麻醉，以减轻患者痛苦。

4. 严格手术禁忌 有凝血功能障碍，发热、感染、骨关节结核、骨肿瘤、严重器质性疾病、局部红肿热痛或脓肿以及皮肤疾病等患者均为手术禁忌，必须严格掌握。

复习思考题

1. 骨伤科手术过程中的无菌原则有哪些？

2. 试述骨伤科手术需要做哪些术前准备。

3. 骨伤科手术后的处理措施有哪些？

清创术是用外科手术的方法对开放性损伤的污染伤口进行清洗去污、清除血块和异物、切除失去生机的组织等，使之尽量减少污染，甚至变成清洁伤口的处理方法。

　　清创术是外科的基本手术操作，也是骨伤科的基础手术之一。伤口初期处理的好坏对伤处组织功能和形态的恢复起决定性的作用。通过清创，可以使伤口达到清除细菌和清除细菌滋生繁殖条件的目的，也能在一定程度上减轻损伤部位的炎症反应，减轻水肿或肿胀对局部组织造成血液循环障碍，增加血供以保存组织活力，增强局部抗感染能力。清创术及清创后缝合还可以消灭无效腔，使创腔内壁无张力对合，以求创口能达到一期愈合。

　　开放性创口一般分为三类，分别是清洁、污染和感染创口。严格地讲，清洁伤口仅见于无菌手术中，外伤导致的创口难免有不同程度的污染，如污染严重，细菌量多且毒力强，6～8小时后即可转变为感染创口，所以清创一般应争取在伤后6～8小时内进行。头面部伤口局部血运良好，伤后12小时仍可按污染伤口行清创术，但原则上伤口处理越早、越细致、彻底，效果越好。

一、适应证

　　开放性损伤。

二、禁忌证

　　开放性损伤可并发许多并发症，因此选择清创术前应排除危及生命的并发症。

1. 创伤伴有休克。
2. 创伤伴有其他危重合并伤，如颅脑损伤、胸腹部损伤等。
3. 危及生命的大出血。

三、术前准备

　　同其他骨伤科手术一样，清创术前需要监测患者生命征，完善相关术前检查，做好相应的术前准备，以确保手术顺利进行。

（一）仔细检查，明确诊断

　　清创术前须对患者进行全面的检查，如发现有休克或其他危及生命的并发症，则需先行纠正休克等抢救治疗，待生命征平稳后方可继续进行清创术。如并发颅脑、胸腹部严重损伤，则应先进行相应专科处理以挽救患者生命，待生命征平稳后，应仔细检查患者创口的部位、大小、深度、污染程度以及组织损伤的性质等，同时应认真检查四肢的运动、感觉和血运，必要时则需行相关影像学检查，以了解骨组织损伤情况以免遗漏。

（二）预防破伤风

伤后 24 小时内应注射破伤风抗毒素 1500 ～ 3000 国际单位，注意需先做皮试以防发生过敏反应，若皮试阳性，则行脱敏注射或肌肉注射人工免疫球蛋白以预防破伤风的发生。

（三）抗感染

根据抗生素使用指南，结合伤口具体情况选择合理的抗感染方法。对伤口大、污染严重的创口，清创术前、术中和术后分别使用抗生素。

（四）备血

根据创口情况预估术中及术后的出血量，必要时备血及血浆等以确保手术安全。

（五）器械及材料准备

手术室均常规备有清创手术包，包内的手术器械及材料能满足普通清创术的需要。但如术前检查发现骨折、血管或神经损伤，则需要在做好骨折内固定、吻合血管或缝合神经等相应的手术特殊器械和材料。

四、麻醉及体位

根据创口所在的位置及大小等情况选择恰当的麻醉方式。如创口较小且表浅，可选用局部浸润麻醉。创口较大且深在者，在上肢可用臂丛神经阻滞麻醉，下肢可用椎管内麻醉。特殊情况下如小儿或伤情复杂严重者则可选用全身麻醉。

手术的体位根据创口所在部位进行选择，一般以方便手术操作为宜，同时兼顾患者的舒适性。

五、手术步骤

（一）术者准备

术者常规外科刷手，戴无菌手套后再进行下一步操作。

（二）清洁皮肤

麻醉成功后，术者先用无菌纱布覆盖伤口，剃除伤口周围毛发，如有油污，可先用松节油或乙醚擦洗，再用肥皂水充分清洗，最后用生理盐水冲洗后无菌纱布擦干。

（三）清洗创口

拿掉覆盖伤口的无菌纱布，大量生理盐水冲洗伤口，同时用镊子、血管钳或纱布仔细清除伤口内的污物、异物和血凝块等，根据污染情况，可用 3% 过氧化氢溶液反复冲洗创口内部，直至大量泡沫生成后稍等片刻，再用生理盐水冲洗，如此反复进行。冲洗顺序为：生理盐水 – 过氧化氢 – 生理盐水，分别各冲洗 3 次，无菌纱布擦干创口及周围皮肤（图 2-1）。此时如若发现游离的碎骨片，需取出后单独存放，切勿随意丢弃。

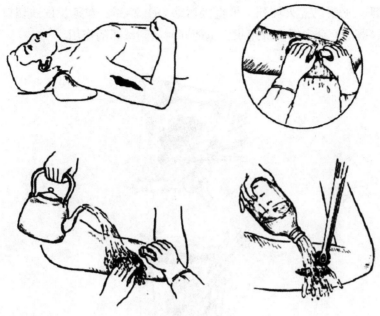

图 2-1 清洗创口

（四）消毒和铺巾

术者更换手套和污染的手术器械，再次外科刷手后穿无菌手术衣、戴手套。按无菌操作要求消毒皮肤，铺无菌手术巾，显露创口进行清创操作。

（五）清创操作

术者再次仔细检查创口，明确创口大小、深度及污染情况等，观察是否有血管、神经、肌肉、肌腱、韧带及骨骼损伤，如有损伤则需判断损伤程度并进行相应的处理。如创口内有血管损伤导致活动性出血，根据具体情况行结扎止血或血管夹临时夹闭以防出血过多。

清创过程应由外向内，由浅入深有序进行。进行深部探查时，可根据需要将皮肤创口及深部筋膜适当延长，以利显露探查。

1. 皮肤的处理 创缘整齐没有明显挫灭的皮肤可不必切除，创缘不齐者可根据情况用手术刀沿创口边缘适当切除，一般切除 2mm（图 2-2）。颜色呈暗紫色、皮缘切之不出血的部分皮肤，说明已坏死，需切除至出血为止，但对手部皮肤切除时应慎重，以免皮损过多导致手部功能障碍。对大片皮肤撕脱者，如整块皮肤血运损害严重，可将撕脱的皮肤切下，进行适当修整后以皮瓣形式回植覆盖创面。

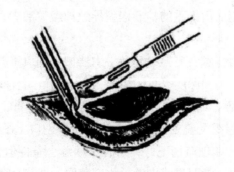

图 2-2 切除皮缘

2. 筋膜的处理 筋膜已挫灭坏死，可直接切除（图 2-3）。在延长皮肤切口的同时，筋膜切口也需同时延长，既能充分显露深部组织，也能同时起到减压的作用。

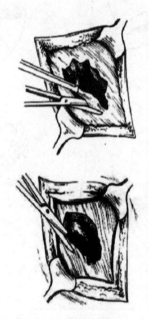

图 2-3 切除筋膜

3. 肌肉的处理 应将失活的肌肉组织彻底清除。术中应仔细观察肌肉的活性，可以通过观察色泽、张力变化、钳夹或切断的方法判断，如色泽紫暗、张力低下、钳夹不收缩或切断时断面无出血，则判断该部分肌肉失活，应予以切除。

4. 肌腱的处理 伤口整齐、污染较轻的切割伤，伤后 6 ～ 8 小时内彻底清创者，可做肌腱一期缝合，对条件欠佳不宜一期缝合者，将肌腱断端与周围组织缝合固定，留待二期缝合。对严重挫裂伤创口，肌腱损伤或污染严重者，可行肌腱切除，后期行肌腱移植术以恢复肢体的功能。

5. 骨骼的处理 污染明显且与骨膜分离的小碎骨片可以去除，有软组织相连的小骨片予以保留，清洁消毒后放回原位。游离的较大骨折块，应尽可能予以保留。在清创过程中将骨折块取出，仔细修剪清除骨块表面的污物及软组织，用过氧化氢及生理盐水反复冲洗干净，碘伏消毒液浸泡消毒处理，关闭切口前，将游离骨折块放回原处并以适当方式内固定，但关节内的游离小骨片必须彻底清除。

6. 血管伤的处理 不影响伤肢血液循环的断裂血管，可予以结扎。若主要血管损伤，清创后需行血管吻合术或修补术。

7. 神经伤的处理 根据创口的情况及神经损伤的程度进行处理。创面污染轻的神经断裂伤，可在清创后行一期缝合术。创面污染重的神经挫裂导致神经失活者，则予以切除，二期行神经移植术。

8. 创口闭合 彻底清创后，术者更换手套及手术器械，创口重新消毒铺巾，冲洗切口后仔细止血。根据创口污染程度、大小和深度等具体情况，决定创口闭合的时机和方式。

一期缝合：又称初期缝合。创口污染轻，软组织损伤不严重，伤后 6 ～ 8 小时内清创，且创口张力不大，在清创和软组织妥善处理后即可缝合关闭创口（图 2-4）。大而深的创口，应在创口内放置引流条或引流管。如创口情况好，符合一期缝合条件但张力较大者，可行减张缝合。头、面部血供好，愈合能力强，除明显感染外，均应争取一期缝合。

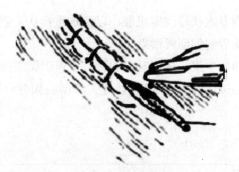

图 2-4　缝合创口

延期缝合：污染重或因部位特殊不能彻底清创的创口，虽在伤后 6～8 小时内实施清创手术，但不应初期缝合。应在创口内放置凡士林纱条引流，观察 4～7 日，若伤口组织红润，无水肿或感染时，再做缝合关闭创口。

二期缝合：创口污染严重，周围软组织挫灭范围广，清创时间较时间窗明显推迟的创口，清创后应将创口完全敞开，消毒油纱布松松填塞，待炎症消退、肉芽组织长满创口时予以缝合关闭。

9. 创口引流　创口较小且浅者可不引流。创口较大且深在者，清创彻底关闭切口前，需在创口内放置引流以将创口内出血及分泌物及时引出体外，以防伤口感染。方法是将橡皮引流片、烟卷引流条或引流管一端插入创口底部，另一端旷置或连接引流袋。

六、术后处理

（一）全身治疗

术后应密切观察患者生命体征变化。根据全身情况进行必要的消肿、抗感染、维持水电解质平衡等治疗。必要时输血、输液处理。

（二）维持适当体位

术后需抬高患肢，以促进静脉回流，利于肿胀消退。对有骨、关节损伤，血管、神经、肌腱损伤等行修复术者，均应采用石膏或牵引等方法固定肢体在一特定体位，以防骨折端移位等，保证损伤组织顺利愈合。

（三）观察及伤口换药

清创术后应密切观察患肢血运及伤口情况，注意伤口包扎松紧是否适宜、敷料是否干燥清洁。如患肢血运不良，则需仔细分析观察对因处理，包扎过紧者适当松动，血管痉挛或血栓堵塞管腔者，需紧急处理必要时再次手术探查；创口渗血或分泌物湿透敷料者，及时予以更换以防发生感染。换药时注意观察创口对合情况以及是否有红、肿、热、痛及脓性分泌物等，如有异常需严密观察，必要时拆除部分或全部缝线并仔细分析原因，及时对症处理。

七、注意事项

1. 清创术前需综合评估病情，如有颅脑或胸、腹部严重创伤、休克等危及生命的表现时，需及时采取综合治疗措施，挽救患者生命。

2.清洗及消毒创口时，需专人扶持固定患肢，以免加重损伤。创面清创时，应由外向内、由浅入深逐层清创，以防止切除后的创面再污染。

3.为指导术后选择有效的抗生素，清创时可切除一块组织做细菌培养和药敏试验。

4.术中注意特殊组织损伤如血管、神经等处理，清创后如有骨折需固定，一般选外固定支架，慎用或有限使用内固定。

复习思考题

1.简述清创术的基本原则和操作步骤。

2.清创术的注意事项有哪些?

3.清创术中对特殊组织如血管、神经、肌腱和骨骼的处理原则是什么?

扫一扫，查阅本章数字资源，含PPT、音视频、图片等

皮肤是人体的主要器官之一。一般成人皮肤总面积 1.5 ～ 1.7 平方米，重量占体重的 1/16，是人体一个很大的器官。皮肤具有感觉、调节体温以及分泌排泄等功能，更为重要的是皮肤还能够阻止病菌或其他有害物体的侵入，防止体液、电解质和蛋白质等的损失，从而保护生命和维持机体与环境相适应。如果身体皮肤有严重缺失而不能及时获得补偿时，就会失去体表器官的外形与肢体的功能活动，严重情况下甚至可能危及患者的生命。因而，皮肤移植是骨伤科治疗中不可缺少的最基本和最常用的方法之一，是封闭伤口和创面、修复体表完整、恢复肢体功能的重要方法。

第一节 皮肤的游离移植

一、皮肤的组织学特点及其游离移植的分类

（一）皮肤的组织学特点

皮肤分为表皮和真皮，不同个体之间皮肤的厚度可能不同，平均厚度约为 1.15mm，一般来说，女性较薄，老年皮肤也较薄，皮肤厚度因部位不同而有所差异。真皮下面为皮下组织。

1.表皮 表皮由上皮细胞构成，分为生发层、棘细胞层、（粒）颗细胞层和角质层。各层均由生发层（基底细胞层）不断发生丝状分裂演变而来，向真皮层突入部分（上皮脚）与真皮层突出部分（真皮乳突）紧密结合，形成皱褶起伏、不规则的交界。

2.真皮 真皮由胶原纤维、弹力纤维和网状纤维组成。胶原纤维和弹力纤维给皮肤以韧性和弹性，能耐受一般摩擦和挤压。

3.附属器 皮肤的附属器有毛囊、皮脂腺和汗腺，它们深入到真皮层深部，并且都有上皮细胞包绕。在表皮缺损时，真皮内上皮细胞的有丝分裂就成为表皮再生的来源（图 3-1）。

（二）皮肤游离移植的分类

1.表层皮片 仅含表皮层及部分真皮乳突层，成人厚度为 0.2 ～ 0.25mm。优点是存活能力较强，因此它既可以移植在新鲜创面上，也可以移植在有感染的肉芽创面上，并且均容易存活。但缺点是因为皮片较薄，缺乏真皮层的弹性纤维，在皮片移植后挛缩性较大，不耐外力摩擦和挤压。面颈部和关节活动部位或肌腱、肌肉创面，不适宜用此种皮片移植，以免引起挛缩畸形，影响功能和外形。由于表层皮片移植后缺点较多，所以临床应用受到较多的限制。目前这类皮片主

要用于暂时消灭创面，留待做进一步处理。

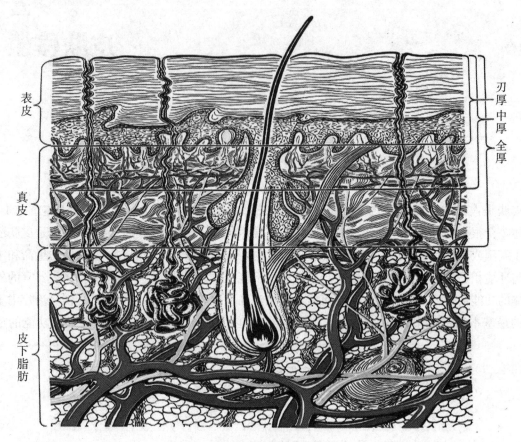

图 3-1 皮肤组织解剖和皮片分类

2. 中厚皮片　包含表皮和部分真皮，约为全层皮肤厚度的 1/3 ～ 3/4。中厚皮片兼有表层皮片和全厚皮片的优点，是应用最广的一种皮片。由于它包含有较厚的真皮层纤维组织，故成活后质地柔软，能耐受一般的摩擦和挤压，也较易成活，收缩程度较小，能获得比较理想的功能。按其厚度又分为薄、厚两种。薄的中厚皮片的厚度为 0.28 ～ 0.5mm；厚的中厚皮片的厚度 0.63 ～ 0.8mm。两者也各有优缺点，较厚的中厚皮片移植在感染肉芽创面或面、颈部位，往往不易全部生长，供皮区常易形成瘢痕组织。而较薄的中厚皮片成活后有一定程度挛缩和色泽变深。

3. 全厚皮片　包含皮肤的全层组织，是游离植皮中效果最好的一种皮片。优点是：皮片成活后挛缩程度最小，能耐受摩擦和挤压，质地柔软，活动度好，色泽变化小。缺点是：在污染创面和肉芽创面上皮片难以成活；由于供皮区创面已无上皮组织存留，所以取皮后必须进行直接缝合。若大面积供皮后不能直接缝合时，还须另取表层或中厚皮片覆盖，因此使供皮量受到限制，一般只适宜在较小面积的无菌创面上移植，大面积全厚皮片移植，则供皮区还需进行中厚皮片移植。

4. 保留真皮下血管网皮片　包括表皮、真皮全层并含真皮下血管网。保留真皮下血管网皮片较全厚皮片厚，借助真皮下血管网皮片易建立循环，术后弹性好，不收缩，柔软近于正常，色泽亦好。主要用于面、颈、手掌、足底等部位瘢痕、肿瘤切除后的创面覆盖，耐磨性较好。不适用于肉芽创面的移植。

二、皮肤游离移植的适应证及禁忌证

（一）表层皮片移植的适应证及禁忌证

表层皮片移植后容易成活，供皮区能很快自愈而不留瘢痕。常用于消灭新鲜创面和肉芽创面，或暂时地消灭创面，以待进一步处理。但因其较薄，移植后常有收缩和留有瘢痕，头、面、颈部、关节活动部位、肌腱、肌肉等创面不宜使用此种皮片移植。

（二）中厚皮片移植的适应证及禁忌证

1. 适应证

（1）新鲜创面　皮肤撕脱伤后的新鲜创面或由于其他创伤及手术后造成的创面，或体表病理组织及瘢痕组织切除后，均可立即进行中厚皮片移植。皮片厚度一般以 0.4～0.45mm 为宜。

（2）肉芽创面　由于外伤等原因所造成的肉芽创面，或皮肤烧伤切痂后的创面，可以使用较薄的中厚皮片移植，厚度一般以 0.38mm 左右为宜。

（3）黏膜缺损　口腔、鼻腔、阴道等黏膜部位的缺损及所造成的畸形，可用较薄的中厚皮片移植，一般厚度以 0.3～0.35mm 为宜。这种皮片虽不能形成黏膜，但能逐步适应温湿环境，质地柔润，不致发生糜烂。但应特别注意术后皮片的固定，防止因皮片滑脱而致皮片不易成活，常放置支撑物予以保护，以防止皮片收缩。

2. 禁忌证

（1）负重部位和深部组织　手掌、足底等负重部位，或肌腱、骨膜、神经及大血管等深部组织裸露创面，中厚皮片仍难起到保护作用，移植后效果也不理想，一般不采用中厚皮片移植。

（2）颜面部位　中厚皮片移植后，有收缩及色素改变现象，因此面部的中厚皮片移植很难达到理想效果，一般不采用中厚皮片移植。

（三）全厚皮片移植的适应证及禁忌证

1. 适应证

（1）面部五官　全厚皮片最适应于小面积畸形矫正术，如面部五官的畸形矫正术。由于小儿腹部组织松弛，可供较大面积的全厚皮片，创口可直接拉拢缝合，但未成年患者切忌采取带有毛发区的全厚皮片，以免因发育而使植皮区生长毛发而影响外形。

（2）负重部位　手掌及足底负重部位，应用足背、足弓全厚皮片移植，能耐受摩擦和挤压，达到满意效果。

（3）面、颈部位　面、颈部位的瘢痕挛缩所引起的畸形，矫正手术的瘢痕组织切除后，或病理组织如血管瘤、色素痣等切除后的创面，也需要使用全厚皮片移植，才能取得良好的效果。

（4）修复眉睫　可以切取带毛发的全厚皮片移植，以修复眉毛、睫毛。切取皮片时应注意保护毛囊，勿使破坏。

2. 禁忌证　全厚皮片移植不适用于肉芽创面的移植。

三、供皮区选择的原则

1. 皮肤的质地及色泽　供皮区尽量选择与植皮区皮肤质地及色泽相似和容易被衣物遮盖的部位为宜。

2. 供皮区与植皮区的距离　在肉芽创面上植皮，原则上应选择远离植皮区的部位，以防止发生交叉感染。

3. 面、颈部植皮　面、颈部创面应选择皮肤细薄少毛、质地颜色接近的部位。如面积较小者，选择锁骨上、下窝部分；面积较大者，可选择上臂内侧或上胸部皮肤。

4. 大面积植皮　一般大面积植皮以选择大腿和背部皮肤为佳，成人一侧大腿可取 $200cm^2 \times 4$ 皮片。背部皮肤较厚，可切取面积较大和较厚的皮片，移植成活后，不论在功能还是色泽外形方面，都较大腿部皮肤为好，且背部供皮区愈合快，不易产生增殖性瘢痕，但操作时的体位和术后包扎均较麻烦。

5. 特殊部位的选择　若自体供皮特别困难时，可选择头皮、足跖部位为供皮区。头皮血运丰富，愈合快，能重复切取表层皮片以供植皮。面颊、颈项、关节、手足、会阴等部位不适宜作供皮区（图3-2）。

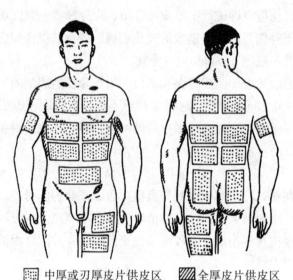

▦中厚或刃厚皮片供皮区　▨全厚皮片供皮区

图3-2　供皮区部位

四、皮片厚度确定的原则

（一）根据植皮的部位和目的确定

1. 颜面、手掌、足跖及关节活动部位的植皮，选择较厚的中厚皮片或全厚皮片，以使功能和外形都能获得较好的效果。

2. 躯干和四肢非关节部位植皮，选择较薄的中厚皮片，甚至可采用表层皮片，因这些部位对活动或外形影响不大，植皮只是为了消灭创面。

（二）根据供皮区创面的性质及大小确定

1. 皮片厚度的确定除了考虑植皮的目的、部位、创面性质和大小外，还应考虑到供皮区取皮后创面的愈合。取皮过厚，往往使供皮创面愈合困难，愈合后还会遗留增殖性瘢痕。如背部皮肤较厚，可切取较厚皮片，而腹部皮肤较薄，则应切取较薄皮片。

2. 当供皮区临近需要植皮的感染创面时，皮片厚度要偏薄，以防止供皮区继发感染，减少供皮区愈合上的困难。

（三）根据患者的性别与年龄确定

1. 女性较男性皮肤为薄，幼儿及老年人皮肤较青壮年为薄，取皮时应考虑到这些差异。

2. 妇女腹部皮肤，因孕产而变薄，缺乏弹性，应避免使用。必须选用时，皮片切取应尽量偏薄，以免发生供皮区愈合困难。

总之，供皮区的选择和厚度的确定，应根据患者本身植皮与供皮部位的不同而灵活运用，应以既能保证植皮区恢复功能和外形，供皮区又能获得如期愈合为准。

五、皮肤移植技术操作

（一）植皮的术前准备

1. 一般准备 患者一般健康状况良好，应无手术禁忌证。对早期损伤需要植皮的患者，如有水和电解质紊乱、血红蛋白过低等现象，应在术前予以纠正。还应注意患者精神状态，以取得患者的充分合作。

2. 局部准备 在患者一般情况许可时，应于术前1日沐浴，手术部位用肥皂水洗刷后再用清水洗净，现在的观点认为备皮时间距手术时间越近越好，而不去除毛发仅清洁局部皮肤是最佳备皮方法，毛发较多影响手术者要求在术前30分钟入手术室前备皮。手术部位瘢痕组织，应在术前2～3日开始皮肤准备，用0.1%新洁尔灭溶液浸泡，每日2次，以消毒巾包扎。

（二）取皮方法

1. 表层皮片切取 常用滚轴式取皮刀或剃须刀。滚轴式取皮刀取皮，刀片安装时要压紧刀片压板，按所需皮片厚度调节旋钮刻度，共分四档，每档按0.25mm递增。另备约10cm×15cm×0.5cm大小两块木板，令助手压紧皮肤两端，使之紧张平坦，并涂以少许液状石蜡润滑。固定好皮肤的两端，使皮肤绷紧，以免切取皮片时滑动。术者握刀柄将取皮刀紧压在皮肤上，先以刀面与皮面约40°角切入皮肤后，改用10～15°角，做拉锯式滑动并逐步向前推进，皮片取到所需长度时，改变刀架角度，轻而均匀地拉动切取皮肤。皮片的厚度以透过皮片隐约可见刀片或所取下皮片的深面有一层薄白色的真皮组织即可。也可用剃须刀代替，其方法与上述相同（图3-3）。取皮刀取皮方法和器械设备简单，操作容易掌握，但不易取得厚度均匀和面积完整的皮片，边缘往往参差不齐，也不便于在皮面不平或松弛部位如腹部取皮，所以取皮刀取皮一般只适应于较小面积取皮。

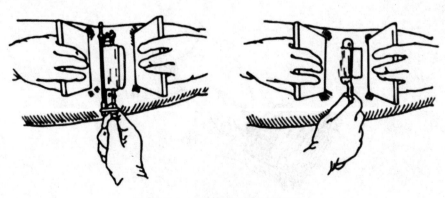

图3-3 应用切片刀徒手取皮法

2. 中厚皮片切取　目前常用的器械有鼓式取皮机、电动取皮机。其中以鼓式取皮机切取的皮片较好，优点是厚薄均匀、面积较大。

（1）鼓式取皮机操作方法　使用切皮机前，应检查机件是否完整、轴部是否光滑，必要时以少许液状石蜡润滑。先安放刀片，推上夹刀，调刻度盘指针在零位上，按所需皮片厚度，逆时针方向调整刻度，每格为0.1mm递增。供皮区消毒、铺手术巾及麻醉成功后，用纱布蘸乙醚擦拭皮肤及鼓面，去除油垢。再用医用胶水（市售补内胎胶水亦可）厚薄均匀地涂在供皮部位及鼓面上，鼓的前端亦应涂上少许胶水。待2～3分钟，胶水干后，手术者左手持鼓，右手持刀柄，将鼓的前端轻压在拟切取的皮肤一端，使鼓的前面、端面与皮肤密切接触2～3分钟。慢慢将鼓面向前上方转动，使在鼓的前端有少许皮肤翘起，再把刀落下，缓慢均匀地拉动刀柄，切入皮肤。在切取皮肤的同时，应将鼓面向前上方转动，最后将鼓的尾端略抬起切断。为了获得长条皮片，可以在取完一鼓后不切断皮片，把鼓取下，于皮肤远侧涂上胶水再连续切取即可获得40cm长的条形皮片（图3-4）。

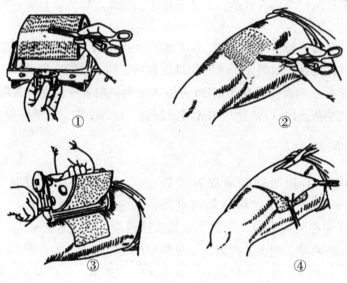

图 3-4　鼓式取皮机取皮方法

（2）电动取皮机操作方法　较为简便，切取迅速，可缩短手术时间。先在供皮区及切皮机上涂一层液状石蜡，手持切皮机压于供皮区上，当马达开动后，向前推进，即可切取宽约7.5cm的皮片，其长度依供皮区及需要而定。此种方法对大面积烧伤、不能耐受长期麻醉的伤员，较为适用（图3-5）。

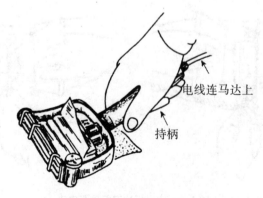

电线连马达上

持柄

图 3-5　电动取皮机取皮方法

（3）**取皮注意事项** 刀片须锋利，刻度盘要准确，应检查及熟悉切皮机的性能及特点；铺巾时供皮区手术野要宽大，便于操作，若局麻时，针头要在切片范围外穿入；供皮区皮肤凹陷部位可注射生理盐水充填平坦；切皮时用力要匀，压力要均衡，使皮片厚薄一致；若发现皮片不符合厚度要求，可随时调整刻度纠正；取下皮片，用冷生理盐水纱布衬托皮片，并将皮片及衬托的纱布一起卷成卷状，暂时存放，防止皱褶与干燥；取皮器械应与植皮器械分包，取皮后更换手套再行植皮。

3. 全厚皮片切取方法 全厚皮片移植，一般只限于较小面积时应用，全厚皮片不包括皮下组织。切取全厚皮片时，先根据植皮部位的大小与形状，以1%亚甲蓝将植皮区的大小与形状在供皮区画出。在划区外，依皮纹划一棱形线，皮片的长轴最好与皮纹平行。切取全厚皮片时，助手应将局部皮肤向外撑开，以增加其张力。依棱形线切开，深及真皮，但不切入皮下脂肪。然后用钩针（或穿过一缝线）牵引一端，助手用两钩针将切口向外牵引，可见一层白色纤维粘连于皮下组织，以锐利刀片依此白色纤维层浅面剥离（图3-6）。另一种方法是将皮片连同部分皮下脂肪一并切下，再用组织剪刀剪去脂肪而成为全厚皮片。供皮区所遗留的创面面积较小者可以采用直接拉拢缝合，面积较大者则需要切取中厚皮片移植。

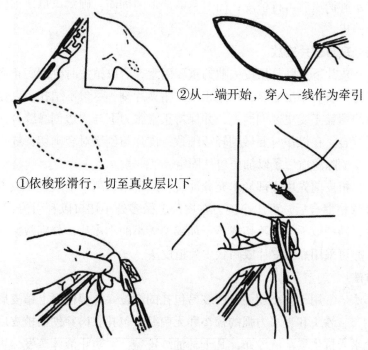

②从一端开始，穿入一线作为牵引

①依棱形滑行，切至真皮层以下

图3-6 全厚皮片切取法

（三）供皮区的处理

1. 表层或中厚皮片

（1）**创面处理** 皮片切取完后，忌对供皮区创面进行不必要的擦拭、止血或其他接触，以免损伤与污染，仅用无菌常温生理盐水冲洗创面，无菌纱布蘸取多余水分，再以凡士林油纱覆盖创面，外加纱布及棉垫（不少于5cm厚度）予以加压包扎。

（2）**早期暴露** 如果术后创面渗液较多，或因天气炎热出汗较多，可在术后4～6天内去除外层纱布及棉垫，仅保留覆盖创面的油纱，创面一般暴露两天后即可干燥。

（3）**供皮区处理** 供皮区在无感染条件下一般在术后两周多可一期愈合，下肢的供皮区未完全愈合前需避免下地活动，防止局部损伤而延长愈合时间，取皮较厚的中厚皮片供皮区可行自体薄皮片覆盖，从而避免日后出现局部破溃或瘢痕增生等。

（4）供皮区创面感染的处理　如供皮区出现感染，可按肉芽创面处理方法予以解决，在供皮区创面愈合后，因新生上皮较为柔嫩，容易损伤和破溃，须用纱布或棉垫予以保护数日。

2. 全厚皮片　对于全厚皮片在设计时尽量考虑能够直接缝合为宜，如供皮区较大无法直接缝合者，则需切取中厚皮片移植来修复创面。

（四）植皮区的处理

1. 植皮区创面的准备

（1）新鲜无菌创面，或污染而行清创术后的创面如手术切除病理组织后造成的皮肤缺损创面，或创口较干净而无感染征象，可在 24 小时内进行彻底清创，然后行中厚皮片移植修复。

（2）肉芽创面感染是植皮失败的主要原因，因此在对感染创面植皮前需尽量控制感染，并用生理盐水湿敷感染创面，充分引流，待分泌物减少、肉芽组织细密结实、无水肿、色泽健康鲜红的情况下，进行皮片移植，才容易成活。若肉芽组织有水肿时，可用 2% ～ 3% 高渗盐水湿敷、抬高患肢等方法待水肿消退后再行植皮；而对感染严重的创面，则需尽早清创，待创面清洁和肉芽生长良好后再行植皮。

2. 植皮区创面处理与皮片安放

（1）新鲜创面　皮片下血肿是植皮失败的重要因素，所以植皮时要彻底止血，可用温热的生理盐水纱布压迫止血。若有小出血点，可用止血钳钳夹片刻，尽量不结扎，以免线头引起异物反应。皮片尽量一整块覆盖于受皮区创面上，并保持正常张力下与周边创缘缝合，在缝合时先固定数针，修正后间断缝合。在操作时要做到轻巧细致，皮片与创缘对合确切，缝合后用生理盐水冲洗皮下创面，在完全驱除积血后予以加压包扎固定。

（2）肉芽创面　植皮前先用生理盐水充分冲洗，用手术刀削平增殖过多或不平坦的肉芽，再行植皮。大块皮片移植缝合后，可用小尖刀在皮片上做多处小切口以利引流，促进皮片的存活。亦可用邮票式植皮，即把取下的皮片切成若干如邮票大小的小皮片，分别敷贴在受区创面上，在皮源不足的情况下亦可采用点状皮片或筛状皮片植皮法。

3. 皮片固定方法

（1）加压包扎法　常用于较小创面及四肢易包扎的部位。无菌创面上植皮后，先用凡士林油纱覆盖，外加干纱布、纱头和吸水力强的棉垫和无菌绷带包扎。肉芽创面植皮后，先用网眼纱布覆盖，外加生理盐水或抗生素溶液纱布，凡士林油纱覆盖，以防止液体蒸发，再用棉垫、绷带加压包扎。加压力量要适当，以达到消灭无效腔和固定的目的，一般以 4 ～ 6.7kPa（30 ～ 50mmHg）压力为宜。压力过大，易造成皮片受压、血运受阻而坏死；而在关节活动部位植皮后需要制动，避免皮片滑移。

（2）打包加压固定法　对于颜面、头项、腋窝、会阴等不易包扎固定的部位多采用打包加压固定。植皮区边缘，每缝合 2 ～ 3 针均留一长线头，用止血钳夹持，缝毕，盖上油纱、干纱，再放置松软小块碎纱布或棉球等，将长线相对打结，把敷料打成包状固定（图 3-7）。此种方法的优点是既能维持必要的压力，又不至于因敷料松脱滑移，皮片与创面间能紧密结合，有利于皮片成活。

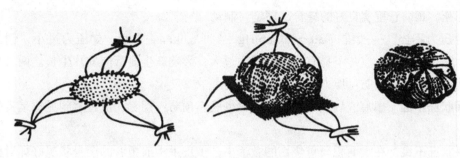

图 3-7 打包加压法

（3）**包模植皮法** 对于口腔、鼻腔、眼窝、阴道等不易包扎或加压的部位则可采用包模植皮法，植皮时用印模胶加温软化后，塑造与创面形状大小相似的模型，将已切取的皮片，创面向外包绕胶模，皮片创缘缝合数针，防止移动，然后塞于腔穴内，使皮片与创面密切接触，最后，外面予以妥善固定包扎。

（4）**暴露植皮法** 对于大面积灼伤创面或颜面、会阴及臀部等不易包扎的部位植皮则采用暴露植皮法。皮片贴敷到创面上后，不加任何敷料，但必须将肢体固定制动；植皮区应注意保护，防止被污染。此种方法的优点是在暴露植皮过程中，便于观察局部情况和皮片的成活过程，可及早排除水肿、积液等不利因素以保证皮片的成活。加强护理，防止皮片移动或脱落，预防感染，是提高皮片成活率的重要环节。

（五）术后处理

1. 药物 术后维持电解质平衡、纠正低蛋白及贫血、消肿、止痛、改善循环，合理使用抗生素，慎用止血药物。

2. 制动 植皮后，植皮部位必须固定不动 5～7 天，避免碰触、摩擦或受压，以防止松脱。上肢植皮后需抬高超过心脏，下肢植皮后应与臀部同高，以减少伤口肿胀，遵医嘱维持正确姿势并做关节运动。

3. 观察 观察植皮区渗血、渗液及肿胀情况；头部及躯干等供皮区 2～3 天后可予以红外线烤灯照射，促使其干燥结痂。

4. 饮食 给予高蛋白、高维生素、高热量饮食，增强抵抗力以促进创面的修复，减少肌肉组织丢失，鼓励早期给予清淡易消化食物，避免摄取辛辣刺激性的食物，如烟酒、咖啡、浓茶等。

5. 拆包 打包加压是植皮常见手法，约 7～10 天后可拆包（面颈部约 7 天左右，四肢部约 10 天左右，躯干部约 8～9 天左右）。

（六）植皮失败的原因及预防

1. 皮片下出血 植皮区的出血容易形成皮片下血肿，影响到皮片与创面基底的血液循环，从而引起皮片坏死。预防：术时充分止血，无出血时方可植皮；皮片缝合后，包扎前应再次检查有无出血或凝血块，宜用生理盐水冲洗干净，发现仍有出血应拆除缝线翻开皮片重新彻底止血。

2. 伤口感染 是植皮失败的最常见原因，常因创面发生侵袭性感染或急性蜂窝织炎，全身用药或局部处理不当时发生。溶血性乙型链球菌、耐药型金黄色葡萄球菌，均是造成皮片感染脱落的常见菌种。预防：应强调术前细致的创面准备，术中重视无菌操作技术，术后合理使用抗生素。

3. 皮片移动 在生长期内，皮片如有移动，新生的血管遭到破坏而断裂，皮片因不能及时获得营养而坏死。预防：确实良好的缝合、固定、制动。

4. 皮片压力不当　一般维持 30 ～ 50mmHg（4 ～ 6.6kPa）为宜，如压力过小，创面、皮片接触不严，贴合不紧密，皮片下易有积液；压力过大，影响新生血管向皮片生长。两者均可由缺乏营养而致皮片致死。预防：压力均匀、打包固定。

5. 创面状况不佳　瘢痕或病理组织切除不够彻底。预防：切除、清理直到见血运良好的组织为止。

6. 全身状况不良　在大面积严重烧伤的救治中，植皮手术前患者的全身状况好坏对植皮效果与成败有重要关系，贫血、低血浆蛋白、脓毒症晚期中毒性休克、全身血循环不良，以及发生弥散性血管内凝血（DIC）时，均会引起植皮的失败，皮片易发生坏死。预防：术前在改善患者全身状况的前提下，尽可能地纠正贫血、低蛋白血症，并在维持患者较好的血循环状况下手术植皮。

第二节　皮瓣移植

皮瓣是具有血液供应的皮肤与皮下组织所形成的组织块，除其基底部或蒂部与供皮部位相连接以保持血液供应外，其他三面及深面均与本体分离。皮瓣移植术是把患者身体上造成的皮瓣移植到伤病处，并做适当的缝合和固定，以修复临近或较远处缺损的手术。

一、带皮肤蒂皮瓣的分类及移植技术操作

根据皮瓣的血液供应来源，皮瓣一般分为带蒂皮瓣和游离皮瓣两类。带蒂皮瓣又分为带皮肤蒂皮瓣与带血管蒂皮瓣两种，带血管蒂皮瓣和游离皮瓣均需游离血管，实际上是显微外科手术，在此不做介绍，本节只介绍带皮肤蒂皮瓣。带皮肤蒂皮瓣是由皮肤及皮下组织所组成。它主要分为两种：邻近皮瓣和远位皮瓣。

（一）邻近皮瓣

邻近皮瓣是取自邻近部位的皮瓣，从伤口边缘向伤口邻近部位做一个或数个补充切口，将切口内的皮肤及皮下脂肪做潜行剥离，形成一个或数个带蒂皮瓣，将此皮瓣滑行至创面，封闭创面为邻近皮瓣。由于这种皮瓣取自缺损的邻近部位，故皮瓣的厚薄、颜色、韧度都符合缺损处的要求，通过这种皮瓣 1 次或多次即可修复创面，它不需要特殊固定，但皮瓣供区需即刻处理。所取皮瓣小可直接缝合，若皮瓣面积较大需做游离皮肤移植修复。不论直接缝合或皮肤移植，都增加了新的瘢痕。常见的邻近皮瓣有以下几种：

1. 局部旋转皮瓣　旋转皮瓣是在缺损边缘的一侧形成一局部皮瓣，按顺时针或逆时针方向旋转一定角度后，转移至缺损区进行创面修复覆盖，适用于圆形或者三角形的缺损。旋转皮瓣必须根据缺损区周围正常皮肤的弹性、可移动性进行设计。旋转弧长度一般应为缺损区宽度的 4 倍；皮瓣的长度（相当于旋转半径）应较创缘略长（约 20%），以减少旋转轴线上的张力。同时需仔细观察蒂部的血液循环，勿伤及供血动脉和引流静脉。对于圆形缺损，皮瓣的旋转半径必须超出缺损的外缘（图 3-8）。

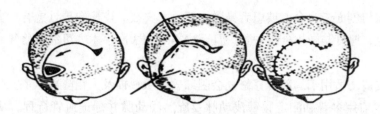

图 3-8　圆形缺损旋转皮瓣设计

2. 双蒂皮瓣　适用于头皮、面颊部及小腿的梭形缺损创面。在创缘一侧或两侧的正常皮肤组织作切口，使皮瓣长度尽量超过缺损的上下缘，然后将皮瓣从深筋膜和肌膜之间分离，形成双蒂皮瓣后将靠近缺损的一侧边缘向缺损区滑行推进，无张力地缝合覆盖创面。继发创面游离植皮并打包包扎（图 3-9）。

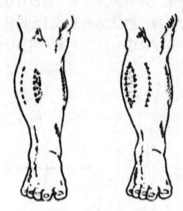

图 3-9　双蒂滑行皮瓣

3. V-Y 推进皮瓣　适用于手指末节的远端 1/3 横向离断，至少仍有一半长度的指甲存在。是指在错位组织的下方作"V"形或者"Y"形切开，并稍加剥离皮下组织，使错位的组织充分复位后，再做"Y"形或者"V"形缝合。在指端缺损的掌面设计三角形皮瓣，尖端面向近端，底边可较创面略窄，三角形的两斜边在远侧指横纹的近缘相交，在底边将皮瓣从指骨骨膜上游离掀起，但在两斜边，仅作皮肤的全层切开，以皮钩或缝线向远侧的指端创面牵拉三角皮瓣，用尖头眼科手术剪分离两斜边下紧张的纤维隔，边分离边牵拉，逐渐解除束缚皮瓣前移的放射状纤维束，直至该皮下蒂皮瓣获得足够的推移，能够覆盖创面，将皮瓣先与甲缘缝合，再松松缝合两斜边，有时在两针之间略露出脂肪小粒，反而有利于愈合，原因为：一能减轻蒂部的压迫张力，二能消除皮瓣下血肿的聚集（图 3-10）。

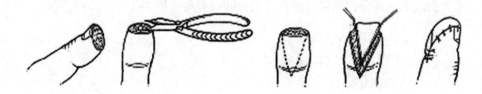

图 3-10　V-Y 推进皮瓣

（二）远位皮瓣

其特点为皮瓣非取自缺损的邻接部位，而是取自缺损处较远的组织，皮瓣修复创面时要给予固定，以免皮瓣与创面未愈合前被患者撕脱，使手术失败。皮瓣缺损处愈合后方能将皮瓣蒂部割断。皮瓣的颜色、厚度与缺损处难一致，且至少需 2 ～ 3 次手术方可完成修复，常用的远位皮瓣有以下几种：

1. 腹股沟皮瓣　适用于局部转移修复会阴部软组织缺损及大粗隆部压疮、带蒂交叉移植修复手部创面等。术前用多普勒测定腹壁浅动脉及旋髂浅动脉并标记血管行程，从腹股沟韧带中点下方股动脉搏动最明显处分别至脐部及向髂前上棘方向作连线，前者大致为腹壁浅动脉的体表投影，后者为旋髂浅动脉的体表投影，以此为轴标记出皮瓣范围。若所需皮瓣面积较小，可只选择其中一组血管为蒂，以旋髂浅动脉为蒂形成的皮瓣厚度薄于以腹壁浅动脉为蒂的皮瓣，如所需皮瓣面积较大，可将两组血管均包括在皮瓣内，皮瓣可切取范围上界平脐，内侧为腹中线，外侧可越过髂前上棘，下界在腹股沟韧带下 2 ～ 4cm。

腹股沟带蒂皮瓣的切取，采取逆行切取较为方便，按设计线切开皮瓣远端及两侧，在腹外斜肌筋膜表面从远端向近端分离掀起皮瓣，借助手术无影灯光向皮瓣照射，可从皮下脂肪面观察到轴心动静脉的走向，根据血管走向分离形成皮瓣的蒂部（图 3-11）。

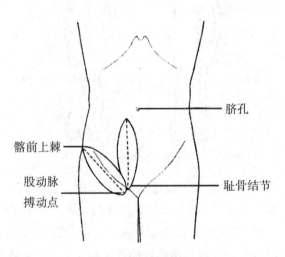

脐孔

髂前上棘

股动脉
搏动点

耻骨结节

图 3-11　髂腹部皮瓣设计

2. 鱼际皮瓣　指取自鱼际供区的远位蒂皮瓣。多用于食指、中指的指端修复，有时也可用于环指。鱼际皮瓣修复指端需要强迫固定手指和二期断蒂。鱼际皮瓣的基底部可以在尺侧、桡侧、远侧或近侧。近端蒂的长方形鱼际皮瓣修复中指指腹缺损最常用，将皮瓣远端与指腹缺损的远侧缝合，仅需掌指关节和近侧指间关节屈曲固定，该体位患者较易耐受。远端蒂鱼际皮瓣对食指指腹的修复固定较为方便，该皮瓣远端与指腹创面的近侧缝合，如果皮瓣的方向与拇指的掌指关节横纹一致并包含横纹的一部分，则供区的直接闭合即很容易（图 3-12）。

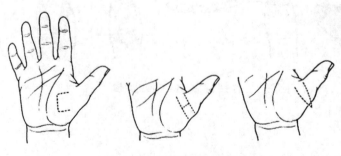

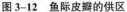

图 3-12　鱼际皮瓣的供区

（三）管状皮瓣

管状皮瓣又称皮管，是指皮瓣在形成和转移过程中，将皮瓣相对应的两侧创缘互相缝合而成的圆柱状双蒂皮瓣。管状皮瓣可充分增加皮瓣的长度和血供而提高成活率，管状皮瓣在转移修复过程中，无创面暴露，大大减少感染的概率和瘢痕的形成。管状皮瓣蒂部较长，转移方便灵活，有利于制定固定时姿势和体位的调整，体表很多部位都可成为管状皮瓣供区。管状皮瓣易于在基层医疗机构开展，是整形外科修复缺损的传统手术方法。

管状皮瓣在整个转移、修复过程中需要多次手术方能完成，耗损正常皮肤组织较多，疗程长。随着显微外科技术的发展，吻合血管游离皮瓣移植几乎取代了管状皮瓣，现临床已很少采用。

二、皮瓣及皮管的断蒂术

1. 断蒂时间 无论是单纯皮瓣还是皮管，移植到一个部位后，一般 3 周左右就可建立新的血液循环，此时即可断蒂，进行下步手术。还应根据大小、部位、血运情况、有无感染等，适当提前或延长断蒂时间。

2. 断蒂准备 为使皮瓣或皮管于断蒂后不致因血运障碍产生组织坏死，断蒂前可施行血流阻断训练，初次阻断 15 分钟，并观察皮瓣或皮管的颜色及温度改变，每日 1 ～ 2 次，逐日增加，直至每次阻断 1 小时，若皮色不变，即可断蒂转移。

3. 断蒂方法 血流阻断训练证明皮瓣或皮管一端血运已建立，即可将阻断端先断蒂一半，观察其血供情况，如无变化，可全部断蒂，进行移植。如发现血供障碍，须缝回原处，重新做血流阻断训练后再移植。

三、皮瓣移植的并发症及处理

（一）血运障碍

血运障碍是皮瓣或皮管移植最常见的并发症，严重者可造成大块组织坏死，影响治疗效果，多出现在首次转移过程中。

1. 血运障碍的原因 引起皮瓣血运障碍的原因有全身性和局部性两类。吸烟及糖尿病即为常见的全身性因素。局部原因主要有三类。

（1）皮瓣设计错误 如设计皮瓣未遵循原则，长宽比例过大；旋转皮瓣的旋转轴心点选定不当；误选有病变部位为供区等。

（2）手术操作失误 如手术操作粗暴，导致组织创伤反应剧烈；剥离层次不当，以致血供受损；缝合过紧，特别是在皮管形成术中缝合过紧，术后组织反应性水种，影响静脉回流；止血不仔细，术后发生血肿，压迫血管和诱发血管痉挛；未按层次缝合，遗留无效腔等。

（3）术后处理不当 包扎过紧或过松，前者影响动脉供血，后者则不利于静脉回流，且易发生皮瓣下血肿或积液；固定不可靠，特别是在皮管转移过程中，易发生蒂部撕脱、扭曲；术后疼痛导致血管痉挛以及血容量降低，未予及时处理等。

2. 血运障碍的症状 皮瓣的动脉供血不足，则表现组织呈白色，多由于暂时性反应性血管痉挛所致，不久即可恢复。若手术中损伤了皮瓣的动脉，可产生动脉缺血现象，出现皮瓣苍白，变色范围内可发生组织坏死。静脉回流迟缓时，皮瓣呈青紫色，皮瓣内血管扩张，血液淤积，组织缺氧，血管栓塞，组织坏死。一般在术后 2 ～ 3 天出现，5 天后稳定。

3. 血运障碍的预防　主要措施是严格掌握皮瓣和皮管的设计、形成、转移、断蒂时间以及术后妥善处理等各个环节。手术开始前对皮瓣或皮管的正确设计和掌握长宽比例至为重要；手术操作中，严格掌握无菌操作及无创技术原则，保护好主要供应血管和严密止血；术后良好的包扎和肢体可靠的固定制动，都是预防血运障碍的重要措施。

4. 血运障碍的处理　在皮瓣形成过程中，如发现皮瓣远端呈苍白或青紫色、指压反应迟钝、创缘和皮瓣下无出血，应给予按摩和生理盐水热敷，无效时就应重新将皮瓣缝回原处。皮瓣移植后一旦发生血运障碍，治疗极为困难，应及时对症处理，如纠正患者的体位和固定，检查包扎敷料情况，观察蒂部是否扭转；也可拆除部分缝线以减张，促使静脉回流；抬高皮瓣位置或局部按摩，局部冷敷物理降温，降低代谢，促使组织恢复生机；24 ～ 28 小时内高压氧舱治疗有效；中药活血祛瘀药物对促进局部血运有一定的改善作用。

（二）血肿

皮瓣下发生血肿，可妨碍皮瓣与受区血液循环的建立，对皮瓣组织产生压迫作用和刺激血管诱发痉挛，导致皮瓣血供障碍。血肿还是极好的细菌培养基，血液循环中的抗生素无法渗入血肿内，因而容易继发感染。

1. 发生原因　术中止血不彻底。包括止血不仔细，忽略出血点；止血技术不正确，术后结扎线松脱；局部浸润麻醉液内加入肾上腺素较多，术中血管收缩，未发现出血点，术后血管扩张，引起出血，形成血肿；或为电凝止血，术后因血管内压增高而出血；患者有出血倾向，术前未查出。

2. 预防　应重视预防措施。有出血倾向的患者，应术前予以纠正。女患者应避免在经期施行手术。术中止血要彻底，较粗的血管出血，应用结扎法止血。缝合时注意解剖层次，防止遗留无效腔。视情况放置引流，术后正确加压包扎。

3. 处理　术后皮瓣部位有剧烈疼痛、局限性肿胀及皮下淤血，即应考虑到有血肿形成。应在无菌条件下。拆除部分缝线，掀起皮瓣仔细检查。如有血肿应仔细清除，用等渗盐水冲洗，缝合结扎出血点。放引流后，缝合伤口。

（三）感染

1. 发生原因　手术未遵循无创技术的要求，操作不精细以致组织创伤剧烈，炎症反应严重，组织抵抗能力下降；或未严格遵守无菌技术，皮瓣血供障碍或血肿形成后，又未重视，未采取抗感染措施。局部有潜在感染灶存在，且术后皮瓣下留有无效腔。患者一般情况差，或有糖尿病等全身性疾病存在。

2. 预防　术前改善全身情况，控制全身性疾病，以提高抵抗力。严格遵守无菌操作和无创操作的要求，爱护组织，止血彻底，伤口内正确放置引流，防止遗留无效腔。术后正确包扎和适当使用抗生素。

3. 处理　一般术后体温均有所增高，如是正常的手术创伤反应，术后 48 小时内即开始下降。如 48 小时后体温仍继续升高，应警惕伤口感染。若同时还发现皮瓣与受区间缝合的创口潮红范围超过缝线区域，疼痛增剧。血常规检验白细胞计数增多，即可诊断为创口感染，应加强全身抗生素的应用。加强换药，密切观察皮瓣局部，必要时拆除部分缝线以利引流。

（四）皮瓣撕脱

见于远位皮瓣移植中，特别是采用间接转移法的扁平皮瓣和皮管易于发生，一般都是由于固定不可靠，肢体活动剧烈所致。一旦发生应立即清创缝合，正确有效固定。

附：富血小板血浆技术修复皮肤及软组织创面

富血小板血浆（platelet-rich plasma，PRP）是全血通过梯度离心分层后得到的富含血小板的血浆部分，含高浓度的血小板、白细胞和纤维蛋白，含有多种生物活性因子。

PRP中的血小板经激活后能释放出大量高浓度的生长因子，如血小板源性生长因子（PDGF）、转化生长因子-β（TGF-β）、血管内皮因子（VEGF）、表皮生长因子（EGF）和类胰岛素生长因子（IGF）等，这些生长因子已被证实在单独应用或联合应用时能刺激细胞增殖分化，促进软组织的修复。应用PRP修复难愈合性伤口是近年较新的研究成果。在动物实验与临床研究中，PRP表现出良好的促进伤口修复作用。

复习思考题

1. 表层皮片、中厚皮片、全厚皮片游离移植的适应证和禁忌证？
2. 游离植皮失败的常见原因？如何预防？
3. 皮瓣移植的常见并发症及预防？

显微外科技术在骨科的临床应用

显微外科技术是指在手术放大镜或手术显微镜下，借助仪器的光学放大，使用精细的显微手术器械及缝合针线，对细小的组织进行无创或微创手术。显微外科操作通常指吻合直径 3mm 以下的血管与各种小管道及其他相应的显微手术，包括神经、淋巴管、输精管及输卵管等。显微外科作为一项专门的外科技术发展迅速，在骨科已广泛应用于各种修复重建手术，如吻合血管的游离皮瓣移植术、游离肌皮瓣、游离骨骼移植术、吻合血管神经的游离肌瓣、游离大网膜移植术、断肢（指）再植术、拇指（手指）再造术、淋巴管静脉吻合术和周围神经损伤修复术等。

第一节　显微外科基本技术

一、显微外科设备和器材

（一）手术放大镜和手术显微镜

1. 手术放大镜　采用佩戴头上的方式，具有轻巧、体积小、使用方便和视野宽广等优点。放大倍率一般为 2～6 倍，适用于直径 1～2mm 以上血管和神经的手术，亦可用于一般组织的分离。

2. 手术显微镜　是显微外科手术的关键设备，特点是视野清晰，操作灵活，可保证术者对细小组织结构的精确修复。放大倍率为 6～25 倍。放大后的物像呈正立体像，能产生空间位置感，便于进行手术操作。

（二）显微手术器械

显微手术器械是指适合于在显微镜下对精细组织进行细致的清创、解剖、分离和修复的特殊工具。常用的显微手术器械有以下几种。

1. 显微组织镊　显微外科重要的工具。作用为夹持、提起、分离组织，支撑塌陷的血管壁，协助进针、接针与打结，分为直形和 45°弯形。

2. 显微剪刀　有直形与弯形两种，均采用弹簧启闭装置。弯剪刀用于分离组织、游离血管，直剪刀用于修整血管断端、切割神经及剪线等。

3. 显微持针器　为圆柄、弹簧式持针钳，头部有弯、直之分。持针器主要用于夹针、拔针与打结。持针器应夹在针的前、中 1/3 交界处。

4. 显微血管钳　有直形与弯形两种，主要用于分离组织、钳夹和结扎小血管等。

5. 显微血管夹　用于夹持小血管，阻断血流，并能固定血管，便于观察血管断端并进行吻合。应根据血管口径的不同选择压力及大小适中的血管夹，既能阻断血流，不发生血管夹脱落，又不损伤血管内膜。其尾部可连接在各种微型靠拢器上。

6. 冲洗针头　为钝性针头，有不同口径，针头末端平滑，操作时不至于损伤血管内膜。其作用为术中用肝素溶液冲洗吻合口或扩张血管。

（三）显微缝合材料

显微外科的缝合材料为缝线与缝针连成一体的无损伤缝合针线。有单针和双针两种，不同规格的缝合针线适用于缝合不同口径的血管。常用的缝合针线为 7/0 ～ 12/0 等规格。

二、小血管吻合法

（一）小血管吻合原则

1. 无创技术　无创伤技术是显微血管手术成功的保证。在分离显露及缝合血管时，操作要稳、准、轻、巧，只能用镊子轻轻夹持血管外膜组织，严禁用镊子钳夹血管壁及锐利器械进入血管腔，以防损伤血管内膜。一切操作均应在放大镜或手术显微镜下进行。

2. 血管端口的处理　缝合血管前，需对血管进行镜下清创，直至血管端口内膜显示光滑完整呈粉红色，无漂浮物和附壁血栓，才算清创彻底，否则极易形成血栓。

3. 选用适合的缝合针线　一般直径 2 ～ 3mm 的血管，采用 7/0 ～ 8/0 缝线，直径为 1mm 左右的血管，宜采用 9/0 缝线，直径为 0.5mm 左右的血管，可采用 10/0 ～ 11/0 缝线，直径为 0.2 ～ 0.3mm 的微细血管，只能用 12/0 针线缝合。

4. 血管的张力要适当　若清创后的血管缺损小于 1cm，可向两端适当游离或缝合数针减张缝合线后再行吻合。若缺损超过 2cm，应行血管移植修复，否则易导致吻合口撕裂。

5. 采用间断缝合法　缝合操作技术要规范，包括缝针垂直于管壁进针；沿针的弧度出针；用两等分法或三等分法平均安排好各定位针；要求缝针的数目尽量少，又要达到不漏血的目的。一般 2 ～ 3mm 直径的血管缝合 12 ～ 16 针；1 ～ 2mm 直径的血管缝合 8 ～ 12 针；1mm 以下直径的血管缝合 4 ～ 6 针。另外，打结松紧要适当，以两断端对齐，管壁轻度外翻，内膜对合整齐为宜。常打三个平结以防松脱。

6. 缝合的边间距　缝合动脉的边距等于血管壁的厚度，缝合静脉可以为管壁厚度的 2 倍。内脏的静脉壁很薄，可增加到 3 ～ 4 倍。

7. 冲洗　术中用肝素盐水（每 100mL 生理盐水加入肝素 50mg）间断冲洗，以保持术野清晰，防止血管旷置干燥，减少血栓形成。

（二）小血管吻合方法

根据不同的血管条件采用的吻合方法主要有端端吻合、端侧吻合及血管移植三种。

1. 血管端端吻合法　血管断端口径一致或相差不大时采用端端吻合法。

（1）血管的显露　使用显微镊子和剪刀去除血管周围的疏松结缔组织，显露血管断端，适当向两端游离以获得无张力对合的长度，活跃的出血点或分支应予以结扎或双极电凝止血。如发现血管壁失去正常的光滑粉红色而变的粗糙暗红，或失去正常弹性而变得松软迂曲，则表明血管壁及内膜有损伤，勉强缝合后易形成血栓，应彻底切除。

（2）放置血管夹　在吻合口两端放置大小及压力适中的血管夹。血管直径愈细，则愈靠近断端，血管夹应与血管纵轴垂直。

（3）修整断面　修剪断面至血管内膜完整无损伤，再适当修整血管外膜，以免缝合时带入血管腔内，导致血栓形成。可用镊子夹住外膜向断端拉出后剪断，任其自然回缩，可使断端1～2mm范围内管壁光滑，易于缝合（图4-1）。

（4）间断缝合　间断缝合法是小血管吻合最主要的缝合方法。如果在缝合时两断面存在较大张力，可于血管周围组织缝合数针减张缝合线或利用血管靠拢器使断面靠拢。吻合口内残存血液或血凝块，需用冲洗针头以肝素盐水冲净。缝合针序有两定点缝合法、三定点缝合法及四定点缝合法等。以两定点缝合法为例，具体如下。

两定点缝合法：即等距两定点牵引线缝合法。先用显微镊子挑起管壁成45°，缝针亦成45°刺入管壁进针。先在血管后壁和前壁各缝合一针，线尾留长，以做牵引线之用。然后加针缝术者侧血管壁，翻转血管180°缝合对侧血管壁。针距以不漏血为适宜，针距过密，增加创伤及缝线异物；针距过稀，则发生漏血。针距一般为边距的1～2倍。血管吻合口的内壁要求光滑平整，内膜必须对合良好，管壁可有轻度外翻，绝不能内翻（图4-2）。

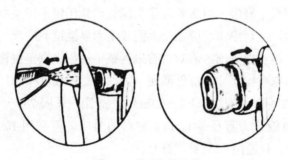

图4-1　剪除血管外膜

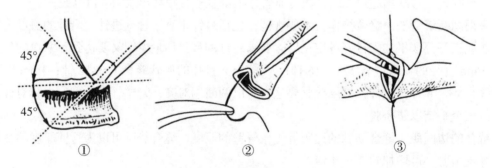

①　　　　　　　②　　　　　　　③

图4-2　血管两定点端端吻合法

2. 血管端侧吻合法　两血管口径相差超过1/2，宜采用端侧吻合法。先将口径较细血管的断端剪成45°～60°的斜形断面。适当修剪受区血管开口处外膜，用针挑起或缝合线提拉起管壁，用弯剪刀沿血管纵轴准确的一次剪出侧孔，孔径应稍大于血管断端口径或一致。

四定点缝合法：先吻合血管端口椭圆的远近端，即于3点处缝合第一针，于9点处缝合第二针，于12点处缝合第三针，均采用褥式外翻缝合法，将针尾缝线留长以备牵引之用。再沿牵引线之间的开口部分加针缝合，即缝合完后壁。血管翻转90°，在6点处用水平褥式法缝合第四针，再沿牵引线之间的开口部分加针缝合前壁。放松止血夹，检查吻合及漏血情况。动脉应先放远端血管夹，静脉则反之（图4-3）。

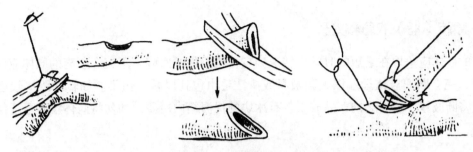

图 4-3　血管端侧吻合法

3. 血管移植　如果血管缺损较长不能进行端端吻合，常采用自体小静脉移植修复血管。前臂掌侧、手背部、足背部浅静脉是常选取部位，很少采用深静脉移植。用静脉移植桥接修复缺损动脉时，应将其近心端倒置，以免静脉瓣膜关闭阻挡动脉血流（图 4-4），若用于静脉缺损的重建则不必倒置。切取静脉的直径应等于或略小于需修补的动脉直径，长度可略长于血管缺损的长度，待缝合一端后，轻轻牵拉比照缺损长度修剪即可。血管移植时一般不取损伤动脉的伴行静脉进行移植。

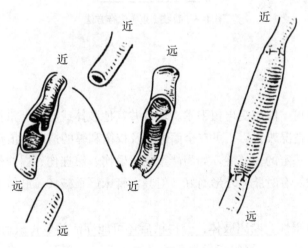

图 4-4　静脉血管移植方法

第二节　断肢再植与断指再植术

断肢是指大肢体外伤后的断离，断指是指掌指关节以远的断离。断肢（指）再植术是指失去血液供应的断离肢体，通过骨科与显微外科手术重建其血液循环，使肢（指）体获得再生的手术。

根据肢体断离程度可分为以下两种类型：

1. 完全断离　伤肢（指）远侧部分完全离体，无任何组织相连，或只有少量损伤的软组织相连，但在清创时必须将这部分组织切断或切除后进行再植。

2. 不完全断离　伤肢（指）的软组织大部分离断，断面有骨折或关节脱位，残留的软组织少于该断面软组织面积的 1/4，主要血管断裂或栓塞，远端肢体无血液循环或严重缺血，不进行血管吻合将引起肢体坏死。

一、断肢（指）的急救处理

断离的肢体应争取在最短的时间内转送到有再植条件的医院。不完全断离的肢体应用夹板固定后转运，完全断离肢体远端以无菌敷料或清洁毛巾包扎以减少污染。如转运距离较远或天气炎热，应将断肢置于塑料袋内，并放于装有冰块的保温箱内冷藏，切勿将肢体浸泡于任何液体中（图 4-5）。

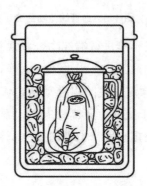

图 4-5　断肢（指）保存方法

二、断肢再植术

【适应证】

1. 患者全身情况许可，能耐受再植手术。若合并其他肢体或脏器严重损伤，应立即处理危及生命的并发症，待全身情况改善后，可在全面评估及权衡利弊的情况下慎重进行再植手术。

2. 断离肢体应具有一定的完整性。如为严重的压砸伤、碾挫伤、爆炸伤所致离断，因组织严重破坏，再植很难成功。有时肢体外形尚好，但其血管床严重破坏，肢体远端有明显皮下青紫瘀斑，再植亦难成功。

3. 再植有一定的时限性。断离肢体，经再植后还可能存活的最长缺血时间称之为再植时限。肢体断离超过 6 ～ 10 小时者，因组织发生不可逆性变性，不宜再植。若离断时气温较低或肢体经适当冷藏，再植时限可适当延长，反之则短。

【手术步骤】

1. 清创　参见第二章清创术。有条件者分两组分别对断离肢体的远近端同时进行清创，并对重要血管神经进行标记。

2. 骨支架的重建　在进行血管和其他软组织修复前，应先恢复骨与关节的连续性。内固定方法的选择要求简便迅速，确实稳固，对软组织愈合干扰较小，可应用接骨板、髓内针以及钢针交叉固定。由于软组织的切除，骨骼应适当缩短固定。上肢骨缩短可较多一些，下肢除小儿外缩短不超 15cm，过短不仅影响负重和行走，而且妨碍安装假肢，失去了再植意义。

3. 血液循环的重建　血管吻合应注意以下几个问题：①在缝合血管前补足血容量，使收缩压维持在 100mmHg 以上，否则易引起血管痉挛和吻合口血栓形成，以及血管再通后休克的发生。②动静脉吻合的顺序：先吻合静脉，后吻合动脉。③应尽可能多的吻合血管，动静脉的比例至少在 1：1.5 以上，以保证血液循环的平衡。④吻合血管前，应将血管深部组织做必要的缝合修复，可减少血管吻合时张力，并使血管与骨骼及内固定物隔离，以减少对血管的刺激。

血液循环恢复的征象：吻合后的血管充盈良好；再植肢体远端可扪及搏动；再植肢体皮肤红

润，毛细血管充盈时间不超过 2 秒；再植肢体的皮温逐渐上升，接近正常；于肢体末端针刺可见活跃出血，表明血供良好。

4. 肌肉与肌腱的修复　肌腹断裂一般用丝线做褥式缝合；肌腱的断裂，使用不可吸收丝线行 Bunnell 或 Kessler 对端吻合；肌腱与肌腹交界处断裂的修补，应先将远端肌腱缝 1～2 针在肌腹中，再把肌腹包裹在该肌腱上，用间断褥式方法缝合。尽可能不要把肌腱缝合在一个平面，以防止术后粘连。

5. 神经的修复　应争取在手术时一期修复神经。可借助骨骼缩短、关节屈曲及神经移位等使神经在无张力下修复。严重撕裂性肢体断裂，神经挫伤严重，不易确定切除的长度，可将神经的两端用黑线标记，固定于适当的部位，准备二期修复。

6. 皮肤的覆盖　缝合时注意皮肤张力，切勿过紧而压迫静脉，影响血液回流。为预防后期的环状瘢痕，常规做几个斜形小切口，与原伤口成 60° 角，做 "Z" 形皮瓣整形缝合。张力大者行减张切口，皮肤缺损者可用游离皮片移植或转移皮瓣覆盖，必要时行带蒂皮瓣移植。

【术后处理】

1. 全身情况观察与处理　断肢患者的病房应严格消毒隔离，并保持室内 22℃～25℃的温度、一定的湿度与适当的通风。对再植术后一些重要并发症要有充分认识，及时发现问题并处理，是保证再植成功的重要环节。

（1）血容量不足　由于创伤失血、肢体再灌注及术后渗血等因素常导致血容量不足，可导致失血性休克。由于肢体灌注不足，周围血管痉挛，血管吻合口易形成血栓而致手术失败，应及时输血输液，使收缩压维持在 100mmHg 以上。

（2）急性肾功能衰竭　急性肾功能衰竭是一种严重并发症，应采取有效措施加以预防：及时补足血容量，纠正休克；对于高位严重挤压伤，肢体缺血时间长而患肢未妥善处理的断肢，应放弃再植；彻底有效的清创，彻底切除坏死污染组织；肢体断离平面高，缺血时间长的再植肢体，应预防性深筋膜切开减压，以减少有毒物质的吸收；可在补足血容量的前提下，应用利尿剂。急性肾功能衰竭具有自限性，若能安全度过 10～21 天，即可自愈。

2. 局部情况的观察与处理

（1）局部血循环的观察　肢体血液循环良好的体征有：皮肤红润，指甲粉红，指腹饱满；毛细血管压迫试验，指压皮肤，移去压迫后 2～3 秒内皮肤由苍白转为红润；患肢皮温应较健侧高 1℃为正常，若低于健侧 2℃为循环不良；可扪及肢体浅表动脉搏动；肢端针刺或小切口可见出血鲜红而活跃；超声多普勒听及动脉血流声等。

再植肢体循环危象的处理：循环危象的主要原因有血管痉挛和血栓形成。首先需迅速判断是动脉危象还是静脉危象，动脉循环危象表现为脉搏微弱或消失，远端肤色苍白，指腹塌陷，皮温降低；静脉循环危象则表现为患肢暗红甚至青紫，迅速肿胀，甚至出现张力性水泡，皮温升高后随即转低。然后进一步鉴别是血管痉挛还是血栓形成，突然发生的循环危象大多是由动脉血栓所致，如疑有血栓，应及时手术探查，取出血栓或切除吻合口再行缝接。渐渐发生的供血不足，一般由于血管痉挛所引起，血管痉挛可通过镇痛、提高局部温度、应用抗痉挛药物等方法改善。

（2）再植肢体肿胀的处理　再植肢体肿胀是术后常见并发症，进行性的严重肿胀是威胁肢体存活的主要原因之一。

引起肢体肿胀的原因主要有以下几点：①静脉回流不足，血管本身因素有静脉吻合数量少、吻合口狭窄、痉挛及血栓等；血管外因素如周围组织压迫、缝合过紧及石膏压迫等。②清创不彻底引起的严重炎性反应。③未结扎小血管的出血形成血肿而压迫血管。④感染、动静脉缝接错位、体位不当、淋巴回流障碍等。

肢体肿胀的防治措施：尽量多的吻合静脉；彻底清除坏死组织；术中应严格止血、充分引流；术后抬高患肢，控制感染，避免因患者的体位、石膏、包扎、伤口缝合过紧而造成的静脉回流障碍；纠正贫血及低蛋白血症，应用活血化瘀消肿药物及高压氧治疗等。

3. 伤口感染的预防与处理　感染的预防应从术前、术中一直持续到术后组织愈合的全过程。完善的术前准备、术中细致彻底的清创是预防感染的关键。术前、术中及术后合理应用抗生素是预防感染的有效措施。一旦感染已形成，应立即拆除部分缝线以充分引流，并清创切除坏死组织，同时行细菌培养和药敏试验以选择敏感的抗生素。全身支持治疗，必要时可多次少量地输入新鲜全血或血浆。

三、断指再植术

【适应证】

1. 断离拇指再植　拇指在手部握持功能中最为重要，凡有条件再植时应优先考虑，尽力争取早期修复。

2. 示、中、环、小指的再植　从功能角度看，示、中指较重要，对于有条件再植的断离示、中指应设法再植，环、小指因职业或其他一些因素需要，也可施行再植。

3. 末节断离的再植　主要是指远侧指间关节以远的手指的断离，因为丧失末节对功能影响相对较小，因而不主张再植。鉴于患者的某些特殊职业的功能需要、心理因素和肢体完整美观上的要求可试行再植。

【手术步骤】

断指再植手术一般的操作方法和原则，参阅断肢再植内容。对于多指离断伤，应先再植拇指，再依次再植示、中、环、小指。

1. 清创　在显微镜下按解剖层次由浅入深进行清创，寻找血管、神经及屈、伸肌腱并标记。

2. 骨与关节的固定　选择简单而快速的固定方法。整齐切割伤的骨断端一般缩短 3 ～ 5mm，不整齐的骨断端根据清创的情况给予相应的短缩。用直径 1mm 的钢针做髓腔内固定，或用两枚钢针交叉固定骨折。经过关节的断指，用两根粗细相同的钢针做关节融合术。

3. 肌腱的修复　依次修复指伸肌腱、指深屈肌腱、指浅屈肌腱。伸肌腱常用 3/0 ～ 5/0 的肌腱缝合线做 "8" 字缝合或间断褥式缝合，近节指骨断离时，应同时修复伸肌腱的中央腱束与侧腱束。整齐的断指应同时修复指深、浅屈肌腱，可用 3/0 的肌腱缝合线，采取 Kleinert、Kessler 等方法吻合，外周 9/0 单丝尼龙线连续缝合使纤维不外翻，表面光滑，有利于愈合及防止粘连。

4. 手指血管的吻合　先吻合指背静脉，后吻合指动脉。近端采用止血带或指根橡皮条止血，尽可能吻合两条指动脉。吻合动脉前先松去血管夹或止血带，其近侧端应有良好的喷血才能缝合动脉。动脉良好缝合后，松开阻断的血管夹，吻合口远侧的动脉可看到充盈和搏动，说明再植手指的远端血供良好。

5. 神经的缝合　手指神经为单纯感觉纤维，只要有良好的对合即能迅速再生，仅需以 9/0 无创缝合线做 3 ～ 4 针外膜缝合即可。两侧神经均应修复，如无条件可修复较重要一侧，如拇指、小指修复以尺侧为主，而示、中、环指修复以桡侧为主。

6. 皮肤的缝合　一般采用间断缝合，不要缝得过密过紧，以免压迫血管。应避开吻合的动脉和静脉。

7. 包扎与固定　无菌凡士林纱布覆盖伤口，用敷料松松覆盖，不可缠绕式包扎以防压迫。用超指端的石膏或支具固定。

【术后处理】

1. 断指再植术后常规的处理　安置患者于特殊隔离病室，室内禁止吸烟，室温保持在 22 ～ 25℃；严格消毒隔离制度；抬高肢体；局部用 60W 灯泡置于手上 30 ～ 40cm 高处照射以提高局部温度；每 1 ～ 2h 观察再植手指的血液循环，如色泽、皮温、指腹张力、毛细血管充盈时间等。

2. 术后的镇静与镇痛　以防止因疼痛或情绪诱发的血管痉挛。

3. 术后"三抗"治疗　即抗感染、抗痉挛与抗血栓治疗。"三抗"治疗是预防吻合血管的组织再植后并发症的重要手段。

抗感染治疗：术前、术中及术后合理应用抗生素是预防感染的有效措施。常规破伤风抗毒素 1500U 肌肉注射，或注破伤风免疫球蛋白 250IU。

抗痉挛治疗：术后的镇痛、补足血容量、适宜的温度是预防术后血管痉挛的重要措施。此外，还可应用抗痉挛药物以预防或解除血管痉挛。常用药物有：罂粟碱 30mg/q6h，肌内注射；妥拉唑啉 25mg/q6h，肌内注射；盐酸消旋山莨菪碱注射液（654-2 针）5 ～ 10mg，肌内注射，1 天 1 ～ 2 次。7 ～ 10 天 1 个疗程。

抗血栓治疗：断指再植术后，应用抗凝药物有助于减少或防止吻合口的血栓。常用药物有：低分子右旋糖酐 500mL/d；阿司匹林 0.25g，2 ～ 3 次 / 日；低分子肝素 4000 ～ 6000IU/q12h，皮下注射；双嘧达莫 25mg，1 天 3 次。7 ～ 10 天 1 个疗程。

复习思考题

1. 小血管吻合术中血管痉挛的处理方法有哪些？
2. 血管循环危象的判断及处理原则？
3. 断指再植术后"三抗"的主要内容有哪些？

扫一扫，查阅本章数字资源，含PPT、音视频、图片等

将断裂的肌腱重新修补缝合以恢复其功能的手术称为肌腱缝合术。肌腱断裂和缺损是常见病，多由于损伤或病变造成，主要见于手部、足部等细小肌腱，亦可发生于跟腱、髌腱、肩袖等粗大肌腱。为恢复肢体、指、趾的功能，断裂或缺损的肌腱均须及时予以修复。

肌腱功能的恢复不但与损伤的严重程度有关，还与肌腱的血运、缝合技术、周围软组织条件及功能锻炼有密切关系。为此在肌腱修复中应遵循以下原则：注意保护肌腱血供，肌腱的血液供应来自其本身的血管、腱旁膜和腱系膜，术中应对以上组织多加保护。腱鞘滑膜分泌的滑液对肌腱亦有营养作用，在修复整齐的鞘管内断裂肌腱时，应同时修复腱鞘以利于愈合及减少术后粘连；注意无创操作技术，操作要轻柔，肌腱要保持湿润，切勿随便钳夹和擦抹。采用锐性分离及切割以减少组织损伤；采用适宜的缝合方法，在保障足够的缝合抗张强度下，尽可能减少对肌腱血供的影响。缝合处应光滑平整，尽量减少线结及肌腱粗糙面的外露。选用抗拉力强、组织反应小的缝合材料；修复的肌腱应有良好的软组织覆盖，不可置于瘢痕组织中或贴于骨面，亦不可在肌腱表面行游离植皮；肌腱缺损无法直接缝合时，需行游离肌腱移植术，移植肌腱常采用掌长肌腱、跖肌腱或趾长伸肌腱等。早期功能锻炼是防止粘连、改善功能的重要措施，术后 3 ～ 4 周，缝合肌腱可承受适当的肌肉收缩性牵拉，可解除外固定，做主动功能锻炼。

一、适应证

肌腱断裂均应予以修复，至于修复手术时机的选择，则根据伤情确定。

1. 一期缝合 闭合肌腱断裂均应一期修复。开放肌腱损伤，污染不重，创面整齐，伤后 8 小时以内者亦应一期修复。屈肌腱鞘内的深浅肌腱整齐切割伤，现主张同时修复深浅肌腱并修复腱鞘。

2. 二期缝合 创口无感染，但患者就诊过晚，可将肌腱两端用丝线固定于附近软组织以防回缩，于伤后 3 周左右修复肌腱。

3. 晚期修补 若创口已感染者，应在创口愈合 3 个月后进行修复。

二、禁忌证

开放性肌腱断裂，在清创的同时应行一期缝合，但有以下情况者不宜：肌腱挫裂伤，创面污染严重者；肌腱断裂，同时有明显软组织血运障碍者；某些损伤，如在肉食加工、皮毛加工、污水作业等工作中受伤，伤口外观虽然清洁，肌腱断端亦较整齐，但此类损伤术后容易感染，最好留待二期或晚期处理。若勉强缝合，反而容易增加感染率，或造成广泛粘连，失去晚期修复的良好条件。

三、术前准备

1. 新鲜开放伤应严格清创，明确是否合并骨折及神经血管损伤。根据肌腱损伤部位、类型的不同准备骨钻、肌腱缝合针线、纽扣、不锈钢针及钢丝等。

2. 对于二期修复或晚期修复的肌腱损伤，应积极治疗肢体和病区的水肿、炎症。局部的较大和较硬的瘢痕应先切除，用皮瓣修复以保证肌腱周围有良好软组织床，然后修复肌腱。若存在其支配的关节僵硬，应先给予理疗和主、被动功能锻炼，使关节的被动活动度正常或接近正常后再行手术。

四、麻醉

缝合肌腱手术应在无痛条件下进行。上肢多用臂丛神经阻滞麻醉，下肢多用硬膜外或椎管内麻醉，儿童则用全麻。手术简单者可选用局部浸润麻醉。

五、体位

上肢：患者仰卧于手术台上，将患肢屈曲置于胸前或置于侧台上。下肢：患者平卧、俯卧或侧卧于手术台上。上臂或大腿绑缚气囊止血带。

六、手术步骤

1. 切口与暴露 肌腱手术的皮肤切口，应避免与肌腱纵轴平行，切口应垂直或斜形跨越肌腱，如此切口和肌腱只有一点接触，避免整个切口与肌腱纵向粘连。

2. 肌腱的暴露 手足部肌腱断裂后，两端都有不同程度的回缩，其程度与肌腱滑动范围的长短、肌肉收缩力的大小，以及肌腱近、远端的断裂有关。手术时从伤口寻找肌腱断端，不宜用血管钳探入伤口盲目探找钳夹肌腱断端，这样易增加组织损伤，扩散创面污染范围，而且也达不到目的。寻找断腱远端比较容易，被动屈伸患指（趾）后，肌腱断端即可自行突出至伤口内。寻找肌腱近端时，除被动极度屈（伸）关节外，还可用弹性橡皮带从肢体近端向远端做螺旋状缠绕，断腱多可自行突入伤口内，如仍不见突出，可在肢体近端另做切口，则不难找到肌腱近端（图5-1）。

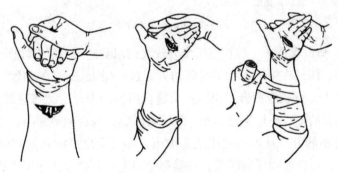

图 5-1 肌腱的显露

3. 肌腱的缝合 根据损伤肌腱的部位及类型不同，采用不同缝合方法加以处理。

（1）Bunnell 缝合法 适用于肌腱两断端直径相仿者（图5-2）。①先用止血钳夹持肌腱一端并拉紧，在距断端1～1.5cm处横贯肌腱进针，抽出使两侧线等长，然后紧靠出针点旁侧进针，斜向交叉而对称地穿过肌腱，如此交叉进针2～3次，最后在止血钳近侧3mm处穿出。继之用利刀沿止血钳近侧大部切开肌腱，翻转止血钳以显露断面，自腱断面内两侧对称引出，切除肌腱残端，拉紧缝线。②同上法，先用止血钳夹持另一断端，沿钳的内面大部切断肌腱，翻转止血钳，露出断面，调整肌腱轴线使断端一致，在相对应的位置斜向交叉进针，距断面3mm处引出，同样斜向交叉对称贯穿缝合2～3次，选一针横穿到另针近旁，最后将腱断端切下。③拉紧缝线：先拉住一根线，另一手扶住远断端肌腱，将缝线拉直，以消除腱内缝线的松弛。再拉另一根缝线同样收紧，使肌腱断面密切相接。④结扎缝线：将相邻穿出的两根线结扎，使线结陷入肌腱表面。线结是缝合的弱点，应该使之陷入腱内而受最低张力。

此肌腱缝合法抗张力强度大，但缝合方法较繁琐，易造成缝合处肌腱绞窄，对肌腱血运影响较大。

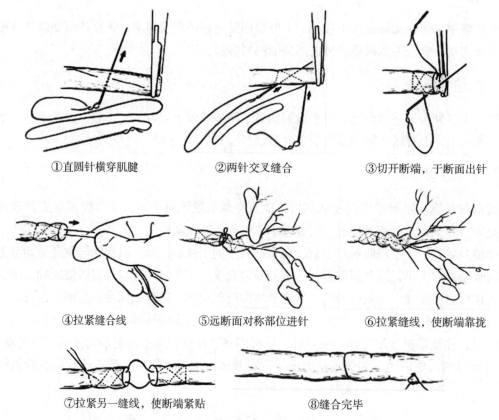

①直圆针横穿肌腱　　②两针交叉缝合　　③切开断端，于断面出针

④拉紧缝合线　　⑤远断面对称部位进针　　⑥拉紧缝线，使断端靠拢

⑦拉紧另一缝线，使断端紧贴　　　　⑧缝合完毕

图5-2　Bunnell 缝合法

（2）Bunnell 钢丝抽出缝合法　　主要用于张力较大的肌腱断裂的缝合（图5-3）。①以 Bunnell 缝合法缝合肌腱近端，注意在第一针横贯线转角处穿过一根15cm长的钢丝，对折旋拧数转后穿三角针从近旁皮肤引出，待肌腱愈合后用以抽出缝合肌腱的钢丝。②将肌腱近断面引出的钢丝，经远断面相应点沿肌腱的轴线平行穿过2cm，然后自肌腱的浅面两侧穿出。③纽扣固定：将缝好肌腱的钢丝顺其缝合腱的方向从远端的皮肤上引出，穿过多层小纱布垫和纽扣的扣眼，拉紧钢丝，使断面密切对合，再将纽扣反向压紧，拧紧钢丝固定。此缝合法适用于肌腱的减张缝合，但限制了早期活动，不利于功能锻炼。

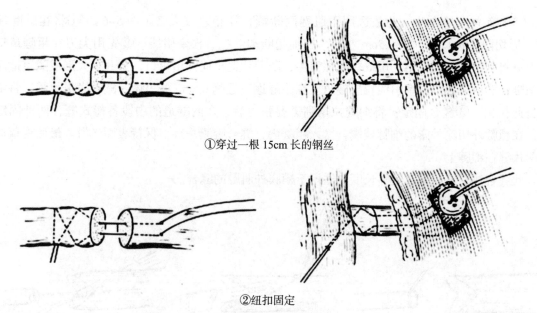

①穿过一根 15cm 长的钢丝

②纽扣固定

图 5-3　Bunnell 钢丝抽出缝合法

（3）双十字缝合法　此法操作简单，节省时间，多用于断肢、断手再植，或病情需要尽快结束手术时（图 5-4）。先在近端肌腱上距断面 0.5cm 处垂直贯穿进针，再从远端肌腱等同距离处贯穿缝合，即完成第一道缝合；于肌腱近端距断端相同距离垂直于第一针贯穿缝合，再在肌腱远端垂直第一针贯穿缝合，即完成第二道缝合，使两道缝合线在腱内呈十字。逐步收紧缝合线，使断面紧密对合，结扎丝线，线结陷入腱内。此缝合法操作简单迅速，适用于肌腱断端张力不大者。

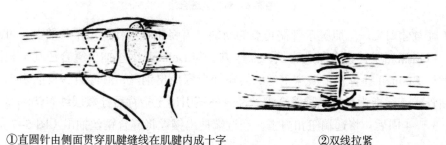

①直圆针由侧面贯穿肌腱缝线在肌腱内成十字　　　　　②双线拉紧

图 5-4　双十字缝合法

（4）改良 Kessler 缝合法　于肌腱断端进针，距断端 0.5 ～ 1cm 出针，于肌腱表面抓持少量肌腱后横贯肌腱出针，再缝合少量肌腱后由断面出针。同法缝合对侧端，拉紧缝线后打结埋于肌腱断端。再于断端间断缝合一圈以减少断端外露。此缝合法操作简单，创伤较小，抗张力较强，是一种常用的缝合方法（图 5-5）。

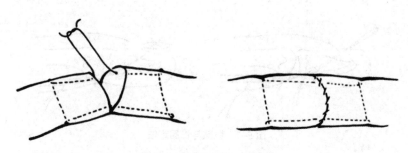

图 5-5　改良 Kessler 缝合法

（5）鱼口式缝合法　此法适用于肌腱两断端直径相差较大者（图5-6）。①将粗腱断端做"V"形切除呈鱼口状，深0.5cm左右。在细腱断端缝扎一根牵引线。②先用尖刀在粗腱鱼口底部中央斜刺由腱背侧穿出，用蚊钳夹住刀尖，随刀片退出而穿出鱼口，分开扩大形成隧道适能容纳细腱，然后夹住细腱牵引线拉出隧道。在距隧道口近侧0.5cm处另做一隧道横贯粗腱，将细腱再自此拉出。③缝合固定：将细腱拉紧到需要张力后，在两隧道的中段各褥式缝合两针固定两腱，在粗腱外切除外露的细腱残端，塞入粗腱内，缝合腱膜一针，保持表面光滑。最后将鱼口上下两片缝在细腱上。

此缝合法要求肌腱有足够长度，适用于鞘膜外肌腱的缝合。

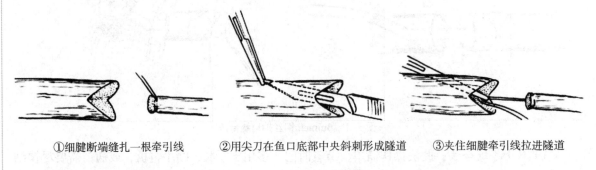

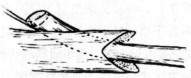

①细腱断端缝扎一根牵引线　　　②用尖刀在鱼口底部中央斜刺形成隧道　　　③夹住细腱牵引线拉进隧道

④夹住细腱牵引线拉出隧道　　　⑤距隧道口近侧0.5cm处另做一隧道横贯粗腱，细腱再自此拉过缝合

图5-6　鱼口式缝合法

（6）肌腱与骨固定法　肌腱于骨骼止点的断裂，需将肌腱重新固定于骨骼上，可采用抽出式缝合技术。以指深屈肌腱止点断裂为例，操作方法与Bunnell钢丝抽出缝合法基本相同。肌腱近端以细钢丝行Bunnell缝合，于横穿钢丝的转角处衔穿抽出钢丝，并经近旁皮肤引出。于远端肌腱止点处钻骨隧道至指背，将肌腱缝合钢丝经骨隧道引出至指背后穿数层纱布垫和纽扣的扣眼并拧紧钢丝。3～4周后，将远端纽扣剪去，经近端抽出钢丝将缝合钢丝抽出（图5-7）。

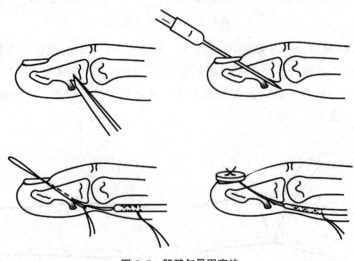

图5-7　肌腱与骨固定法

七、术后处理

术后用石膏托固定肌腱于松弛位 3 ～ 4 周。3 ～ 4 周后解除石膏固定，抽出缝合钢丝，逐步练习关节活动，并辅以中药煎水熏洗或物理疗法。若在固定期间，患者突感肌腱缝合处松弛或肢端有失落感，或拆石膏后，指或趾不能做伸、屈活动时，均说明肌腱的缝合线有脱落现象，此时需要再次手术。

缝合后的肌腱常有不同程度的粘连，对于轻度的粘连，可行功能练习和物理治疗；经功能锻炼不能改善者，可于术后 6 ～ 8 个月行肌腱松解术。

复习思考题

1. 肌腱修复术中的处理原则是什么？
2. 如何防止肌腱修复术后的肌腱粘连。
3. 除本章介绍的肌腱缝合方法外，还有哪几种？

第一节　周围神经损伤的病理分类及治疗原则

周围神经的功能主要是传导作用，任何原因引起的周围神经传导功能障碍或丧失，均称为神经损伤。周围神经损伤后将造成运动、感觉、营养功能障碍，往往会造成严重后果。及时正确的诊断和治疗是非常重要的。骨科范围周围神经损伤主要涉及的是脊神经。

一、病理分类

（一）神经失用

神经轴突和鞘膜完整，仅传导功能丧失，不发生神经变性。临床表现为运动瘫痪、感觉减退、营养正常、电反应存在。多为暂时性障碍，亦是最轻的神经损伤。多数在 1～6 周完全恢复，无须手术治疗。如骨折断端嵌压，或神经周围瘢痕粘连挛缩挤压，应及时手术松解，以防造成永久性损伤。

（二）神经轴突断裂

神经轴突断裂，但鞘膜完整，不仅传导功能完全丧失，而且可发生神经变性。临床表现为运动、感觉障碍，可发生肌肉萎缩，电反应消失。轻者可在数月内部分恢复，恢复愈早，效果愈好。如止血带损伤，数月内可恢复。如损伤较重，观察一段时间无明显恢复征象时，可考虑行手术探查。

（三）神经断裂

为神经完全或不完全断裂，是最严重的神经损伤。临床表现为运动、感觉完全丧失，肌肉萎缩，营养障碍，电反应消失。完全断裂者应尽早手术吻合断端。不完全断裂者可发生完全瘫痪，以后可部分恢复，如日久不恢复者，亦可行手术探查。

二、治疗原则

周围神经损伤的治疗目的在于尽早恢复神经的传导功能和后期肢体功能的重建，因此在治疗时需要从这两方面考虑。

（一）非手术疗法

非手术疗法指防止肌肉挛缩产生畸形，防止失神经支配瘫痪的肌肉萎缩，防止神经继续受压而采取的措施。

1. 防止肌肉挛缩畸形　由于损伤神经所支配的肌肉逐渐发生萎缩，致使肌力不平衡而发生畸形，早期可用支架、石膏或夹板固定伤肢于功能位，防止出现畸形。

2. 防止肌肉萎缩　丧失神经支配瘫痪的肌肉逐渐发生萎缩，电刺激、按摩等方法可防止肌肉萎缩，利于神经恢复后的肢体功能恢复。

3. 解除骨折端压迫　闭合骨折合并神经损伤，可疑或确认骨折端压迫者，应尽快复位，解除对神经的压迫，然后观察神经功能的恢复情况。

（二）手术疗法

1. 开放性神经损伤　如神经断裂，伤口整齐，污染不重，时间在8小时以内者，在清创的同时可行神经缝合术。如超过8小时，尚未超过24小时者，伤口污染轻，可酌情予以一期缝合，如污染严重，可清创后待二期进行处理。如伴有神经缺损时，需行神经移植术。

2. 闭合性神经损伤　发生断裂的机会较少，一般不主张早期探查。骨折端压迫神经时，骨折复位后观察6周，无神经恢复迹象可考虑手术探查，据情况行神经缝合或松解术。外伤后出现神经损伤进行性加重时，多为瘢痕组织或骨痂压迫神经所致，需行神经探查松解术，必要时行神经移位术。

第二节　周围神经损伤的修复手术

神经损伤后出现功能障碍，经非手术治疗无效，应考虑行手术治疗。根据病史及临床表现结合各种检查资料，综合分析，明确神经损伤性质及类型，选择手术方式。常用的修复性手术有神经松解术、神经缝合术、神经移位术、神经移植。如难以明确损伤类型者，则在各种手术准备下，先做损伤神经探查术，再按探查情况，选用相应术式。

一、神经松解术

神经松解术是将神经由神经外、内的瘢痕中松解出来的手术，其分神经外松解术和神经内松解术两种。

在神经受到外来压迫、牵拉、缺血或注射药物等所致的损伤时，神经干未断裂，仍保持外观上的连续性。此类神经损伤的病理变化差异很大，它可以表现为神经传导阻滞，也可表现为轴索中断或神经断裂。

在充分显露神经干后，可通过电刺激检查神经的传导功能，结合临床检查，全面估计神经损伤的程度。若神经对电刺激反应为阳性，则应行神经外松解术；若对电刺激反应为阴性或弱阳性，应先行神经内松解术。

（一）神经外松解术

神经外松解术是指神经外膜以外的松解术。

【适应证】受到外来压迫、牵拉、缺血或注射药物等所致的未断裂的神经损伤，经保守治效果不明显者。

【麻醉】根据神经位置的不同选择合适的麻醉。

【体位】根据神经位置的不同选择合适的体位。

【手术步骤】

1.神经显露　按照神经解剖结构，在显露损伤的神经干时，应从正常的神经近、远端开始，向神经损伤的部位，将神经从瘢痕中分离出来。游离时注意正常神经分支的保护，可用橡皮条轻轻提起近端神经干，轻轻分离神经分支，以免损伤。

2.消除压迫组织　神经损伤部位的瘢痕组织粘连，可用小尖刀切开或尖嘴蚊式钳剥离，仔细地沿神经纵轴方向将神经干完全游离。瘢痕致密不易分离时，可在瘢痕与神经膜之间注射等渗盐水，边注射边分离。瘢痕与神经外膜紧密粘连时，可将外膜切开连同瘢痕一并切除。若神经外膜增厚也可切除增厚的神经外膜，并注意切除神经损伤处基底部的瘢痕或骨痂（图 6-1）。必要时可将神经移位到健康组织的包围之中。

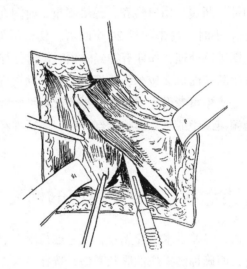

图 6-1　剥离神经外瘢痕

（二）神经内松解术

神经内松解术是神经外松解术的延续，是指神经外膜以内的松解术。包括切开并切除病变段的神经外膜，分离神经束，将神经束由瘢痕中松解出来。宜在手术显微镜下或放大眼镜下进行。

当探查术中发现神经受压或绞窄的程度过重，神经外膜上的营养血管在受压或绞窄部位中断，外膜增厚，神经干发硬，但不变窄，此时除需将神经外膜上的瘢痕切除外，尚需行神经内松解术。神经外松解术彻底后，先纵向切开硬结上、下邻近的神经外膜，外膜下潜行剥离后，向两侧牵开。用微型蚊式钳沿硬结上、下分开健康的神经束，逐渐向硬结区剥离。

神经内无粘连时，束间很容易分开，但有瘢痕时则分离较难，可在显微镜下用显微外科手术剪刀剪开束间瘢痕，直到所有神经束完全分离为止。也可用平头细针头刺入束间注射生理盐水，无粘连处则膨胀开，有粘连处则不膨开，然后再在未膨开处仔细分离。由于神经束并非完全直线排列，往往有斜行神经束相连，松解时应避免损伤斜行神经纤维，同时要注意保护神经营养血管。若神经束表面有环行瘢痕环绕，应将其切开。除特殊情况外，一般不要切开神经束膜，以免损伤神经束内的神经纤维。如其中有神经束的纤维断裂，断端形成神经瘤或瘢痕连于断端之间，切除神经瘤和瘢痕后缝合神经或做神经移植。束间松解完毕后，也可将此段外膜切除，彻底冲洗、止血后，将神经置于正常软组织床上，逐层缝合。术后用石膏托固定于功能位两周。如松解术后 6 周仍未见恢复征象，应考虑神经缝合术。

二、神经缝合术

外伤性周围神经断裂者，或周围神经局限性病灶，做部分或全病灶切除后，造成人为的神经部分或全断裂者，可行神经缝合术。分为神经外膜缝合术和神经束膜缝合术。

神经外膜缝合术适用于早期神经恢复，并适用于神经干内的神经束数目多、束较小、间质组织少、运动神经或感觉神经混合在一起不易分辨清楚的部位或单纯的感觉或运动神经的损伤。神经束膜缝合术适用于神经干内的神经束比较粗、间质组织比较多、神经束的数目比较少、运动与感觉神经束能分辨清楚的部位。

（一）神经外膜缝合术

【适应证】神经断裂损伤。

【麻醉】根据神经位置的不同选择合适的麻醉。

【体位】根据神经位置的不同选择合适的体位。

【手术步骤】

1. 神经显露　按神经的损伤部位需要，切开显露损伤的神经，将神经断端从瘢痕中游离出来后，触摸神经瘤的范围，以利正确估计切除范围和缺损长度，便于神经断端在无张力下缝合。

2. 神经断端的处理　对损伤的神经断端的处理，分新鲜和陈旧性损伤两类不同。新鲜神经断裂，用尖刀修齐，把断端对合后即可进行缝合。缝合时，在神经两断端同一轴线上各缝一标志线，以防缝合时神经扭转。陈旧性神经断裂，应先切除神经瘤，外露正常的神经束才能缝合。神经为半侧断裂，切除神经瘤后，应行半侧对端缝合，而另一半神经任其弯曲（图 6-2）。

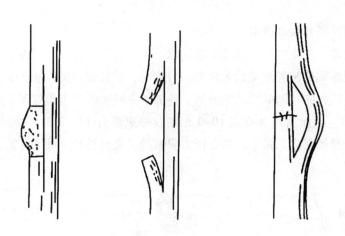

图 6-2　切除半侧神经瘤后行对端缝合

3. 神经断端缝合　缝合神经时，先根据两断端神经乳头的解剖位置，准确对合，然后在神经干两侧的神经外膜距切线 1mm 处，用小圆针和 7/0 或 8/0 的尼龙线做两定点缝合，保留缝线作为牵引线，再在两牵引线之间间断缝合，针距为 1 ～ 2mm，前面缝合后，翻转神经干，再按同法缝合后面（图 6-3）。缝合完毕后，剪除牵引线，摆正神经，置于健康的组织床上，逐层缝合。

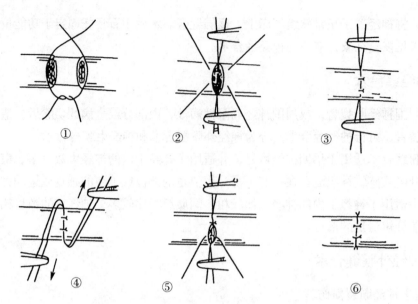

①先将神经外膜两侧各缝合一针作为支持线　②中间加间断缝合　③前侧缝合完毕

④将神经翻转过来　⑤缝合完毕后侧　⑥缝合完毕

图6-3　缝合神经

【术后处理】为减少缝合神经的张力，应将肢体置于适当的位置，石膏托固定。

（二）神经束膜缝合术

【适应证】神经断裂损伤，特别是混合神经。

【体位】根据神经位置的不同选择合适的体位。

【麻醉】根据神经位置的不同选择合适的麻醉。

【手术步骤】

1. 神经显露　同神经外膜缝合术。

2. 神经断端的处理　先在神经两断端上各切除一小段神经外膜，然后从神经束间隙向断端做分离解剖，直至神经断端或神经断端的瘢痕处。分离时，比较邻近的小神经束不必单独解剖，而使之成为神经束组，较大的神经束则单独分离。各神经束或神经束组最好不在同一水平切断。

3. 神经断端缝合　止血后用9-0或10-0无创线每束缝合1～2针，神经束对合良好即可，缝合不必过密，缝合神经束应无张力，如有张力应做神经束间移植（图6-4）。

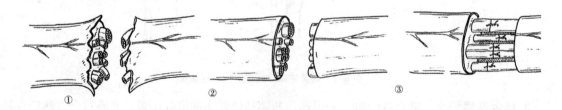

①断裂的神经干　②清创后切齐神经两端，外露正常神经束

③根据神经束的大小、形状、位置进行精确的神经束缝合

图6-4　神经束膜缝合

【术后处理】为减少缝合神经的张力，应将肢体置于适当的位置，石膏托固定。

三、神经移位术

神经移位术是指神经从原解剖位置移到一个新位置的手术。为达到松弛神经减除张力或弥补缺损的目的，该手术常单独进行，但亦可与其他修复神经的手术合并应用。

【适应证】各种原因导致的原始神经损伤或神经缝合后导致张力过大。

【体位】根据神经位置的不同选择合适的体位。

【麻醉】根据神经位置的不同选择合适的麻醉。上肢可用臂丛麻醉，下肢可用持续硬膜外麻醉或用全身麻醉。

【手术步骤】临床上的尺神经损伤并做移位术治疗的较多见，故以尺神经肘段前移位为例叙述，此术又称尺神经前置术。

1.神经显露　该手术按尺神经肘部结构，切开皮肤、皮下组织，向两侧牵开皮瓣。在肱骨内上髁的后上方，确认条索状的尺神经后，沿神经干方向切开深筋膜，便可显露肘内后的尺神经段。

2.尺神经段游离与前移　将尺神经由上而下游离到尺神经沟的稍下方。如见有进入关节的小分支影响游离时，可将其切断。而当尺神经以下的运动支妨碍游离神经时。应尽量分离保留。为使游离范围扩大，有时可切断尺神经前方的尺侧腕屈肌的肌纤维。用橡皮条提起尺神经，将其轻轻拉向肱骨内上髁前方。如游离的尺神经上端移位后较紧张时，或弯曲角度较小产生压迫，还可以纵向切开内侧肌间隔上的尺神经裂孔，以进一步使神经干游离。然后按尺神经的移位位置，在屈肌处切开筋膜，分开邻近的肌肉，使其形成约 0.5cm 深的肌沟，该肌沟边缘应尽量整齐，然后将尺神经置于其中。彻底止血，冲洗伤口，逐层缝合。在缝合屈肌筋膜时，应留一约 1.5cm 的筋膜孔，以防尺神经受压（图 6-5）。如为损伤性断裂，应先将尺神经移位后，再做神经缝合术。

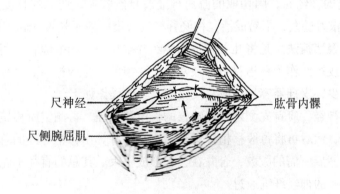

尺神经———　　　　　　　　　　　———肱骨内髁

尺侧腕屈肌———

图 6-5　肘部尺神经移位术

四、神经移植术

神经移植术是切取患者自身其他部位次要神经的一段，移植于主要神经的缺损处以修补缺损，进行对端缝合，恢复神经的连续性的一种手术，手术移植的神经成活后，可使受损伤的主要神经恢复传导功能。移植神经的方式有神经干游离移植术、电缆式游离神经移植术、神经束移植术。

（一）可供游离移植的神经

可供游离移植的神经被取出后，其功能则完全丧失。因此它在人体上是次要的，切除后不致影响患者肢体主要功能的发挥；切除时较容易，对其他组织损伤小；其直径一般不宜超过2～3mm。临床上常用做移植的神经是四肢的皮神经。

1. 前臂内侧皮神经，可取用的长度为20～27cm。

2. 桡神经的皮神经（肘到腕之间），可取用的长度为20～25cm。

3. 腓肠神经（腘窝到外踝），可取用的长度为25～40cm。

4. 隐神经（大腿部分），可取用的长度为35～40cm。

其中最常采用的是腓肠神经，因该神经容易显露，可取用的长度最长，后遗感觉丧失区域范围小，不在重要位置，也不会引起足跟部溃疡。而桡神经皮支取用后，易发生神经性疼痛。隐神经和前臂内侧皮神经取用后，所遗留的麻木范围较大，故少采用。

（二）神经游离移植术

【适应证】各种原因导致的神经缺损，通过神经移位手术不能成功。

【麻醉】根据神经位置的不同选择合适的麻醉。

【体位】根据神经位置的不同选择合适的体位。

【手术步骤】

1. 神经干游离移植法　按神经段的显露法在损伤部位做切口，显露出损伤的神经，游离并切除神经瘤及其周围的瘢痕组织，量度其缺损的长度及神经的直径。另在供区切取一段神经干，移置损伤神经的缺损处，做端端缝合。自体神经干移植的操作与神经缝合术相似（参考缝合术）。需注意的是切取游离的神经时，因切取的游离神经段自然收缩，切取的长度要比损伤的长度多15%，以防止移植后张力过大，不易成活。神经移植的长度一般不超过6cm，过长则不易成活。

2. 电缆式游离神经移植法　是将几条较细的神经并排在一起如电缆状，用来修复较粗大的神经缺损。临床上选用皮神经作为移植材料，最常用做移植的是腓肠神经。该移植术的优点是移植后发生坏死的机会较少，皮神经容易切取，又较细。具体操作如下。

（1）切取移植用神经，应首先测定神经缺损的长度和直径，再测定所移植神经的直径，计算出所移植神经的股数，然后再将每股移植神经长出15%，计算出移植神经的总长度，切取移植的皮神经。将此段神经截成所需的股数，合并在一起形成一束。其总的直径不能小于远侧神经断端的直径，以保证多一些的神经纤维通过。

（2）缝合神经应该用8/0的缝线，将数股神经断端外膜吊缝数针，合并在一起，再将移植的神经置于缺损处，与神经断端吻合。每条神经的外膜用8/0的尼龙线缝合1～2针。由于皮神经细而柔软，难以与断面精确吻合，应耐心细致操作。除上述缝合法外，也可采用血浆粘合法。

3. 神经束移植法　神经束间缝合移植术是将移植的各段神经束与相应的神经束进行吻合。由于缝合神经束膜，操作较难，但神经束对合较精确。手术最好在6～10倍手术显微镜下及气囊止血带下进行，具体操作：

（1）神经断端的处理，同神经束膜缝合术神经断端处理。

（2）切取做移植的神经时，计算方法同电缆式游离神经缝合法。切取后应除掉皮神经周围的结缔组织备用。

（3）移植神经缝合法，一般用9/0无创伤缝线缝断端神经束组的束膜及移植神经的外膜和束膜，缝束膜时，缝针切勿缝入神经束内，因移植神经的外膜有弹性，缝合时易被拉长，应同时缝合神经外膜及束膜（图6-6），结扎要适宜。束膜缝合一般1～2针即可，对合不佳时可再加缝1～2针。当移植神经一端缝合后，按照比神经的缺损稍长一些的长度切断移植神经，与远侧断端进行缝合。不要预先将神经截成数段，以便节省使用移植的神经。

（4）缝合伤口应在神经吻合后并理顺，再稍等10～15分钟，断端与束间血凝块将神经黏合在一起，不用生理盐水冲洗，然后逐层缝合手术切口。

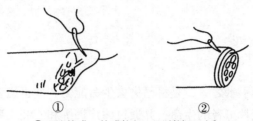

①只缝外膜，外膜拉长，不利神经对合

②同时缝合神经外膜及束膜

图6-6　移植神经缝合法

【术后处理】

1. 石膏外固定　术后即用石膏托把患处相邻的两个关节固定在使缝合神经处于松弛状态的体位3～4周。术后10天可开始逐渐活动患肢，在固定期间，鼓励患者做主动肌肉收缩运动。

2. 预防感染　应用抗菌药物。

3. 功能锻炼　解除外固定后，逐渐练习伸展活动，切忌急躁，避免造成新的损伤。

复习思考题

1. 周围神经损伤在病理上可分为几类？
2. 简述神经束膜缝合术的手术步骤。
3. 简述神经移植术的术后处理。

扫一扫，查阅本章数字资源，含PPT、音视频、图片等

截肢术是外科最古老的手术之一，是将已失去生命能力、危害患者生命和没有生理功能的肢体截除的手术，其目的是挽救患者的生命，并通过体疗训练和安装义肢，使该残肢发挥其应有的作用。由于截肢必然造成永久性且不可弥补的损伤，因此在行截肢术之前对手术指征，以及安装义肢的具体问题要进行严格的讨论。

早期的截肢手术很粗糙，直到16世纪早期，法国军医Ambroise Paré才极大地改进了截肢手术和假肢。他创造了更具功能的截肢残端，并且率先采用结扎术控制截肢术后出血；同时他还设计了相对先进的假肢。在17世纪，Morel引入的止血带方法进一步改进了截肢手术。随着麻醉和无菌技术的出现，外科医生第一次能够仔细地构建结实而且具有功能的截肢残端，并且能有理由预期伤口会在没有感染的情况下愈合。

随着医学科学的发展，过去某些被认为是不能避免的外伤性截肢，目前已能行再植手术，并得到满意的功能恢复。但我们必须清楚认识已具有明显截肢指征的情况，片面地强调保留肢体，从而进行多次姑息性手术和大量相关药物治疗，并不是一个好的选择。因此，在施行截肢术前要充分估计到因截肢带来的损伤，同时亦要根据病变性质及治疗方法等权衡其预后，只有这样才能符合治疗的原则。

手术的方式多采用瓣状截肢术，即按照装配假肢的要求，将伤口做成适宜的瓣，并一次缝合切口。只有对少数患者（战伤或重症气性坏疽），为了抢救生命，缩短手术时间，才施行开放性截肢术，即将软组织做环状切开，敞开创口，不予缝合。

第一节 截肢术的基本原则

一、截肢平面的选择

很久以前，截肢必须在特定的平面施行，以便于装配假肢。现代应用的全接触式接受腔和先进的假肢安装技术，使得截肢的平面已不那么重要。任何愈合良好、无压痛、构造恰当的截肢残端都可满意地配戴假肢。因此截肢的平面主要决定于手术的需要。

截肢部位应该经过能良好愈合的组织，保证截除病变或异常部分的肢体。即使这样，截肢的平面，术前仍然应有周密的计划，最重要的原则是通过术中的判断尽可能地保留肢体的长度。这点对拇指更为重要，因拇指是握拳和夹持的主要活动者。截趾也应尽可能保留其长度，特别是截踇趾或小趾时，应以不损害跖趾关节或第一、五跖骨头为原则。因为该处是足的三个着地负重点之一。

二、残端组织的处理原则

1. 皮肤 因残端皮肤在义肢筒或皮套内经常承受一定程度的压力和摩擦，所以这部分的皮肤不仅应有正常的血液供应和神经（感觉）分布，而且皮瓣的长短和松紧度也应适应，并须有足够的皮下组织覆盖骨残端。为了达到上述基本要求，发挥残肢的最大功能，在截肢术时必须根据病变性质、截肢平面等，妥善设计皮肤切口和皮瓣类型，使伤口愈合后的瘢痕避开负重面或易被义肢筒压迫的部位。

切取皮瓣时，通常是前、后两个弧形凸向远侧的皮瓣，两皮瓣的总长度应大于肢体断端直径1～2cm，以便刚好覆盖残端。若皮瓣过短，则缝合困难，即使能勉强缝合也会使皮肤紧张，术后可能导致皮肤坏死。此外，设计皮瓣时还应避免瘢痕部位受压或摩擦造成疼痛。故在不负重的臂部或前臂，义肢着力点在残端的两侧，皮瓣应取前后等长，使瘢痕位于残端正中。下肢由于负重需求，着力点位于前下方，通常切取前长后短的皮瓣。皮瓣长度的计算是以截肢平面周径长度的1/3为残端的直径，将直径三等分，若皮瓣为前长后短，那么前侧皮瓣的长度为残端直径的2/3，后侧皮瓣的长度为1/3，这样可使切口瘢痕位于残端后部。

在手部截肢时，为了使残端皮肤感觉良好和消除因瘢痕摩擦所致的疼痛，故掌侧皮瓣要长，背侧皮瓣要短。在足部截肢时，为了使瘢痕避开足跖侧，故跖侧皮瓣要长于背侧皮瓣。

2. 筋膜 残端筋膜的作用是包裹切断的肌腹，并成为该肌肉的新附着点，同时也是覆盖骨端的最主要组织，它可防止皮肤与骨端粘连，并保持皮肤的滑动性。因此，筋膜应与皮瓣的形状相同。除必要时可做有限度的剥离外，一般不使其与皮肤分离。

3. 肌肉 残端肌肉的作用是活动残肢和包绕骨干，防止义肢套筒部的压迫，而不是为了覆盖骨端，故肌肉的横断面应高于筋膜，即肌肉离断的平面稍远于骨骼截断的平面，肌肉回缩后两者位于同一水平。为了避免残端肌肉过分膨大，对肌肉丰富的残端可在深层肌肉短、浅层肌肉处，自近向远的斜面上，楔形切除一部分，使残端缝合后成为圆锥状。将两侧筋膜缝合后，肌肉断端即得到新的附着点，故不必缝合肌肉断端。

4. 肌腱 原则上宜在肌腹与肌腱交界处切断，并不必将其断端与对侧的肌腱断端相吻合。如行腕、踝关节以下的截肢时，切断两侧的肌腱不用缝合。但在行肘关节或膝关节离断术时，常须将肱三头肌腱与股四头肌腱留长些，并将其断端与对侧的肌肉和软组织缝合。

5. 神经 切断神经后，其近端增生肥大形成"神经瘤"是自然生理现象，一般不会引起疼痛。若神经断端被瘢痕组织包绕固定，或肌肉收缩、活动残肢时不断被牵拉，则可产生疼痛。因此，分离神经要仔细，切断神经时要轻轻地将神经干向远侧牵拉出一定长度，用锋利的刀片切断，任其自然回缩至正常的未被分离的组织间隙内，或离肌肉切断面2～3cm以上。大神经如坐骨神经，含有较大的动脉，在神经切断前应予结扎止血而后任其回缩。

6. 血管 为了减少术中出血，对没有血管疾病（如动脉硬化、闭塞性脉管炎等）的患者，手术时宜用气囊止血带，在切断主要血管前应该先进行分离，用可吸收或不吸收的缝线分别予以结扎，其中较大的血管应双重结扎，较小的血管单一结扎即可。仔细止血非常重要，在缝合残端之前应该放松止血带，把所有出血点钳夹后结扎或烧灼。若截肢是在"外伤性截肢"的基础上进行的，而主要血管未见出血，则进行探查并予以结扎，以防术后继发性出血。

7. 骨膜与骨端 先在计划截断骨干的平面环形切断骨膜，并用骨膜剥离器向远侧剥离，然后将骨横形锯断，随之锉去骨端的锐利边缘。禁止过度的骨膜剥离，否则可造成环状死骨，无法用软组织充分衬垫的骨性突起一定要切除，残留的骨端须锉成圆滑的外形。用生理盐水冲洗干净切口内的骨质、凝血块和细碎的组织块后，即可分层缝合切口。

8. 缝合　一般不缝合肌肉，仅将筋膜用细丝线做间断缝合，然后依次缝合皮下的组织及皮肤。于切口的一侧或两侧放置引流。有时由于手术时血压较低，切口无明显出血，但术后血压上升，常可引起血肿，故除截指、趾外，引流是不可缺少的。如局部炎症较重，不宜缝合切口，残端可用凡士林纱布松松填塞，两皮瓣可用丝线做暂时固定，待切口情况好转和全身状况允许时，再做二期缝合，一般约在术后 5 ～ 10 天进行。

三、截肢适应证和禁忌证

（一）适应证

无法修复的病肢或肢体血运丧失是截肢唯一的绝对指征。当一部分肢体的营养供应被破坏后肢体就难以存活。由于组织破坏释放的毒素可以播散至全身，此时该肢体不但没有功能，而且还对生命构成威胁。虽然没有影响血液循环，但损伤非常严重，以致肢体的功能不能恢复或截肢并安装假肢后功能会更好时，也常需行截肢。当一个肢体的感染不能控制时，也有必要用截肢来挽救患者生命。截肢也是许多恶性肿瘤最佳的治疗方法。有时，需要采用截肢切除部分或全部先天发育异常的肢体，安装或不安装假肢来改善功能。这些都是截肢的一般指征，以下将逐一进行更详细的介绍。

1. 无法弥补的大血管损伤　严重碾挫伤，合并无法弥补的大血管损伤，而侧支循环又不能代替者。对个别严重外伤病例，不能只凭体检所见情况即截肢处理，应在清创过程中根据当时的具体情况决定截肢或修补缝合或移植血管或内固定术等。

2. 无功能的肢体　因伤后残留无功能的肢体并伴有血液供应障碍或神经功能障碍者，为解除患者因肢体功能严重障碍所引起的痛苦和负担，应考虑截肢。

3. 肢体干性坏死　动脉闭塞性病变和糖尿病性肢体缺血并发感染，已出现干性坏死界线者。

4. 不能控制的感染　经切开引流和运用抗生素及清热解毒中药等仍不能控制感染者，如气性坏疽等。

5. 骨与关节的炎症　长期存在的慢性骨髓炎和化脓性关节炎，经常出现急性或亚急性发作危及生命者；破坏广泛且畸形的足、踝关节结核等，严重的功能障碍又无法挽救者，为了防止其他并发症，如继发性癌变等，应行截肢。

6. 肿瘤　四肢原发性恶性骨、关节及软组织的肿瘤，严重影响肢体功能的良性肿瘤，无法进行局部切除及功能恢复者，应行截肢。

7. 周围神经疾病和损伤　如未治或治疗无效的脑脊膜膨出患者的足、踝畸形，并有大而深的营养性溃疡者。

8. 先天性畸形　如小腿短，膝关节屈曲挛缩畸形，足的发育有缺陷者，可行截肢。

（二）禁忌证

1. 对某些严重外伤，通过修补缝合或移植血管和内固定术等尚可挽救患肢者。对于肢体严重外伤的患者，必须在清创过程中根据当时的具体情况决定，不应只凭术前体检时所见到的表面现象而盲目采用截肢术处理。

2. 肢体肿瘤，但恶性程度不高，又可用其他有效疗法治疗者。

3. 肢体的恶性肿瘤，远端的脏器已有转移者。

4.肢体远端冻伤、烧伤或电击伤，虽有坏死表现，但无明显分界线者。

四、截肢术前准备与术后处理

【术前准备】

1.需要截肢的患者病情一般较重，应首先纠正全身情况，如休克、严重贫血、水电解质紊乱等。对慢性疾病应做肝、肾功能检查，必要时请相关科室会诊。对高位截肢患者，要做好输血准备。

2.对有感染的肢体，术前应该进行细菌培养和药敏试验，根据药敏结果在术前用足量的敏感抗生素。对内分泌紊乱，如糖尿病者，应由内科医生配合，在血糖控制较好的情况下进行截肢。

3.对恶性骨肿瘤患者，可在术前经过一个阶段的化疗或放疗，使肿瘤局限化，利于手术。

4.对于开放性截肢后需要再截肢者，应待切口愈合后再行截肢。若切口短期内不能愈合，也要在局部炎症得到基本控制，水肿消退后再手术。

5.除因血循环障碍而须截肢者外。术中可用充气止血带。成人上肢 250 ～ 300mmHg，下肢 300 ～ 500mmHg，如时间超过 1 小时，应放松 5 ～ 10 分钟后再加压。对恶性骨肿瘤患者，尽量不用止血带，以防解除止血带时，癌细胞突然大量吸入血循环内，导致转移。

6.手术前应该进行病例讨论。做好解释工作，至少应有两位医务人员向患者及家属和工作单位负责人做好截肢的解释工作，征得患者及其家属同意和办妥相关手续后再进行手术。

7.截肢手术的要求较高，最好由有经验的医生进行。

【术后处理】

1.术后采取仰卧位。残肢和残端须维持在舒适和易于经常观察及护理的位置。对已用夹板固定的残肢不必垫高，但是对肩胛带截肢、髋关节离断及半骨盆切除的患者，均应垫高床尾，并且在血压未平稳前禁忌翻身，以免引起休克。病情严重和高位截肢者，术后 12 小时内至少每半小时测量呼吸、脉搏和血压 1 次，待病情平稳后始可按常规处理。

2.患者情况平稳后，为预防肺炎和压疮，须定时协助患者翻身，经常注意清洁及按摩容易发生压疮部位的皮肤。

3.手术后经常观察残端伤口敷料的渗血或出血污染的情况。若渗血较多，则须及时解开敷料，仔细检查残端有无肿胀，皮肤颜色有无改变，皮下或伤口内有无血肿，必要时拆去 1 ～ 2 根缝线，以便于观察。如有出血点，则予以结扎。对腕、踝关节以上截肢的患者，在术后 14 天内，应在其床头准备一根止血带，以便及时控制可能发生的大出血。

4.残端伤口内的引流条。须在术后 24 小时拔出或使松动缩短一部分，并于术后 48 或 72 小时取出。如采用闭式负压引流，则应在术后 3 ～ 5 天停止，并拔出负压引流管。如伤口情况良好，则不必重复更换敷料，在术后 12 ～ 14 天可拆除缝线。为加速残端消肿和残端塑形，宜在拆线后用弹性绷带包扎残端。

5.术后药物和抗生素的使用须结合具体指征，除半骨盆切除者外，抗生素不应作为预防伤口感染的常规使用，但术后给予止痛剂和镇静剂常属必要，尤以在术后 1 周内。

6.经常注意预防残肢关节挛缩，早日开始残肢肌肉锻炼和关节活动，对装配和使用义肢均具有非常重要的意义。

第二节　常见部位的截肢术

一、大腿中1/3段截肢术

此平面截肢术，截骨平面是在股骨大转子远侧 15～25cm 处，术后装配义肢时，可使坐骨协助持重。

【麻醉】采用硬膜外麻醉、腰麻或全身麻醉。

【体位】患者平卧位。患侧臀部垫以薄枕，在胸窝部垫软枕头，于大腿高位扎好止血带。

【手术步骤】

1. 切口与暴露　术前进行认真的设计，先测得截肢平面的直径，切取前长后短的皮瓣，即前瓣长度为直径的 2/3，后瓣长度为直径的 1/3，从截骨平面到前、后皮瓣的中点，分别量出两皮瓣的长度，并用龙胆紫标志前、后皮瓣两侧的交点，交点须在大腿内、外侧中线上，并高于截骨平面约 0.5～1cm（图 7-1）。按上述方法，用龙胆紫画出皮瓣标志，按皮瓣标志切开皮肤及皮下组织，并向上游离皮瓣，将其翻向上方。

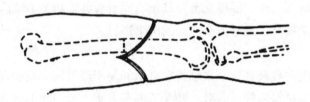

图 7-1　大腿中段截肢切口

2. 切开肌肉和处理股动脉、静脉　于皮瓣回缩的边缘远侧，在股管内牵引缝匠肌，找到股动、静脉及隐神经，分别切断和双重缝合结扎股动脉，单独结扎股静脉，向近侧游离股神经 2～3cm，轻牵出后用 1% 普鲁卡因封闭后予以高位切断。于内侧皮下切断并结扎大隐静脉，切断隐神经。在股骨、股外侧肌，股二头肌短头、内收大肌之间找到股深动、静脉，予以双重结扎后切断。于内收大肌、股二头肌，半膜肌、半腱肌之间，将坐骨神经向近侧游离出 2～3cm，封闭后予以高位切断，切断平面上用小血管钳夹持神经鞘膜，以防退缩，切断后用细丝线结扎神经断端的出血点，以防血肿机化粘连，引起残肢疼痛。皮下高位切断股内、外侧皮神经和股后皮神经，以免日后形成神经瘤，引起残端痛。

3. 截骨　将切断的肌肉推向近侧，在截骨平面环行切开骨膜，并向远侧剥离 2cm 左右的骨膜。于骨膜环切的同一高度，横形锯断股骨，用骨锉锉平骨断端锐利的边缘（图 7-2）。

松止血带，彻底止血，骨断端的出血用少量骨蜡涂抹止血。生理盐水冲洗创面、清洗骨屑和软组织碎片。将前侧的肌肉筋膜瓣缝在后则的肌肉筋膜上，包裹骨断端。于切口两端筋膜下，各放置一橡胶片引流，缝合切口（图 7-3）。

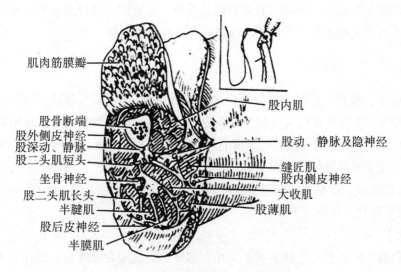

图 7-2　处理神经、股动、静脉及肌肉

肌肉筋膜瓣

股内肌

股骨断端
股外侧皮神经
股深动、静脉
股二头肌短头
坐骨神经
股二头肌长头
半腱肌
股后皮神经
半膜肌

股动、静脉及隐神经
缝匠肌
股内侧皮神经
大收肌
股薄肌

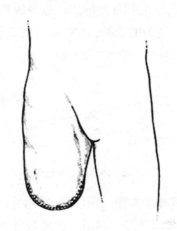

图 7-3　缝合切口

【注意事项】

1. 大腿截肢断面的软组织较多，断面上软组织中任何小的出血，都应彻底进行止血。肌肉中的小血管丰富，切断后小血管常退缩至肌肉断面深处，最好用手将肌肉断面摊开，仔细寻找并以细丝线结扎或电灼止血，避免术后形成血肿导致感染。

2. 在大腿下 1/3 段截肢时，同样也采用前长后短的皮瓣，缝合后使切口瘢痕位于残端的后方，以便于装配义肢。但大腿上 1/3 段行截肢术时，为了避免在坐位时瘢痕受到压迫或摩擦发生损伤，最好采用前短后长的皮瓣，使瘢痕位于前方。

3. 如需再截肢，没有足够的软组织可以用作包裹骨端时，可在大腿外侧切取一带蒂的阔筋膜，将其翻转遮盖股骨残端，并缝合固定于断端的软组织上。

4. 在股骨髁上部进行截肢时，则可采用髌骨成形截肢术。这种截肢术也是切取前长后短的皮瓣，在前瓣中包含髌骨。将髌韧带在其止点稍上方切断，沿切口方向切开关节囊。切除髌上囊，将腘部血管做双重结扎、切断，胫神经及腓总神经做高位切断。切除髌骨软骨面以及一部分周边骨质，将髌骨向下翻转 90° 后使残留的髌骨刚好嵌入股骨髓腔中，将髌韧带缝合于股骨断端后侧的骨膜及附近的肌肉筋膜上，逐层缝合切口。这种方法由于髌骨连有股四头肌腱，残肢功能良好，有足够的力量支配义肢，残肢的骨端为髌骨前面，对装配义肢较为有利，不致因压迫引起残端疼痛；股骨下端的髓腔被髌骨所封闭，可预防和减少骨端感染。

二、小腿中 1/3 段截肢术

该部位截肢术，截骨平面是在膝关节远侧约 15cm 处，这个平面截肢可以得到理想的残端与功能。而在小腿下 1/3 段，其肌肉大部分为肌腱，对残端的包盖和切口愈口均不利，故不可在下 1/3 段截肢。在小腿上段范围内截肢时，胫骨残余的长度短于 5cm，不但不易装配义肢，且易产生膝关节挛缩，故小腿截肢最好在中 1/3 段进行。

【麻醉】 采用腰麻、硬膜外麻醉或全身麻醉。

【体位】 取平卧位，在腘窝部垫枕头。

【手术步骤】

1. 切口与暴露 除血管栓塞性疾病不用止血带外，其余均在大腿中上部扎好止血带。取前短后长的皮瓣，即前侧皮瓣为截肢平面直径的 1/3，后侧皮瓣为截肢平面直径的 2/3，前侧皮瓣自小腿内侧中线预定截骨处近侧 0.5～1cm 处开始，用龙胆紫向远侧两一弧形标志，到小腿外侧中线并与其内侧的起始部相应，同理画出后侧皮瓣标志，沿画线切开前后侧皮瓣（图 7-4）。注意在切开前侧皮瓣时，应同时切开胫骨嵴处的骨膜，并在该处的皮质骨面做一切痕，以便在手术中准确测量切断肌肉和截骨平面，借以获得一个良好的残端。

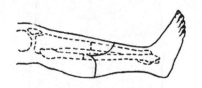

图 7-4　小腿中段截肢切口

2. 切开小腿前外侧肌肉和处理神经血管 在小腿前部皮肤下，于顶点平面切断深筋膜，自趾长伸肌和腓骨短肌之间剥离切断腓浅神经，然后自胫骨截骨平面的远侧 1～2cm 处，切断前外侧的肌肉和骨间膜，使切断的肌肉回缩至截骨平面。剥离和结扎胫前动、静脉后，将腓总神经封闭后并轻轻向远侧牵拉，用锐刀切断，任其自行回缩至截骨平面以上。

3. 截骨 分别在胫骨和腓骨截骨平面环形切断骨膜，并向远侧剥离，与胫骨纵轴垂直锯断胫骨后，自胫骨下端前嵴 2cm 处与胫骨纵轴成 30°～40°角，斜行锯下一楔状骨块。对腓骨宜用线锯，并在距胫骨截骨平面 2cm 的近侧处锯断，分别锉去胫、腓骨骨端锐利周边。

4. 切断小腿后侧肌肉、结扎血管和处理神经 于后侧皮瓣切开部位的稍远侧，切开小腿后部深筋膜，并斜向近侧胫骨的预定截骨平面切断小腿后部的部分肌肉，形成一个舌形肌肉筋膜瓣，使其以足够包裹残端，瓣的蒂部厚度一般为 3～4mm。做成肌肉筋膜瓣后，再于切骨平面远侧 1～2cm 处，横形切断小腿后部剩余的肌肉（图 7-5）。结扎胫后动、静脉和腓动、静脉，处理胫神经方式和方法同腓总神经。

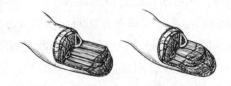

图 7-5　舌形肌筋膜瓣

松止血带，彻底止血，骨断面用骨蜡止血。用生理盐水冲洗创面，清除骨质和积血等。将舌形肌筋膜瓣翻向前方，并将其缝合于胫骨骨膜及两侧的肌筋膜上，以遮盖骨断面，将肌筋膜瓣固定于残端的软组织上。再将前后皮瓣对合，加以缝合，在创口深部放置橡胶片引流，由切口的内侧或外侧引出（图7-6）。

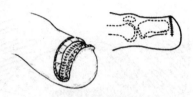

图7-6 缝合肌肉筋膜瓣及切口

【注意事项】

1. 由于小腿有胫骨和腓骨，腓骨为相对次要的负重骨，如与胫骨在同一平面截断，在用义肢负重时，腓骨断端将压迫软组织引起疼痛或形成皮肤溃疡。故在小腿截肢时，腓骨必须短于胫骨2～3cm。

2. 胫骨断面呈三棱形，其前缘的胫骨嵴在皮下，没有肌肉相隔，如不将胫骨嵴截一斜面，在缝合后必将刺伤皮肤，引起疼痛或溃疡，以致不能装配义肢或负重。斜形切除或锯开的起始部，应在距预定截骨处的近侧1.5cm处，止于胫骨髓腔前4～5mm，使其不达髓腔。

3. 术中注意处理腓骨浅部的神经，特别是腓浅神经。有时该神经可分为两支，在腓骨外面的深筋膜与肌肉之间，如不加以高位切断，以后可能发生神经痛，或由于义肢对腓侧的压力，可引起残端疼痛。

4. 小腿上1/3段的截肢术，其操作方法与小腿中1/3段截肢术相同。为使残肢尽可能保留长一些，有时对残端软组织的要求，不能按一般的原则进行，应根据局部情况灵活掌握。所采取的皮瓣，可利用现存的任何方位的皮肤，可采取后侧、外侧、前侧可利用的筋膜以包裹骨端。

三、前臂截肢术

前臂所保留的残肢长度为前臂全长的55%以上者称为长残肢，其长度为前臂全长的35%～55%者为短残肢。短于前臂全长的35%者为最短残肢。为了保留前臂的旋转活动，肘关节的屈伸活动和力量，应尽可能选择在前臂的低位平面或在中、下1/3处截肢。

【麻醉】采用臂丛阻滞麻醉或基础麻醉加神经阻滞。

【体位】取平卧位，将患肢放于手术台的侧台上。

【手术步骤】

以前臂中、下1/3交界处截肢为例作叙述。先于上臂中上部扎好气囊止血带。

1. 切口 将前臂置于中立位，不可旋前或旋后，否则两侧皮瓣将因皮肤收缩而变为斜形。自截骨平面近侧0.5～1cm处开始，于前臂掌、背侧各做一等长的弧形皮瓣，切开深筋膜，在深筋膜下向上游离，并将两侧皮瓣向近侧牵开（图7-7）。

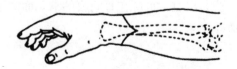

图7-7 前臂截肢切口

2. 切断软组织和截骨　牵开两侧皮瓣后，将其深部的肌肉、肌腱和其他软组织在预定截骨断面远侧 2cm 左右横形切断直达骨骼，使其退缩后能与预定截骨平面平齐。骨间膜也在这一水平面横形切断，在桡、尺骨的预定截骨线上环行切开骨膜，并向远侧稍做剥离，于同一水平面锯断桡、尺骨，以骨锉锉平骨端，除掉骨端锐利边缘（图 7-8）。

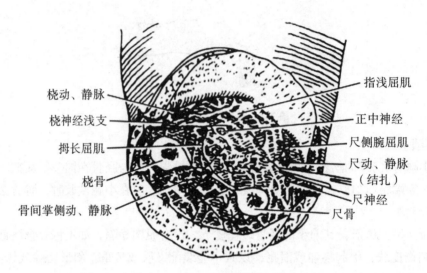

图 7-8　处理神经、桡尺动、静脉及肌肉

3. 处理血管、神经　在断端桡侧皮下指浅屈肌浅面，找到桡动、静脉；在指浅屈肌内缘和尺侧腕屈肌之间找到尺动、静脉，将桡尺动、静脉做双重结扎。在皮下找到各浅静脉，分别予以结扎。在桡动、静脉附近，于肱桡肌深面找到桡神经浅支，在尺动、静脉附近找到尺神经，在指浅屈肌与拇长屈肌之间找到正中神经，将神经向近侧稍做分离并轻轻牵出少许，用 1% ~ 2% 普鲁卡因溶液高位封闭后，以锐刀切断。骨间掌侧动、静脉，也应予以结扎。

用生理盐水冲洗断面，清除骨屑和骨膜碎片。松止血带，彻底止血。骨端的出血，可用少量骨蜡止血。然后缝合断端掌、背侧的筋膜，以包裹残端。于筋膜下放一橡胶片引流，引流条的外端于切口的一侧引出。缝合皮下组织及皮肤（图 7-9）。

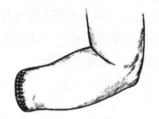

图 7-9　缝合切口

【注意事项】

1. 骨间掌侧动、静脉较细，并常回缩较远，结扎断端血管时常不易找到。因此，于结扎其他血管后，还要用手由近向远侧挤压残肢，以观察是否有出血。

2. 如有出血即寻找结扎，若无出血，也应在骨间膜的掌侧面向上分离，尽力将血管找出并予以结扎，以免术后出血形成血肿。

第三节 开放性截肢术

开放性截肢术也称斩断截肢术,截肢时残端表面的皮肤不进行缝合,这一手术仅是构造满意截肢端的两次手术中的第一次手术,还需行二期闭合切口、再截肢、修正术或修复成形术。其主要目的是挽救生命,控制感染和充分引流。

【适应证】

开放性损伤后的严重感染,如危及生命的气性坏疽、急剧蔓延的化脓性关节炎和骨髓炎,伴有广泛组织破坏及大量异物污染的严重创伤,以及战时开放性损伤的抢救等。

【麻醉】上肢可用臂丛阻滞麻醉;下肢可用硬膜外麻醉、腰麻,或用全身麻醉。

【体位】患者平卧位。上肢截肢,上肢外展置于手术台的侧台上;下肢截肢,患侧臀部垫以扁枕,在腘窝部垫以枕头。

【手术步骤】

以大腿部位截肢为例叙述。

先于截肢平面上方扎好止血带。在预定截骨平面的稍远侧健康组织上环形切开皮肤、皮下组织及深筋膜,让皮肤自然回缩。沿皮肤回缩平面,环形切断大腿全部肌肉及血管、神经。在肌肉回缩的边缘,环形切开骨膜,并将骨膜稍向远侧剥离,于切开骨膜处锯断股骨,修平骨端。结扎血管,顺势向远侧牵拉神经并再次用锐刀切断,松止血带,彻底止血。用生理盐水冲洗断面,断端不予缝合,创面用凡士林纱布或干纱布松松覆盖,以保持引流通畅(图 7-10)。

倘若是患者局部病变程度和全身情况允许,也可做前后等长皮瓣,向上翻开皮瓣。也用同样方法切断与处理软组织及骨骼。

为了防止皮肤和肌肉的进一步回缩,以致骨端突出,可用皮肤牵引。于截肢残端套上弹力袜套,用无菌液体黏合剂将其黏合至皮肤,将袜套的游离端劈为 4 片,在截肢端的敷料外互相打结(图 7-11);将牵引绳连接于袜套上进行牵引,牵引重量约为 1.5kg;定期更换敷料,牵引持续至肉芽组织被瘢痕固定或瘢痕愈合。

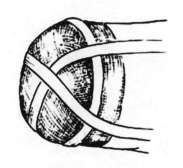

图 7-10 创面纱布覆盖

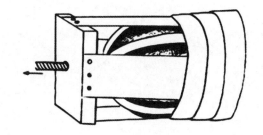

图 7-11 皮肤牵引

【术后处理】术后牵引 5 ~ 7 天,即可考虑做二期缝合。如感染仍不能控制,分泌物较多,肉芽不新鲜,则不宜缝合创口,可继续牵引与换药,待创面愈合后,再修整残端,缝合创口。

【注意事项】

1. 早期开放性截肢的平面必须在最低位,为以后的修整或二期截肢创造条件。

2. 早期开放性截肢后须进行皮肤牵引,以免造成尖锥形残端或骨端外露。经过皮肤牵引的残端,软组织可以完全盖住骨端,皮缘互相靠拢,很可能不需要再行处理残端就能愈合。气性坏疽截肢后不做皮肤牵引，观察数天待感染已控制后再行牵引。

　　3.截骨端骨髓腔不要刮除，更不能用任何药物腐蚀骨髓或用骨蜡封闭，以免引起骨端坏死。

复习思考题

　　1.截肢术适应证？

　　2.四肢截肢术的截骨平面应在何处较合理？各自皮瓣应如何处理？

　　3.如何区别截肢后神经瘤疼痛与幻肢痛？

骨折内固定术是在骨折发生后，通过闭合复位或切开复位的方法，单独或联合使用接骨板、髓内钉、不锈钢丝或螺丝钉等内固定物将骨折断端连接固定起来的手术，是用于治疗复杂骨折、骨折经手法复位失败，或骨折经非手术治疗效果不佳的一种有效治疗方法。随着手术技术的不断进步、内固定材料的不断改进，手术内固定在临床上已得到广泛运用。通过内固定可以较好地实现骨折断端解剖复位，提供坚强的支撑，减少或不用外固定，早期进行伤肢功能锻炼。

20世纪60年代末，M.E.müller，M.Allgower，R.Schneider和H.Willengger等人在瑞士建立了专门研究骨折内固定的学术组织（Arbeitsgemeinschaft für Osteosynthesefragen/The Association for the Study of Internal Fixation，AO/ASIF），从事研究用内固定治疗骨折的适应证，以及骨折、截骨术和骨不连的治疗中内固定生物力学的改进。AO早期建立的四大原则是：解剖复位、坚强固定、保护血运及功能康复。

在临床实践中，证实了经AO技术处理后，一些复杂的骨折获得了前所未有的疗效，但也陆续发现了一系列缺点，有鉴于此，AO学派从原来片面强调以生物力学固定的治疗原则逐渐演变为以生物学为主、兼顾生物力学的治疗原则，即BO原则，其内容包括：间接复位、弹性固定、不强求一期稳定、减少内固定物与骨的接触面。其核心思想是最大限度保护骨折局部血运，寻求骨折稳固和软组织完整之间一种平衡。可以说，BO概念脱胎于AO，而高于AO。

第一节　常用内固定植入材料

内固定材料的发展，与自然科学和工业发展是分不开的。用于人体的内固定物，作为人体支撑载荷的重要结构，必须具有一定的刚度、强度和韧性，不能因长时间使用而发生疲劳性折断。置入体内的内固定物处于体液的环境中，只有具备较好的组织相容性，才能抗酸、抗碱、抗腐蚀，不起电解作用，避免和减少局部毒性反应、过敏反应的发生。另外，内固定物材料还要满足无磁性或顺磁性、重量轻、便于加工和消毒等特性。现在常用的内固定物材料分为金属类和非金属类。

1. 铁基合金　即常说的316L不锈钢。其以铁基为基础，混合含有镍、铬、锰、钼、硫、硅、磷等元素。其中铬可以在金属表面形成氧化保护膜，维持"不锈"的特征；镍、锰、硅等可以稳定金属微观结构，增加其抗腐蚀能力。易于加工，延展性佳，强度高，性价比高，但易受缝隙腐蚀和应力腐蚀的破坏，因此不建议作为永久性植入物使用。

2. 钴基合金　是钴基加上大量的铬，其抗腐蚀性明显优于不锈钢。按照不同的制造方式，分为铸造（F75合金）、锻造（F799合金）、冷加工（F90合金和F562合金）。虽然钴基合金具有优良的组织相容性，抗疲劳性和抗腐蚀性能，但经加工后其强度、延展性显著降低，所以现已很少用于骨折内固定物，而多用于髋关节假体柄。

3. 钛和钛基合金   纯钛和钛合金的表面形成钛氧化膜，使其易于和骨组织结合，不易受体内液体环境的腐蚀。因此相较于前两者，钛和钛合金具有更加优秀的抗腐蚀性和生物相容性，并且质量更轻，影像学检查更加安全，弹性模量更接近皮质骨。目前骨科应用最多的是钛铝钒合金。钛合金的主要缺点是缺口敏感性。金属表面一旦有缺口或划痕，即可引起应力集中，使内置物的寿命下降。

4. 生物可吸收内固定材料   当前在临床中使用的生物可吸收材料是 α－羟基聚酯类，包括聚乳酸、聚左旋乳酸、聚羟基乙酸、聚异二噁烷等。这类有机高分子化合物在人体内水解为 H_2O 和 CO_2 通过呼吸和尿液排出体外。较之传统的金属内固定物，可吸收材料的优点主要体现在：①弹性模量与骨组织相似。②随着固定物的降解和强度减低，负荷逐渐转移至骨骼，避免了应力遮挡效应的发生。③可用于儿童骨骺骨折和感染病灶的固定。④固定物在体内经降解吸收，避免了二次手术。目前，可吸收材料被制成螺丝钉、接骨板、固定棒、髓内钉、椎间融合器等内固定器械，广泛用于全身各部位的骨折、椎间植骨融合以及膝关节交叉韧带重建后的固定。新的观点认为，可吸收内固定物与金属材料在骨折的治疗结果上并无差别，在体内的最长降解时间也达到 3～5 年，保证了在骨折愈合前能保持足够的机械强度。其主要并发症为非化脓性炎症和窦道形成。

第二节   常用的内固定物及使用方法

一、不锈钢丝

不锈钢丝固定多以"8"字或环扎等张力带的形式，单独应用或联合其他置入物，如克氏针、空心螺丝钉等，用于髌骨骨折、尺骨鹰嘴骨折以及其他部位的撕脱性骨折（图 8-1）。通过钢丝的张力带固定，可以中和骨折断端的张力，在关节屈曲时把张力转变为压力，从而允许关节早期功能锻炼。

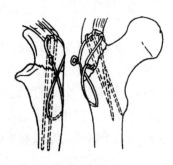

图 8-1   不锈钢丝"8"字固定

二、螺丝钉

螺丝钉是骨科内固定术中最常用到的一种器械。通过螺丝钉的顺时针旋转，产生轴向线性运动，在骨折块之间、骨折块与螺丝钉之间、螺丝钉与接骨板之间形成摩擦力，固定骨折断端。

（一）螺丝钉的结构

螺丝钉可分为头、体、螺纹、尖四部分（图 8-2）。

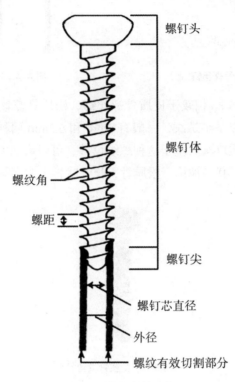

图 8-2 螺丝钉的结构

图中标注：螺钉头、螺钉体、螺纹角、螺距、螺钉尖、螺钉芯直径、外径、螺纹有效切割部分

1. 头部 即常说的螺帽，可有十字形、六角形、星形等。头部是用来与螺丝刀连接，拧紧或拧松螺丝钉。当拧紧螺丝钉时，头部与骨皮质接触，形成负荷压力，该压力可以将接骨板压在骨表面，也可向内传导，抵抗骨折断端的剪切力，限制分离移位。一般 AO 的螺帽为内六角形，与头部为六角的螺丝刀相匹配。

2. 体部 是螺丝钉头部与螺纹之间的光滑部分，即螺杆。

3. 螺纹 是由根径（芯直径）、螺纹径（外直径）、螺距（两相邻螺纹之间的距离）和导程（螺丝钉每转一圈进入骨组织的距离）等因素确定的。

4. 尖端 可分为非自攻型和自攻型。前者多呈圆形，拧入前需先用攻丝锥攻丝；后者多呈槽形或套针形，可不必攻丝直接拧入螺丝钉。

（二）螺丝钉的分类

在临床使用中，螺丝钉的种类繁多。按使用部位可分为皮质骨螺丝钉和松质骨螺丝钉，按外直径可分为 3.5mm、4.5mm、6.5mm 螺丝钉，按是否需要攻丝可分为自攻/自钻螺丝钉和非自攻螺丝钉。

1. 皮质骨螺丝钉（图 8-3） 皮质骨螺丝钉全长都有螺纹，有 1.5mm、2mm、3.5mm、4.5mm 等几种规格。其螺纹较浅，螺距小，螺芯大，在拧入前通常需要攻丝（图 8-4）。皮质骨螺丝钉多用于骨质量较好的皮质骨，适用于固定骨干的长斜形或螺旋形骨折，也用于接骨板固定。

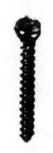

图 8-3　皮质骨螺丝钉

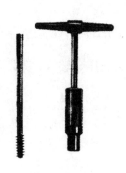

图 8-4　攻丝锥

2. 松质骨螺丝钉（图 8-5）　相较于皮质骨螺丝钉，松质骨螺丝钉螺纹深而宽，螺距大，螺芯小，可以是全螺纹，也可以是半螺纹，一般有 4mm 和 6.5mm 两种规格。松质骨螺丝钉在拧入前可以不攻丝或只做近侧骨质攻丝。基于这种螺纹设计，可以增加松质骨螺丝钉在松质骨中的抓持力，降低剪切应力。因此，其多被用于松质骨、长管状骨干骺端等骨质较疏松处的骨折固定。

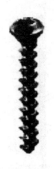

图 8-5　松质骨螺丝钉

3. 拉力螺丝钉（图 8-6）　是松质骨螺丝钉的一种，特点是螺杆的前半段有螺纹，而后半段没有螺纹，即半螺纹松质骨螺丝钉。当拉力螺丝钉的螺纹段超过骨折线，便会在钉道内产生轴向压应力，把两骨折块紧紧固定在一起。这种压应力会刺激骨骼的生长和骨小梁的重新排列。拉力螺丝钉一般用于尺骨鹰嘴、内踝、肱骨髁部等骨折的固定（图 8-7）。

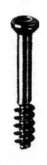

图 8-6　拉力螺丝钉

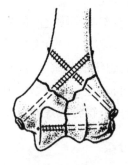

图 8-7　肱骨内外侧髁拉力螺丝钉固定

4. 空心螺丝钉（图 8-8）　空心螺丝钉的螺杆内芯是中空的，允许导针通过。使用时先用导针固定骨折块，再将空心螺丝钉穿过导针拧入，所以空心螺丝钉可以提高松质骨固定的精度和准确度。在临床实际应用中，松质骨螺丝钉、拉力螺丝钉、空心螺丝钉这三种技术往往被用于同一种螺丝钉。

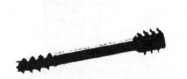

图 8-8　空心螺丝钉

5. 双螺纹螺丝钉（图 8-9）　又称 herbert 钉、埋头钉。该螺丝钉的螺帽部分被螺纹取代，可以完全拧入骨质中，在骨质中有更好推进拉力。可用于关节内、手舟骨（图 8-10）等处的骨折。

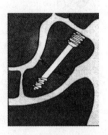

图 8-9　双螺纹螺丝钉

图 8-10　双螺纹螺丝钉固定舟状骨

6. 锁定螺丝钉　是螺帽带有螺纹的自攻螺丝钉。当拧入螺丝钉后，螺帽可与接骨板的钉孔严密匹配而相互锁定。自锁定螺丝钉问世以来，其他类型的螺丝钉都被称为"普通"螺丝钉。

7. 自攻 / 自钻螺丝钉　这种螺丝钉的尖端有带刃的凹槽，在拧入过程中可自行切割攻丝，并将骨碎屑清除排出，而不需要事先攻丝，因此减少了手术步骤，缩短了手术时间。不同的是，自攻 / 自钻螺丝钉（图 8-11）尖端呈钻头样，可自行钻出钉孔而不产生高热量，多为单侧骨皮质固定设计；自攻螺丝钉（图 8-12）的尖端较前者为钝圆，需先用钻头钻出钉孔，可用于双侧骨皮质固定。

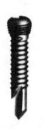

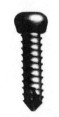

图 8-11　自攻 / 自钻螺丝钉

图 8-12　自攻螺丝钉

三、接骨板

接骨板是一种利用螺丝钉固定于骨折块之间的内固定材料。骨折经固定后，肢体的功能活动和骨骼所承受的应力由接骨板来分担。用接骨板来固定骨折，其意义在于：能在开放性手术下使骨折达到解剖复位，并为肌肉 – 肌腱单元和关节的早期锻炼提供稳定性。

接骨板可以发挥五种不同功能：保护、支撑、加压、张力带、桥接。

（一）接骨板的种类

按照接骨板在临床使用中所体现的 5 种不同功能，可以分为 5 大类接骨板。

1. 保护接骨板（图 8-13）　又称中和接骨板。用拉力螺丝钉固定长管状骨后，受到的扭矩和弯曲应力很大，使用保护接骨板可以对抗、中和这种应力，保护拉力螺丝钉不被折断。

2. 支持接骨板（图 8-14）　对骨皮质有支撑作用。位于干骺端的骨折块，因为受到压应力和剪切力的作用，易发生轴向偏移和弯曲畸形。应用支持接骨板可以有效对抗这种移位，避免关节畸形的发生。

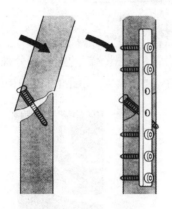
图 8-13　保护接骨板

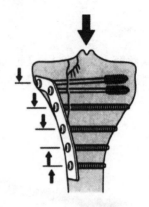
图 8-14　支持接骨板

3. 加压接骨板（图 8-15）　对于横向或短斜形骨折，不能用拉力螺丝钉固定者，可以使用加压接骨板，以静力加压的形式实现对骨折的加压固定。

4. 张力带接骨板（图 8-16）　偏心受力部位的骨骼（如股骨）发生骨折，接骨板应放置于张力侧（凸侧），同时应当确保压力侧（凹侧）骨质完整，这样就能把张应力转化为对骨折断端的压应力。

5. 桥接接骨板（图 8-17）　桥接接骨板的固定螺丝钉位于接骨板的两端。对于复杂的粉碎性骨折，桥接接骨板以间接复位的方式，恢复骨折的长度、轴线和旋转对线，尽可能减少对骨折区骨块的血供破坏，为骨折愈合提供良好的环境。

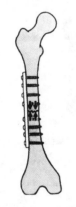
图 8-15　加压接骨板

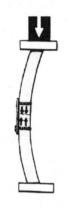
图 8-16　张力带接骨板

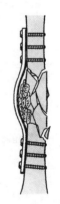
图 8-17　桥接接骨板

（二）常用的接骨板

1. 普通接骨板（图 8-18）　呈直板，圆孔，固定后接骨板无活动余地。其对骨折断端无加压作用，螺丝钉需穿过两侧骨皮质。

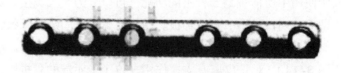
图 8-18　普通接骨板

2. 动力加压接骨板（DCP）（图 8-19） 是利用特制螺丝钉螺帽下的斜面和接骨板钉孔的"错配"关系而设计的一种加压接骨板（图 8-20）。接骨板的孔有波浪形斜槽，拧螺丝钉时，能使螺帽在钉孔的斜槽上由远端向近端滑动，迫使断端自动压缩，维持高压。固定时，先将中间两个孔用螺丝钉固定，之后依次向外固定，每上一枚螺丝钉，骨折端之间即增加一份压缩力，从而消除断端间隙（图 8-21）。但高压内固定可导致接骨板下骨皮质血供破坏和应力遮挡作用，发生局部骨质疏松。所以骨折愈合并不能加速，取出接骨板后可能发生再骨折。

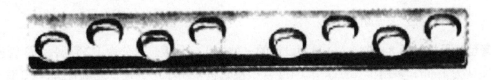

图 8-19 动力加压接骨板

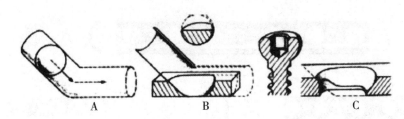

图 8-20 动力加压原理

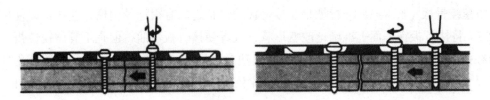

图 8-21 上螺丝钉顺序

3. 有限接触性加压接骨板（LC-DCP）（图 8-22） 有限接触性加压接骨板这一概念的提出，旨在克服动力加压接骨板应力遮挡的缺点。较之后者，这种接骨板的钉孔之间的底面有横截面呈梯形的沟槽（图 8-23），使得接骨板与骨皮质之间的接触面积减少了 50%，最大限度地改善了接骨板下的血液循环，避免接骨板下的骨质疏松，允许在骨折处形成环形骨痂区。此外，由于这种接骨板的结构性下表面，一方面使其刚度能均匀分布，容易弯曲成形，当弯曲时在接骨板任一钉孔处都没有任何应力集中，不会在接骨板表面产生任何硬结；另一方面允许螺丝钉拧入时有一定的成角能力，其在横断面有 7°倾斜，在纵轴面有 25°倾斜（图 8-24）。

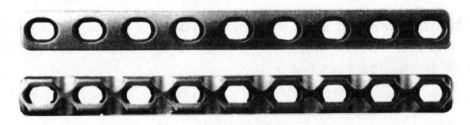

图 8-22 有限接触性加压接骨板

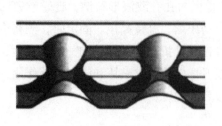

图 8-23　反面沟槽

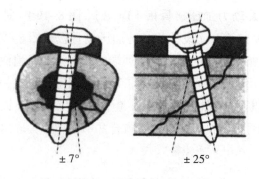

图 8-24　钉孔的倾斜能力

4. 管型接骨板（图 8-25）　AO 早期设计的一种加压接骨板。可分为 1/2 管型、1/3 管型、1/4 管型，厚度为 1mm，多用于长管状骨。1/2 管型接骨板多用于尺、桡骨近端骨折；1/3 管型接骨板多用于外踝、跖骨、掌骨骨折；1/4 管型接骨板多用于指骨骨折。因为管型接骨板厚度薄（厚度为 1mm），且易于发生疲劳性折断，现已很少使用。

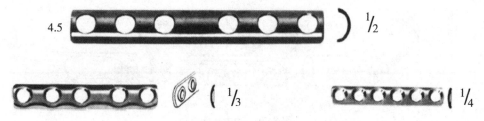

图 8-25　管型接骨板

5. 重建接骨板（图 8-26）　特征是在接骨板的钉孔之间有很深的沟槽，这样可以使用折弯器（图 8-27）将接骨板在平面上准确地改变形状，或者使接骨板弯曲，但是不宜做锐性折弯。这种接骨板在强度比上述加压接骨板要弱，在强迫塑形之后其强度会更加减弱。螺丝钉孔是椭圆形的，可以允许动力加压。这些接骨板特别适用于三维几何形状的骨折，如骨盆、髋臼、锁骨骨折等。

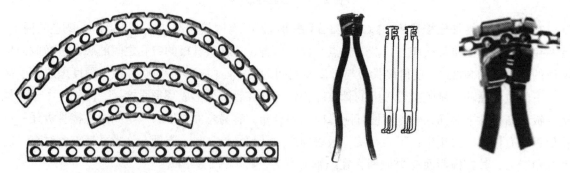

图 8-26　重建接骨板

图 8-27　折弯器

6. 解剖接骨板（图 8-28）　依据人体四肢关节的自然形态设计而成，可与骨关节自然匹配，表现出良好的贴附性。原则上，解剖接骨板一般不宜再塑形。T 形接骨板、L 形接骨板、三叶草形接骨板、跟骨接骨板都属于解剖接骨板。

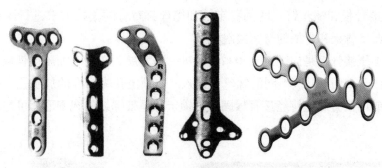

图 8-28 解剖接骨板

7. 髋动力加压接骨板（DHS）（图 8-29）和股骨髁动力加压接骨板（DCS）（图 8-30）两者均是由一枚宽直径的松质骨拉力螺丝钉和一块带有成角度套筒的侧方接骨板组成。使用时将拉力螺丝钉拧入角度套筒，形成带角度的钉板动力加压系统。使用时，拉力螺丝钉和套筒必须越过骨折线，才会起到对骨折断端的加压作用。不同的是，前者的钉板角度为135°，应用于股骨粗隆间骨折（图 8-31）、粗隆下骨折、股骨颈基底部骨折；后者的钉板角度为95°，应用于股骨髁上骨折、股骨髁间的"T"形和"Y"形骨折（图 8-32）。

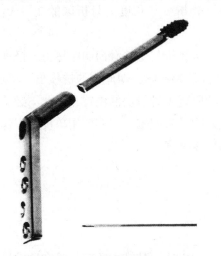

图 8-29 髋动力加压接骨板

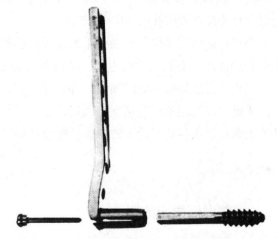

图 8-30 股骨髁动力加压接骨板

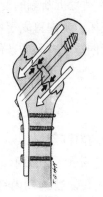

图 8-31 股骨粗隆间骨折固定

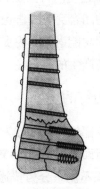

图 8-32 股骨髁间骨折固定

8. 锁定接骨板（图 8-33）是基于"弹性固定""间接复位"等理念而设计的一种螺丝钉孔带螺纹的接骨板。当螺丝钉拧入锁定孔后，接骨板与螺丝钉的接触面无法发生角度运动，从而构成一套固定角度的内固定支架系统。其固定的原理并非普通接骨板依靠自身和骨皮质间的压力来固定，而是利用接骨板和螺丝钉之间的稳定性和螺丝钉对骨的把持力来进行固定。在实际使用中，不必一味强调接骨板和骨块的严密接触。

其中，锁定加压接骨板是内固定支架系统的进一步发展。在锁定加压接骨板上同时具有锁定孔和非锁定孔（图8-34），以供不同的螺丝钉拧入。非锁定孔为标准的加压孔，可使用普通螺丝钉轴向加压固定或用拉力螺丝钉经接骨板固定；锁定孔呈带螺纹的圆锥形，可与锁定螺丝钉的锁定头相匹配。

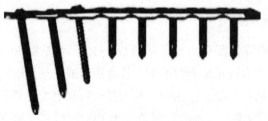

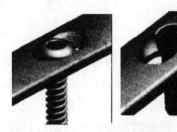

图 8-33　锁定接骨板　　　　　　　　　　　　图 8-34　锁定孔和非锁定孔

关于锁定接骨板长度和螺丝钉数目选择：如果是普通骨折，其长度为骨折区长度的8～10倍，螺丝钉数目为接骨板钉孔的0.3～0.4；如果是粉碎性骨折，其长度为骨折区的2～3倍，螺丝钉数目为接骨板钉孔的0.4～0.5。

锁定接骨板的主要优点包括：①无须顾及螺丝钉扭矩和接骨板与骨接触面的摩擦力，极大改善了骨膜的血运，有利于骨痂生长。②螺丝钉锁定后，钉板融为一体，螺丝钉的抗拔出力增加，对骨质疏松骨折能提供更好的固定。③在拧入螺丝钉时，即固定了骨折块的位置，因此不必认真塑形。④既可以使用单皮质螺丝钉固定，也可以使用双皮质螺丝钉固定，但在使用单皮质螺丝钉时必须确保接骨板与处于骨干的中央、螺丝钉和进钉点的切线垂直。

四、髓内钉

（一）髓内钉固定的概念

髓内钉固定是用金属长钉在髓腔内固定管状骨骨折的一种方法，其基本原理是骨和髓内钉之间的加压力。通过髓内钉固定，不但保证骨折对位，而且可以控制骨折断端的旋转和成角畸形。远离骨折部位的闭合穿钉，避免了对骨折局部软组织和血供的破坏。髓内钉固定术后可不用外固定，并可行早期功能锻炼，为促进骨折愈合与早期恢复肢体功能创造了有利的条件，同时还可避免因长期固定而产生的并发症。

（二）髓内钉的类型

1. 根据固定部位不同　分为股骨髓内钉、胫骨髓内钉、尺骨髓内钉等。

2. 根据横断面不同（图8-35）　分为梅花形、三角形、方形、菱形、三刃形等。

3. 根据外观不同　分为普通髓内钉、交锁髓内钉、弹性髓内钉。普通髓内钉即既往的V形（图8-36）、梅花形髓内针，现已基本不用。交锁髓内钉（图8-37）通过在骨折的近端和（或）远端贯穿拧入锁钉以防止骨折端的旋转畸形。交锁髓内钉可分为静力型和动力型（图8-38）。静力型是在骨折远、近端均加锁钉，控制肢体的长度，适用于断端嵌插而导致短缩畸形的骨折；动力型则只在骨折远端或近端带有锁钉，使骨折近段可发生纵向滑动，断端相互嵌插加压，适用于两主要骨折块有50%以上的骨质接触的稳定骨折，以及骨折不愈合、延迟愈合等情况。弹性髓内钉（图8-39）一般由多根弹性钢钉组成。插入髓腔后，对骨折端起到三点固定的作用。因其不需要扩髓，不剥离骨膜，创伤更少，使用更安全，但这种髓内钉的固定强度和抗旋转能力均不及前者。

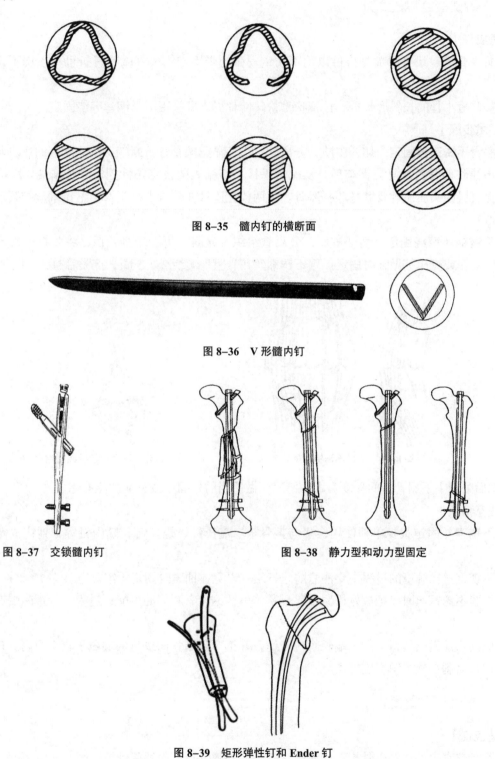

图 8-35 髓内钉的横断面

图 8-36 V 形髓内钉

图 8-37 交锁髓内钉　　　　图 8-38 静力型和动力型固定

图 8-39 矩形弹性钉和 Ender 钉

第三节　常用内固定技术

一、不锈钢丝内固定术

【适应证】

1. 髌骨骨折、尺骨鹰嘴骨折可以用不锈钢丝张力带固定，尺骨鹰嘴骨折也可以用不锈钢丝缝合。

2. 某些短小骨的长斜形骨折、长管状骨粉碎性骨折，可采用不锈钢丝缠绕固定。

【手术步骤】

1. 髌骨不锈钢丝固定　切开皮肤，分离软组织，显露髌骨骨折断端，刮除断端的血块及软组织。用巾钳将两骨折块复位夹牢后，从髌骨下极平行钻入两枚克氏针固定骨折断端。取一根不锈钢丝穿过股四头肌肌腱及髌腱环扎髌骨。将两枚克氏针在髌骨上极折弯，不锈钢丝拧紧后剪断（图8-40）。

2. 不锈钢丝缠绕固定　切开皮肤，分离软组织，显露骨折断端全长后，将骨折断端严密对合，用库克钳或克氏针做临时固定。用不锈钢丝在骨膜外缠绕2～3圈，拧紧后剪断（图8-41）。

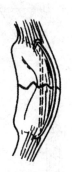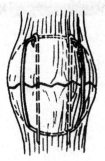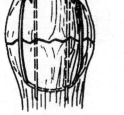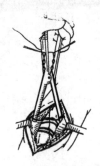

图 8-40　髌骨不锈钢丝固定　　　　　图 8-41　不锈钢丝缠绕固定

【术后处理】根据骨折的程度及术中情况，做适当的外固定或早期功能锻炼。

【注意事项】

1. 不锈钢丝固定很少单独使用，多与接骨板、克氏针、螺丝钉、髓内钉等其他内固定配合使用。

2. 不锈钢丝在缠绕的过程中要注意防止打结，以免在抽紧时固定不牢。

3. 拧紧不锈钢丝时要把握好松紧度。过紧，不锈钢丝有断裂的可能；过松，骨折断端有可能松动。

4. 剪断不锈钢丝后留下的末端长短应合适，并折弯紧贴骨面或将尖端藏于软组织内。过短易松开，过长易刺伤软组织产生疼痛。

二、螺丝钉内固定术

【适应证】

1. 在骨骼突出部位发生骨折，如股骨、肱骨内外髁骨折、内外踝骨折（图8-42）等。

2. 长管状骨的斜形或螺旋形骨折，在有坚强外固定的保护下，有时也可用几枚螺丝钉做内固定。

3.对于长管状骨粉碎性骨折的较大游离骨折片，在采用其他内固定方式固定主要骨折块后，可用螺丝钉将其固定于主要骨折块上。

4.股骨颈骨折可以用拉力螺丝钉进行内固定（图8-43）。

5.多数情况下，螺丝钉联合接骨板共同固定骨折。

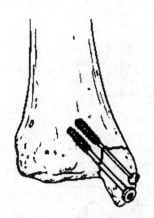 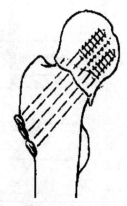

图 8-42　内踝骨折螺丝钉固定　　　　图 8-43　股骨颈骨折拉力螺丝钉内固定

【手术步骤】

切开皮肤，分离软组织，显露骨折断端。在骨折复位后，用持骨钳、库克钳、布巾钳、克氏针等器械做临时固定。选择合适的钻头和方向（一般为垂直骨折线方向），用电钻钻孔，测深，攻丝，最后选择合适长度的螺丝钉拧入。如果是使用空心螺丝钉固定，则在选择合适的方向用导针固定骨折断端后，用空心钻扩孔，测深，再沿导针拧入空心螺丝钉。

【术后处理】根据骨折的程度及术中情况，做适当的外固定或早期功能锻炼。

【注意事项】

1.电钻钻孔时，钻头的选择应当与螺丝钉的直径相匹配，一般螺丝钉要比钻头大半号，如螺丝钉直径4mm，钻头则为3.5mm。

2.除非是做单侧骨皮质固定，一般钻孔、测深、攻丝都需要穿过骨干的对侧骨皮质做双侧骨皮质固定。拧紧后，螺丝钉的尾端以超过对侧骨皮质1～2个螺纹为宜。

3.用攻丝锥攻丝时，当顺着钻孔拧入，减少摇晃，以免切割出的螺纹孔大于螺丝钉螺纹的实际直径，使螺丝钉拧入后发生松动。

4.拧入螺丝钉时，螺丝刀头部应完全插入螺帽的槽内，顺螺丝钉孔方向直线拧入。要防止因螺丝刀用力方向不正确导致螺帽槽打滑，甚至螺丝钉断裂。

5.长管状骨的斜形或螺旋形骨折，应用螺丝钉固定时要注意螺丝钉的方向与骨折面相垂直，否则固定后易发生断端移位；但如果固定的目的是防止骨折短缩移位，则螺丝钉的方向当与骨干垂直。因此，最好的办法是用多枚螺丝钉内固定，一枚螺丝钉与骨干的纵轴垂直，其余螺丝钉与骨折面垂直（图8-44）。

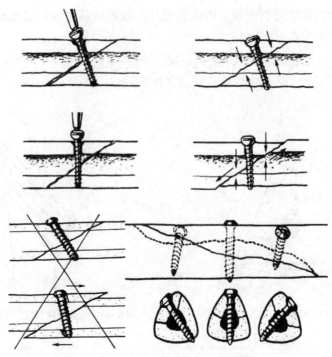

图 8-44   螺丝钉固定斜行或螺旋形骨折

6. 拉力螺丝钉加压固定骨折块时，其方向应当垂直骨折线，且螺纹段必须越过骨折线，否则不能产生加压作用。在加压的过程中，为防止螺帽沉入骨质内，常使用垫圈与骨质隔开（图8-45）。

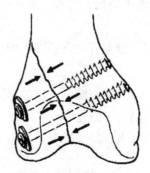

图 8-45   股骨外髁骨折拉力螺丝钉固定

三、接骨板内固定术

【适应证】

1. 一般用于长骨干的横形、斜形、螺旋形、蝶形骨折，如股骨、胫骨、肱骨、尺桡骨、胫腓骨骨折与掌骨、指骨、跖骨骨折等。

2. 与加压螺丝钉联合应用固定股骨粗隆间和粗隆下骨折、股骨髁部骨折，如髋动力加压接骨板、股骨髁动力加压接骨板。

3. 用于固定股骨髁上、胫骨平台骨折与桡骨远端、桡骨小头骨折，起支持作用，这类接骨板多呈 T 型或 L 型。

4. 其他特殊部位的骨折如内外踝骨折、跟骨骨折等。

【手术步骤】

1.以骨折处为中心，选择合适的手术入路纵向切开皮肤，长度应超过接骨板。分离皮下组织，由肌间隙进入直达骨折断端。

2.清除断端的血肿、肉芽组织，通过牵引、撬拨等方法，直视下复位骨折断端。如是粉碎骨折，应尽量将骨块复于原位。

3.选择合适长度的接骨板，一般为骨折部位骨干直径的4～5倍。接骨板应置于骨干的张力侧，中点要对准骨折线，接骨板纵轴与骨干纵轴平行，并通过适当的折弯、塑形，与骨干生理弧度一致。

4.用克氏针或持骨器做临时固定后，按照要求，选用不同的导钻，依次钻孔、测深、攻丝，最后拧入螺丝钉。螺丝钉不能过长或太短，以越过对侧骨皮质1～2个螺纹为宜。

5.冲洗伤口，逐层缝合。

【术后处理】

1.一般骨折经接骨板、螺丝钉内固定后，在确保内固定牢固、骨折断端稳定的前提下，应早期行患肢功能锻炼；若骨折粉碎较为严重或内固定尚不牢固，术后予以石膏托或支具固定。

2.一般术后24～48小时可拔除引流管。

3.上肢骨折术后早期行功能锻炼，下肢骨折术后可以在床上不负重功能锻炼，根据术后恢复情况以及复查X线情况，逐渐扶双拐、单拐直至弃拐行走锻炼。

【注意事项】

1.螺丝钉最好一次拧入，不可反复多次取出、拧入，以致钉孔变大，减弱固定力量。

2.接骨板的放置应该严格遵循张力带原则。桡骨、尺骨、肱骨、股骨等偏中心负重骨，接骨板当置于张力侧承受张力，经接骨板加压后，使张力转变为压力，使接骨板起到纵轴加压作用。接骨板如果放在压力侧，往往会增加张力侧的张力，造成接骨板松动、疲劳和折断。所以，一般接骨板都放在桡骨、尺骨的背侧与肱骨、股骨的外侧。

3.在钻孔时需要用到导钻。自动加压接骨板常配备两种导钻：一种是黄领的偏心导钻，又称承重导钻，钻头孔偏心1 mm。通常远离骨折线钻孔，当螺丝钉拧紧时，骨折端即可加压。另一种是绿领的中立导钻，又称中置导钻，钻头孔偏心0.1 mm，可产生轻微加压作用（图8-46）。

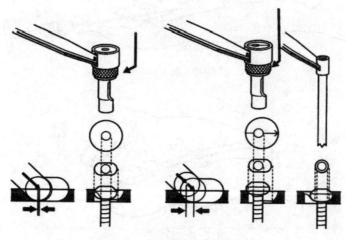

图 8-46　自动加压接骨板的导钻

4.使用自动加压接骨板时，先拧入距骨折线最近的两个螺丝钉，再依次向两侧钻孔、拧入螺丝钉，以便更好地加压骨折断端。

5.锁定接骨板的锁定孔因为存在螺纹，拧入锁定螺丝钉时为了能和锁定头严密吻合，必须先把专门的带螺纹钻套拧到锁定孔上，然后再钻孔。

6.使用锁定接骨板，在骨折块上拧入锁定螺丝钉后，就不能再使用普通螺丝钉了，以防产生有害的作用力。

7.接骨板弯曲或折断，多由于早期去掉外固定或接骨板放置的位置不当而造成的，一旦发生应尽早手术取出接骨板，再行内固定。

8.接骨板螺丝钉的取出时间应在骨折坚固愈合后 12～18 个月左右施行。

四、髓内钉内固定术

【适应证】

1.肱骨、胫骨、股骨干的斜形或横向闭合性骨折。

2.股骨粗隆间骨折。

3.前臂双骨折。

4.长管状骨的病理性骨折或骨折不愈合、延迟愈合。

【手术步骤】

1.手术之前通过牵引床、牵引器或用手拔伸牵引，使骨折断端闭合复位，或在术中通过切开复位。

2.切开皮肤，分离软组织，显露进钉点。

3.将中心钉从进钉点插入骨质（图 8-47），并用切割器打开髓腔。

4.C 型臂 X 光机透视下沿髓腔插入导针（图 8-48），并确保导针通过骨折断端。

5.用髓腔锉逐级扩髓（图 8-49）至满意后，选择合适直径的髓内钉装在手柄上，从进钉点插入，并将髓内钉打入髓腔。

6.在瞄准器定位和 C 型臂 X 光机透视下，先后钻孔打入远、近端交锁钉。

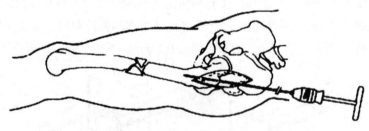

图 8-47　插入中心钉

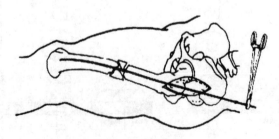

图 8-48　插入导针

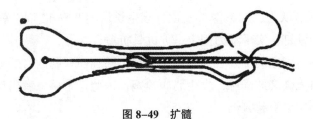

图 8-49　扩髓

7. 取下手柄，拧紧尾帽。

【**术后处理**】

对于上肢髓内钉固定者，术后即可行患肢功能锻炼。对于下肢髓内钉固定者，术后可扶双拐，患肢点地锻炼，并根据术后骨痂生长情况，逐渐增加负重，一般术后 3 个月即可完全负重行走。

【**注意事项**】

1. 手术前需摆好合适的体位，方便术中操作及 C 型臂 X 光机透视。

2. 不同的手术部位应当选择不同的进钉点。股骨髓内钉顺行固定以梨状窝和股骨大转子顶点作为进钉点（图 8-50），股骨髓内钉逆行固定以髁间窝作为进钉点，胫骨髓内钉固定以胫骨粗隆的近侧和胫骨髁间区下方作为进钉点（图 8-51）。

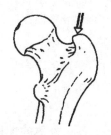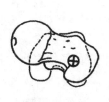　　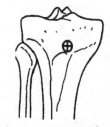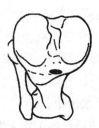

图 8-50　股骨进钉点　　　　　　　　　**图 8-51　胫骨进钉点**

3. 髓腔锉扩髓应该充分，并选择合适直径的髓内钉，以免因髓腔直径与髓内钉不匹配而发生插入困难或骨折断端分离。

4. 插入髓内钉的方向要正确，打入髓内钉时用力要平稳，切忌强行打入，否则可能发生髓内钉弯曲、断裂，甚至钉尖穿破骨干或骨干劈裂。一旦发生上述情况，即刻退出髓内钉，选择较细的髓内钉，调整方向，重新打入。对于劈裂的骨块可用不锈钢丝固定（图 8-52）。

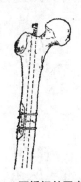

图 8-52　不锈钢丝固定骨折块

5. 为提高骨折愈合率，降低感染发生率，应尽可能选择闭合穿钉内固定的手术方式。

6. 骨折早期常在骨折的远、近段分别打入交锁钉，以静力固定的方式控制两骨折段的短缩畸形和旋转畸形。但由于阻碍了骨折断端的纵向加压，可能发生骨折不愈合或延迟愈合，影响骨折区的塑形。因此新的观点认为，在影像学发现骨痂生长后的 8～12 周，就应该取出髓内钉远端或近端的一枚或全部交锁钉，实现动力固定，促进骨折愈合。

7. 脂肪栓塞是髓内钉固定的主要并发症之一。在扩髓和插入髓内钉的过程中，都会造成髓腔内压力升高，脂肪滴挤入破裂的静脉，发生脂肪栓塞。因此，术后患者出现胸闷、气急、胸部皮肤瘀点或神志症状，就应该引起警惕。

8. 开放性骨折因为存在感染的可能性，多不主张使用髓内钉。一旦发生感染，感染会沿着髓内钉在髓腔内蔓延，只有拔除髓内钉才能控制感染。

9. 由于可能损伤骨骺，儿童不提倡使用髓内钉。

五、椎弓根螺丝钉内固定术

椎弓根内固定技术自 1959 年开始应用于临床以来，已被公认为是脊柱外科重大的进展之一。通过椎弓根螺钉固定可以为失稳的脊柱提供坚强的内固定。目前椎弓根内固定系统主要分为两类：①钉板系统：如 Steffee、Roy-Camille、Louis 等内固定系统。该类系统抗旋转作用较强，但撑开力量较弱。②钉棒系统：如 C-D、Dick、R-F、A-F、GSS、DSS、Dynesys、ISObar、FASS 等内固定系统。该类系统明显加强了撑开力和压缩力。由于操作简便、创伤小、钉棒系统在临床上更为常用。

【适应证】

1. 不稳定性胸腰椎骨折、脱位。

2. 脊柱侧弯、后凸畸形。

3. 脊柱肿瘤、脊柱感染、腰椎滑移、椎间盘突出症及其他需行脊椎融合术者。

【手术步骤】

1. 经脊椎后正中入路，向两侧分别剥离椎旁肌，直至显露病椎及上下各一椎体的椎板、棘突、关节突、横突。

2. 选择进钉点：胸椎位于上关节突关节的下缘，横突基底部附近，在关节中心外侧约 3 mm，在冠状面上与中心线夹角 7°～10°，在矢状面上向尾端成角 10°～20°；腰椎位于上关节突外缘和横突中轴水平线的交点或人字嵴交点，在上腰段与中心线呈 5°～10° 夹角，在下腰段与中心线呈 10°～15° 夹角（图 8-53）。咬骨钳咬去该处少许骨皮质并用锥形锥开口后，用推进器沿椎弓根长轴方向均匀用力，边旋转边推进，一般进钉的长度为椎体的 80%。

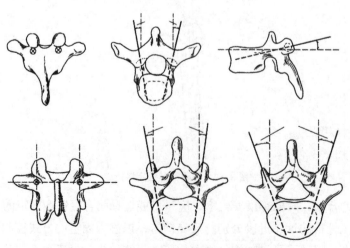

图 8-53　胸椎和腰椎椎弓根螺丝钉的进钉点

3.探针探查确认孔道内四壁完整、前壁未穿透骨皮质。

4.在孔道内插入定位针，C型臂X光机透视见位置良好后，测深，选用合适长度的椎弓根螺丝钉，沿原孔道拧入。

5.最后安装两根连接棒和横连接杆。

【术后处理】

1.术后24～48小时拔除引流管。

2.术后卧床休息，在床上行功能锻炼。若术中同时行植骨融合术者，根据融合的节段、患者的年龄等因素，决定下床行走时间。一般对于术前存在明显的不稳定，应佩戴硬支具固定。

【注意事项】

1.熟悉椎弓根的解剖、走向，防止椎弓根螺丝钉钻入椎管内或椎体外，发生神经损伤、脑脊液漏、腹腔内血管脏器损伤等。

2.术中利用C型臂X光机从胸腰椎正侧位来判断进钉的角度、方向，减少调整椎弓根螺丝钉的次数，防止因钉孔扩大而引起椎弓根钉松动。

附：骨外固定架技术的应用

现代骨外固定的概念是指依据应力刺激组织再生与重建理论，在微创原则下，应用体外固定调节装置经皮骨穿针与骨构成复合系统，用于治疗骨折、行截骨矫形和肢体延长的一项技术。用于骨外固定技术的机械装置称为外固定架。在多发创伤患者，外固定是损伤控制性手术的基本组成部分。

一、外固定架的发展历史

第一个与现代外固定架在形状上相似的装置是美国的 Clayton Parkhill 于 1897 年设计的，主要用于治疗股骨、胫骨、肱骨的假关节形成或畸形愈合（图 8-54）。1902 年比利时的 Lambotts 设计了平面固定骨折段的单侧外固定架，用于治疗四肢及锁骨骨折（图 8-55）。1938 年瑞士的 Hoffmann 设计出单边型外固定架（图 8-56），该装置用合金钢制成，具有球形联轴节，可在三个平面调整骨折段的位置，用螺纹针钻入骨折的上下段，各组螺纹针用金属棒夹住。这种外固定架可用于固定四肢长管状骨、锁骨、跟骨及下颌骨骨折等，其主要适应证包括开放性骨折、不易闭合复位和固定的闭合性骨折、骨折迟缓愈合和不愈合、矫形术后固定等。1950 美国骨科医生学院的骨折和创伤外科委员会调查并认为这种治疗方法在骨科手术中有一定的实用价值。1968 年苏联的 Ilizarov 设计了全身各部位的立体环形外固定架（图 8-57）及 200 多种外固定架附件，形成了标准的骨穿针固定临床应用技术体系。其特点是采用交叉穿针，以防止骨折段前后、左右移位，圆筒上下圈通过伸缩杆连接，具有分离和加压的作用。1986 年后，这种技术逐渐传遍全世界。

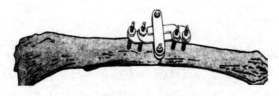

图 8-54 Parkhill 外固定架

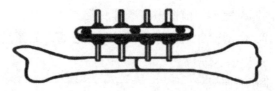

图 8-55 Lambotts 外固定架

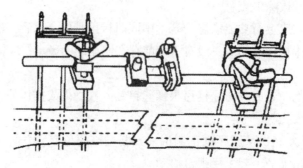

图 8-56 Hoffmann 外固定架

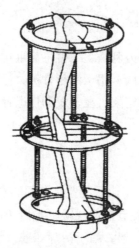

图 8-57 Ilizarov 外固定架

1994 年 Taylor 等在 Ilizarov 环形外固定架的基础上，设计成的数字化"空间架构"外固定架，可借助机器人技术和平行机械学，通过计算机输出的指令数字来调节长度，改变支架的空间构型，达到骨折断端复位、矫形或延长的目的。Taylor 三维空间外固定架促使骨外固定技术在骨科的临床应用由过去的定性走向定量、由描述到数学模型发展的科学轨道。Paley 等在学习、应用、总结 Ilizarov 技术体系的基础上，创立了以下肢的机械轴、解剖轴、关节线进行量化表达的术前分析方法，提出了下肢畸形矫正的"成角旋转中心"概念。2002 年 Paley 出版了影响世界矫形骨科进程的专著《矫形外科原则》，这标志着各种下肢骨与关节畸形的矫正与重建，由过去主要靠医生的临床经验判断进入了简单、易学的量化时代。

二、外固定架的结构和构型

现代骨外固定架一般由固定针、钳夹、连接杆三种组件构成（图 8-58）。

1. 固定针 用于把骨与外固定架的其他部分连接在一起。固定针可分为无螺纹、中央螺纹、末端螺纹三种。中央螺纹固定针贯穿肢体，用于双侧固定；末端螺纹固定针穿过两侧骨质，但不穿过对侧皮肤和软组织，用于单侧固定；无螺纹固定针现已很少使用。

2. 钳夹　用于将固定针和连接杆连接固定的装置。简单的钳夹只能固定一枚固定针，而组合外固定系统中，一个钳夹可以同时连接固定两枚或三枚固定针。

3. 连接杆　用来把多组环形组件和钳夹连接在一起，调节骨折位置，对骨进行压缩和延长。单边外固定架的连接杆多为单根，直径较粗；双边或多边外固定架可有两根或多根连接杆，直径较细。

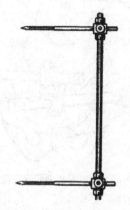

图 8-58　外固定架的基本构成

以上三种组件可相互组合成外固定架的四种基本构型（图 8-59）：带一个连接杆和一个平面上的固定针单侧支架形成单侧单平面构型；另加第二个连接杆和第二个平面上的固定针形成单侧双平面构型；横穿的固定针两端分别与连接杆连接形成双侧单平面构型；再增加第二个平面的固定针和第三个连接杆形成双侧双平面构型。

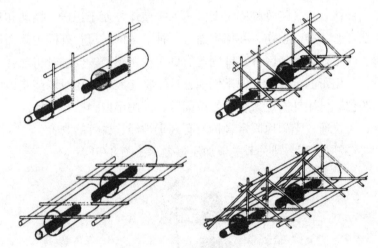

图 8-59　外固定架的基本构型

按照外形，常见的外固定架分为以下几种：

1. 单边架　在骨折的一侧上下端各穿一组固定针，穿过两侧骨质，不穿过对侧的软组织。

2. 双边架　固定针穿过两侧软组织，外露的固定针通过连接杆加以固定。

3. 三角形架　将固定针设计在两个或多个平面上，以增加其稳定性。

4. 四边形架　肢体两侧各有两根伸缩滑动的连接杆，每侧两杆之间也有连接结构。这种外固定架的稳定性最佳，但体积较大，灵活性也最差。

5. 半环形架　呈半环形，安装在肢体一侧，可多向穿针，既能牢稳固定，又兼有复位的作用。

6. 环形架　呈环形，把肢体完全环绕，可多方向穿针，但不如半环架简便。

7. 梯形架　呈梯形，用于骨盆骨折（图 8-60）。

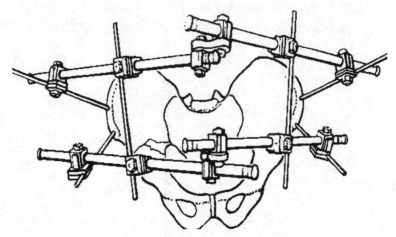

图 8-60　骨盆骨折外固定架固定

三、外固定架的临床应用

【适应证】

1. 严重的软组织损伤、肿胀明显的四肢关节、长管状骨开放性骨折。

2. 骨折同时需行交叉小腿皮瓣、肌皮瓣、带血管蒂皮瓣等修复性手术。

3. 骨折需要牵引固定，保持肢体长度。

4. 不稳定的多发肢体骨折，经骨外固定架固定保护肢体，便于运送、搬动和观察伤口。

5. 骨折伴有主要血管、神经损伤，在探查血管、神经的同时可行外固定架固定。

6. 感染性骨折、骨不连，病灶区外穿针固定有助于控制感染，促进骨折愈合。

7. 烧伤合并骨折，用于固定骨折，便于创面处理，将伤肢架空还可以防止植皮区受压。

8. 骨盆骨折与脱位，可用外固定架早期复位固定，控制出血，减轻疼痛。

9. 断肢再植术，可快速、牢固地固定骨折，有利于神经、血管的吻合。

10. 肢体延长术，或肘、膝、踝关节关节加压融合术（图 8-61）。

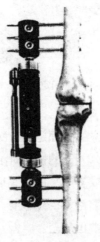

图 8-61　膝关节融合外固定

【优点】

1. 可以按照骨折的形态对骨折断端进行加压、中和或撑开等固定（图8-62）。

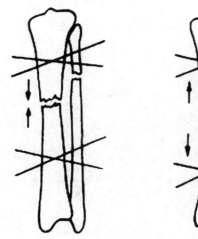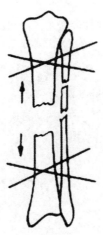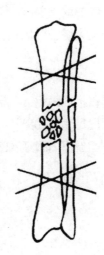

图 8-62 外固定架的施力方式

2. 便于观察、处理创面和肢体而不影响骨折复位固定，对骨的血运破坏小，对骨折软组织覆盖的影响小，为同时治疗骨和软组织提供了有效的方法。

3. 允许早期功能锻炼，有助于减轻软组织水肿，推迟关节僵硬、肌肉萎缩和骨质疏松的发生。

4. 可对感染性骨折、新鲜骨折或骨折不愈合进行坚强的固定而无须广泛切开软组织，有助于消除和控制感染。

5. 易于拆卸，避免二次手术切开。

6. 操作简单，能随时调整固定，对经验和手术技巧要求低。

【缺点】

1. 需要细致的穿针技术和积极的针道护理。

2. 外固定支架笨重，占一定空间，影响美观。

3. 去除固定针后可能发生再骨折。

4. 价格昂贵。

5. 经针道发生骨折或固定针断裂。

【注意事项】

1. 针道感染是外固定架的常见并发症，轻者只是皮肤、肌肉感染，严重者可致骨髓炎。每天用碘伏或酒精消毒针孔处，保持针孔清洁；用纱条把皮肤与外固定架隔开，减少因摩擦而致皮肤坏死，这些简单的措施可有效预防感染。一旦发现针道感染征象，要及时口服抗生素抗感染治疗。

2. 应注意保持固定针与皮肤界面处于无张力状态，否则应切开松解，以免皮肤受压坏死。

3. 结合外固定时间、临床体征及影像学检查结果，有骨折愈合征象即可适当松解外固定支架，降低固定强度，改静力固定为动力固定，促进骨折的进一步愈合。

4. 拆除外固定架不应该封闭针孔，以防发生慢性感染。对于感染针道，尤其是影像学显示在针道周围存在大量骨坏死者，必须进行彻底搔刮清除，以防发展为慢性骨髓炎。

5. 手术医生需要熟悉肢体的断面解剖，从安全的穿针通道穿针，避免损伤神经、血管、肌腱。

6. 固定针不宜太少，一般每一个骨折段上不少于两枚，固定针之间的距离要尽量宽，固定针的直径为骨干的 20% 左右。

7. 外固定架为髓腔外固定，越靠近骨骼越好，一般距皮肤约 1cm 左右。

复习思考题

1. 请简述骨折内固定 AO 原则和 BO 原则。

2. 髓内钉固定有何优势？

3. 椎弓根螺丝钉内固定术的适应证有哪些？

扫一扫，查阅本章数字资源，含PPT、音视频、图片等

第一节　骨移植术

骨移植术是将健康的骨组织移植到患处以填充缺损、加强固定和促进愈合的一种手术。在骨伤科领域中主要用于充填骨缺损的腔，修复由于肿瘤切除后造成的骨段缺损，治疗骨不愈合或延迟愈合，融合关节等。

根据患者的具体病情可采用皮质骨和松质骨移植。皮质骨移植的优点是强度高，植骨块可起支持固定作用，缺点是爬行替代作用进行缓慢。松质骨移植的优点是生长速度快，缺点是支持作用差。移植骨可取自患者本人、其他健康人或动物骨。骨移植的种类有传统骨移植、带肌蒂骨（瓣）移植及带血管的骨移植。

一、移植骨的来源

（一）自体骨

在同一人体上将骨从一个部位移植到新的部位，称自体骨移植。它的成骨潜能最大，可提供一些活的骨细胞，以松质骨最多，细胞存活时间也长。髂嵴、胫骨前内侧面和腓骨中段，常作为自体骨移植的供骨区。自体骨移植无排异反应，生物学潜能最大，骨诱导作用最强，效果也最满意。但取骨增加患者创伤，有一定的并发症，来源有限。

（二）同种异体骨

同种异体骨移植是指同一种属个体之间的骨组织移植。取自近亲者称为同源移植或同血统移植。同种异体骨移植可以诱发宿主产生免疫排异反应，目前临床上多采用经冷冻、冻干或化学处理的同种异体骨，其细胞成分多已坏死，因此同种异体骨移植在与宿主愈合过程中的表现、作用机理和生物力学特征等方面，与自体骨移植有一定差异。

（三）异种骨

异种骨移植系指不同种属个体之间的骨组织移植。在众多的各种骨移植材料中，异种骨是最早被研究应用的一种。动物骨来源广泛，取材方便，常用处理过的小牛骨作为骨移植材料，在临床上具有重要意义。不仅可以满足日益增多的患者对骨移植的需求，而且可以避免自体骨移植二次手术时可能造成的并发症，缩短手术时间，且没有同种异体骨移植可能导致交叉感染的危险。

（四）人工植骨材料

目前进入临床应用的人工骨主要是羟基磷灰石、磷酸三钙等生物陶瓷类材料，其特点是组织相容性良好，新骨容易长入，但不具有诱导成骨活性，仅起载体支架作用，且绝大多数产品降解缓慢，长期占位，妨碍骨组织的塑形重建，远远达不到理想植骨材料的要求。

随着现代生物工程技术、仿生技术，特别是组织工程技术的发展，人工植骨材料已成为骨移植研究领域的热点和发展方向。人工骨的材料从单纯钙磷无机盐、高分子聚合物向无机盐－胶原－高分子聚合物等高度仿生的复合材料发展。人工骨的制造技术由简单的发泡成孔、铸模成型、煅烧结晶等方法向微焦点 CT 三维成像、电脑个性化设计和快速成型制造技术方向发展。人工骨的性能也将从单纯载体支架作用向兼有骨诱导、骨传导和直接成骨作用的目标发展。组织工程活性骨将有望作为自体骨移植的替代材料，成为最早应用于人类的"人造器官"。

二、适应证与禁忌证

【适应证】

1. 骨折不愈合或迟缓愈合　由于骨折后固定不够充分、过度牵引，断端间夹有软组织或局部血液循环不良以及感染等因素造成骨折的迟缓愈合、不愈合。

2. 骨缺损　开放性粉碎骨折，碎骨块缺失，或清创时，错误地摘除碎骨片，造成骨缺损。良性肿瘤手术切除或行搔刮术后所遗留的骨缺损。结核等病灶清除后，遗留的骨缺损。先天性骨缺损。

3. 关节融合　可行植骨方法融合关节，达到稳固关节、减轻症状、治疗疾病的目的。

4. 骨阻挡　用骨移植来加强关节的稳定性以防再脱位，如发育性髋关节发育不良的髋臼造盖术或习惯性肩关节脱位的骨块阻挡术等。

【禁忌证】

1. 取骨部位或者手术部位有炎症病灶存在，须待炎症完全消除后，方能行骨移植术，以防感染。

2. 凡有开放性创口存在时，须待创口愈合 6 个月至 1 年后，方能行骨移植术。但在特殊情况下，如伴有窦道形成的慢性骨髓炎或骨结核在彻底的病灶清除术后所遗留的骨缺损，辅以有效的抗生素治疗，可行松质骨移植术。

3. 植骨处广泛瘢痕形成、血运较差，须先行整形手术改善血运，方考虑植骨。

三、植骨方法

骨移植的方法有多种：上盖植骨法，多用在长管状骨干部位的骨折不愈合、骨缺损的患者；滑动植骨法，多用于胫骨骨缺损、骨不愈合的患者；髓腔植骨法，多用于掌指骨骨折，长管状骨骨缺损时亦可使用；松质骨植骨法，多用于脊椎融合术、病灶清除术后充填遗留的无效腔，亦多与骨折内固定术、皮质骨移植并用。

【术前准备】

1. 一般准备　仔细检查患者，确定无感染病灶，是植骨术的成败关键，要求患者本人密切配合。若术前有贫血、营养不良以及因长期外固定所造成的骨质疏松、关节挛缩畸形等均应及时纠正。

2. 供骨区准备　自体取骨时应于取骨部位做好皮肤准备，术前 3 天开始，每天用肥皂水清洗取骨部位及周围皮肤，清洗后消毒 1 次，然后用无菌敷料严密包扎。术前 1 天清洗后备皮，并重复上述步骤。手术当日晨起再次消毒，更换无菌敷料包扎，送进手术室。于髂骨或胫骨取骨时，因出血较多，应准备好骨蜡，必要时做好输血准备。

3. 受骨区准备 除供骨区准备外，若肢体有广泛的瘢痕组织并与骨质粘连时须先行植皮，待软组织血供良好时（约 3 个月后）方可行骨移植术。

【手术步骤】

1. 上盖植骨法 切开软组织，显露骨折不愈合的部位，清除瘢痕组织，去除缺乏血供的硬化骨，保留骨折端软组织的附着点。然后凿开两骨折端已闭锁的髓腔，直至正常的髓腔组织，再将两骨折端上下的骨皮质凿去一层，但不要到骨髓腔，造成粗糙面，使在两骨折端上形成一可以连续的平面，其长度与宽度应与移植骨块相符，然后把一块较大的移植骨片，放置在粗糙面上，并使其紧密接触，用螺丝钉将骨片固定在受骨区上，同时在其周围植入松质骨块，以促进愈合。如缺损较多，则可在两骨端的空隙中植入多量的松质骨。有时在胫骨骨缺损区为了加强固定作用，可用两块皮质骨片放在该骨的两侧皮质粗糙面上，然后用螺丝钉由两侧拧入固定，缺损处填以松质骨（图 9-1）。最后逐层缝合切口。

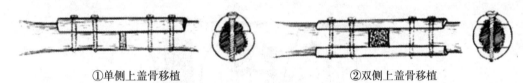

①单侧上盖骨移植　　　　②双侧上盖骨移植

图 9-1　上盖植骨法

2. 滑动植骨法 切开软组织，显露骨折不愈合的部位，纵向切开骨外膜，将骨外膜向两侧剥离。将长的一侧骨折端锯下一宽为周径的 1/2、长为移植骨块的 2/3 的骨块。再将另一骨折端相应部位锯下长为移植骨块的 1/3 的骨块，使之成为较短的骨片，然后把长骨片滑动到跨越骨折线上，用螺丝钉固定于两骨折端上（图 9-2）。若两骨折端间有距离，不必设法使之靠拢，可依靠此植骨片达到愈合，将短的骨片补入空余的槽中，逐层缝合切口。

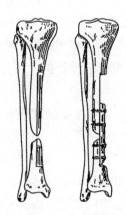

图 9-2　滑动植骨法

3. 髓腔植骨法 切开软组织，显露骨折不愈合的部位，将骨折端撬出至切口外，凿通髓腔，取自髂骨带有骨皮质的骨片，使大半插入骨髓腔中（图 9-3），松紧适度，然后再将其另一端插入另一骨折端的骨髓腔中，骨折端间一般可消除距离，若因骨质缺损而产生一定距离时需在断端植入松质骨，逐层缝合切口。

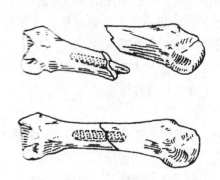

图 9-3　髓腔植骨法

4. 松质骨植骨法　根据手术需要，做适当长度的切口。如为骨囊肿或骨巨细胞瘤等，在彻底刮除瘤组织后，用生理盐水冲洗骨髓腔，将由髂骨取来的松质骨切成大小适当的松质骨块紧填于空腔中，以利愈合（图 9-4）。如用于椎板融合时，可将取来的松质骨剪成若干细条状骨条，摆在椎板已造成的粗糙面上，安放好移植骨后，彻底止血，逐层缝合切口。

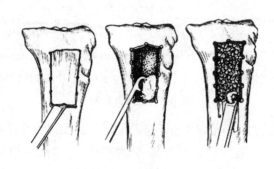

图 9-4　松质骨植骨法

【术后处理】

1. 石膏固定与保护　术后应密切观察露于石膏外面的肢端情况，如有循环、感觉和运动的改变，应及时将石膏两侧破开，再用绷带固定。石膏固定时间的长短，应视病情决定，一般需 3～4 个月，但主要以 X 线照片为准。负重肢体的固定时间应适当延长。即使拆除石膏后，也还需对患肢加以保护 2～3 个月，以防发生移植骨骨折。若骨折再次发生，应早期行松质骨再植，常可在较短时间内出现骨性愈合。

2. 预防感染　术后应常规应用抗生素，若发生轻度感染，所移植的骨块不必急于取出，有时感染被控制后，移植骨仍有成活可能，如感染严重，切口经久不愈，移植骨确已成为死骨时，须手术取出。

3. 预防关节僵硬　骨移植术后，应积极鼓励患者尽早主动地进行功能锻炼。拆除石膏后，即开始患肢各关节的主动锻炼。此外，还应辅以物理疗法及按摩或中药熏洗、中药中频导入等方法配合治疗。

【注意事项】

1. 切口与缝合　最好在有肌肉覆盖处的皮肤上行弧形切口。缝合皮肤时，要求没有张力，以免发生皮缘坏死，切口裂开或感染，导致植骨失败。

2. 严格无菌操作　感染常造成骨移植术的失败，因移植骨片本身缺乏血运、抗感染能力差，因此手术中要求严格遵循无菌操作。对移植骨要用器械夹持并用生理盐水纱布包裹存放。

　　3. 局部条件　术中应切除骨折部位的瘢痕组织，直到有渗血为止。有良好血液循环的软组织，能促进移植骨的愈合，骨折端的硬化缺血区，术中必须切除，对闭塞的骨髓腔应给予打通，这样有利于髓腔内营养血管的新生和骨内细胞的成骨作用发挥。

　　4. 移植骨与受区骨接触要紧密　做骨移植时，要使移植骨与受区骨之间紧密接触，因此在上下两折段制作粗糙面时，要平坦，以便使移植骨与受区骨的骨面完全对应，移植松质骨时也要注意紧密接触，以利愈合。

　　5. 骨缺损的处理　因骨缺损，所造成肢体短缩，骨移植时，原则上应尽量恢复肢体的长度。在上肢，术时可将其上下骨端靠拢，允许缩短 3 ～ 4cm，这样有利骨愈合，对上肢的连接及杠杆作用无明显影响。而在下肢，多采用骨移植或骨搬运技术，尽量恢复其长度，使双下肢等长。在胫骨应考虑做巨大滑动植骨法，另加松质骨移植，以尽量恢复胫骨原有长度，也可行胫腓融合术（图 9–5）。

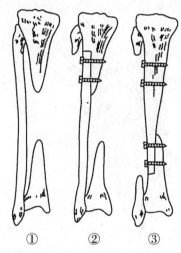

①胫骨缺损　②一期手术　③二期手术

图 9–5　胫腓融合术

　　6. 要有坚强的内、外固定　固定不够充分，易造成骨移植的失败，一般移植骨片在骨折端两侧至少要有两个螺丝钉做牢靠的内固定。术后选择石膏外固定，在包扎石膏过程中易造成移植骨折断或松动，为此要特别注意由专人把持患肢，避免其扭动。

第二节　移植骨的采取方法

　　移植骨的采取主要是根据植骨区的需要来定，如做坚强支撑作用者，应选择皮质骨为主的胫骨、腓骨和肋骨；若以促进生长，填充缺损为主者，应选择松质骨为主的髂骨；需兼顾两方面者，亦可选用带皮质骨及松质骨的髂骨。

　　由于自体骨移植时骨的来源有限，取骨可造成供骨处某种程度的缺损，因此应尽量做到爱护骨源，精密设计，取骨的部位、移植骨的形态及质和量都要适度，不应浪费，对供骨处的缺损及日后对功能的影响尽量减少到最低程度。

一、腓骨采取法

　　用腓骨作为移植骨，多用于肱骨或胫骨的骨缺损，也可用于骨端缺损的关节再造。

【术前准备】除一般准备外，另准备线锯、骨刀、骨锯和骨钻以便取骨使用。

【麻醉】采用腰麻、硬膜外麻醉或全身麻醉，若植骨区在上肢，可加用臂丛麻醉。

【体位】采用侧卧位，取骨肢体在上。

【手术步骤】

1. 切口与显露　切口一般起自腓骨头上方10cm处的股二头肌腱后缘，沿腓骨后缘至小腿中、下1/3交界处，通常取腓骨的中1/3段或上1/2段做骨移植。手术途径是自比目鱼肌前缘及腓骨长、短肌后缘之间进入，把腓骨长、短肌拉向前方，比目鱼肌拉向后方，即可显露腓骨段，若需将腓骨头一并截取，应先在股二头肌腱后内面，找到腓总神经并将其游离出来，然后向远端追踪至其绕过腓骨颈处。在此处有腓骨长肌起始部覆盖腓总神经，靠近该肌起始部予以切断，此时先用止血钳在该肌深面加以剥离，并从肌肉和神经之间分开，切断腓骨长肌，注意勿伤到腓总神经，将腓总神经游离并用橡胶皮片轻轻牵开（图9-6）。在继续做骨膜下剥离时需小心，勿伤及腓骨颈及胫骨之间的胫前动脉。

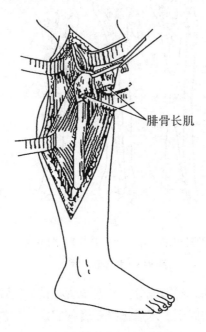

腓骨长肌

图9-6　显露腓骨中上段

2. 截骨　自下向上进行骨膜下剥离，在骨膜下截骨，截下的腓骨段用生理盐水纱布包裹备用。彻底止血之后，依层缝合切口，放置负压引流。

【术后处理】术后应将患肢放置于支架上以抬高肢体。术后24～48小时拔出引流管，拆线后可离床活动。

【注意事项】由于附着在腓骨上的腓骨短肌纤维方向是斜向下方，故在骨膜下剥离时，应自下向上进行；若将腓骨头一并截取时，需注意勿损伤腓总神经，在切开胫腓近侧关节后部关节囊时，往往有困难，为此，应切断腓骨远端并向外牵开，才容易把深部软组织逐步切断。

二、髂骨翼松质骨采取法

髂骨翼前、后1/3部较厚，且富有松质骨，而中1/3很薄（图9-7），故自髂骨翼采取松质骨时，多在前1/3或后1/3范围内进行。

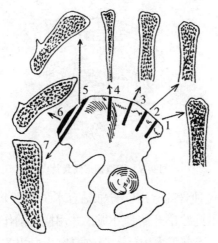

1—4　髂骨前、中部骨片的厚度
5—7　髂骨后部骨片的厚度

图 9-7　髂骨翼各部位的厚度（额状切面）

【术前准备】见腓骨采取法。

【麻醉】与受区的麻醉统一，如不统一时，可用局部麻醉或全麻。

【体位】取髂骨嵴前段时，采用仰卧位，取髂嵴后段时，取俯卧位。

【手术步骤】

1. 切口与显露　由髂前上棘向后上，沿髂嵴方向切开皮肤长 8～10cm 的切口，同时切开皮下组织及筋膜，沿骨膜与臀大肌、腹肌起始线接合部切开，直至髂嵴骨面。骨膜下剥离，沿髂嵴外板骨膜下剥离臀中肌、阔筋膜张肌，沿内板骨膜下剥离腹肌、髂肌，两侧填干纱布压迫止血，此时髂骨翼上部即可完全暴露。

2. 切取骨片　常用的有以下几种。

（1）薄层骨片　常用于骨折内固定术及脊椎融合术的植骨，在已显露的髂骨嵴及内外板，沿髂嵴方向平行凿取包括两侧皮质的薄层骨片。其厚度为 2～3mm，长 6～7cm，用生理盐水纱布包裹备用（图 9-8）。修整骨面的棱角，骨髓出血可用热盐水纱布压迫止血。

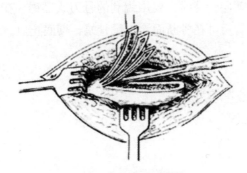

图 9-8　切取薄层髂骨片

（2）楔形全厚骨片　常用于发育性髋关节发育不良的造盖术。可在髂前上棘和髂后上棘之间的髂嵴上采取，但需保留前后两棘部。先在髂骨外板凿出所拟取骨片的界线，再按此线切取全层骨板（图 9-9）。

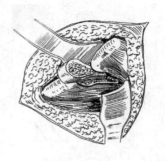

图 9-9 切取楔形髂骨片

（3）单侧骨皮质的骨片　这种骨片常用于脊椎融合术（"H"形植骨），在已显露的髂骨外板上，先凿出取骨四周界线，再沿此线凿开髂骨外板，并用撬的动作分开内、外板之间的松质骨部分，外板即可取下（图 9-10）。清点手术用品，如数取出止血用的纱布块，彻底止血，将剥开的骨膜及肌肉复位对准，逐层缝合切口。

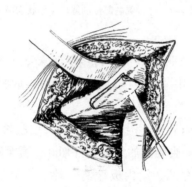

图 9-10 切取带有一侧骨皮质髂骨片

【术后处理】术后不需外固定，注意切口渗血或血肿形成，必要时可加压包扎，应用抗生素预防感染。

【注意事项】在两侧骨膜下剥离时，要使剥离器紧贴骨面，防止滑入肌层增加出血；在内板剥离时防止损伤内脏；切除薄层骨片时，要用锐利的骨刀或摆锯，在切取过程中始终保持一定方向，防止骨片厚薄不均。取骨后可在骨断面涂少量骨蜡，彻底止血。

复习思考题

1. 为什么自体骨移植的成骨潜力最大？
2. 简述骨移植的注意事项？
3. 移植骨采取时应如何选择？

扫一扫，查阅本章数字资源，含PPT、音视频、图片等

第一节　肩、臂部的局部解剖和手术入路

一、肩部的局部解剖

（一）体表标志

1. 喙突　起自肩胛骨外角附近，向上并稍弯向前外方。位于锁骨外侧 1/4 与其余 3/4 交界处的下方。其内下方有腋血管和臂丛各束经过。

2. 三角肌胸大肌间沟　三角肌胸大肌间沟的视诊易于发现。尤其在体型偏瘦的患者，有时能看见行于此沟内的头静脉。是常用的手术入路，特别适合翻修手术。

3. 肩峰　是肩部最隆起部位。向前内与锁骨外侧端相连，内向后可摸到肩胛冈。

4. 肩胛冈　是自肩胛骨背面突起的一个厚的骨嵴。肩胛冈的基底几乎是水平走向，而其游离的外侧缘弯向前方形成肩峰。肩胛冈将冈上窝和冈下窝隔开。

5. 肱骨大结节　突出于肩峰的前外。

（二）肩部的关节

肩关节由肱骨头和肩胛骨的关节盂构成。其具有以下特点。

1. 肱骨头大，关节盂浅而小，周围有纤维软骨构成的盂唇。

2. 肩关节囊薄而松弛，囊内有肱二头肌长头腱通过，经结节间沟出现于关节囊外。

3. 关节囊的上部、后部和前部有肌和肌腱纤维跨越。

4. 关节囊的上方有喙肩韧带在肩峰和喙突之间，构成"喙肩弓"。

（三）肩部的韧带、肌肉

纤维层被下列腱纤维加强：上、下部分别由冈上肌肌腱及肱三头肌长头腱加强；前、后部分别由肩胛下肌腱、冈下肌腱和小圆肌加强。关节囊下壁最为薄弱，肩关节脱位时，肱骨头常从下壁脱出。关节囊内有肱二头肌长头腱通过。肩关节的韧带主要有盂肱韧带，位于关节囊前壁内面，有加强关节囊前壁的作用。喙肱韧带，自喙突根部的外侧缘斜向外下方，达肱骨大结节的前面。此韧带加强关节囊上部，而且有限制肱骨向外侧旋转和防止肱骨头向上方脱位的作用。在肩关节上方，喙肩韧带与喙突，肩峰共同形成一弓状骨韧带结构，称为喙肩弓，可防止肱骨头向上

脱位。

肩部肌肉分布于肩关节周围，起自上肢带骨，跨越肩关节，止于肱骨上端，有稳定和运动肩关节的作用。主要有三角肌、冈上肌、冈下肌、小圆肌，大圆肌和肩胛下肌等（表 10-1）

表 10-1   肩部肌

肌群	名称	起始	抵止	作用	神经支配
浅层	三角肌	锁骨外 1/3、肩峰及肩胛冈	肱骨三角肌粗隆	臂外展、前屈和后伸	腋神经
深层	冈上肌	冈上窝	大结节上压迹	臂外展	肩胛上神经
深层	冈下肌	冈下窝	大结节中压迹	臂外旋	肩胛上神经
深层	小圆肌	肩胛骨外侧缘	大结节下压迹	臂外旋	腋神经
深层	大圆肌	肩胛骨下角背面	肱骨小结节嵴	臂内收内旋	肩胛下神经
深层	肩胛下肌	肩胛骨肋面	肱骨小结节	臂内收内旋	肩胛下神经

（四）肩部的血管，神经

肩部分为腋区、三角肌区及肩胛区

1. 腋区

（1）腋区的构成

1）顶   由锁骨中 1/3、肩胛骨上缘和第一肋外缘围成，是腋窝的上口，与颈根部相通。

2）底   由浅入深为皮肤、浅筋膜及腋筋膜。皮肤借纤维间隔与腋筋膜相连。腋筋膜中央部较薄弱，且有皮神经、浅血管及淋巴管穿过，呈筛状，故称筛状筋膜。

3）四壁   有前壁、外侧壁、内侧壁及后壁。前壁由胸大肌、胸小肌、锁骨下肌和锁胸筋膜构成。锁胸筋膜呈三角形，位于锁骨下肌、胸小肌和喙突之间。胸小肌下缘以下的筋膜，连于腋筋膜，称为腋悬韧带。外侧壁由肱骨结节间沟、肱二头肌短头和喙肱肌组成。内侧壁由前锯肌及其深面的上四个肋与肋间隙构成。后壁由肩胛下肌、大圆肌、背阔肌与肩胛骨构成。由于肱三头肌长头穿过大圆肌和肩胛下肌、小圆肌之间，其内侧为三边孔，有旋肩胛血管通过；肱三头肌长头与肱骨外科颈之间为四边孔，有腋神经及旋肱后动脉通过。

（2）腋区的内容

1）腋动脉   以胸小肌为标志分为三段。

腋动脉第一段：从第一肋外侧缘至胸小肌上缘，在锁骨胸肌三角内。其前方有皮肤、浅筋膜、胸大肌及其筋膜、锁骨下肌、锁胸筋膜，以及穿过该筋膜的头静脉、胸肩峰血管及胸外侧神经等。后方有臂丛内侧束及胸长神经、前锯肌、第一肋间隙等；外侧为臂丛外侧束和后束；内则有腋静脉以及腋动脉第一段发出的胸上动脉及伴行静脉。胸肩峰动脉自第一段发出，穿锁胸筋膜至胸大肌、胸小肌、三角肌及肩峰。

腋动脉第二段：位于胸小肌后方的胸肌三角内。其前方除皮肤、浅筋膜外，有胸大肌、胸小肌及其筋膜，后方为臂丛后束及肩胛下肌；外侧为臂丛外侧束；内侧有腋静脉及臂丛内侧束。胸外侧动脉自第二段发出，与其伴行静脉于腋中线前方沿前锯肌下行，营养该肌；胸长神经于腋中线后方下行，支配前锯肌。

腋动脉第三段：位于胸小肌下缘至大圆肌下缘之间。其末段位置表浅，仅覆盖皮肤及浅、深筋膜，是腋动脉最易暴露的部位。其前方有正中神经内侧根及旋肱前动脉越过；后方有桡神经、腋神经及旋肱后动脉；外侧有正中神经外侧根、肌皮神经，肱二头肌短头和喙肱肌；内侧有尺神经、前臂内侧皮神经和腋静脉。腋动脉第三段的主要分支有肩胛下动脉和旋肱前、后动脉。肩胛下动脉平肩胛下肌下缘或稍上发出。其分支为旋肩胛动脉和胸背动脉，后者与胸背神经伴行入背阔肌。旋肱后动脉先向后穿四边孔，然后与旋肱前动脉分别绕过肱骨外科颈的后方和前方，相互吻合并分布于三角肌和肩关节。

2）腋静脉 位于腋动脉内侧，两者之间的前方有臂内侧皮神经和前臂内侧皮神经；后方为尺神经。

3）臂丛 位于腋窝内的是臂丛锁骨下部。由来自臂丛锁骨上部的三个后股合成后束；上、中干的前股合成外侧束；下干的前股延续为内侧束。三个束先位于腋动脉第一段的后外侧，继而位于腋动脉第二段的内、外侧及后方，在腋动脉第三段周围分为五大终支。

2. 三角肌区 指该肌所在的区域。此区皮肤较厚，浅筋膜较致密，有腋神经的臂外侧上皮神经分布。三角肌从前、外、后包绕肩关节。腋神经的前支支配三角肌的前部与中部，其后支支配三角肌的后部和小圆肌。旋肱后动脉与腋神经伴行穿四边孔，绕肱骨外科颈，向前与旋肱前动脉吻合。肱骨外科颈骨折时，可伤及腋神经，致三角肌麻痹、萎缩，日后可形成"方肩"，而肩关节脱位时，亦有"方肩"表现。

3. 肩胛区 指肩胛骨后面的区域。此区皮肤厚，浅筋膜致密；肩胛上神经起自臂丛锁骨上部，和肩胛上血管分别经肩胛上横韧带的深面和浅面，分布于冈上、下肌。

肩胛动脉位于肩胛骨的周围。其构成有：肩胛上动脉，为甲状颈干的分支，经肩胛上横韧带上方，达冈上窝；肩胛背动脉，即颈横动脉降支，沿肩胛骨内侧缘下行，分支分布于冈下窝；旋肩胛动脉，为肩胛下动脉的分支，分布于冈下窝。三条动脉的分支彼此吻合成网，是肩部重要的侧支循环途径。当腋动脉血流受阻时，该网仍可维持上肢的血运。

二、肩部的手术入路

（一）肩关节前内侧手术入路

肩关节前内侧入路可为肩关节手术提供良好、充分的显露，允许对覆盖肩关节前、下及上方的组织进行修复。

【适应证】

1. 复发性脱位的重建。

2. 脓毒症的引流。

3. 肿瘤活检和摘除。

4. 肱二头肌长头腱的修复或加固。

5. 肩关节置换，通常经改良前方切口植入假体。

6. 肱骨近端骨折内固定。

【体位】

患者仰卧于手术台上，将一沙袋垫于脊柱和肩胛骨内侧缘下方，将患侧肩部推高，使上臂后沉，打开肩关节前方间隙。将手术台头端升高30°～40°，以降低静脉压。从而减少出血，同时可将术中出血引流出手术区。

【显露步骤】

1. 切口起自肩锁关节前部，向内沿锁骨外 1/3 前缘经喙突向下外转弯，从三角肌前缘延伸至三角肌、胸大肌间沟下段与胸大肌肌腱止点的前缘。

2. 切断三角肌锁骨头，显露喙突；切开皮肤、皮下组织后在三角肌、胸大肌间沟内解剖头静脉。由于头静脉有时被肌肉遮盖，有时被一条脂肪线所隐匿，故寻找头静脉时，最好于三角肌、胸大肌间沟的下段分离，此处头静脉表浅，容易显露。为了不损伤头静脉，可在其外侧约 0.5cm 处顺三角肌纤维方向切开筋膜，再将三角肌前缘分离出窄条肌纤维以保护头静脉。然后将头静脉及部分三角肌纤维一起牵向内侧，为使肩关节前方显露清楚，可切断三角肌锁骨头，并将其轻轻翻向外侧，此时即可见喙突尖和附于喙突尖部的喙肱肌、肱二头肌短头和肩关节前关节囊。若将上臂外旋，可于关节囊的前面看到横向通过的肩胛下肌和三条横向血管，即旋肱前动脉、静脉，它们是肩胛下肌下缘的定位标志，此三条血管可以结扎切断。

3. 切断肱二头肌短头、喙肱肌及肩胛下肌，显露肩关节囊，游离喙肱肌，肱二头肌短头，在距喙突约 1cm 处切断此肌的联合腱，并将其向下翻转，即可显露止于肱骨小结节的肩胛下肌。仔细游离肩胛下肌的上、下缘及其与关节囊的接触面，用一长血管钳夹住该肌，在距止点约 1cm 处切断，并翻向内侧，则关节囊前面及其下部可充分显露。根据需要切开关节囊，显露肱骨头和关节盂。如果显露肱骨上段，可将胸大肌于肱骨大结节嵴附着处部分或全部切断。

（二）肩关节后侧手术入路

后侧入路提供了进入肩关节后面和下面的通路，这一入路较少使用。

【适应证】

1. 习惯性肩关节后脱位修复术。

2. 肩关节后方游离体摘除。

3. 肩胛盂后部肿瘤活检术或切除术。

4. 肩关节后方隐窝内游离体的摘除。

5. 肩关节化脓性关节炎的切开引流术（有利于体位引流）。

6. 肩胛颈骨折，特别是伴锁骨骨折（浮肩）的治疗。

7. 肱骨近端后方骨折脱位的治疗。

【体位】

患者侧卧与手术台边缘部，患侧位于上方。铺巾方式应允许患肢独立活动。术者站于患者背侧。

【显露步骤】

1. 切口　从肩峰尖开始，沿肩胛冈下缘向内止于三角肌后缘附着处，然后沿三角肌后缘转向下方 7～10cm 处，呈一倒 U 型切口。

2. 翻开三角肌，显露冈下肌、小圆肌　切开皮肤、皮下组织，沿三角肌后缘切开筋膜，游离出三角肌后缘，然后距肩胛冈下缘 3cm 处切断三角肌，并将其向下向外翻转，即可显露冈下肌和小圆肌，依肌纤维方向，于冈下肌和小圆肌之间切开筋膜。在牵拉翻转三角肌时，不要用力过猛，以免过度牵拉损伤支配三角肌的腋神经。因为腋神经经四边孔在小圆肌下缘先分一支进入小圆肌，然后再向前延伸，支配三角肌。

3. 显露肩关节后关节囊　切开筋膜后，从肩胛骨与肩关节后关节囊处分离冈下肌，并将其向上牵开。在此应注意保护肩胛上神经。由于肩胛上神经是经过肩胛上切迹从冈上窝进入冈下窝，在冈下肌的深面行走，支配该肌。将小圆肌向下牵开，即可显露肩关节后关节囊。切开关节囊，可显露肱骨头。如要显露肩胛颈部的后面和肩胛的邻近部分，可更广泛地游离冈下肌和小圆肌。

（三）肩锁关节前方手术入路

肩锁关节前方切口可显露肩锁关节和喙锁韧带。

【适应证】

1. 肩锁关节脱位手术。

2. 喙锁韧带修复与再造。

3. 锁骨外端切除术。

4. 肩锁关节骨赘的切除。

【体位】

患者仰卧于手术台上，在脊柱和肩胛骨内侧缘之间垫一枕垫，以推高患侧肩部。将手术台头端升高 45°。

【显露步骤】

切口自肩峰前上缘开始，向内沿锁骨至其外 1/4 段后，再弯转向下沿三角肌、胸大肌间沟下 3～4cm，切开皮肤、皮下组织，在三角肌、胸大肌间沟内找到头静脉，并加以保护。分离三角肌内缘及其肌下间隙后，于锁骨及肩峰下 0.5cm 处，切断三角肌锁骨头和肩峰头，并将其向下翻转，即可显露肩锁关节囊以及喙突、喙肩韧带和喙锁韧带。

根据手术需要，也可切开锁骨骨膜，于骨膜下将斜方肌、三角肌从锁骨和肩峰部剥离，斜方肌向上牵开，三角肌向下翻转。

（四）锁骨手术入路

锁骨前方入路可显露整个锁骨。

【适应证】

1. 骨折的切开复位。

2. 胸锁关节和肩锁关节脱位的修复重建。

3. 脓毒症的引流。

4. 肿瘤活检和切除。

5. 骨折畸形愈合的截骨术。

【体位】

患者仰卧于手术台上，将手术台头端升高，抬高患者肩部。于肩胛骨内侧缘和脊柱之间放置一枕垫，这样可以使肩关节下沉，通过此方法可使锁骨中 1/3 段骨折复位。

【显露步骤】

1. 切口　触准皮下锁骨后，依锁骨长轴方向，在锁骨前上缘做一所需要长度的切口。

2. 切开颈阔肌及锁骨骨膜　沿切口线切开皮肤、皮下组织和深筋膜，并将皮瓣适当向上下游离。沿切口的方向切开颈阔肌。显露出锁骨，再按切口的位置，在锁骨表面依其中轴线切开骨膜。

3. 显露锁骨　在骨膜下连同颈阔肌一起剥离，并向两侧牵开，即可显露锁骨中段。如需显露肩峰段，则应于骨膜下将斜方肌和三角肌向上下牵开。如需显露胸骨段，亦应将胸锁乳突肌锁骨头与胸大肌锁骨部连同骨膜一起剥离，并向两侧牵开。剥离骨膜时应紧贴锁骨。要注意勿穿破锁骨，以免损伤锁骨下血管及胸膜。

三、臂部的局部解剖

（一）臂部的肌肉

臂部肌位于肱骨周围。臂肌可分为前群和后群。前群为屈肌，后群为伸肌。前群位于肱骨前方，有浅层的肱二头肌，上方的喙肱肌和下方深层的肱肌。后群位于肱骨后方，为肱三头肌和肘肌（表 10-2）。

表 10-2　臂部肌

肌群	名称	起始	抵止	作用	神经支配
前群	肱二头肌	长头：盂上结节 短头：喙突	桡骨粗隆	屈臂和前臂旋后	肌皮神经
前群	喙肱肌	喙突	肱骨中部前内面	臂内收前屈	肌皮神经
前群	肱肌	肱骨下半前面	尺骨粗隆	屈前臂	肌皮神经
后群	肱三头肌	长头：肩胛骨盂下结节 内侧头：桡神经沟以下骨面 外侧头：桡神经沟以上骨面	尺骨鹰嘴	伸前臂	桡神经
后群	肘肌	肱骨外上髁	鹰嘴外侧面	伸前臂、紧张肘关节囊	桡神经

（二）臂部的血管、神经

臂前区浅层结构：臂前区的皮肤较薄，浅筋膜薄而疏松。有臂外侧下皮神经、臂内侧皮神经和肋间臂神经分布。头静脉和贵要静脉分别起自手背静脉网的桡侧和尺侧，到达臂前区后，头静脉沿肱二头肌外侧沟上行，最后经三角肌与胸大肌间沟，穿锁胸筋膜注入腋静脉或锁骨下静脉；肱二头肌外侧沟下部还有前臂外侧皮神经走行。贵要静脉和前臂内侧皮神经走行于肱二头肌内侧沟的下段，静脉和神经在臂的中份同时从深筋膜穿入和穿出，贵要静脉汇入肱静脉，或直接续于腋静脉。

1. 臂前区深层结构

（1）筋膜与肌肉臂前区的深筋膜较薄，向上移行于三角肌筋膜和腋筋膜，向下移行于前臂筋膜，在臂部屈、伸肌之间形成臂内、外侧肌间隔，附着于肱骨，并共同围成臂前区骨筋膜鞘，包绕肱二头肌、喙肱肌和肱肌。

（2）血管神经束

1）肱动脉：在大圆肌下缘处续于腋动脉，沿肱二头肌内侧沟行至肘窝深部，自上而下越过喙肱肌、肱三头肌长头和肱肌的前方。该动脉在臂部的分支有肱深动脉、尺侧上副动脉、尺侧下副动脉。肱深动脉起自肱动脉上端，与桡神经伴行于桡神经沟内，穿肱骨肌管至臂后区；沿途分支营养肱三头肌和肱肌；其终支为桡侧副动脉，参与构成肘关节网。尺侧上副动脉平肱肌起点处发自肱动脉，与尺神经伴行，穿臂内侧肌间隔，达臂后区，参与构成肘关节网。尺侧下副动脉平肱骨内上髁上方 5cm 处起自肱动脉，经肱肌前面行向内侧，分为前、后两支，参与肘关节动脉网。肱动脉在臂上段位于肱骨内侧，臂中段位于肱骨前内方，臂下段行于肱骨前方。因此，压迫止血时，在臂上、中、下段时应分别压向外侧、后外和后方。

2）肱静脉：有两条肱静脉与肱动脉伴行，贵要静脉至臂中点稍下方穿深筋膜汇入肱静脉，或伴肱静脉上行至大圆肌下缘处汇合成腋静脉。

3）正中神经：伴肱动脉沿肱二头肌内侧沟下行，在臂上部位于肱动脉的外侧，在臂中点平面越过动脉前方，向下行于肱动脉内侧至肘窝，向下穿旋前圆肌进入前臂。

4）尺神经：在臂上部位于肱动脉内侧，在臂中点上方离开肱动脉，穿臂内侧肌间隔入臂后区。

5）桡神经：在臂上部行于肱动脉后方，然后伴肱深动脉沿桡神经沟走行，绕肱骨中段背侧转向外下方，穿肱骨肌管至臂后区。

6）肌皮神经：起自臂从外侧束，穿喙肱肌，经肱二头肌与肱肌之间，行向外下方，发肌支支配上述三肌；其末支从肱二头肌与肱肌之间穿出，在肱二头肌外侧沟下浅出深筋膜，称为前臂外侧皮神经。

2. 臂后区浅层结构　皮肤较厚，浅筋膜较致密，有四条皮神经分布。

（1）臂外侧上皮神经　是腋神经的皮支，分布于三角肌区和臂外侧区的皮肤。

（2）臂外侧下皮神经　起自桡神经，分布于臂外区下份的皮肤。

（3）臂后皮神经　是桡神经在腋窝的分支，分布于臂后区的皮肤。

（4）前臂后皮神经　也是桡神经的分支，约平臂中、下 1/3 交界处穿出深筋膜，分布于前臂后区的皮肤。

3. 臂后区深层结构

（1）筋膜与肌肉臂后区的深筋膜厚而坚韧，借臂内、外肌间隔与肱骨共同围成臂后区骨筋膜鞘，包绕肱三头肌。该肌的内侧头、外侧头、长头与肱骨桡神经沟形成一个绕肱骨中份后的管道，称为肱骨肌管，内有桡神经及伴行的肱深血管，故又名桡神经管。

（2）血管神经束

1）桡神经血管束：由桡神经和肱深动脉组成。桡神经在大圆肌下缘与肱骨交处斜向下外，于肱骨干后方与肱深动脉及两条伴行静脉经肱骨肌管，至臂中、下 1/3 交界处，与肱深动脉前支桡侧副动脉共同穿外侧肌间隔达臂前区。后者与桡侧返动脉吻合。肱深动脉后支中副动脉在臂后区下行，与骨间返动脉吻合。由于桡神经穿肱骨肌管时，紧贴骨面，故肱骨中段骨折时，易伤及桡神经，致前臂伸肌麻痹，引起腕下垂。

2）尺神经：与尺侧上副动脉伴行，在臂中段以下，行于臂内侧肌间隔后方，经肘后内侧沟至前臂前区。

四、臂部的手术入路

（一）臂部前外侧手术入路

【适应证】

1. 肱骨干骨折切开复位术。

2. 肱骨截骨术。

3. 骨肿瘤的活检和切除。

4. 骨髓炎病灶切除术。

5. 桡神经的探查。

【体位】

患者仰卧于手术台上，患肢置于台上，外展约 60°，使患者身体向健侧倾斜，以减少患肢出血。

【显露步骤】

肱骨干的显露，以前外侧入路为最常用。该切口从三角肌止点近侧约 3cm 开始，沿肱二头肌的外侧向远侧延伸，切口的长度视所需显露的范围而定。深筋膜切开后，在三角肌，胸大肌内寻间沟找头静脉，将其游离，避免头静脉的损伤。

如欲显露肱骨干上端，可自三角肌内侧及胸大肌间隙内进入，需要时也可按照肩关节前内侧切口，沿三角肌内侧向上延长。如欲显露肱骨干中部，可自三角肌及肱二头肌间隙内进入，将三角肌向外牵开、肱二头肌向内侧牵开。肱肌显露后，将肱肌在其外、中 1/3 交界处，顺肌纤维方向拨开，并做骨膜下剥离，即可将肱骨干。因肱肌外 1/3 肌纤维由桡神经支配，内 2/3 由正中神经及肌皮神经支配，在此处切开肱肌不致影响肌肉的神经支配。利用此切口，向下亦可显露肱骨干下端，直至肱骨髁上 5cm。在下部切口中，注意勿损伤桡神经，该神经绕过肱骨干的桡神经沟后，穿行于后为肱桡肌与前为肱肌之间，最好能将其寻出后牵开。如需显露肱骨干的内侧，亦可沿肱二头肌内侧沟进入，唯在此步手术中，遇到重要组织较多，肱动脉及正中神经均在肱二头肌内侧走行，注意切勿损伤。如切口靠上，尚须注意勿损伤肌皮神经。

（二）臂部后侧手术入路

【适应证】

1. 肱骨骨折的切开复位内固定。
2. 骨髓炎的治疗。
3. 肿瘤的活检和切除。
4. 骨折不愈合的治疗。
5. 桡神经的探查。
6. 逆行肱骨髓内钉的插入。

【体位】

术中可采用两种体位：患肢在上的侧卧位或俯卧位并外展患肢 90°。应在术侧肩部下方垫一枕垫，并使肘关节可以屈曲，前臂垂在手术台外。

【显露步骤】

少数情况下，如需显露肱骨干的后侧，或在桡神经损伤，需寻找其断端时，切口可沿臂后侧中线进入，自三角肌后缘中点开始，向尺骨鹰嘴方向切开。深筋膜切开后，在肱三头肌长头、外侧头间隙做钝性剥离，桡神经及肱深动脉即紧贴于其下的桡神经沟内。如将肱三头肌外侧头切断，该神经可向下追踪，直至其穿过臂外侧肌间隔进入臂下部前外侧。在桡神经损伤的病例中，由于桡神经断端向上下回缩，损伤处又有大量瘢痕组织，切口应较长，寻找桡神经时，宜自断端的上下正常部位向断端寻找，否则有再度损伤神经的可能。

肱骨中下部呈三棱形，逐渐变扁并稍向前弯曲，髁上嵴向上约 10cm，延续呈嵴状弯曲向前，桡神经在肱骨中段斜向前下，在肱骨外侧缘中、下 1/3 交界处穿过外侧肌间隔，行于肱桡肌与肱肌之间。

在肱骨后侧，也可在正中做纵向切口，切开皮肤及浅、深筋膜后，显露肱三头肌，切开其腱膜，在肱三头肌外侧头与长头之间分开，切开肱三头肌内侧头及骨膜，即可显露肱骨。如需显露肱骨中段，可将肱三头肌长头及支配该肌的桡神经肌支适当游离后向内侧牵开。桡神经在肱骨后侧沿桡神经沟行走长度约 3 ～ 5cm，切开桡神经出口的肌间隔 3cm，可使桡神经游离，扩大显露范围。

第二节　肩锁关节脱位的手术

一、肩锁关节切开复位内固定术

【适应证】

1.肩锁韧带和喙锁韧带同时断裂，引起肩锁关节完全性脱位，经闭合复位无法获得满意对位，或复位后无法用外固定维持其对位者。

2.小儿发生靠近肩锁关节的锁骨远端骨折合并喙锁韧带断裂，骨折端移位明显者。

【手术步骤】

1.肩部做弧形切口，起自肩锁关节前方，沿锁骨的外 1/3 前缘向内，继沿三角肌前缘向内下，达三角肌中、下 1/3 交界处，注意勿损伤头静脉。将三角肌和胸大肌分别向前后方向做骨膜下剥离，显露肩锁关节和喙锁韧带。

2.清除肩锁关节内损坏的软骨盘及其他妨碍复位的组织。将断裂的喙锁韧带做褥式缝合，缝线待肩锁关节复位固定后才收紧结扎。自肩峰外端穿入 2 根克氏针，两进针点相距约 2cm，针尖对准肩锁关节并交汇于此，整复脱位的肩锁关节，使两针贯通自肩锁关节进入锁骨髓腔 2 ～ 3cm，进行交叉内固定，针尾部齐皮肤截断；骨外部分折弯呈钩形，将其埋于皮下。

3.拉紧结扎喙锁韧带缝合线，缝合肩锁关节囊，三角肌和锁骨骨外膜。亦有主张不缝合断裂的喙锁韧带，而将斜方肌和三角肌的边缘在锁骨和肩峰上重叠做褥式缝合，逐层缝合切口。

【术后处理】

术毕随即用绷带将患肩、上臂与胸廓做缠绕固定（Velpeau 固定法）。术后 3 周解除固定，开始主动练习上肢各关节的活动。术后 6 周时拔除克氏针。

【注意事项】

穿针太深或偏斜刺伤锁骨下血管和神经。

二、锁骨外侧端切除术

【适应证】

1.肩锁关节脱位，未能复位超过 3 周，且有疼痛和功能障碍者。

2.锁骨外端过度隆起，致肩部畸形者，喙锁韧带钙化者。

【禁忌证】

对肩部力量要求较高者不宜采用此法。

【手术步骤】

1.于肩部做一始自肩峰尖部稍呈弧形的横切口。切口长约 6cm 左右。

2.切开皮肤、筋膜和锁骨骨膜，将三角肌和斜方肌分别向前后方向做骨膜下剥离，显露肩锁关节和锁骨外侧段 3 ～ 4cm 一段。

3.用线锯或摆锯截除锁骨外侧端 3cm 长一段，随后清除肩锁关节中碎裂的软骨盘和残余组织，将锁骨的近侧断端锉光滑，并用骨膜和软组织将其包裹。

4. 将三角肌和斜方肌附着于锁骨的游离缘重叠后做褥式缝合。

5. 依层次间断缝合切口。

【术后处理】

1. 三角巾悬挂患肢 1 周。

2. 1 周后允许自由活动上肢，主动练习肩、肘活动，并辅以理疗。

【注意事项】

游离锁骨外侧端时，一定注意做骨膜下剥离。切除锁骨外侧端时，切忌用骨刀或骨剪，以免造成锁骨碎裂、骨碎片或刀、剪损伤锁骨后组织。用线锯操作简易而且较安全，但置放线锯引导绕过锁骨后方时，应注意保护好锁骨后组织。锁骨近心侧截端前上方略修正其锐缘，以免突出于皮下。

三、肩锁关节复位喙锁韧带重建术

【适应证】

对 3 周以上的陈旧性肩锁关节脱位。除做切开复位与克氏针内固定外，尚须重建喙锁韧带以增强复位后的稳固性者。

【手术步骤】

1. 切口显露　肩锁关节切开复位内固定术。

2. 显露喙突　于喙突上切除喙锁韧带的残端，切开对应喙突上方的锁骨骨外膜，进行骨膜下环形剥离约 2～3cm 一段，以备环绕重建的喙锁韧带。自大腿外侧取长 15cm、宽 2cm 的阔筋膜条一根，并将其上下对折成双层后环绕于锁骨和喙突，暂不缝合。

3. 复位肩锁关节　用克氏针交叉固定，方法同前。然后拉紧阔筋膜条，使重叠后用褥式缝合法缝合。

【术后处理】

同前。但固定时间应延长至术后 4 周，术后 6 周拔除克氏针。

第三节　锁骨骨折切开复位内固定术

【适应证】

1. 骨折不连接或存在明显移位者。

2. 骨折伴有神经、血管损伤者。

3. 骨折端有软组织嵌入，骨片间存在较宽的分离。

4. 某些职业要求体型较好者。

【体位】

仰卧位，患侧肩下垫软枕，略抬高；双上肢固定于身体两侧，双下肢用约束带固定；静脉通路建立在下肢。

【手术步骤】

1. 以骨折部为中心沿锁骨上缘做 2.5～5cm 横切口，若行接骨板螺丝钉内固定术，切口则稍长。钢丝张力带固定主要用于锁骨远端骨折，在锁骨外端做长于 5cm 横切口。切开皮肤及颈阔肌后，电凝止血，保护皮肤。顺锁骨长轴切开骨膜，做骨膜下剥离，显露骨折两断端。

2. 助手将肩部后伸，术者用骨钩将骨折复位。如系横形骨折，则从骨折远端的前面用手摇钻钻入一直径 2.5～3cm 的螺纹针，将骨折固定，针尾折弯置于皮外。如系短斜形骨折，可于复位后，用一枚合适的加压螺丝钉固定。

3. 逐层缝合切口，颈阔肌下放置橡皮片引流，敷料包扎。

【术后处理】

术后用三角中悬吊患侧上肢或用三角巾将患侧上肢固定于胸前 4～6 周，外端切除者两周即可练习活动。引流条于 24～48 小时拔除，两周拆线。骨折愈合后，局麻下取出内固定材料。

【注意事项】

1. 显露骨折断端时范围不宜太长，并应紧贴骨膜下进行，注意勿损伤锁骨下血管，钻入螺纹针时，应瞄准方向使其进入骨折近段髓腔内 4～5cm，注意勿误穿出后侧骨皮质。

2. 使用加压螺丝钉时，钉的长度应适当，应使有纹部越过骨折线后进入骨折远、近侧端，以刚穿过对侧骨皮质为宜。

第四节 肱骨近端骨折切开复位内固定术

一、肱骨近端骨折切开复位内固定术

【适应证】

1. 移位明显的内收型骨折，关节囊或肱二头肌腱夹在两骨折端之间，阻碍手法复位者。

2. 有移位的外展型骨折，并发大结节骨折，并有碎骨片嵌于肩峰之下，影响外展功能者。

3. 有移位的内收型骨折、外展型骨折或骨骺骨折，手法复位失败者。

4. 骨折发生后 2～4 周，骨折复位不满意者。

5. 肱骨外科颈骨折合并肱骨头脱位者。

【术前准备】

术前据 X 线片准备适当长度的加压螺丝钉 2 枚，或 2.5mm 骨圆针 2 根。

【手术步骤】

1. 体位 仰卧位，伤侧肩部垫高 30°。

2. 切口显露 用肩关节前内侧显露途径，弧形切开皮肤。从三角肌、胸大肌间隙分开，将三角肌向外侧拉开，即可显露肩关节前侧。然后，循肱二头肌腱长头向上分离，即可显露骨折端。

3. 骨折复位 骨折近段多呈外旋、外展移位，骨折远段呈内收、向上移位。故助手应握伤肢向下牵引，并旋转上臂，对准结节间沟后，术者用骨膜剥离器插入骨折端间撬开，利用杠杆作用使骨折端复位。如复位有困难，应适当分离周围组织，清除骨折端的瘢痕和骨痂后，再进行复位。复位后助手继续牵引，或用巾钳夹住骨折端，维持对位。

4. 内固定 复位后可用 1～2 枚螺钉或钢针，自骨折线下 2～3cm 的肱骨外侧，斜向肱骨头钉入。如骨折不稳定，稍一活动即可发生移位者，应切断部分三角肌，显露肱骨大结节，选长度合适的髓内钉固定。如有肱骨头骨骺分离，应改用 1～2 支克氏针固定，以减少对骨骺的损伤。

【术后处理】

术后用外展支架将伤肢固定于外展前屈位 3～4 周，以后逐步进行肩关节的功能锻炼。

【注意事项】

1. 用螺钉做内固定时，螺钉应有足够长度；亦可用松质骨螺钉，以便牢固固定骨折段。

2. 用克氏针做内固定时，应在肱骨外面留 0.5 ~ 1cm 的针尾，并弯成钩形，以免针尾全部进入骨内，将来取针困难。

3. 骨折并发肱骨头脱位的患者，切开复位时，应尽量避免或减少切开关节囊和分离附着于大结节的软组织，以免损害肱骨头的血液供应。

二、肱骨近端骨折切开复位锁定钢板内固定术

【适应证】

1. 不稳定的二、三、四部分肱骨近端骨折。关节面成角大于 45°，主要骨折块之间的移位大于 1cm，或者在影像增强器监视下做被动运动试验时确定骨折不稳定。

2. 肱骨近端骨折按照 AO 分型为 11–A2、A3、B1、B2、B3、C1 型的骨折。

3. 年轻患者肱骨近端骨折按照 AO 分型为 C2 和 C3 型。.

4. 老年患者肱骨近端骨折按照 AO 分型为 C2 和 C3 型，如果预计能够获得满意的复位固定，并且患者对关节活动要求较高。

5. 肱骨头下型骨折不愈合。

6. 病理性骨折。

【禁忌证】

1. 无移位的稳定性骨折，以及移位很小、稳定性良好的骨折。

2. 儿童肱骨近端骨折。

3. 老年患者肱骨近端骨折按照 AO 分型为 11–C2 和 C3 型，肱骨头骨折块血供较差，重建困难，以及对关节活动要求不高的患者。

4. 局部存在急性的感染。

【手术步骤】

1. 患者卧于可透 X 线的手术床上，取沙滩椅位或仰卧位。经胸大肌、三角肌入路，显露头静脉，牵向外侧，并妥善保护其数个三角肌支。钝性分离胸大肌、三角肌肌间沟，并将三角肌钝性牵开，插入肌肉拉钩，推荐应用 Roux 或三角肌拉钩。将上臂轻度外展可使三角肌松弛，便于显露肱骨头。

2. 在胸大肌上缘找到由头侧延续而来的肱二头肌长头腱。在结节间沟处通常存在骨折线，将大结节和小结节分割为各自独立的骨折块。如果结节间沟无法重建，或者肱二头肌长头腱已经破损，可在骨折复位固定结束后进行肌腱的原位固定。

3. 复位骨折时，肩袖的各个肌腱，无论是结节骨块的一部分还是与肱骨头骨折块相连，都用不可吸收线进行标记。通过这些标记的缝线，牵拉结节骨折块，可使其与肱骨干骨折块的外侧皮质相连续。值得注意的是，必须确认缝线应位于肌腱与骨质的结合部，以防切割肌腱组织，这一点对老年患者尤其重要。应用间接复位手法，无须暴力通常可达成复位。这些手法包括纵向牵引上臂，外展、内收或旋转，侧向推移肱骨干的同时牵拉缝线等。由于胸大肌的牵拉，颈部骨折的患者肱骨干通常都向内移位。通过纵向牵引并向外侧牵拉常可部分复位，如同时将肱骨干骨折块逐渐向接骨板靠拢便可获得满意的复位。为了达到这一目的，先将接骨板固定在肱骨头外侧面，而此时骨干可能仍然存在向内移位。在骨折线远端的第一个螺钉孔置入一枚 3.5mm 皮质骨螺钉将肢骨干向外提拉复位。如果肱骨头骨折块存在内翻移位，可同时牵拉头部的缝线使其复位。应用上述方法时，将接骨板放置在适当的位置非常重要。拧紧 3.5mm 皮质骨螺钉将内移的骨干复位后，可能会使接骨板在大结节上轻度上移。因此，预计到这一偏移，一开始将接骨板放置在大

结节上时就应该稍往远端一些。如果接骨板放置的位置太偏上，则必须重新调整。

4. 如果骨干向肱骨头内嵌插移位，可将骨膜剥离器插入骨折端撬拨复位，恢复内侧的肱骨距。肱骨头骨折块复位后，便可通过缝线牵拉结节骨折块，通过手法将其复位固定。这一间接复位技术非常重要，因为如果应用大的持骨钳或者广泛剥离软组织，对于已经受累的肱骨头面言，都可能进一步破坏其血供。对于粉碎性骨折，复位成功后可用多枚克氏针临时固定，但必须注意的是，这些克氏针的位置不能妨碍接骨板的位置。对于存在多个骨折块的骨折，肩袖止点上穿入缝线后，可在直视下将骨膜剥离器插入骨折端轻轻地撬拨复位肱骨头骨折块。

5. 放置肱骨近端锁定接骨板时，可借助瞄准装置确定理想的位置。距离肱骨大结节上缘 5～8mm 并位于结节间沟外侧 2～4mm，确保接骨板与肱二头肌长头腱之间有足够的缓冲区。置入接骨板时如果必要的话可在三角肌止点处做适当的剥离。应用影像增强器确认接骨板位置和骨折的复位是否满意。为了避免撞击，必须注意不要将接骨板放置得太靠近段。第一枚螺钉通常为 3.5mm 皮质骨螺钉，应用标准操作规程置入靠近骨折端的螺孔内。这一螺钉可对抗胸大肌对肱骨干骨折块的牵拉。拧紧螺钉时，要确保接骨板的远端部分位于肱骨干的正中。

6. 应用钻头导向器，在肱骨头内置入稳定螺钉（锁定螺钉）。用 2.8mm 钻头钻孔后，测深，确定螺钉的长度，置入锁定螺钉。为了获得良好的把持力，螺钉头必须拧入对侧皮质数毫米。在肱骨头内，只能应用自攻锁定螺钉，以减少螺钉穿出的风险，对于嵌插骨折尤其如此。用 5 枚固定角度的螺钉在不同的平面上固定肱骨头骨折块，注意先前穿入的缝线。肱骨近端锁定接骨板应放置在肱骨大结节顶端以远 5～8mm 处。缝线穿过接骨板上的小孔打结固定。在骨干上最少要有 2 枚双皮质锁定螺钉，对于骨质疏松性骨折则至少要用 3 枚，以免螺钉松动拔出。根据不同的骨折类型，将先前置入的缝线通过接骨板上的小孔打结固定。将这些缝线固定到接骨板上可以对抗肩袖的张力，进一步增加骨折固定的稳定性。

7. 在直视下进行被动活动，检查固定的稳定性，然后再拍摄 X 线影像，特别需要注意的是复位的结果、接骨板的位置、固定的稳定性以及螺钉的长度等。由于肱骨头内的螺钉方向各异，因此必须在影像增强器监视下旋转上臂，确定每一枚螺钉的位置都准确无误，最后拍摄腋位 X 线影像。最后冲洗创口，逐层缝合。

【注意事项】

1. 破坏骨折块的血供。由于过分显露骨折端，在肱骨颈内侧插入骨膜剥离器、复位钳或 Hohmann 拉钩，损伤了供应肱骨头骨折块细小的血管分支。

2. 肱骨头骨折块复位不佳，尤其是存在内翻移位的情况，复位丢失的风险较大，从而导致运动受限。

3. 由于接骨板位置太靠近端，上臂外展时导致肩峰下撞击。

4. 接骨板勺状部分的位置太靠后，使得后上部的接骨板与肱骨头曲线无法获得良好的贴合。

5. 接骨板太偏前侧，累及旋肱前动脉的升支，激惹肱二头肌长头腱。

6. 结节骨折块复位不佳，被肱骨头螺钉或强韧的缝线固定在不恰当的位置。这可能导致继发性移位或肩峰下撞击，移位大于 5mm 时更明显。

7. 最初选择的锁定螺钉太长，或由于骨折块下沉导致穿出。穿透关节面后由于疼痛而使运动受限，并损伤关节盂的关节面，此时必须更换穿出的螺钉。

8. 锁定螺钉太短，对肱骨头骨折块没有足够的把持力，骨折块继发移位的风险较大。必须将螺钉更换，或者调整术后的康复计划。

9. 在肱骨头内应用自攻自钻螺钉，在骨折愈合的过程中，螺钉尖端可能穿破肱骨头的骨皮质。

10. 锁定螺钉的位置不佳，导致接骨板与螺钉头的锁定失效，如螺纹破损、冷焊接以及螺钉松动等。

11. 没有很好地重建内侧的支撑，导致继发性的复位丢失或内固定断裂。

12. 骨干部分应用的双皮质锁定螺钉太少（仅用 3.5mm 标准皮质骨螺钉或单皮质锁定螺钉），导致接骨板与肱骨干分离，内固定失效。

锁定接骨板扩大了切开复位内固定治疗肱骨近端骨折的手术适应证，它可以充分地中和多种畸形应力，即使骨折部位骨质不良也能提供足够的稳定，而且不会进一步损伤肱骨头血供。老年骨质较差的三部分骨折和压缩型四部分骨折也可被纳入切开复位内固定治疗的手术适应证。通过胸三角肌入路进行手术不仅安全而且舒适，减少了腋神经损伤的风险。在肩袖肌腱部分进行缝合牵引协助旋转肱骨近端，便于将接骨板放置在肱二头肌肌腱沟后方。而由于锁定接骨板不能像加压接骨板一样协助复位骨折，因此使用锁定接骨板时需要医者采取适合骨折类型的技巧进行复位。

第五节　肱骨干骨折切开复位内固定术

【适应证】

1. 肱骨干骨折多次手法复位失败，考虑两骨折端有软组织嵌入。

2. 伴有血管损伤的肱骨干骨折。

3. 伴有桡神经损伤的肱骨干骨折，尤其是中、下 1/3 和中 1/3 交界处的斜形或螺旋形骨折。

4. 肱骨干开放性骨折，可于清创时一并行切开复位内固定。

5. 肱骨干多段骨折。

6. 病理性骨折。

7. 伴有其他需要卧床休息的损伤。如上肢下肢同有骨折，一起用牵引治疗比较困难，在此情况下，对肱骨干骨折可选用手术切开复位内固定。

8. 肱骨干骨折不连接者。

【术前准备】

术前准备适当的内固定器材。如系肱骨干上、下 1/3 骨折，可选择长度和粗细适合的髓内针；如系中 1/3 骨折，应选择适合长度的接骨板或加压接骨板和长度适当的螺丝钉，如系上、中段大斜形或螺旋形骨折，需准备 2 ～ 3 枚长度适当的加压螺丝钉。

一、肱骨干骨折接骨板内固定术

【手术步骤】

1. 切口起自三角肌止点前缘，沿肱二头肌外缘向下，止于骨干中下 1/3 交界处。

2. 切开深筋膜后，沿肱肌与肱三头肌之间切开肌间隙及骨膜，行骨膜下剥离。将肱肌与其浅层的肱二头肌牵向内侧，肱三头肌牵向外侧，即可显露骨折端。

3. 清除骨折端积血后，将肘关节屈曲至 90°使屈肌松弛。用骨钩将骨折准确复位，放入三爪持骨钳，将选定的接骨板置于肱骨干前外侧，旋紧三爪钳，物骨折端与接骨板夹牢。再逐一钻孔和拧入螺丝钉，取下三爪钳后，再逐一将螺丝钉拧紧。逐层缝合切口，厚敷料加压包扎。

二、肱骨干骨折髓内钉内固定术

（一）肱骨干上 1/3 骨折切开复位髓内钉内固定术

【手术步骤】

1. 切口自三角肌前缘中上部，沿该肌前缘向下至其止点，再垂直向下 3 ～ 4cm。

2. 切开皮下组织后，距头静脉外侧 0.5cm 切开三角肌，下段切开肱二头肌与肱三头肌间隙、肱肌和骨膜，行骨膜下剥离，将两侧肌肉分别牵开，即可显露骨折端。

3. 清除骨折端积血，将选定的髓内针（一般选用梅花形或 V 形髓内钉），在充分内收情况下从骨折近端髓腔逆行插入，使髓内针从肱骨大结节处穿出，并于该处皮肤切一小口。用骨钩将骨折复位。再将髓内针顺行击入骨折远段髓腔内，髓内针尾端留在大结节外。分别逐层缝合两切口，厚敷料加压包扎。

（二）肱骨干上、中 1/3 骨折交锁髓内钉内固定术

目前使用肱骨的交锁髓内钉直径有 7mm、8mm、9mm 三种，其近端均为 9mm。8mm、9mm 髓内钉为空心。其内可通过 2.4mm 导针。7mm 者为实心。交锁髓内钉近、远端都用 4mm 全纹螺丝钉锁定。该钉备有近端导向器（或称钻孔瞄准器）。可分扩髓腔与不扩髓腔两种，可顺行（由近而远）插入，也可逆行（由远而近）插入。

肱骨交锁髓内钉可用于肱骨干横向、斜行和粉碎型骨折，骨折不连接以及病理性骨折。开放性骨折可在清创时使用开放插针。闭合性骨折如有 C 或 G 型臂 X 光机可做闭合插钉，闭合插钉更能体现该钉的优点。如无 C 型臂 X 线机也可采用开放插钉（即切开骨折部）。

交锁髓内钉的优点是可以抗旋转剪力，其抗剪力强度比一般髓内钉强，可防止骨折端分离或相互重叠；术后不用外固定，利于预防肩、肘关节僵硬等。

术前测健侧肱骨长度，准备适当长度和粗度的交锁钉，直径 4mm 全纹螺钉及相应一套工具。患者取仰卧位，头转向健侧。伤侧上肢处于解剖位，置于手术床旁可透 X 线的手术台上。如采用开放插钉亦可取全侧卧位，伤侧朝上。

【手术步骤】

1. 取自肩峰前方至肱骨大结节前方直切口长 3 ～ 4cm。纵向切开三角肌，显露肱骨大结节顶部，用拉钩向两侧牵开。用曲柄锥插入大结节顶的前侧，经 C 或 G 型臂 x 光机透视证实后拔出曲柄锥，插入 2mm 圆头导针。

2. 如采用扩髓技术，沿 2mm 导针分别插入髓腔锉，每次增加直径 0.5mm 进行扩大髓腔，直至髓内直径大于所选用的髓内钉直径 0.5 ～ 1mm，无论扩髓与否，肱骨近端 4cm 之内均应扩髓至 10mm，以便容纳交锁髓内钉近段增粗部分。将交锁髓内钉与引导器相连并固定于曲柄栓（其上还装有瞄准器）上，再装上击入器，使髓内钉近端弧朝向外侧，在导针引导下缓缓击入（8.9mm）。通过骨折部时需在 C 或 G 型臂 X 光机透视下进行，助手牵引远端达到解剖复位。无 C 或 G 型臂 X 光机监视机可开放复位及插钉。当髓内钉进入骨折远端后拔去导针，直至距鹰嘴窝上 2cm，钉的近端需置于肱骨大结节顶的骨皮质下约 0.5mm。

3. 将 8mm 套筒插入瞄准器内，通过相应处皮肤切口将其直抵骨皮质，在其内再套入 2.7mm 钻头套，用 T 形柄手钻经 2.7mm 钻头套钻孔，并钻透内外侧骨皮质。拔去 T 形柄手钻及 2.7mm 钻头套，测量孔深。将 4mm 全纹螺丝钉经 8mm 套筒拧入，使髓内钉近端锁定。

4. 肱骨交锁髓内钉远端椭圆形孔为前后方向。一般取前入路,在 X 线透视下于该孔正前方做 1cm 横向切口,用血管钳分离肱二头肌,将 2.7mm 导针接于 T 形柄,徒手将其抵于前方皮质骨,将 2.7mm 钻头套套入 8mm 套筒内,再套入导针外,使 8mm 套筒抵于前侧皮质骨。拔去导针,用 2.7mm 手钻钻孔,攻丝测深。移去 2.7mm 钻头套,拧入 4mm 全纹螺钉,使髓内钉远端锁定。逐一缝合口,敷料包扎。

(三)肱骨干骨折逆行交锁髓内钉内固定术

肱骨逆行交锁髓内钉内固定除适用于肱骨干下 1/3 骨折外,尚可用于中 1/3 及上 1/3 的横向、斜行以及蝶形骨折等。但肱骨下端骨折及骨质疏松者不宜采用。髓腔 < 10mm 者忌用逆行法。逆行插针的优点是不涉及肩袖和肱骨结节区的结构,有利于肩关节功能的早期恢复。

【体位】

患者俯卧,患肢置于 C 或 G 型臂 x 光机透视台上。亦可取全侧卧位,患肢朝上。

【手术步骤】

1. 自尺骨鹰嘴尖向上做一 6cm 纵向切口,纵向切开三头肌腱膜及骨膜,显露肱骨下段背侧的鹰嘴窝及其近端。

2. 距鹰嘴窝上 2.5cm 先用手钻在皮质骨钻孔,再扩大为 2cm×1cm 骨窗。

3. 同顺行法插入圆头导针,复位骨折,导针穿过骨折线进入骨折块内(需在 C 或 G 型臂 X 光机透视下,或开放复位穿针),直达肱骨头。如采用扩髓,技术方法同前。无论扩髓与否,远侧 4cm 之内均需扩髓至 10mm。再按前法插入长短、粗细合适的交锁髓钉,弧应朝向背侧。理想的位置是钉的远端刚刚埋入肱骨远端髓腔内,不宜过深;近端距肱骨结节 < 2cm。远端交锁钉可在直视下拧入,也可经瞄准器拧入。T 形手柄钻钻孔,将 2.7mm 钻头套套到 8mm 套筒内并抵于钻孔处皮质骨上,然后经 2.7mm 钻头套钻孔,攻丝、测深,移去 2.7mm 钻头套,将 4mm 全纹螺钉拧入锁定髓内钉远端。

4. 在 C 或 G 型臂 X 光机上看到近端髓内钉末端椭圆形孔,在相应区上臂近端外侧做一小切口,用血管钳做钝性分离至骨皮质。插入 8mm 套筒(其内套有 2.7mm 钻头套),用手钻经钻头套钻孔,直至钻透内侧骨皮质。经透视确认钻头通过髓内钉椭圆形孔内,取出钻头套,拧入 4mm 全纹螺丝钉,将肱骨近端锁定。逐一缝合切口,敷料包扎。

【术后处理】

使用接骨板螺丝钉固定者,术后需加石膏外固定,拆线伤口愈合后可改用小夹板。使用髓内针者,如髓内针粗细合适,术中内固定牢靠者,术后可用三角巾将伤侧上肢托紧悬吊于胸前,直至骨折愈合。使用交锁髓内钉者,术后 1 周即可开始做肩肘关节功能锻炼。术后 2～3 个月 X 线摄片检查,如骨痂甚少,可酌情拔除下位(远侧)螺丝钉,变静态交锁为动态交锁。

【注意事项】

1. 肱骨中、上段手术时,在三角肌止点外侧和下 1/3 肌间隔处,有桡神经经过。在切开肱二头肌与肱三头肌之间前,先用手触摸切口下有无索状物,或逐层切开显露桡神经。将肱三头肌向外牵开时要轻柔,注意勿损伤桡神经。

2. 上 1/3 骨折手术时,注意勿损伤皮下的头静脉。

3. 使用髓内针做内固定者,其长度应适当。上 1/3 骨折的髓内针应达到肱骨髁上;下 1/3 骨折的髓内针应到达肱骨头,不宜太短。

4. 使用接骨板螺丝钉者,螺丝钉的长度以刚好穿过对侧骨皮质为度,不宜太长或太短。用钻头钻孔时，钻头宜比螺钉直径小 0.5mm，避免螺钉松动。

5.使用交锁髓内钉时不能比髓腔粗，以免造成骨裂开。锁定远侧螺钉注意避免肱骨髁上骨折。

6.扩髓至鹰嘴窝上 2cm 时操作要轻柔。避免肱骨近端侧壁会被髓腔锉锉破，或在髓内钉插入时骨折。

7.无论是顺行或逆行插交锁钉，在锁定上、下螺钉时，务使骨折对位满意，切勿使骨折端分离，尤其是粉碎型骨折。

8.使用交锁髓内钉者，其上、下锁定的螺钉务必使它通过上下钉孔，而不能在钉孔外。

复习思考题

1.肩袖的构成以及损伤常见部位？症状？

2.肱骨干中 1/3 骨折容易出现骨折的延迟或不愈合的原因？

3.简述不同部位肱骨干骨折的移位特点。

第十一章
肘关节及前臂部的手术

扫一扫，查阅本
章数字资源，含
PPT、音视频、
图片等

第一节　肱骨远端骨折内固定术

一、肱骨髁上骨折内固定术

儿童多见，好发于 5～8 岁之间，根据暴力来源和方向可分为伸直型、屈曲型和粉碎型。伸直型约占 90% 以上，有尺偏、桡偏之分，粉碎型多见于成人。

【适应证】

1. 非手术疗法失败或骨折畸形愈合留有功能障碍者。

2. 骨折合并血管、神经损伤需手术探查，同时行内固定术。

【麻醉】全身麻醉或臂丛神经阻滞麻醉。

【体位】侧卧位，上臂前举、肘关节屈曲 90°，前臂自然下垂；或仰卧位，上臂前举，前臂下方放置软垫。

【操作步骤】

1. 肘后侧切口，自鹰嘴尖端远侧 5cm 沿上臂中线向近侧延伸至鹰嘴上 10～12cm，儿童按比例缩短。简单骨折可沿中线直接切开肱三头肌腱显露并整复骨折（图 11-1）。在肘后侧显露路径中切开皮肤及浅筋膜后，需注意保护尺神经，必要时可以于尺神经沟中将其游离 5～7cm 后以橡皮条牵引向内保护。

2. 小儿髁上骨折，可采用经皮克氏针固定。从内、外上髁与肱骨纵轴呈 35°～45°角，向后倾斜 10°，各钻入 1 枚克氏针，于骨折近端数毫米处交叉，将骨折固定，针尖穿过对侧骨皮质，针尾可留在皮外（图 11-2）。

3. 成人粉碎型髁上骨折可选择肘后正中入路，双侧重建接骨板内固定（图 11-3）。

4. 骨折复位固定后，提携角应保持约 10°或较健侧大约 5°。

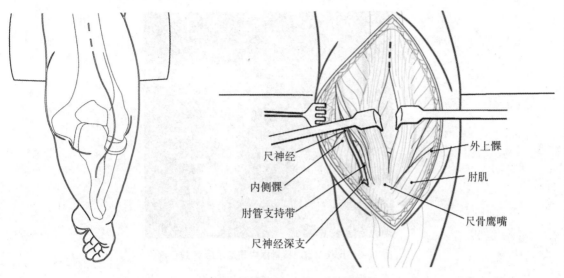

尺神经

内侧髁

肘管支持带

尺神经深支

外上髁

肘肌

尺骨鹰嘴

图 11-1　a. 肘后侧皮肤切口 b. 肱三头肌肌腱切口

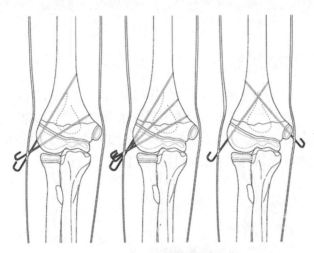

图 11-2　髁上骨折克氏针内固定

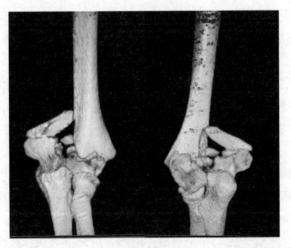

图 11-3　a 成人粉碎型髁上骨折伴肘关节脱位的 CT 三维重建前后面观

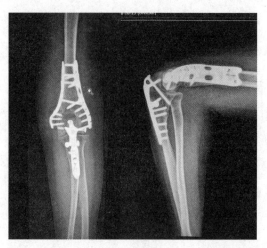

图 11-3　b 双侧重建接骨板内固定术后 X 线正侧位

【**术后处理**】鼓励术后早期活动，4 周内以被动活动为主。粉碎型骨折术后可用石膏托外固定，伸直型和屈曲型均固定在 90°。儿童患者，3 ～ 4 周取出克氏针并拆除外固定，开始肘关节屈伸运动。

二、肱骨髁间骨折内固定术

肱骨髁间骨折为完全关节内骨折，临床上多需手术治疗，要求骨折复位准确，内固定坚强。手术的目的是关节早期活动、减少关节周围瘢痕形成从而恢复关节功能。手术需充分显露，多采用后侧入路、尺骨鹰嘴截骨。这种入路既能显露关节端实现关节面骨折的准确复位，又可避免损伤尺神经。软组织的损伤程度是判断手术时机的重要因素。

【**适应证**】

1. 新鲜开放性肱骨髁间骨折。

2. 手法整复失败的肱骨髁间骨折。

3. 关节面不平整及固定不稳定的肱骨髁间骨折。

【**麻醉**】全身麻醉或臂丛神经阻滞麻醉

【**体位**】仰卧位，肘关节屈曲 90° 置于胸前；或取俯卧位，上臂外展于托板上，肘关节屈曲 90°；或侧卧位，上臂前举置于托板，肘关节屈曲 90°，前臂自然下垂。

【**操作步骤**】

1. 切口与显露　取肘后正中皮肤切口，自鹰嘴尖端远侧 5cm 处，沿上臂中线向近侧延伸至鹰嘴上 10 ～ 12cm 处。常规经筋膜显露鹰嘴和肱三头肌腱膜，显露并游离尺神经，橡皮片牵开保护。干骺端及关节端均为简单骨折者，可通过游离肱三头肌两侧缘并向后牵开以显露骨折处，也可采用舌形切断肱三头肌腱并向远侧翻转后显露骨折部位的方式（图 11-4）。舌形尖部位于肘上 10cm 处，基底仍附于鹰嘴，两侧达鹰嘴内、外缘。舌形瓣切开后即可向下翻开，用骨膜起子沿舌形瓣切开处向两侧剥离，直到肱骨内、外上髁以及三头肌腱附着的鹰嘴处。当关节端或关节端与干骺端均为复杂骨折时，需行尺骨鹰嘴 V 形截骨（图 11-5），将鹰嘴连同附着的肱三头肌一起向近侧翻转，显露肱骨远端干骺端和关节面。清除骨折部凝血块，找出内、外髁骨折块，注意保持屈肌总腱、内侧副韧带前束及伸肌总腱、外侧副韧带的完整性。

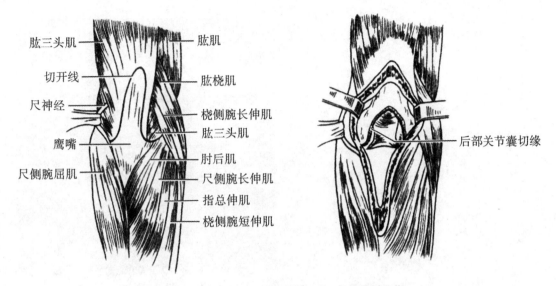

图 11-4　a 肱三头肌舌状瓣切开线；b 显露肘关节

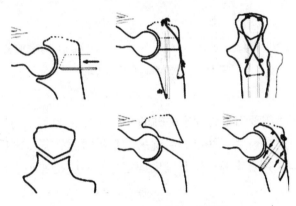

图 11-5　尺骨鹰嘴的 V 形截骨

2. 复位与固定　采用 Lewin 钳、巾钳或者 1～2 枚克氏针横穿过骨折片稳固两髁。以骨钻从较大骨块向较小骨块在髁上平面远侧横向经两髁钻孔。取长度足够贯穿两髁螺钉一枚拧入骨孔将两髁固定。若两髁存在以螺钉为轴的旋转不稳，则取细螺钉一枚平行已置入螺钉拧入两髁加以稳定。若采用空心螺钉则无须拔除预先置入的克氏针，操作更便捷。将拼合的两髁固定到干骺端，经内、外上髁分别斜行置入克氏针，穿透对侧皮质骨。克氏针角度、固定平面和数目需按实际情况具体分析，以临时固定可靠、有效、不影响最终接骨板内固定为度。透视确认复位满意后，采用双接骨板固定。内侧板置于肱骨内侧骨嵴上，外侧板置于外侧柱的后侧面，远端勿超过肱骨头后关节面避免限制伸肘活动（图 11-6）。骨折远端的固定螺钉应尽可能地多以求固定牢固，但勿进入关节内，因此术中透视确认螺钉位置非常重要。目前临床上可采用解剖型锁定钢板，无须预弯，生物力学稳定性更强。此外，两侧接骨板置于肱骨远端外侧缘和内侧缘形成拱形结构以增加固定强度也是一种选择，此法可经内外侧分别向肱骨头、滑车置入更多螺钉，提高内固定的强度。最后，采用鹰嘴 V 形截骨入路的，待骨折整复固定后需以两枚克氏针或 3.5mm 拉力螺钉结合张力带钢丝固定鹰嘴（图 11-5）。

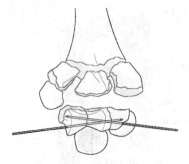

a. 克氏针临时固定内外侧髁

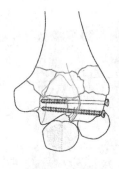

b. 长螺钉 2 枚固定内外侧髁

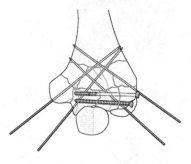

c. 克氏针临时固定内外髁及干骺端

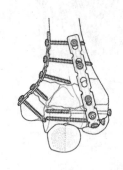

d. 放置内外侧接骨板并以螺钉固定

图 11-6　肱骨髁间骨折内固定术

【术后处理】

　　坚强内固定后一般不再需要石膏外固定的辅助，应争取尽早活动，严禁对肘关节进行间断性被动牵拉。4 日内以被动活动为主，并以颈肩腕吊带悬吊缓解肿胀，之后可开始主动功能锻炼。如骨折内固定不牢固，需采用石膏托或支具辅助固定，但不应超过 4 ～ 6 周。4 ～ 6 周后应开始功能锻炼。

三、肱骨外髁骨折（或骨骺分离）内固定术

　　肱骨外髁及其外上髁有外侧副韧带和指总伸肌的起始端附着。该部位骨折的断端可受肌肉牵拉产生不同程度的旋转移位，关节囊、肌筋膜的撕裂范围和伸肌收缩程度是影响移位的关键因素，严重者可有 90°～ 180°的旋转移位。此类骨折多为不稳定的关节内骨折，因此建议尽早手术治疗，恢复肱骨远端关节面的完整性，否则容易出现骨折不愈合及肘外翻畸形。

【适应证】

　　1. 移位超过 2mm 的肱骨外髁骨折。

　　2. 不稳定的肱骨外髁骨折。

　　3. 陈旧性肱骨外髁骨折畸形愈合影响功能者。

　　4. 陈旧性肱骨外髁骨折不愈合者。

【麻醉】全身麻醉或臂丛神经阻滞。

【体位】仰卧位，患肢上臂缚止血带，肘关节屈曲 90°，患肢置于胸前。

【手术步骤】

　　1. 切口与显露　肘关节外侧切口，自外上髁近侧 5cm 止于肘下 2cm 处，将肱桡肌牵向内侧，注意勿损伤桡神经。尽量减少剥离软组织附着处，紧贴桡骨小头前侧纵向切开关节囊，可显露血肿和骨折部。

2. 复位与内固定　清除骨折处血凝块和游离碎骨片，保留附着在外髁骨块上的伸肌总腱和桡侧副韧带。准确复位骨块后，用巾钳加压固定，自外下斜向内上与肱骨干成 45°～ 60°角钻入两枚螺钉，将外髁固定。也可采用 2 ～ 3 枚克氏针固定（图 11-7）。

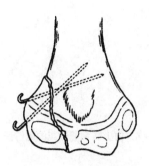

图 11-7　克氏针交叉固定

【术后处理】

术后早期活动，3 周内以被动活动为主；如固定欠牢固或骨折块粉碎，可采用屈肘 90°石膏固定，3 周后改用前臂吊带保护并开始肘关节屈伸锻炼。术后第 6 周骨折愈合后开始用患肢进行日常活动。骨折完全愈合后方可拔除克氏针。

四、肱骨内上髁骨折（或骨骺分离）内固定术

肱骨内上髁骨骺分离在儿童肘部骨折中占 11%，9 ～ 12 岁的男孩多见。多因暴力导致前屈肌群强烈收缩所致，甚至合并肘关节脱位。骨块撕脱或仅有轻微分离（Ⅰ级）；骨块被下拉至关节水平（Ⅱ级）；骨块夹入肘关节间隙，卡在滑车和鹰嘴之间（Ⅲ级）；严重者肘关节可完全向外侧脱位，撕脱的内上髁被带至肘的外侧（Ⅳ级）。Ⅲ与Ⅳ级常合并尺神经损伤。

【适应证】

1. 肱骨内上髁骨折Ⅱ级至Ⅳ级骨折。

2. 肱骨内上髁骨折经手法复位失败者。

【麻醉】全麻或臂丛神经阻滞麻醉。

【体位】患者仰卧，患肢上臂缚止血带，患肢外展放于侧台上。

【手术步骤】

1. 切口与显露　以内上髁正常位置为中心，做肘关节内侧 3 ～ 4cm 长的直切口。切开深筋膜。Ⅲ级骨折由于骨折块和鹰嘴切迹已连同关节囊和屈肌起点卷入肘关节内，故打开深筋膜后只能看到屈肌肌筋膜。

2. 复位与固定　如内上髁骨块嵌顿于关节内，适度外翻肘关节以增加关节内侧间隙，持骨钳轻轻拉出卷入关节内的肌肉及骨块。注意保护屈肌后侧的尺神经。复位骨折块后采用螺钉自内上髁向上置入肱骨远端内侧柱中固定（图 11-8）。必要时可将尺神经移至肘关节的前方，固定于屈肌和旋前肌的筋膜上，埋于脂肪组织内。

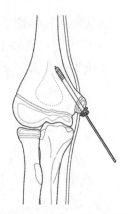

图 11-8 内上髁骨骺分离的螺钉固定

【术后处理】

屈肘 90°石膏托固定 4 周，范围从肱骨中段至掌指关节，前臂中立位，防止腕关节背伸及前臂旋后。固定期满拆除石膏，可开始逐渐锻炼肘关节的主动屈伸活动。一般 6 个月后取出螺钉。

第二节　肘内翻截骨矫正术

肘内翻多由于肘部损伤后骨折畸形愈合，或因肘内侧骨骺损伤比外侧骨骺发育迟缓所致。常见的病因为肱骨髁上骨折。

【适应证】

1. 肘关节内翻大于 20°。

2. 肘关节内翻，功能明显障碍，患者及家属希望手术治疗。

【术前准备】

分别测量患者双侧提携角。内翻角与健侧提携角之和即为内翻矫正角度。术前在 X 线和三维 CT 重建片中仔细测量以确定截骨平面及角度。如有条件，术前行 3D 打印模拟术中情况，可以取得最好疗效。

【麻醉】全身麻醉或臂丛神经阻滞。

【体位】仰卧位，患肢上臂缚止血带，肘关节屈曲 90°，患肢置于胸前。

【操作步骤】

1. 切口与显露　在上臂上端外侧做一长 5～6cm 的直切口。切开皮肤、皮下组织和深筋膜。钝性分离肱桡肌和肱三头肌间隙，将肱桡肌牵向前侧，肱三头肌牵向后侧，显露肘关节以上的肱骨远端。沿肱骨外侧嵴切开骨膜，做骨膜下剥离，显露肱骨外侧前后骨面，保留内侧嵴的骨膜。

2. 截骨与固定　按术前计划于肱骨髁上部鹰嘴窝上缘设计的横切平面，用摆锯分别沿两条横线上截骨，贯穿前后骨质并保留内侧骨膜及部分骨皮质。截取楔形骨块后，将前臂外展，使两截骨面互相接触。观察截骨后提携角的变化，如不理想，可再次切除少许骨质，直至合适为止（图 11-9）。临床上，常用的内固定方式如下。

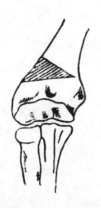

图 11-9　楔形截骨

（1）**克氏针交叉外侧加压固定法**　首先在肱骨近侧截骨线以上平行截骨线置入克氏针 1 枚，贯穿内外侧双皮质。再用另 2 枚克氏针平行从外上髁钻向内上方，通过截骨面后，自骨干内侧穿出。注意针尖以刚刚突破皮质为准，过长容易损伤血管、神经。针尾于皮外拧弯，近端克氏针弯向远侧，远端靠近截骨面的弯向近侧，两针尾平行相贴，确认截骨面贴合紧密、角度矫正满意后，针尾再次对向按压并拧绕在一起维持加压。

（2）**螺钉钢丝固定法**　于截骨面远、近端外侧同一纵轴线上各钻入长短、粗细合适的螺钉，钢丝缠绕螺钉固定。

3. L 形截骨和螺钉固定法　于干骺端鹰嘴窝上方做外侧闭合式楔形截骨术。楔形的尖端位于内侧，上缘与肱骨干纵轴垂直，从上缘与外侧的交点向楔形截骨角的下缘做垂线，形成的直角三角形三边即为截骨线。截骨块取出后，保证肱骨内侧骨皮质及骨膜连续。闭合截骨间隙，克氏针临时固定，确认矫形满意后，用 1 枚螺钉经远端外侧齿状骨皮质到近端固定，拔除克氏针。L 形截骨操作复杂，但截骨接触面大，内固定作用较好（图 11-10）。

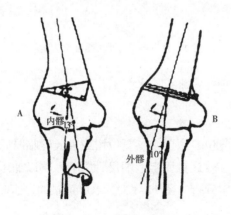

图 11-10　L 形截骨和螺钉固定

【术后处理】

石膏托屈肘 90°固定 6 周，期间坚持手腕的屈伸、握拳练习。术后 6 周 CT 或 X 线片复查，骨折愈合后取出内固定。

第三节　尺骨鹰嘴骨折内固定术

尺骨鹰嘴骨折要求解剖复位，任何关节面的不平整，都可能导致肘关节活动受限甚至创伤性关节炎；其次，内固定必须坚强，能够允许完全愈合前进行主动的运动锻炼；最后，作为肱三头肌的肌腱止点，恢复正常的伸肘力量十分重要。

【适应证】骨折块移位较大、无法闭合复位的尺骨鹰嘴骨折。

【麻醉】全身麻醉或臂丛神经阻滞。

【体位】仰卧位，患肢上臂缚止血带，肘关节屈曲90°，患肢置于胸前。

【操作步骤】

一、8字形张力带钢丝固定

1. 切口与显露 切口自鹰嘴近侧2cm处，沿其桡侧缘向远侧延伸5～6cm，切开深筋膜，骨膜下剥离显露骨折端。清除骨折端的血块、游离骨片和软组织。

2. 复位与固定 维持肘关节伸直位的情况下，用巾钳或骨钩将鹰嘴向远侧牵拉，待骨折准确复位后，用巾钳固定住，维持复位。在鹰嘴突尖端置入两根克氏针，深度入髓腔，随后在骨折线远端1.5cm处的尺骨干上横钻一骨洞。取不锈钢丝（或钛缆）穿过骨洞，近端绕过2枚克氏针及三头肌腱下方，作8字形固定（图11-11）。绕紧后可缓缓屈肘测试固定的稳定性。针尖既可靠近后侧皮质骨也可打入前方皮质，针尾须弯成伞柄状，打入骨内，防止克氏针松动退出。斜行骨折可先用拉力螺钉作骨折块间固定，后行克氏针钢丝张力带固定。

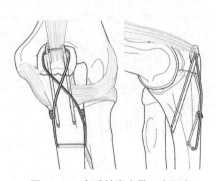

图11-11 克氏针张力带8字固定

二、钩形或解剖型接骨板内固定术

1. 切口与显露 同上

2. 复位与固定 骨折准确复位，用巾钳、复位钳或克氏针临时固定维持。将接骨板充分塑形以适合尺骨鹰嘴的形状，先以2枚螺钉固定近端尺骨鹰嘴，再以加压器对骨折进行加压，完成固定后再用拉力螺钉经接骨板固定骨折（图11-12）。术后可早期进行功能锻炼。

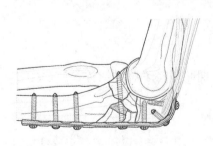

图11-12 接骨板固定法

三、髓内钉固定术

1. 切口与显露 该方法可采用闭合插入或按上述切口显露骨折后再插入髓内钉。如用闭合法，只需在鹰嘴尖端作一 0.3～0.5cm 的小切口。

2. 复位与固定 取与尺骨髓腔直径相符的较细斯氏针 1 枚由鹰嘴尖端钻入，方向对准髓腔。针尖到达骨折处后，利用针尾控制骨折片进行闭合复位。X 线透视下确定复位和斯氏针的位置准确后，继续将斯氏针钻入，留 2～3cm 针尾露于骨外。如直接切开显露了骨折端，则可直视下复位并拧入半螺纹松质骨钉或空心钉。固定后，屈曲肘关节，如骨折片有分离趋势，则需加用 8 字钢丝固定（图 11-13）。目前有尺骨鹰嘴骨折专用髓内钉供临床使用。该方法适用于关节面无粉碎且固定稳定性欠佳的骨折，一般建议常规附加 8 字钢丝固定。

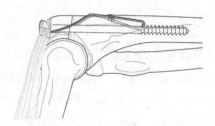

图 11-13 髓内钉结合 8 字钢丝固定

四、鹰嘴突切除术

1. 切口与显露 切口以鹰嘴为中心纵向切开，长约 10cm。切开筋膜后，将尺神经从尺神经沟中游离，并用橡皮条牵开保护。在肱三头肌腱膜和鹰嘴后侧筋膜上做一 U 字形切口，使腱膜瓣的远侧端位于骨折的远侧约 0.5cm 处。

2. 骨折块切除 U 形腱膜瓣向近侧翻转后以巾钳固定住肱三头肌腱膜上的骨折块并用刀切除之。修整骨折远折片的断面，伸直肘关节，将腱膜瓣缝回原处，先缝两侧，然后重叠缝合腱膜瓣的远端及骨膜、深筋膜。屈曲肘关节至 90°测试腱膜张力适当为度。最后将尺神经移至肘关节前面。保留的鹰嘴必须足以维持滑车稳定才能采用本式式。故鹰嘴切除的范围不能超过冠突水平，并须保留半月切迹的远侧垂直部分。

【术后处理】 无法坚强固定的患者，术后需要石膏托 90°位固定肘关节 3 周。间断取下石膏托，练习肘关节活动，5 周以后去除外固定。坚强固定者，术后可早期进行功能锻炼，不用外固定。部分鹰嘴切除的患者，需以石膏托固定肘关节于 70°屈曲位 3 周，继而以三角巾悬吊 10 天，并开始锻炼肘关节屈伸活动。

第四节 桡骨头骨折的手术治疗

桡骨头的上关节面与肱骨小头形成肱桡关节，并且桡骨头的周围与尺骨的桡骨切迹形成上尺桡关节。两关节的功能状态与前臂的旋转活动及肘关节的屈伸密切相关。若损伤致桡骨头碎裂，关节面失去光滑会限制前臂的旋转和伸直，如发展成创伤性关节炎则会于活动时出现疼痛。桡骨头骨折不仅仅是轻微损伤或局部损伤，必须认为是关节广泛损伤的一部分。要及时判断有无合并其他骨折，如合并内侧副韧带损伤者则不可轻易行桡骨头切除术。如遇到粉碎性骨折，应常规拍摄 X 线片判明骨间膜及下尺桡关节的伤情。手术治疗首选切开复位内固定术，若桡骨头已粉碎则应争取行人工桡骨头置换术。盲目切除桡骨头可能因合并内侧副韧带损伤或下尺桡损伤而出现肘关节外翻、桡骨向近侧移位等。若合并冠状突或其他骨折时，切除桡骨头会引起肘关节不稳定甚至脱位。

【适应证】

1. 桡骨头严重粉碎性骨折。

2. 超过 1/3 关节面的边缘骨折，特别是累及上尺桡关节者。

3. 肘关节内有碎骨片者。

【麻醉】年幼的儿童，采用全身麻醉；对较大的儿童及成人，可采用臂丛神经阻滞麻醉。

【体位】仰卧位，患肢上臂缚止血带，肘关节屈曲 90°，患肢置于胸前。

【操作步骤】

一、桡骨头切开复位内固定术

1. 切口与显露　采用肘关节外侧入路显露桡骨头，可采用 Kocher 切口。自肱骨外上髁上 2 ～ 3cm 沿髁上嵴向下越过外上髁至桡骨小头外侧处做切口（图 11-14），在切口上方分辨桡神经（肱桡肌与肱肌之间），自外侧肌间隔将肱桡肌、桡侧腕长、短伸肌做骨膜下剥离并牵向前方，将肱三头肌向后方剥离。在桡骨头远侧，可将尺侧腕伸肌自肘肌分开，并将肘肌远侧的纤维沿切口方向劈开。翻开肱骨远端前、后骨膜。切开关节囊即可显露肱桡关节及邻近部分（图 11-15）。

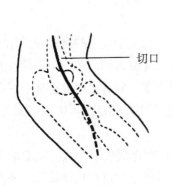

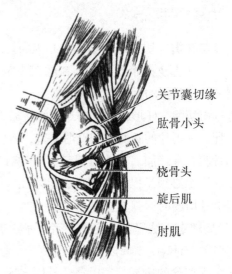

关节囊切缘

肱骨小头

桡骨头

旋后肌

肘肌

图 11-14　肘外侧皮肤切口　　　　　　图 11-15　显露肘关节

现在也常沿肱骨小头和桡骨头中线作一较短切口，避免向下延伸过远损伤桡神经深支，游离前半部分伸肌和韧带止点，避免损伤外侧副韧带。

2. 复位与固定　成人桡骨头边缘分离的大块非粉碎性骨折，显露桡骨头后将骨折块准确复位，以 1 枚 1.5 ～ 2.0mm 的螺钉将其牢固固定。若固定强度不满意，可采用 1.5mm 或 2.0mm 的微型接骨板或 1.5mm T 形接骨板行固定，调整接骨板的形态避免于上尺桡关节处发生撞击（图 11-16、11-17）。骨折固定后应修复环状韧带，并在全程范围内检查肘关节的稳定性。合并脱位或不稳定者需探查修复外侧副韧带结构，必要时采用铰链式外固定架。

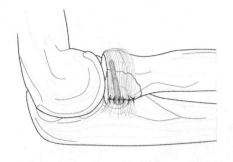

图 11-16 桡骨头骨折螺钉固定

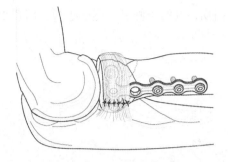

图 11-17 桡骨头骨折 T 形钢板固定

二、桡骨头切除术

1. 切口与显露 手术入路同上。

2. 桡骨头切除 显露桡骨头后，于关节缘处，横向切开骨膜，剥离至桡骨结节水平。取出桡骨头的所有碎片，如本身为粉碎性骨折，则在环状韧带上缘平面切除桡骨头，如合并桡骨颈骨折且环状韧带已破裂，则需剔除整个韧带，于桡骨结节上缘切除桡骨头和颈，仔细地取出每一小块游离骨片。用骨蜡止住骨端髓腔内的出血。将骨膜和附近软组织包于骨端覆盖髓腔后缝合（图11-18）。

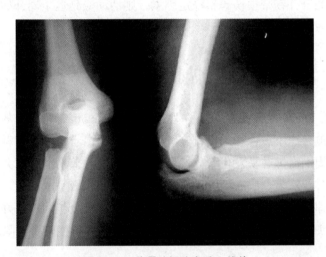

图 11-18 桡骨头切除术后 X 线片

三、人工桡骨头置换术

若骨折块超过 3 块，复位内固定效果不佳，建议行人工桡骨头置换术。以往临床上曾使用硅胶人工桡骨头假体，但容易断裂或产生碎片，引起滑膜炎。现在多采用金属假体，且可以根据头的大小、髓腔粗细和桡骨颈高度进行装配。

1. 切口与显露 手术入路同上。

2. 人工桡骨头置换（图 11-19） 取出粉碎的桡骨头，尽量拼合后测量桡骨头的直径。切除桡骨头后，以尖锥开髓、髓腔锉锉至合适大小，确定假体柄的粗细，平台锉处理残端并咬去断端四周多余骨质。根据桡骨颈的高度选择合适的假体，过大可能影响关节活动并磨损肱骨小头，过小则会引起不稳定，失去支撑力。组装好假体试模，插入后判断是否合适，再将桡骨头假体插入桡骨髓腔，透视确认假体高度和大小合适，并检查肘关节被动屈伸及旋转活动。探查外侧副韧带是否损伤，并给予修复。逐层缝合，留置引流。

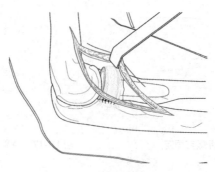

图 11-19　人工桡骨头置换术

【术后处理】

切开复位内固定术的患者术后以石膏托将肘关节固定于功能位，术后 1 周内即开始做主动和被动活动，可能会伴有轻度旋转功能限制。

桡骨头切除术患者术后用石膏托固定肘关节于 90°位，1 周后去除，改用颈腕悬带并开始主动功能锻炼。3 周后去除颈腕悬带，如可耐受则逐渐增加练习量。早期功能锻炼者往往恢复较好。

人工桡骨头置换术后的患者以石膏托固定肘关节于直角位，拔除引流后可开始主动屈伸肘关节，避免剧烈活动。如合并韧带损伤等不稳定因素，则活动应延迟 1 周开始，早期锻炼有利于肘关节恢复功能。

第五节　尺骨上 1／3 骨折合并桡骨头脱位切开复位术

尺骨干中上 1/3 骨折合并桡骨头脱位也称为孟氏（Monteggia）骨折。如治疗不当，可发生各种并发症如骨折延迟愈合、不愈合和尺桡骨交叉愈合，进而由于尺骨干的畸形愈合，导致桡骨头容易再脱位；桡骨头周围血肿容易发生骨化性肌炎，阻碍肘关节功能；常并发桡神经损伤，多数在桡骨头脱位复位后自行恢复。成人新鲜孟氏骨折提倡尽早积极手术治疗。尺骨复位固定满意的情况下，桡骨头大多即可自行复位，若桡骨头无法复位且尺骨复位固定良好，则应考虑环状韧带卡压可能，需作桡骨头脱位的切开复位。陈旧性孟氏骨折需要行桡骨头切除术。

【适应证】

1. 尺骨上 1/3 骨折合并桡骨头脱位，手法无法复位或复位后骨折、脱位无法维持稳定者。

2. 尺骨粉碎性骨折、多段骨折或伴桡骨头、颈骨折或合并桡神经损伤者。

3. 陈旧性骨折脱位的患者，有明显畸形和功能障碍者。

【麻醉】全身麻醉或臂丛神经阻滞麻醉。

【体位】仰卧位，患肢外展，前臂稍旋前。

【操作步骤】

1. 切口与显露　采用前臂背侧上段切口。首先以尺骨骨折部为中心，在前臂背尺侧切口线上做一相应长度的切口。切开皮肤、皮下组织和深筋膜，牵开两侧的肌肉，清除积血，显露尺骨断端。行尺骨复位内固定，如桡骨小头复位且能够维持稳定即可。如无法复位，则向上延长切口从而暴露尺骨鹰嘴外侧缘、肘后肌、尺侧腕伸肌和尺侧腕屈肌，然后切开尺骨与肘后肌、尺侧腕伸肌间的深筋膜，再沿尺骨背侧切开骨膜，在肘后肌与尺侧腕伸肌之间做骨膜下剥离，暴露尺骨上 1/3 部及附着其上的旋后肌、环状韧带及后侧关节囊。靠近尺骨切断旋后肌，将切断的旋后肌、肘后肌和尺侧腕伸肌牵向桡侧，切开关节囊显露肘关节。

2. 骨折复位与固定　牵引前臂，利用骨膜剥离器撬拨骨折端，使尺骨骨折复位，然后在尺骨鹰嘴部做一纵向切口，长 1cm，显露尺骨鹰嘴突中央部，用骨钻由该部沿尺骨纵轴钻一骨孔，到达髓腔，然后由此骨孔向尺骨髓腔内置入髓内钉以固定尺骨骨折，也可用加压接骨板和螺丝钉固定尺骨骨折。螺丝钉应以穿透对侧骨皮质为度，不宜过长，否则将阻碍桡骨头的复位或影响前臂的旋转功能。

3. 整复桡骨头与修复环状韧带　首先检查桡骨头脱位的程度，然后检查环状韧带损伤情况。如环状韧带破裂嵌入关节内妨碍桡骨头回纳，则需将环状韧带自关节内牵出，然后牵引前臂，压迫桡骨头，使其复位。进而缝合破裂的环状韧带。如果环状韧带已严重破坏而不能缝合，则可在切口内合适部位切取一带蒂的深筋膜条（长 6～8cm，宽 1cm），将蒂部放于近侧，将筋膜条在尺骨的桡骨切迹远侧与桡骨结节的近侧部位绕过桡骨颈的后方使其与蒂部重叠，行间断缝合，固定桡骨头。缝合筋膜条时应松紧合适，以不影响桡骨头旋转为度（图 11-20）。

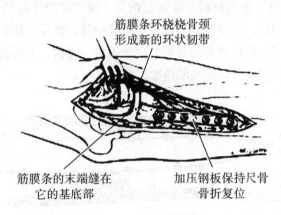

筋膜条环桡桡骨颈
形成新的环状韧带

筋膜条的末端缝在
它的基底部

加压钢板保持尺骨
骨折复位

图 11-20　重建环状韧带

【术后处理】

孟氏骨折的患者术后应用长臂石膏托将肘关节固定于 90°位，拆线后换管型石膏维持固定。期间注意抬高患肢，注意末梢血运及肢体肿胀情况。术后即可开始练习手指活动。术后 4～6周，证实骨折已愈合后，拆除管型石膏，主动练习肘关节及前臂的功能活动。可配合理疗、中药，促进关节功能的恢复。

第六节　尺桡骨干双骨折内固定术

尺桡骨干双骨折的治疗十分复杂，复位、愈合和功能恢复的要求较高；治疗不当可造成手和上肢的功能严重丧失。

【适应证】

1. 经手法复位失败或复位后不稳定的尺、桡骨干双骨折。

2. 单骨或双骨多段、粉碎性骨折，严重移位者。

3. 陈旧性尺、桡骨干双骨折不愈合或畸形愈合，影响功能者。

【麻醉】 全身麻醉臂丛或神经阻滞麻醉。

【体位】 患者上臂缚止血带，仰卧位，屈肘 90°，前臂置于胸前。

【操作步骤】

一、切开复位接骨板内固定术

1. 切口与显露 以尺骨骨折部为中心，在前臂背尺侧切口线上做一相应长度的切口。切开皮肤、皮下组织和深筋膜，牵开两侧的肌肉，清除积血，显露尺骨断端。另以桡骨骨折部为中心，在前臂背桡侧切口线上做一相应长度的切口。切开皮肤、皮下组织和深筋膜，牵开两侧的肌肉，清除积血，显露桡骨骨折端。

2. 复位和固定 尽量减少对骨组织血供的进一步损伤，每一骨折断端有限切开和剥离骨膜，能放置接骨板即可，接骨板也可置于骨膜上。直视下整复骨折达到解剖复位，复位钳夹持维持。依据桡骨桡侧和背侧的弧度对桡骨接骨板进行塑形。桡骨干近侧 1/2 骨折则置板于背侧，远侧 1/2 骨折者，则置于其掌侧。首先于接骨板最靠近骨折部的钉孔拧入第 1 枚螺钉；接着在骨折线另一端经过接骨板最接近第 1 枚螺钉的钉孔钻孔，拧入动力加压螺钉，拧紧螺钉使骨折端紧密接触；而后依次拧入其余螺钉。如遇斜行、蝶形骨折片，则用拉力螺钉加压固定（图 11-21）。若骨折片碎小，难以用螺钉固定，可使用自体骨或人工骨植骨，修复骨缺损。尺桡骨应分别显露和整复，一般先固定非粉碎的、形状稳定的骨折，再处理另一骨折。术后需放置负压引流，以防严重肿胀引发骨筋膜室综合征或前臂缺血性肌挛缩。

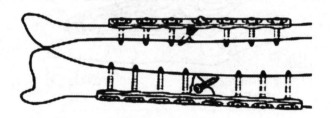

图 11-21 尺桡骨双骨折接骨板内固定术

二、髓内钉内固定术

尺骨的髓腔较直，可以扩髓，使用各种髓内钉固定手术操作难度较低，骨折容易愈合；相反，桡骨骨干有一定弧度，阻碍扩髓，较难与常用髓内钉匹配。一般主张用接骨板固定桡骨，用髓内钉固定尺骨。近年来，随着内固定技术的发展，出现了不需要扩髓、钛制预弯的髓内钉系统。手术前需要在 X 线片上测量尺骨髓腔最狭窄处的宽度，作为选择髓内钉直径的依据并提前准备好相关手术器械。

1. 切口与显露 最好采用闭合复位经皮穿钉法，避免扰乱骨折部位的生物学环境，如闭合穿钉失败可改用有限切开复位辅助穿钉。沿尺骨下缘皮肤做短切口，显露骨折部。清理骨折端，尽量不 / 或少许剥离骨膜，复位钳控制骨折两端整复骨折，确认旋转对位后分别在远、近骨折片上刻痕标志。

2. 尺骨髓内钉内固定 向骨折近端的髓腔内试行插入髓内钉，若髓腔太窄，则用 3mm 钻头打通髓腔扩髓直至髓腔最窄处；选用直径与髓腔扩大器相同的髓内钉，放置于前臂内侧缘确认长度合适，屈肘 90°，将髓内钉由近骨折片髓腔向近侧锤入，待髓内钉逆行到达鹰嘴骨皮质时，可听见锤击声改变。此时在肘下放一无菌巾，并将髓内钉经鹰嘴后骨皮质锤出。在钉尾穿出处作一皮肤小切口，再继续将钉锤向近端，直到其远端钉尖仅剩 5mm 露出于近折片髓腔外。然后将钉尖对准远折片髓腔，再次用复位钳夹住骨片进行整复，依据原先做好的标志确保旋转对位后将髓内钉锤入远折片髓腔，直到钉尾留在鹰嘴外的长度小于1cm。最后的部分待桡骨固定后、X线透视位置良好再进一步锤入（图11-22）。

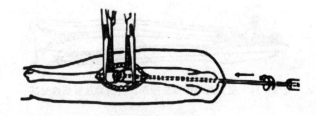

图 11-22　尺骨髓内钉固定

3.桡骨髓内钉内固定　同样依据术前X线的测量确定髓内钉直径，髓内钉的长度应等于桡骨茎突至桡骨头远侧1.5cm内的距离。根据骨折平面选择暴露桡骨骨折部位的切口，显露骨折两端，直视下解剖复位，确认旋转移位后分别在对应的两骨块上做好标记。令腕关节掌屈尺偏，桡骨茎突向上，以其为中心，在桡侧腕长伸肌腱和拇短伸肌腱之间，作一长约3cm的直切口。注意避开桡神经浅支及头静脉，显露桡骨茎突的桡背侧（图11-23）；切开骨膜，用3mm或4.5mm钻头在显露的桡骨茎突骨皮质上钻孔，开始时垂直于骨皮质，逐渐放平，直到指向肱骨外上髁，深度约5～6.5cm，形成几与髓腔平行的斜孔。对髓内钉的头部进行预弯，与桡骨弧度相符，螺钉尖端置入骨孔的同时使腕关节掌屈、尺偏，经桡骨茎突的骨孔置入髓内钉，徒手用力向近侧推入。如遇阻力无法推进，提示进钉的角度太陡，需重新调整。待到骨折部后整复骨折，并将钉锤进近端骨折片（图11-24）。X线片透视下确认钉位、钉长及骨折位置，如无问题，最后完成尺、桡骨髓内钉的终末锤击。如骨折粉碎块数多，或手术穿钉太迟，或为骨折不连接者施术，均需作髂骨移植。近年来出现的专用带锁髓内钉固定桡尺骨骨干效果良好。

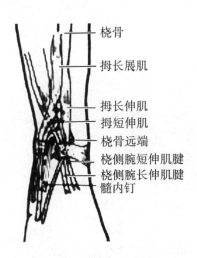

桡骨
拇长展肌
拇长伸肌
拇短伸肌
桡骨远端
桡侧腕短伸肌腱
桡侧腕长伸肌腱
髓内钉

图 11-23　桡骨髓内钉进钉点

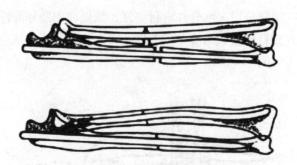

图 11-24　桡骨髓内钉预先塑形，否则导致骨折端分离

【术后处理】

切开复位内固定患者术后需用长臂石膏托固定，引流管拔除后开始做手指及腕部的屈伸、握拳活动。1～2周活动肩关节，3～4周拆除石膏，可进行肘关节屈伸活动。骨折基本愈合后方可开始前臂旋转活动练习。定期复查 X 线片，如出现骨折端吸收、间隙加大，说明固定不牢或活动量过大，则应减少或停止活动，必要时加用石膏托固定。

髓内钉固定患者如尺桡骨均用带锁髓内钉固定者可以早期锻炼，不带锁者需用管型石膏固定于肘关节功能位、前臂中立位 6～8 周，至骨折有足够的骨痂愈合为止。

复习思考题

1. 请简述复杂肱骨髁间骨折的骨折端显露方式和术后处理。

2. 何为 Monteggia 骨折？请简述其临床处理原则。

3. 有哪些部位的骨折术中可探及尺神经？如何保护尺神经？

扫一扫，查阅本章数字资源，含PPT、音视频、图片等

第一节　桡骨远端骨折内固定术

桡骨远端骨折是指桡骨下端关节面3cm以内的骨折。多数桡骨远端骨折可用手法复位、石膏或小夹板外固定治疗，且效果良好。一部分严重的骨折则需要采用手术治疗。

【适应证】

1.骨折伴有掌侧或背侧桡腕关节脱位或半脱位，或者桡骨远端关节面破坏。

2.手法复位失败，或复位成功但外固定不能维持稳定。

3.桡骨茎突移位或合并下尺桡关节损伤。

4.移位的陈旧性骨折（3周以上）。

5.开放性骨折。

【手术方式选择】

1.经皮穿针手术　手法复位后，骨折部位仍不稳定，外固定无法维持稳定的。

2.掌侧入路内固定手术　具有便于安放接骨板、生物力学稳定性好、对周围组织的刺激磨损少等优势而作为首选手术方式。

3.背侧入路内固定手术　桡骨茎突剪切骨折等不能通过掌侧入路复位、合并腕骨间韧带断裂及向背侧移位的陈旧性骨折。

4.外固定架固定手术　开放骨折且存在污染；软组织缺损需要手术处理；有限内固定技术的辅助措施；严重的粉碎骨折，内固定无法实施。

【麻醉】全身麻醉或臂丛神经阻滞。

【体位】仰卧，患肢置于手外科手术托架上，上臂上1/3应用止血带。

【操作步骤】

一、经皮穿针手术

1.手法复位透视评估良好后，从桡骨茎突做长约1.5cm的切口，钝性分离，避免损伤桡神经浅支。

2.2枚克氏针从桡骨茎突穿越骨折线并穿过桡骨近端尺侧皮质骨（图12-1）。

3.弯曲克氏针后剪短针尾，缝合伤口，留部分针尾于皮外以便骨折愈合后拆除。

4.术后石膏或小夹板辅助外固定，皮外针尾部分注意开窗。

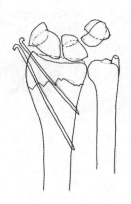

图 12-1　经皮穿针手术示意图

二、掌侧入路钢板内固定术

1. 于腕掌桡侧腕屈肌桡侧作弧形切口，长约 6cm。切开皮肤、皮下及深筋膜。于桡侧腕屈肌腱与桡动脉之间钝性分离，沿旋前方肌桡骨附着处切开骨膜，并将其牵向尺侧，骨膜下剥离显露骨折端。

2. 利用复位钳、骨膜剥离子等器械推拉、撬拨移位的骨块使其复位。取 2.0mm 克氏针自桡骨茎突斜向穿过桡骨干尺侧皮质行临时固定。透视确认复位满意后，采用低切迹桡骨远端解剖锁定接骨板固定（图 12-2）。该接骨板稳定性好、固定确切，允许术后早期活动。

3. 如遇干骺端严重骨质缺损并影响固定稳定性的，可采用自体骨移植（首选）或生物材料填充。液态及胶冻状人工骨注射填充技术因其填充的有效性及固定的稳定性而越发得到临床医生的重视和认可。

4. 检查固定稳定性，确认可靠后冲洗缝合、妥善包扎。锁定接骨板固定后一般不需要再行石膏固定。

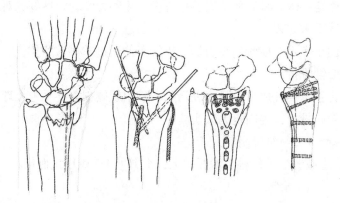

图 12-2　掌侧入路手术的切口、复位临时固定及解剖接骨板固定示意图

三、背侧入路操作步骤

1. 腕背桡侧做弧形切口，长约 6cm，切开皮肤、皮下及深筋膜。于伸肌总腱桡侧切开腕背侧韧带，将肌腱牵向尺侧，显露骨折端。

2. 横向切开少许关节囊，直视下复位骨折片，必要时克氏针临时固定。采用桡骨远端背侧解剖接骨板、螺钉固定（图 12-3）。若因碎裂、塌陷等原因导致骨折片无法复位，则需取自体骨或生物材料填充，恢复关节面平整后固定。

3. 透视检查复位满意、固定可靠后，彻底止血。缝合关节囊，缝合筋膜鞘，避免肌腱和接骨板接触，缝合腕背侧韧带，妥善包扎。

4. 粉碎性骨折内固定后可用石膏托或支具行短时间适度辅助固定，既可以提高损伤局部的稳定性，也有利于软组织恢复。

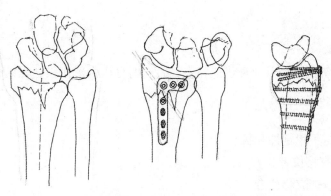

图 12-3　背侧入路手术的切口、复位临时固定及解剖接骨板固定示意图

四、外固定支架外固定术

1. 跨腕固定方式　采用单边外支架固定。远侧 2 枚螺钉置于第二掌骨近侧的 1/3，进钉点位于第一骨间背侧肌和示指伸肌腱之间的"空白"区域；近端 2 枚螺钉置于桡骨骨干距离桡骨茎突 10cm 左右，进钉点位于肱桡肌和桡侧腕长伸肌之间的"空白"区域。安装固定螺钉及连接杆，暂不旋紧。手法实施闭合复位后，逐一旋紧外架固定件则可以有效维持骨折复位后的位置直至愈合（图 12-4）。若采用安装了铰链的外固定架，还可允许术后关节活动锻炼，充分发挥外固定架的优势。

2. 不跨腕固定方式　远端骨折块的体积足以容纳 2 枚平行安置的固定螺钉者，可直接将远端螺钉安装于远端骨折块上，近端螺钉安置位置及方法同上。此方法可有效维持和控制桡骨的长度和掌倾角。手术依旧采取螺钉安装、手法复位、锁紧固定件的步骤。

3. 组合式固定方式　即在第二掌骨和桡骨远端骨折块均安装固定螺钉，固定 4 周后拆除第二掌骨固定螺钉，转为不跨腕外固定，允许腕关节功能锻炼，更有利于功能恢复。

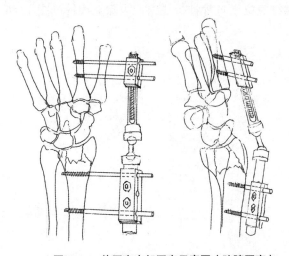

图 12-4　外固定支架固定示意图（跨腕固定）

【术后处理】

1. 术后应尽早进行手指的屈伸活动。

2. 如固定稳定牢固，应早期进行腕关节功能锻炼。

第二节　腕舟骨骨折的手术

一、腕舟骨骨折复位内固定术

由于腕舟骨独特的解剖结构及血液供应特点，骨折时骨内失去血供，容易导致骨折延迟愈合或不愈合，治疗时应予以注意。

【适应证】

1. 舟骨远侧 1/3 斜行不稳定性骨折。

2. 舟骨腰部骨折伴有移位者。

3. 舟骨近侧 1/3 骨折伴有移位者。

4. 舟骨骨折延迟愈合或骨不连接。

【麻醉】 全身麻醉或臂丛神经阻滞。

【体位】 仰卧位，患肢外展置于手术台旁的手术桌上。

【操作步骤】

1. 切口与显露　于掌侧以腕舟骨结节为中心作一弧形切口，起自腕掌横纹近侧 3 ～ 4cm，沿桡侧腕屈肌腱的桡侧向远端至第 1 掌骨基底部，显露桡侧腕屈肌腱将其牵向尺侧，分离桡动脉将其牵向桡侧予以保护。结扎斜跨切口的桡动脉掌浅支，显露舟骨前面的桡腕掌侧韧带及腕关节关节囊。纵向切开腕舟骨前面的桡腕掌侧韧带及关节囊，显露舟骨结节及骨折端。

2. 复位与固定　直视下将骨折复位，自舟骨结节处进针，沿冠状面和矢状面各 45°角从远端向近端沿舟骨的长轴方向插入直径为 0.8mm 的导向克氏针。X 线透视确认克氏针的位置，其必须位于舟骨的中央且尖端刚好位于近端骨皮质下。再由舟骨结节处自远端向近端沿舟骨的长轴，平行导向克氏针方向插入第二根克氏针，防止舟骨骨折移位旋转（图 12-5）。测量导向克氏针的长度，减去 2mm 即为所需螺钉长度。调节空心钻刻度为螺钉长度，插入导向克氏针后钻孔。最后，置入 1 枚空心加压螺钉，钉尾需完全埋入舟骨结节内。X 线再次确定空心螺钉位置，螺钉应位于舟骨中央，两端加压螺纹应位于舟骨骨折块内，拔除克氏针（图 12-6）。细致缝合关节囊和韧带。

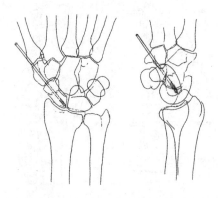

图 12-5　导向克氏针置入舟骨的位置（正侧位）

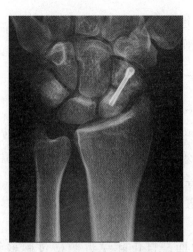

图 12-6　Herbert 螺钉置入舟骨固定

【**术后处理**】前臂管型石膏固定腕关节于轻度背伸、桡偏或尺偏位（使骨折线垂直于桡骨轴线），手指放置于拇指对掌位，定期拍片或 CT 复查，于骨折愈合后去除石膏托，应早期鼓励患者运动手指和肩关节。

二、桡骨茎突切除术

舟骨腰部及近侧骨折不愈合者，骨折端常与桡骨茎突摩擦碰撞，形成桡舟关节骨关节炎，加剧关节疼痛症状。

【**适应证**】

1. 舟骨腰部骨折不愈合伴桡舟关节炎。

2. 近排腕骨切除。

3. 局限性腕关节融合。

【**麻醉**】全身麻醉或臂丛神经阻滞麻醉。

【**体位**】仰卧位，上肢外展。

【**操作步骤**】

1. 切口与显露　腕桡侧相当于桡骨茎突腱鞘的部位做斜纵向切口，远端延长至第一掌骨基底长 3-4cm，将桡神经浅支及头静脉分离后向两侧牵开，纵向切开腱鞘，将拇短伸肌和拇长展肌腱牵向桡侧，即可显露到桡骨茎突。

2. 桡骨茎突切除　于桡骨茎突外侧纵向切开骨膜及桡侧关节囊，用手术刀或骨膜起子剥离掌侧桡腕韧带及关节囊于茎突上的附着。确定分开月骨和舟骨关节面的骨嵴，取骨膜起子的光滑端插入到桡舟关节间隙保护舟骨，用骨刀或微型电锯切断桡骨茎突，尺侧缘截骨位于上述骨嵴位置，活动关节间隙，确定桡骨舟骨二者无接触为准。仔细清洗伤口，用 5/0 可吸收缝线修复桡腕掌侧韧带及关节囊。放松止血带，闭合伤口，放置橡皮引流条，包裹敷料，前臂掌侧石膏托或夹板固定。

【**术后处理**】术后 2 周拆线，3 ～ 4 周拆除石膏，开始功能锻炼。

第三节　月骨脱位的手术

月骨脱位在腕骨脱位中最为常见，因桡月韧带损伤而影响其血供，若桡月前、后韧带双损伤，则月骨失去全部血供，缺血性坏死将无法避免。新鲜月骨脱位，应先采用手法复位，如复位失败、陈旧性脱位或月骨发生缺血性坏死，则需手术治疗。

一、月骨脱位切开复位术

【适应证】

1. 新鲜月骨脱位伴有明显正中神经压迫症状或手法复位失败者。

2. 陈旧性月骨脱位，手法已难以复位者，应行手术切开复位。

【麻醉】全身麻醉或臂丛神经阻滞。

【体位】仰卧位，患肢外展置于手术台旁的手术桌上。

【操作步骤】

1. 切口与显露 于腕部掌面，自鱼际纹近侧横过腕横纹向前臂远端作 S 形切口，长 4～6cm。切开皮肤、皮下组织，显露腕横韧带，并于韧带偏尺侧自近端向远端逐渐将其切开，特别是在腕横韧带远侧缘应靠近尺侧，正中神经鱼际支位于腕横韧带远侧缘桡侧，需注意保护。进而，将掌长肌腱、桡侧腕屈肌腱、正中神经和拇长屈肌向桡侧牵开。将指浅、深屈肌腱牵向尺侧，显露腕关节掌侧关节囊，脱位的月骨往往向掌侧凸起可见。切开关节囊显露月骨时，应特别注意避免损伤桡月前韧带，以免影响月骨的血液供应，导致月骨缺血性坏死。

2. 月骨复位 首先将腕关节背伸扩大腕关节间隙。用小刮匙清除关节腔内血肿和机化组织，钝性分离月骨周围的粘连。维持腕关节背伸，按压月骨远端，使其复位。若遇阻力，可用骨膜剥离器将其撬起，在不损伤月骨软骨面的情况下辅助复位。复位后仔细止血，缝合关节囊，将牵开的肌腱和正中神经回复原位，术中注意对正中神经的保护。腕横韧带缝合数针，亦可不予缝合。

【术后处理】月骨复位后以前臂石膏托将患肢腕关节固定于屈曲 45°位，1 周后腕关节改中立位固定 2 周后拆除石膏托，进行腕关节屈伸功能锻炼。同时辅以物理治疗和中药熏洗。在腕关节固定期间，应鼓励患者主动高举患肢，并进行手指主动屈伸运动。

二、月骨摘除术

【适应证】

1. 新鲜月骨脱位，切开复位时发现桡月前韧带已完全离断者。月骨已完全游离，复位后将发生月骨缺血性坏死。

2. 陈旧性月骨脱位，血运已有一定破坏，加之切开复位时手术损伤，常会加重月骨血液供应障碍，术后效果常不满意，因此亦可考虑行月骨摘除术。

3. 月骨脱位复位后月骨有明显缺血性坏死、变形或伴有损伤性关节炎者，应行月骨摘除术。

【麻醉】臂丛神经阻滞或者全身麻醉。

【体位】仰卧位，患肢外展置于手术台旁的手术桌上。

【操作步骤】

1. 切口与显露 切口及显露与切开复位内固定术相同。

2. 月骨切除 切开腕关节关节囊显露月骨后，分离月骨周围的粘连，切断周围的软组织联系，用止血钳夹住月骨，将其摘除。必要时用骨膜剥离器将其撬出，即可逐层缝合切口。治疗陈旧性月骨脱位，特别是坏死的病例，切除月骨后，可采用肌腱植入行关节成形。即将掌长肌腱或桡侧腕屈肌腱从中剖开一半，切取长 6-8cm 的带蒂腱条，将其从近端向远端卷成团状，用 3/0 缝线固定 2～3 针，以防卷成团状的肌腱散开。然后置入月骨切除后的腔隙内，与关节囊缝合固定

1～2针，防止其退出。最后缝合关节囊，逐层关闭切口。

【术后处理】月骨摘除或肌腱置入关节成形术后，需用前臂掌侧石膏托将患肢腕关节固定于功能位，3周后拆除石膏托，进行腕关节屈伸功能锻炼。

第四节　腕管综合征切开减压术

腕横韧带及腕骨形成的通道即为腕管。腕管综合征是正中神经在腕管内受压的一组症状。多数患者经保守治疗可治愈。

【适应证】

1. 当行保守治疗不能缓解或症状加重至出现鱼际肌萎缩时需手术治疗。

2. 鱼际肌肉明显萎缩，感觉消失或肌电图示潜伏期消失。

3. 病程在两年以上者，经2～3次保守治疗无效或保守治疗3个月不能缓解正中神经的卡压的临床症状。

4. 腕至手指的感觉神经传导速度＞4.0ms。

【麻醉】臂丛神经阻滞、全身麻醉、局部麻醉均可。

【体位】仰卧位，患肢外展，驱血后止血带充气。

【操作步骤】

1. 切口与显露　手术切口设计多种多样，但应注意避免损伤掌皮支、鱼际返支、掌浅弓及尺动脉、尺神经。把握上述原则情况下可采用如下切口。

（1）平行于鱼际纹的斜切口，于鱼际尺侧6mm处行平行于鱼际纹的切口，近端至腕关节处行Z形切口过腕关节。

（2）腕部短横切口，约2cm左右。

（3）平行于鱼际纹至腕横纹及掌心两个小切口。

2. 腕管减压　切开皮肤、皮下脂肪至掌筋膜浅层，沿掌筋膜腱性纤维排列方向将其切开。显露腕横韧带，将之完全切断，并包括与腕横韧带相连的掌侧支持带也需切开2～3cm，正中神经紧贴腕横韧带深层，有时还可能与韧带有粘连，切开时应小心保护神经。如正中神经质地变硬或存在明显压迹，应在放大镜下切开神经外膜，松解神经。随后在未切开外膜的正中神经深面及周围的滑膜组织内注入复方倍他米松或曲安奈德与2%利多卡因的混合液。若探查腕管内滑膜组织过于丰富，或存在纤维化的组织，应将之部分或大部分切除。细心止血后，缝合伤口，伤口放置橡胶皮片引流。

3. 微创术式　近年来内窥镜下腕管松解手术使用较多，其具有创伤小、术后恢复快的优点，但经常有损伤屈肌腱、正中神经、尺神经及掌浅弓的报告，因此要准备常规开放手术的准备。

【术后处理】术后于腕关节功能位用石膏托或夹板固定2周。鼓励将患肢上举，手指进行屈伸活动。

【注意事项】正中神经鱼际返支和掌皮支存在变异，术中仔细辨认，避免损伤。伴有慢性滑膜炎滑膜明显增厚、类风湿关节炎或结核性滑膜炎者，应行滑膜切除。

第五节　第1掌骨基底部骨折、脱位切开复位内固定术

第1掌骨基底部骨折脱位，亦称为Bennett骨折，是一种极不稳定的骨折。其较易复位但很

难维持，常见手术方式包括经皮穿针固定，也常需进行切开复位。若骨折早期处理不当，容易导致创伤性关节炎，因疼痛而影响功能者，考虑行拇指腕掌关节融合术。

【适应证】

1. 第 1 掌骨基底部骨折脱位，手法复位后外固定不满意者。

2. 陈旧性骨折脱位，可行切开复位术。

【麻醉】臂丛神经阻滞麻醉。

【体位】仰卧位，患肢外展置于手术台旁的手术桌上。

【操作步骤】

1. 切口与显露　切口自第 1 掌骨中、下 1/3 交界处起，沿掌骨桡侧、鱼际桡侧缘纵向向近端，至腕横纹处再转向掌侧，使之呈 L 形，长 4～5cm（图 12-7）。切开皮肤、皮下组织及筋膜，细心保护桡神经的分支，在切口偏背侧处分出拇短伸肌腱并向背侧牵开。于第 1 掌骨近端切开骨膜，用骨膜剥离器做骨膜下剥离，显露掌骨近端，并切开第 1 腕掌关节的关节囊，显露骨折处。

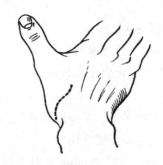

图 12-7　手术切口

2. 复位与固定　首先由助手固定患手，术者握住患者拇指进行牵引，将拇指、第 1 掌骨外展、背伸，同时术者向尺掌侧方向按压第 1 掌骨基底部，即可使骨折脱位完全复位。该类型骨折极不稳定，松开牵引和按压第 1 掌骨基底的手指容易导致骨折再脱位，进一步的操作应十分小心。采用直径 1mm 的克氏针，如患者近端三角形骨折块较小，不能将第 1 掌骨与之固定住，可选择在保持复位的情况下，于拇指外展、对掌位以克氏针将第 1 掌骨与大多角骨固定。如三角形骨折块较大，复位后可用两根克氏针将第 1 掌骨远端的骨折块与其固定。亦可用克氏针将第 1 掌骨与第 2 掌骨予以固定（图 12-8）。骨折块足够大的情况下，还可于骨折复位后以微型 T 形接骨板固定。透视下确定固定满意，即可放松止血带，充分止血，逐层缝合手术切口，剪短克氏针，针尾留于皮外，骨折愈合后取出。

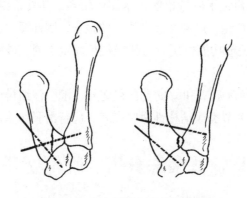

图 12-8　用两根克氏针固定骨折端

【术后处理】术后以前臂掌侧石膏托将腕关节固定于功能位，使拇指充分外展、对掌位。固定部位至拇指指间关节，并允许指间关节活动，避免使拇指掌指关节过伸。术后 2 周拆除缝线，继续石膏固定至骨折愈合，一般需 4 ～ 6 周。如克氏针临时固定腕掌关节，于术后 6 周愈合后应立即拔除克氏针，进行腕掌关节主动活动功能锻炼。两枚交叉克氏针固定者，可于术后 4 ～ 6 周骨折愈合后拆除石膏，进行腕掌关节功能锻炼。术后 2 ～ 3 个月取出克氏针。

第六节　掌骨、指骨骨折内固定术

一、掌骨骨折内固定术

受肌肉牵拉的作用，掌骨骨折在不同的位置其移位不同。发生于掌骨颈和掌骨干者，骨折部位往往出现向背侧的成角畸形。由于腕掌关节活动性小，以稳定为主，发生于掌骨基底部的骨折，如无明显的移位，可采用外固定治疗。

【适应证】

1. 多发性掌骨骨折，肿胀明显难以手法复位者。

2. 移位明显的斜行、螺旋形等不稳定性骨折以及手法复位失败者。

【麻醉】臂丛神经阻滞麻醉。

【体位】仰卧位，患肢外展置于手术台旁的手术桌上。

【操作步骤】

1. 切口与显露　于手背骨折处，沿掌骨走向做纵向切口，避开伸肌腱，长度约 3-4cm。切开皮肤、皮下组织，注意保护手背较大的静脉和皮神经支，将其游离后牵开。切开筋膜，牵开指伸肌腱，即可暴露骨折端（图 12-9）。

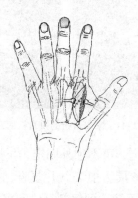

图 12-9　手术切口与显露（第 2 掌骨为例）

2. 复位与固定　用骨膜剥离器将骨折近侧端撬出，取粗细适合的克氏针以电钻插入近端骨髓腔内。将克氏针从远端向近端方向插入，使其从掌骨基底部尺、背侧穿出皮肤外。复位，因肌肉牵拉存在背侧成角的，需要持续从背侧按压骨折端，矫正成角畸形。放松电钻，固定克氏针近端，向远端钻入骨折远侧端，刚好在掌骨头近端停止。于掌骨基底部咬除过长的克氏针，残端埋于皮下。若骨折不稳定，可在骨折远端横向穿入 1 根克氏针与邻近掌骨固定（图 12-10）。除克氏针固定外，长斜形骨折也可采用螺钉固定，此外临床上也采用接骨板固定法（图 12-11）。

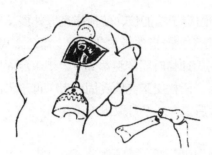

①掌骨骨折，克氏针逆行穿出

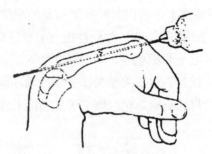

②骨折复位后，克氏针顺行打入，
屈腕使针自掌骨基底穿出

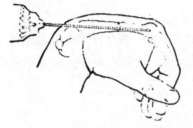

③将克氏针自掌骨基底部退回，使针尖退至掌骨颈部

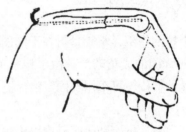

④剪除多余克氏针，将针尾弯向背侧

图 12-10　掌骨骨折切开复位克氏针内固定

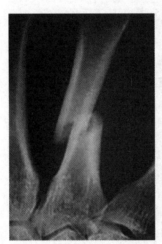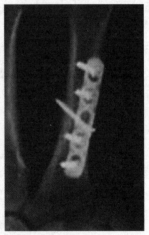

图 12-11　掌骨骨折的接骨板固定法

【术后处理】如内固定牢固、稳定、可不加外固定，早期开始手指主动活动功能锻炼。否则需用石膏将患手固定于功能位。4～6 周后拍 X 线片复查，拔除克氏针，进行功能锻炼。为了尽早开始手指各关节的活动锻炼，应尽可能达到解剖复位和牢靠的固定，以争取使掌指关节恢复正常功能。

二、指骨骨折内固定术

指骨骨折是手部最常见的骨折。闭合性指骨骨折及没有明显移位的，一般可采用手法复位，支具或小夹板固定治疗。骨折的部位不同，由于受不同的肌腱牵拉力，产生不同方向的移位。临床上需要掌握这些移位特点，对骨折的治疗具有重要意义。

【适应证】

1. 开放性骨折合并其他软组织损伤，行清创术的同时可采用克氏针内固定治疗骨折。

2. 移位明显的斜行、螺旋形等不稳定性骨折以及手法复位失败的病例。

【麻醉】臂丛神经阻滞麻醉。

【体位】仰卧位，患肢外展置于手术台旁的手术桌上。

【操作步骤】

1. 切口与显露　以中节指骨为例，背侧作弧形切口。切开皮肤、皮下组织，将伸肌肌腱向一侧牵开，即可显露骨折端。

2. 复位与固定　采用2根克氏针交叉固定。穿针方法基本同掌骨骨折（图12-12）。先将骨折远端撬出切口，经骨髓腔分别向远端插入2根克氏针（最好不通过关节面）。从远端安装钻头退克氏针于髓腔内，骨折复位后，将克氏针穿入近端骨折端，并从指骨基底部两侧穿出，最好不进入关节面。进而将远端克氏针向近端退入至骨皮质边缘，咬除近端克氏针，残端反折成钩状埋于皮下。

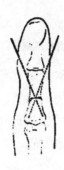

图 12-12　中节及近节指骨骨折双克氏针固定

根据骨折形态的不同，也可采用微型接骨板（图12-13）或螺丝钉固定（图12-14）。

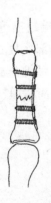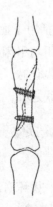

图 12-13　指骨骨折的接骨板内固定　　　　**图 12-14　指骨骨折的螺钉内固定**

2. 末节指骨的处理　若纵向劈裂骨折，采用横向克氏针固定；横向骨折则采用纵向克氏针固定，一般克氏针不超过关节面（图12-15）。末节指骨基底部撕脱骨折，撕脱的近侧骨块背侧与伸肌腱相连，掌侧与指深屈肌腱相连。若撕脱骨块极小，可切除后将肌腱止点抽出缝合固定于末节指骨；若撕脱骨块较大可一同固定于末节指骨，并用克氏针将末节指骨临时固定于伸直位。也可用螺丝钉或克氏针将撕脱骨块连同肌腱一起固定于末节指骨，并用克氏针将其临时固定于伸直位（图12-16）。

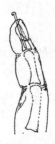

图 12-15　末节指骨骨折的克氏针固定，近端或粉碎骨折需超过远端指间关节

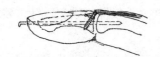　　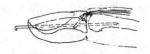

a 末节指骨基底部骨折的螺丝钉固定　　　b 末节指骨基底部骨折的克氏针固定

图 12-16　末节指骨基底部骨折的螺丝钉（a）或克氏针（b）固定

【术后处理】术后用铝板将患肢固定于掌指关节屈曲位和指间关节伸直位，以利术后关节功能的恢复。如为关节内骨折，关节面破坏严重，估计术后指间关节或掌指关节将会丧失活动功能时，则固定于功能位。4～6 周后拔除克氏针进行功能锻炼。6 周后仍不能拔除克氏针者，应去除外固定，带着克氏针进行手指屈伸功能锻炼，以防关节僵硬。内固定应于骨折完全愈合后取出。

第七节　指端损伤与感染的手术

常见的指端损伤包括甲下血肿、甲床损伤、甲根翘出、指端缺损等。甲下血肿多因砸伤引起，甲下呈黑紫色，指甲与甲床部分或全部分离。一般情况下局部冷敷 2～3 日改热敷，促进血肿吸收即可。如甲下感染化脓，需拔除指甲。甲根翘出即指甲近端部分与甲床分离，并从甲后皱襞翘出，甲根暴露在皮肤之外，多伴有末节指骨近端骨折，应及时拔甲、骨折复位及甲床修复。

一、指甲、甲床缺损修补术

【适应证】
指端损伤导致指甲、甲床有部分缺损或完全缺损。
【麻醉】指神经阻滞麻醉。
【体位】仰卧位，患肢外展置于侧台上。
【操作步骤】
甲床裂伤，可用细尼龙线缝合。甲床缺损，直径如不超过 0.5cm，可清洗包扎，常可自行瘢痕愈合，新甲生长后常不遗留畸形和功能障碍。如甲床破碎较重或缺损较多，可从足趾移植甲床修复，或稍加缩短末节指骨，将指端掌侧皮肤翻向背侧缝合，可闭合伤口。如甲床大部或全部缺损，而末节指骨及指腹软组织尚完整，可取踇趾甲床移植，也可将残留甲床、甲根及部分甲后皮肤皱襞切除，用皮瓣移植修复创面，以保留伤指长度及功能。

1. 部分缺损　对甲床缺损进行标记，以标记的缺损大小及形状为模板在足趾的非生长基质上切取大小相同的断层甲床移植于甲床缺损处，用凡士林纱布覆盖并压迫包扎。

2. 完全缺损 清创后在已暴露的指骨骨面上钻孔，直至骨髓出血，用凡士林纱布覆盖包扎。1～2周后，局部肉芽组织生长良好，可行中厚皮片移植保留伤指长度。如需指甲重建常用第2趾作为供区，采用将生发基质、非生长基质以及甲基质一起移植重建指甲，需要熟练的显微外科技术。

二、拔甲术

【适应证】

指端损伤导致指甲分离；感染性疾病如甲沟炎等蔓延甲下形成甲下脓肿者；嵌甲症甲下肿物需切除者。

【麻醉】 指神经阻滞麻醉。

【体位】 仰卧位，患肢外展置于手术台旁的手术桌上。

【操作步骤】

常规消毒铺巾后，以尖刀先分离甲皱及指甲两侧缘，然后再将刀尖刺入指甲与甲床之间予以分离，用止血钳夹住指甲中部，按水平方向进行拔除。仔细检查拔除之指甲是否完整，尤其是指甲的两角。甲床处用凡士林纱布覆盖并压迫包扎。

【术后处理】

术后隔日换药1次，直至创面愈合。

三、指端皮肤缺损的手术

手部开放伤最关键的是争取一期闭合伤口，可以通过直接缝合、皮肤移植、皮瓣移位等方式完成。恰当的处理是预防感染、保证深部组织结构修复成功的先决条件。指端即手指远节，是手部最易受伤的部位。如指端斜行缺损，指甲全部缺损，可采用彻底清创、咬除部分末节指骨后直接缝合消除缺损创面的离断指端直接缝合术。有机会修复的可用如下手术方式。

（一）皮肤移植术

【适应证】 无肌腱、骨质外露，基底软组织有血液循环的皮肤缺损。

【麻醉和体位】 臂丛神经阻滞麻醉，仰卧位。

【操作步骤】

清创后依据指端皮肤缺损的形状及大小，于腕、肘、上臂内侧、腋部或腹股沟部切取中厚断层皮片或全层皮肤，断面向下覆盖在指端创面，间断缝合，留长线结。于皮片上放置一层凡士林纱布和松软的纱布团，用缝线将其打包加压包扎。进一步包裹敷料，用铝托或石膏托制动伤指。

【术后处理】 术后2周拆线，拆除外固定物。

【注意事项】 如有小面积的骨质外露，可游离附近的软组织瓣覆盖，然后再行植皮。

（二）邻指皮瓣移位术

【适应证】 有肌腱、骨质外露的指端掌侧皮肤缺损。

【麻醉和体位】 臂丛神经阻滞麻醉，仰卧位，患肢上止血带。

【操作步骤】

首先清创，将伤指屈曲使远节与邻指中节并列，依据远、近创缘于邻指中节背侧确定皮瓣的远、近侧边界，然后沿此边界及远离伤指的侧中线做U形切口，切开皮下组织，于指伸肌腱腱膜浅层掀起皮瓣，直至伤指侧的侧中线，形成一个蒂在伤指侧的矩形皮瓣。于上臂内侧切取宽于皮瓣供区 0.2 ～ 0.3cm 的中厚断层皮。放松止血带，止血清洗后缝合上臂创面。将切取的皮片置于供区创面，一侧边缘与伤指靠近皮瓣蒂的创缘缝合，翻转供区皮瓣到伤指掌侧，与周围创缘缝合。将皮片与供区创缘及皮瓣蒂缝合，留长线结，打包加压包扎。包裹敷料，纵向绑缚绷带，固定手指于屈曲位。两指之间用纱布隔开，以免出汗沤烂皮肤（图 12-17）。

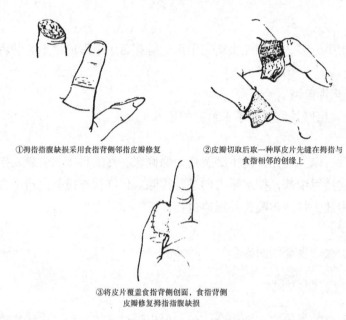

①拇指指腹缺损采用食指背侧邻指皮瓣修复　②皮瓣切取后取一种厚皮片先缝在拇指与食指相邻的创缘上

③将皮片覆盖食指背侧创面，食指背侧
皮瓣修复拇指指腹缺损

图 12-17　邻指皮瓣移植术（以拇指为例）

【术后处理】术后 2 周拆线，开始功能活动；4 周断蒂。

【注意事项】皮瓣长宽比可达 2：1；皮瓣越小，设计需精确；皮瓣边缘切口不能垂直跨过指间关节背侧和手指侧方中线；皮瓣蒂要长一些，减少皮瓣张力，离断时可直接闭合，皮瓣远端不可超过远端指间关节，否则会损伤甲根。

（三）鱼际皮瓣移位术

【适应证】指端横形或短斜形缺损，缺损较多或患指关节屈曲有功能障碍者禁用；2 ～ 4 指于大鱼际、小指于小鱼际部掀取皮瓣。

【麻醉和体位】臂丛神经阻滞麻醉，仰卧位。

【操作步骤】

首先清创，被动屈曲伤指，按压于样布，依据血痕确定皮瓣大小、形状及蒂的方向。皮瓣切取后会轻微收缩，缝合时有张力，影响皮瓣血液循环，因此皮瓣切取应较血痕宽 1 ～ 1.5mm。皮瓣蒂位于近端、远端、尺侧或桡侧均可。沿皮瓣轮廓切开皮肤，在深筋膜浅层掀取皮瓣，注意保护正中神经鱼际支。据皮瓣供区创面大小，于上臂内侧切取全厚皮肤后缝合上臂切口。将皮片覆盖在皮瓣供区创面，靠近皮瓣蒂的皮缘与指端创缘缝合，其余边缘与供区创缘缝合，留长线结。皮瓣覆盖指端缺损。植皮区敷料打包加压固定。包裹敷料，纱布填充伤指与手掌之间，纵向绑缚绷带，固定手指于屈曲位（图 12-18）。固定时常需将相邻的健指陪同伤指一起固定。若中指或环指做鱼际皮瓣后，需将示指、中指和环指一同固定。

【术后处理】术后 2 周拆线并开始功能活动；4 周断蒂。

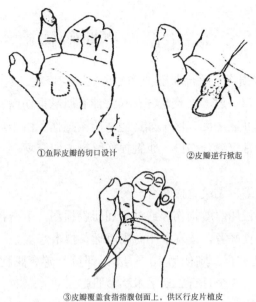

①鱼际皮瓣的切口设计　　②皮瓣逆行掀起

③皮瓣覆盖食指指腹创面上，供区行皮片植皮

图 12-18　鱼际皮瓣移植术（以食指为例）

（四）指掌侧 V-Y 皮瓣推进移位术

【**适应证**】前后径＜1cm、有骨外露的指端皮肤缺损。

【**麻醉和体位**】臂丛神经阻滞麻醉，仰卧位。

【**操作步骤**】

首先清创，于远指横纹中央部分别向指端两侧创缘做斜行切口，切口呈 V 形，止于皮下组织浅层，不再深切，以免 V 形皮瓣的皮下组织蒂过细，影响血液循环障碍。以 15 号刀紧贴指骨掌面向近侧插入，切断连接骨膜与皮瓣的垂直纤维束。V 形皮瓣通过两侧皮下组织与周围相连，并获取血液供应。此时，皮瓣向前移动的幅度会显著增加。放松止血带，清洗创面。皮瓣前移，远侧缘与甲床断缘缝合，侧缘与周边皮肤缝合，原来的 V 形切口变成 Y 形。包扎敷料（图 12-19）。

【**术后处理**】术后 2 周拆线。

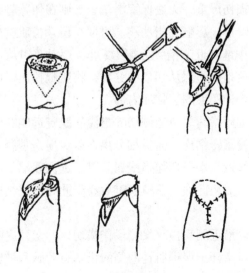

图 12-19　V-Y 推进皮瓣术

第八节 手部游离肌腱移植术

严重手外伤常伴有肌腱损伤，手部肌腱损伤尽可能一期修复，对于手的功能恢复十分重要。手部锐器切割伤虽然皮肤伤口一般不大且整齐，却常伴有肌腱损伤而容易被忽视或漏诊。位于中节指骨中部至掌横纹的掌侧Ⅱ区（无人区）如产生屈肌腱损伤，由于局部解剖结构较复杂，初期修复比较困难，非专科医生常仅缝合伤口，肌腱损伤留待二期修复。

【适应证】

肌腱损伤缺损太多或回缩，无法直接缝合。

晚期手指腱鞘内指深、浅屈肌腱损伤，或拇长屈肌腱损伤，手指各关节被动活动功能正常或接近正常，手指部皮肤覆盖良好者，适宜采用游离肌腱移植术修复。

整齐切割伤，伤口一期愈合，则伤后 10 ～ 14 天即可行游离肌腱移植术；骨折或伤口感染者，应在骨折或伤口愈合 2 ～ 3 个月行二期手术移植肌腱。

【麻醉】臂丛神经阻滞麻醉。

【体位】仰卧位，患肢外展置于侧台上。

【操作步骤】

1. 切口与显露 手术切口包括手指部的侧正中切口和手掌部与掌横纹平行的横向或弧形切口，拇、示、中、环指的侧正中切口应在该手指桡侧，小指则位于该手指的尺侧。示指、小指切口，可分别经掌横纹的桡侧或尺侧缘与手掌部切口相连。拇指则需增加鱼际纹切口和前臂远端桡侧弧形切口。手指屈曲位，于指桡侧标识出指横纹的末端各点，沿其连线作切口。切口远端平指甲近端水平，切口近端至近侧指横纹水平。亦可于手指掌侧作锯齿状切口，分别向两侧掀起多个三角形皮瓣，于掌侧正中显露腱鞘及肌腱损伤处。此处描述以中指为例。切开皮肤、皮下组织，将中指桡侧血管神经束连同皮瓣一起从屈指肌腱鞘表面向掌侧翻起，显露腱鞘，此时可发现瘢痕化的损伤处。掀起皮瓣时，要尽量准确地在一个平面上用剪刀钝性分离，以减少组织损伤和减轻术后粘连。

2. 切除腱鞘 切除屈指肌腱腱鞘，于中节指骨中部保留约 0.5cm 宽，于近节指骨近 1/2 处保留约 1cm 宽的腱鞘作为滑车。

3. 重建滑车 若腱鞘损伤严重，无法保留滑车者，则在切除腱鞘后应重建滑车，以免手指屈曲时，屈指肌腱产生弦状畸形，影响屈指功能。可取一段掌长肌腱或将切除的一段指浅屈肌腱纵向劈开，分别于中节指骨中部和近节指骨近端 1/2 处，用滑车钳从手指切口一侧沿指骨绕经指背皮下，于伸肌腱浅面至对侧指骨边缘从切口中穿出，将肌腱拉出。两端缝合形成腱环，缝合处应位于手指侧方，不能将血管神经束围于腱环内部。

4. 切除损伤肌腱 于远侧指间关节远侧切除指深屈肌腱远侧断端，保留其肌腱附着部。如远侧指间关节处肌腱与关节囊紧密粘连，需仔细分离，以免损伤掌侧关节囊造成挛缩致手指末节屈曲畸形。于近侧指间关节囊近端水平切除指浅屈肌腱，远侧残端长度适宜。分离屈肌腱背侧与指骨时，需注意避免在指骨形成粗糙面，移植肌腱后易于此处形成粘连。必要时可取前臂浅筋膜作为衬垫。

5. 显露屈指肌腱近端 沿近侧掌横纹尺侧段作横切口，切开皮肤、皮下组织、掌腱膜。沿掌腱膜深面游离皮瓣，将切口牵开。保护肌腱两侧的指掌总动脉和神经，于屈指肌腱及腱鞘起始部将肌腱向近端抽出，以止血钳夹住指深屈肌腱近端残端待肌腱移植缝接。缝接时，残端需从蚓状肌附着处远端切除残端，切下的肌腱可用于滑车重建。

6. 掌长肌腱切取移植 临床上常选用掌长肌腱或跖肌腱。掌长肌腱扁而薄，周围有腱周组织，移植后可以保证较好的滑动性。现以取同侧掌长肌腱移植为例。首先于腕横纹近侧掌长肌腱止点处作一小横切口，分离出掌长肌腱，将其切断。近端牵拉可感受其在前臂的活动。沿肌腱近端每 5 ~ 7cm 处再作 2 ~ 3 小横切口，深筋膜下探查到肌腱后沿皮下钝性分离，使肌腱从周围游离后从肌腱与肌腹交界处切断并抽出。或直接用肌腱剥离器从腕横纹处切口套入已切断的掌长肌腱近端后，向近端剥离。切取后用湿盐水纱布包裹备用。

7. 固定移植肌腱 劈开指深屈肌腱止点，在末节指骨基底部掌面凿一粗糙面，然后向背侧钻孔，用 Bunnell 钢丝抽出缝合法，将移植肌腱远端固定于远节指骨掌面。抽出钢丝经注射针头引出皮肤外。在指甲背面用纽扣纱布垫打结。用导针将移植肌腱端穿过滑车于手掌部切口中拉出后缝合手指侧正中切口（图 12-20）。

8. 调整肌腱张力 将手置于休息位时使伤指略屈于其他手指。将移植肌腱与指深屈肌腱近端在蚓状肌附着处进行编织缝合。用蚓状肌覆盖肌腱缝接处，以减少粘连。

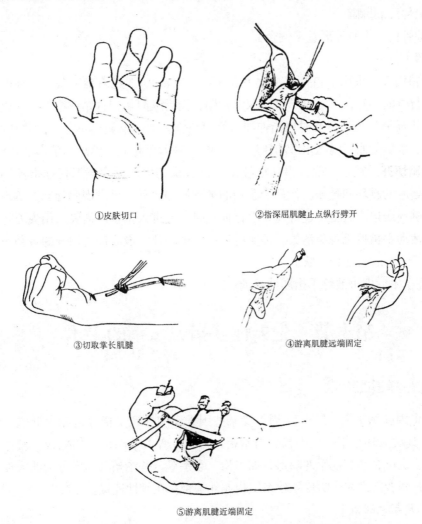

①皮肤切口　　　　　②指深屈肌腱止点纵行劈开

③切取掌长肌腱　　　　④游离肌腱远端固定

⑤游离肌腱近端固定

图 12-20　游离肌腱修复中指深、浅屈肌腱在远节指骨处断裂（中指为例）

【术后处理】

用前臂背侧石膏托将患手固定于腕关节屈曲和手指半屈位。术后 10 天拆除缝合线，3 ~ 4

周拆除石膏托和拆除缝合钢丝，积极进行功能锻炼，并辅以物理治疗和中药熏洗。术后需 3 ～ 6 个月功能锻炼以恢复屈指功能。术后半年屈指功能恢复不满意者，应根据情况考虑肌腱松解术，以改善手指的屈曲活动功能。

第九节　狭窄性腱鞘炎手术

屈指深浅肌腱在掌指关节处进入手指腱鞘鞘管。指深屈肌腱与腱鞘起始部的腱环接触最密切，反复肌腱屈伸运动导致腱环处纤维组织增生，鞘管滑膜水肿形成环状狭窄。腱鞘狭窄近端的肌腱呈梭状肿胀，当运动时肌腱通过狭窄腱环困难出现扳机现象。此种扳机指在中指、环指及拇指多见。通常发生在 45 岁以后。

【适应证】

反复发作、病程较长的狭窄性腱鞘炎，经局部封闭等保守治疗无效者；先天性屈指肌腱狭窄性腱鞘炎观察 2 年以上不能自愈，或经保守疗法无效者。

【麻醉】局部浸润麻醉。

【体位】仰卧位，患肢外展置于侧台上。

【操作步骤】

1. 经皮腱鞘切开　采用平口针刀 1 枚（宽 0.8 ～ 2mm）。常规消毒，盖无菌洞巾，消毒的针刀口与肌腱走行方向一致，进入结节处，深达腱鞘，而后纵向切割腱鞘狭窄部位，松解狭窄，其松解程度以扳机征消失为准，此时患指伸屈可恢复正常。如狭窄剥离不完全，可从原路进针刀，再行切开剥离。术后创面以温盐水纱布压迫 5 ～ 10 分钟即可止血，然后用消毒敷料包扎。

2. 开放腱鞘切开　在硬结部位沿掌横纹作 2cm 长横切口。需注意拇指处指神经在掌侧。显露深面的白色增厚的腱环和腱鞘。作病变手指的被动屈伸运动，可发现此处有扳机现象。当手指屈曲时，因受腱环压迫之肌腱压迹外露，手指伸直时压迹进入鞘管内消失。用尖刀将腱环纵向切开，再次屈伸活动手指扳机现象消失，证实腱环已完全切开。最后提起切开的腱鞘缘，切除增生肥厚的腱鞘 0.5 ～ 1cm 后缝合皮肤。

【术后处理】术后即可锻炼手指屈伸运动。

第十节　先天性并指、多指的手术

一、先天性并指的手术

并指畸形多因胚胎早期（3 ～ 12 周）受某些因素影响导致手指分化障碍形成。中环指并指占 50% 以上，其次为环小指、示中指、拇示指。可合并骨关节畸形，如融合、发育不良、异常骨桥、僵直等。也可合并其他手部畸形，如多指、裂手等。并指畸形通常分为两大类，软组织并指和骨性并指，两者区别在于除皮肤软组织相连外是否存在骨性连接。

【手术目的及手术时机】

手术以改善和控制畸形、尽早恢复手功能为主。出生后 18 个月行手术矫正较好，但临床上越来越趋于早期开始手术治疗，特别是伴有骨融合、手指生长严重不对称、旋转及成角畸形、手指关节活动障碍、拇示指并指畸形，在出生后 6 个月即行手术以减少对骨发育的影响并更好地恢复手功能。如合并其他的手部畸形，应从整体治疗角度综合考虑和制订手术方案及选择手术时机。

【麻醉】小儿可用全身麻醉，成人可采用臂丛神经阻滞麻醉。

【体位】仰卧位，患肢外展置于侧台上。

【操作步骤】

1. 皮肤并指畸形的分指 切口设计为锯齿形，并指相连的皮肤掌背侧锯齿形切口方向相反，并连手指基底部常设计掌背侧三角形皮瓣、矩形皮瓣或双叶皮瓣，用来重建指蹼（图 12-21）。切开皮肤及皮下组织，掀起掌背侧所有三角形皮瓣，将皮下脂肪保留在皮瓣上。从手指远端将手指相连的其他软组织完全分开，直至手指指蹼，此时已达神经血管分叉，应注意保护。分开手指时还应仔细分离组织，特别注意在切开掌侧组织时需辨认并保护指神经血管束，并确认有无神经、血管组织畸形，切勿破坏手指血供。如指蹼深度不够，可切断掌骨头间横韧带，以加深指蹼。用手指基底部形成的掌背侧三角形皮瓣、矩形或双叶皮瓣重建指蹼。将各个三角形皮瓣充分掀起，交错覆盖于手指及指蹼创面，皮瓣应尽可能覆盖手指关节部位。缝合伤口，残留的缺损用全厚或厚断层皮片移植覆盖，皮片加压打包。

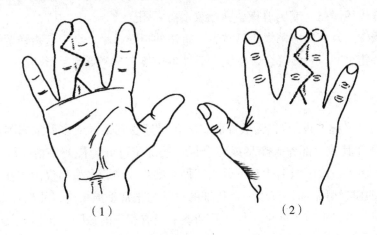

（1） （2）

图 12-21 皮肤并指畸形的分指手术切口设计

2. 末节骨性连接并指分指 并连手指末节背侧指甲交界处切口为纵向，掌侧指腹部应设计预留一皮瓣，蒂保留在该皮瓣将要覆盖手指的一侧；远节手指近侧的切口与皮肤并指相似，为锯齿形切口。指蹼部掌背侧各设计一个三角形皮瓣，用来重建指蹼（图 12-22）。沿设计的切口，从手指基底开始切开皮肤、皮下组织，掀起除末节外所有已成形的皮瓣。末节背侧将指甲锐性切开，并显露指骨骨性连接处；掌侧指腹沿设计切口先掀起并形成一个皮瓣，然后在其深面再掀起一个皮下筋膜组织瓣，蒂保留在另一个手指，同时显露掌侧指骨融合处。完全显露指骨骨性连接处，以骨凿将其凿开，使其完全分离。按切口设计，进一步掀起并指掌背侧及指蹼处所有三角形皮瓣，并指得以完全分离开。修整截骨断面使之光滑。在末节，分别以已形成的皮下筋膜组织瓣及指腹皮瓣覆盖各个手指末节指骨裸露面。在手指其他部分及指蹼，用已形成的三角形皮瓣，交错覆盖手指及指蹼创面。残留的皮肤软组织缺损及末节皮下筋膜组织瓣上面以中厚或厚断层皮片游离移植，皮片加压打包，无菌敷料包扎伤口。指蹼重建方式同软组织并指手术。

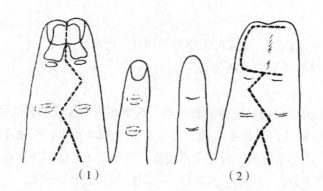

图 12-22 末节骨性连接的并指分指手术切口设计

【术后处理】术后功能位石膏托固定 2 周，注意观察皮瓣及手指血运，拆除外固定后可进行康复训练。

【注意事项】

1. 切开皮肤形成的三角形皮瓣厚度应掌握好，缝合时张力也适中，皮瓣太薄或缝合张力太大容易引起皮瓣血液供应障碍，或压迫指动脉导致手指坏死。

2. 重建的指蹼深度及宽度应稍大于正常者，重建的指蹼过小，会引起指蹼挛缩。

3. 切忌在两并指之间行直线缝合，以免日后发生瘢痕挛缩，影响手指功能。

二、先天性多指手术

先天性多指畸形又称"重指"，为肢芽胚基分化早期受到某种或多种致病因素作用引起，常有遗传倾向，可合并其他手部先天畸形或综合征。按部位可分为桡侧多指、尺侧多指及中央多指，桡侧多指最为多见。按组织结构有可分为三种类型：Ⅰ型，多余指仅由皮肤软组织组成，类似"肉赘"，不含肌腱及骨组织，仅以一个狭细的皮蒂与正常手指相连；Ⅱ型，多余指包含指骨、指甲及肌腱等组织，但发育很不完全，外形及功能上也有相当的缺陷；Ⅲ型，具有相对完整的类似正常手指的结构，如指骨、指甲、肌腱及神经血管束等，也具有相对好的外形及功能。

【手术目的及手术时机】

手术主要是为了恢复和重建拇指的功能及外形，同时控制畸形拇指对手指正常或相对正常部分发育的影响，减轻患者的心理障碍。一般可根据多指发生的病理解剖情况、患者年龄、合并其他先天畸形等来选择合适的手术方式及手术时机。漂浮拇指多指或部分单纯性多指可在新生儿期行手术治疗。如多生手指的骨关节、肌腱、血管神经束与正常手指联系复杂，手术较为复杂，可适当推迟手术时间。

【麻醉】小儿全身麻醉，成人可采用臂丛神经阻滞麻醉。

【体位】仰卧位，患肢外展置于侧台上。

【操作步骤】

1. 末节指骨不完全分裂型拇指多指　手术应将发育不良的拇指（次要拇指）完全切除，在将要切除的次要拇指掌背侧各做一 V 形切口，切除范围包括次要拇指指甲及掌侧部分指腹，保留其桡侧适当量的皮肤，使其形成的 U 形皮瓣足以覆盖次要拇指切除后主要拇指桡侧残留的皮肤软组织缺损。分离并找到次要拇指之间关节桡侧关节囊韧带，从其指骨基底将关节囊韧带远端从指骨基底上游离并保留。完整显露次要拇指指骨及其与主要拇指指骨相融合部分，以微型骨刀将相连之指骨基底凿开，将设计切除的次要拇指完全切除。在主要拇指远节指骨基底桡侧以较粗的克氏针钻孔，用细钢丝或可吸收缝线呈 8 字形穿过关节囊韧带，再穿过主要拇指远节指骨基底骨孔，然后予以固定或缝合。行拇指指间关节侧方应力试验，以检验缝合之侧副韧带是否松弛，如发现有松弛可进行适当锁紧。也可用细克氏针固定指间关节，维持关节稳定。修整已预留的 U 形皮瓣上多余的脂肪组织，然后覆盖主要拇指桡侧的软组织缺损，缝合伤口（图 12-23）。伤口内放置橡皮引流条，无菌敷料包扎伤口。

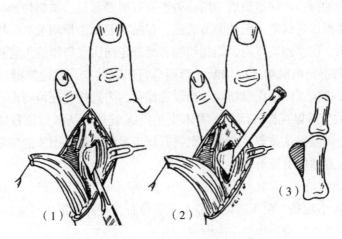

（1）　　　　　（2）　　　　　（3）

图 12-23　拇指多指部分发育不良切除术

2. 末节指骨不全分裂　末节多指部分与正常部分相等一般采用 V 形切口，V 形切口两臂各沿两个发育相等的拇指纵轴由指端向近端延续，直到两臂相交于指间关节附近，其指甲各保留一半。掌背侧切口形状一致。将设计范围内的指甲及皮肤软组织行楔形切开，相应关节囊、屈伸肌腱均需部分切除，注意留下足够的关节囊、肌腱组织待修复。微型骨刀切除设计范围内的指骨，骨切除范围包括两指骨的中央相融合部分，将截骨断面以微型骨锉磨平，冲洗术野，避免骨屑残留。细克氏针在保留的末节两侧指骨钻孔，将保留的两部分指骨合拢在一起，确认位置可以接受后，以克氏针和细钢丝或可吸收缝合线固定，进而修复相关的关节囊、肌腱和甲床（图 12-24）。

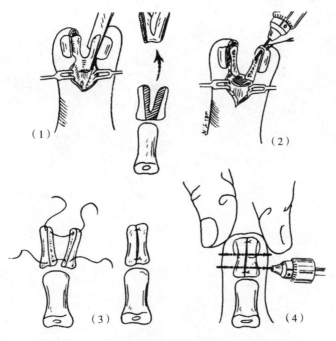

（1）　　　　　　　　　　　（2）

（3）　　　　　　　　　　　（4）

图 12-24　拇指多指部分与正常部分相等的多指切除术

3. 末节指骨完全分裂型拇指多指 在桡侧发育不良之次要拇指与主拇指相连的指根部行掌背侧梭形切口，掌侧应预留相对大些的皮瓣，以备覆盖次要拇指切除后主拇指桡背侧残留的皮肤软组织的缺损。切开皮肤、皮下组织，探查相关的血管、神经、肌腱的分布情况，并做相应的保留和处理。如果存在两套血管、神经或肌腱组织，则需小心保留主拇指一侧组织；如果主拇指一侧的相关组织缺如或发育不良，则需将次要拇指一侧的移位于主拇指。在背侧切口内，如主拇指伸指肌腱正常，将次要的拇指的伸指肌腱切断；否则应行肌腱移位，重建伸拇功能。保留完好的关节侧副韧带及关节囊瓣以备修复。切开关节囊后，显露次要拇指指间关节，以骨刀凿除近节指骨桡侧远端多余骨组织。在掌侧切口内，结扎切断和处理走向次要拇指的血管神经束，如主拇指屈指肌腱正常，次要拇指屈指肌腱予以切断；否则应行肌腱移位，重建屈拇功能。切开掌侧关节囊，从指间关节水平将次要拇指完整切除。如设计保留的主拇指有侧偏畸形，近节指骨远端需行相应的楔形截骨，截骨后以克氏针固定。需术中拍摄 X 线片确认截骨位置良好。修复关节囊及韧带，通过侧方应力试验确认关节稳定，否则需行韧带紧缩。修整预留的指掌侧皮瓣，止血、缝合皮肤。伤口内可放置橡皮引流条。

【术后处理】

术后 48 小时拆除引流条，两周拆除缝线。功能位石膏托外固定 3～4 周，同时拔除克氏针，以拇指指托继续固定 2～3 周，开始功能锻炼。

复习思考题

1. 简述桡骨远端骨折内固定术的方式和特点。
2. 简述腕管中走行的结构及腕管切开减压手术的适应证。
3. Bennett 骨折是什么部位的骨折？为何该类骨折主张手术治疗？

扫一扫，查阅本章数字资源，含PPT、音视频、图片等

第一节 髋、大腿部的局部解剖及手术入路

一、髋部的局部解剖

（一）体表标志

髋骨由髂骨、坐骨和耻骨组成。髂骨翼的上方形成弓形的髂嵴，可在皮下触及。髂嵴最前端突出点为髂前上棘，后端突出点为髂后上棘。髂前上棘后上方约 5 ~ 7cm 处，可触及髂结节，其下方大腿上段外侧可触及股骨大转子，易在皮下触及。在髂前上棘和髂后上棘的下方各有一骨性凸起，分别称为髂前下棘、髂后下棘。在髂前上棘至耻骨联合上缘连线中点的下方为股骨头（图 13-1）。

坐骨构成髋骨的下部，其最底部为坐骨结节。耻骨构成髋骨的前下部，其上支向前终于耻骨结节。这构成髋部重要的体表骨性标志。

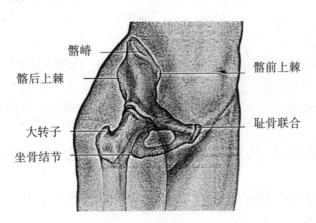

图 13-1 髋部体表标志

（二）髋部的关节

髋关节由髋臼和股骨头构成，是典型的多轴球窝关节。髋臼呈倒杯形，其边缘附有纤维软骨构成髋臼盂唇，可以增加髋臼的深度以增强髋关节的稳定性。股骨头呈球形，其中央部有一凹陷，为股骨头圆韧带附着处，除此凹陷处，股骨头皆覆盖以透明软骨。

（三）髋部的肌肉、韧带

1. 髋部肌肉 髋部肌肉可分为前群肌肉和后群肌肉，共 12 块肌肉，主要参与髋关节活动功能。

（1）前群肌肉

髂腰肌：由腰大肌和髂肌组成，腰大肌起于第 1～4 腰椎体侧面及横突，髂肌起于髂窝，两肌肉下部集合，向下经过肌腔隙，通过髋关节前面，止于股骨小粗隆（图 13-2）。作用：屈曲和外旋髋关节。神经支配：腰 $_{2～4}$ 神经。

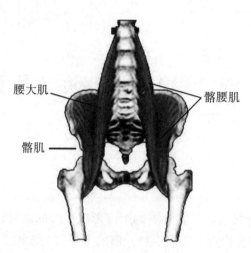

图 13-2 髂腰肌

（2）后群肌肉（图 13-3）

臀大肌：起于髂骨翼外面、骶骨背面和骶结节韧带，肌束斜向外下，止于髂胫束和股骨的臀肌粗隆，在臀大肌腱与坐骨结节和大转子之间常有一滑囊。作用：后伸和外旋髋关节，下肢固定时，可使前屈的躯干伸直。神经支配：臀下神经。

阔筋膜张肌：起于髂嵴前部，止于髂胫束，肌腹位于阔筋膜两层之间。作用：屈曲髋关节。神经支配：臀上神经。

臀中肌：起自臀前线和臀后线之间，止于大转子外侧。作用：外展大腿，前部纤维可使髋关节内旋。神经支配：臀上神经。

臀小肌：起自臀前线和臀下线之间，止于大转子前面。作用：外展和内旋髋关节。神经支配：臀上神经。

梨状肌：起自骶骨前面，穿出坐骨大孔达臀部，止于大转子。作用：外旋髋关节。神经支配：骶 $_{1～2}$ 神经前支。

上孖肌：起自坐骨棘，与闭孔内肌一起止于大转子内侧面。作用：外旋大腿，辅助外展大腿。神经支配：骶丛神经分支。

下孖肌：坐骨结节后面及闭孔缘外侧，与闭孔内肌一起止于大转子内侧面（图 13-3）。作用：外旋大腿，辅助外展大腿。神经支配：骶丛神经分支。

股方肌：起自坐骨结节，向外止于转子间嵴。作用：外旋髋关节。神经支配：腰 $_4$～骶 $_2$ 的分支。

闭孔内肌：起自闭孔内面及其周围骨面，出坐骨小孔止于大转子。作用：外旋髋关节。神经支配：腰$_4$～骶$_2$的分支。

　　闭孔外肌：起自闭孔外面及其周围骨面，经股骨颈后方，止于转子窝。作用：外旋髋关节。神经支配：闭孔神经。

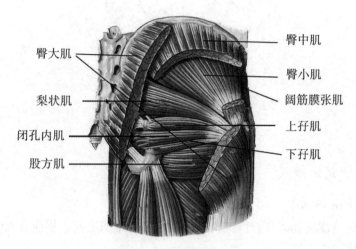

臀大肌
梨状肌
闭孔内肌
股方肌

臀中肌
臀小肌
阔筋膜张肌
上孖肌
下孖肌

图 13-3　髋部后群肌肉

2. 髋部韧带

　　髋臼横韧带：位于髋关节囊内，为连接髋臼切迹两端的韧带，并与髋臼切迹围成一孔，孔内有血管、神经通过（图 13-4）。

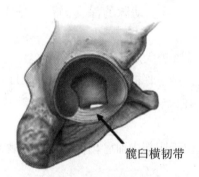

髋臼横韧带

图 13-4　髋臼横韧带

　　髂股韧带：位于关节囊浅层，起自髂前下棘，向下呈"人"字形，经关节囊前方止于转子间线，可防止髋关节过伸（图 13-5 ①）。

　　耻股韧带及坐股韧带：耻股韧带位于髋关节前下方，起于耻骨上支；坐股韧带位于髋关节后方，起于坐骨体；两者均与关节囊融合，位于股骨颈内侧 2/3 的后方（图 13-5 ①、②）。

　　股骨头圆韧带：位于关节腔内，一端连于髋臼横韧带，另一端附于股骨头，内含营养股骨头的血管。

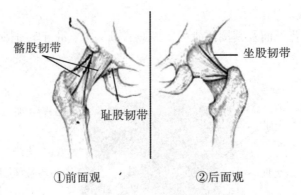

①前面观　　　　②后面观

图 13-5　关节囊韧带

（四）髋部的血管、神经

1. 髋部的血管（图 13-6）

臀上动、静脉：分浅支和深支，浅支行于臀大肌和臀中肌之间，供应臀大肌；深支行于臀中肌和臀小肌之间，供应该二肌。

臀下动、静脉：出梨状肌下孔，分布于臀大肌。

阴部内动、静脉：出梨状肌下孔，在阴部神经的外侧绕坐骨棘的后面，经坐骨小孔入坐骨直肠窝，分布于会阴部的各结构。

2. 髋部的神经（图 13-6）

臀上神经：出梨状肌上孔，与臀上动脉的深支同行，分支支配臀中肌、臀小肌和阔筋膜张肌。

臀下神经：出梨状肌下孔，支配臀大肌。

股后皮神经：出梨状肌下孔，沿坐骨神经后外侧下降入大腿。

坐骨神经：出梨状肌下孔，在大转子与坐骨结节之间，梨状肌以下各肌的后面下降入大腿，分为胫神经和腓总神经。

阴部神经：出梨状肌下孔，位于阴部内血管内侧，绕坐骨棘后面，入坐骨小孔，至坐骨直肠窝，分布于会阴部。

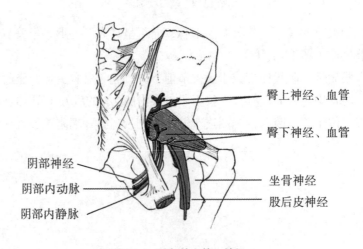

图 13-6　髋部的血管、神经

二、髋关节的手术入路

（一）髋关节前侧的手术入路

又称为 Smith-Peterson 入路，适用于髋关节成形术、髋关节融合术、人工关节置换术、发育性髋关节脱位手术及髋关节疾病的病灶清除术等。

【显露步骤】

患者仰卧位，臀部用扁枕垫高。切口自髂嵴中点起，沿髂嵴向前至髂前上棘，再转向与髌骨外缘连线的方向上约 10～12cm（图 13-7）。切开皮肤、皮下组织、深筋膜，于髂嵴外缘切开骨膜，在骨膜下将臀中肌、阔筋膜张肌剥离并外翻，用干纱块填塞止血。再切开大腿深筋膜，从肌间隙进入深部，把缝匠肌及股外侧皮神经往内侧拉，把臀肌及股外侧肌往外侧拉开，即可显露关节囊。为更充分显露关节囊，可将股直肌的直头在髂前下棘处切断，其斜头在髋臼上方处切断，然后将其向下翻，便可将髋关节囊的前、上面均显露。在股直肌翻开时可见到一横向的旋股外侧动静脉的分支，必要时可结扎切断。

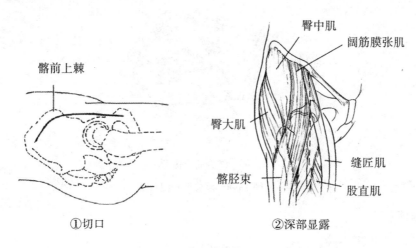

①切口　　　　　②深部显露

图 13-7　髋关节前侧入路

【注意事项】

1. 股外侧皮神经　一般在髂前上棘下方 2.5cm 处，在缝匠肌和阔筋膜张肌之间切开阔筋膜时，需注意保护此神经。

2. 股神经　在股三角血管神经束最外侧，在深层分离时，注意保护此神经。

3. 旋股外侧动脉　其主干一般起自股深动脉上端外侧壁，沿股直肌深面向外横向，在股直肌外缘发出升支、降支、横支。翻转已切断股直肌时，注意避免对该血管主干损伤。

（二）髋关节外侧的手术入路

又称为 Watson-Jones 入路，适用于人工关节置换术、髋关节切开引流术、股骨颈骨折切开复位内固定术及股骨转子间截骨术等。

【显露步骤】

患者仰卧位，可分直切口和弧形切口两种，直切口以股骨大转子为中心，纵向切开，经大转子后 1/3 下行至股骨外侧；弧形切口起于髂前上棘后外侧 2～3cm，经大转子后 1/3 下行至股外侧（图 13-8 ①、②）。切开皮肤、皮下组织、深筋膜，触及阔筋膜后缘，由远向近切开阔筋膜并向前方牵开，钝性分离臀中肌与阔筋膜张肌的肌间隙，臀上动脉横穿该肌间隙，需予结扎切断，分别向后、向前拉开，即可显露关节囊，可作"十"字或纵向切开，显露关节腔。此入路用于人工关节置换时，可将臀中肌前部肌纤维和臀小肌全部肌纤维自股骨大转子处剥离（图 13-8 ③），如需显露股骨干上端，可将股外侧肌纵向切开，或切断其起始部，或将大转子前上部的薄层骨质凿下，连同附于其上的臀中、小肌一并向上翻起，便可达到更广泛的暴露。

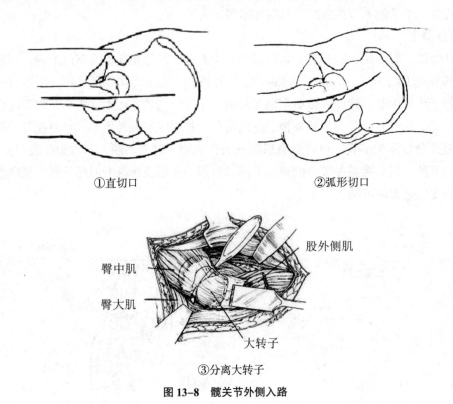

①直切口　　②弧形切口

股外侧肌

臀中肌

臀大肌

大转子

③分离大转子

图 13-8　髋关节外侧入路

【注意事项】

1. 股神经　见前侧入路。

2. 股动、静脉　主要因牵开器位置不当引起股动、静损伤，注意牵开器尖端应插入髋臼上缘骨质。

3. 关节囊　暴露关节囊时，牵开器位置不当或用力不当可造成髋臼前壁损伤，术中需小心操作。

（三）髋关节后侧的手术入路

常用 Moor 切口，适用于人工关节置换、髋关节后脱位、合并髋臼后上缘骨折的复位、或髋关节后方肿瘤切除等手术。

【显露步骤】

患者侧卧位，患侧向上，固定骨盆，使髋、膝关节可充分屈伸活动，切口自髂后下棘的外下方约 5cm 处，向大转子后上方，再转向股骨干方向延伸约 5cm 止，长约 12 ～ 15cm（图 13-9 ①）。切开皮肤、皮下组织、深筋膜，显露臀大肌和股外侧肌，钝性分开臀大肌，然后把臀大肌在髂胫束附着处向下切开 5cm，注意轻柔分开臀大肌，结扎或电灼扇状分布于臀大肌深面的臀上、下动脉及伴行静脉，向两侧牵开，显露附着于股骨转子间窝的髋关节外旋肌。内旋大腿，紧张外旋短肌，并使手术区远离坐骨神经，在大转子处，将梨状肌、上孖肌、下孖肌和闭孔内肌拉紧切断，并拉向内侧，再将梨状肌牵向上，显露髋关节囊的后侧（图 13-9 ②）。切开关节囊，显露关节腔。操作中，注意保护梨状肌上下缘穿出的神经血管。

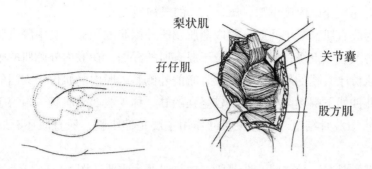

图 13-9　髋关节后侧入路

【注意事项】

1. 坐骨神经　该入路不直接暴露坐骨神经，但常因拉钩牵拉力量过大或撑开器放置不当导致损伤。

2. 臀下血管　该血管一般穿梨状肌向臀部走行，向臀大肌中下部发出分支分布，钝性分离时容易造成损伤。

三、大腿部的局部解剖

（一）大腿部的筋膜和筋膜间隙

1. 筋膜　筋膜分深浅两层。大腿深筋膜又叫阔筋膜，为全身最厚的筋膜。其上端前侧附于腹股沟韧带、耻骨体及弓缘，后侧与臀筋膜相连，下端经膝关节与小腿筋膜相连。阔筋膜内侧稍薄，外侧较厚，其纵向纤维比较发达，呈腱膜样结构，称为髂胫束（图 13-10）。

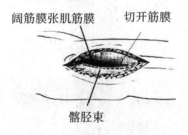

图 13-10　阔筋膜与髂胫束

2. 筋膜间隙　深筋膜向深部走行形成肌间隔，把大腿分割成三个筋膜间隙。外侧肌间隔起自髂胫束，由股骨大转子起至膝关节外侧，内侧肌间隔由小转子至收肌结节，后侧肌间隔不甚明显，上在大收肌与半膜肌之间，下在大收肌的后面。三个肌间隔形成三个筋膜间隙，在这三个筋膜间隙中分别有大腿前侧、内侧、后侧肌群。

（二）大腿部的肌肉

大腿肌肉被筋膜分成前侧群、内侧群、后侧群三组。

1. 前侧群　有阔筋膜张肌，缝匠肌及股四头肌（图 13-11）。

阔筋膜张肌：起自髂前上棘，移行于髂胫束止于胫骨外侧髁，由腰$_{4\sim5}$的臀上神经支配。旋股外动脉的皮支经此肌到大腿外侧皮肤。

缝匠肌：起自髂前上棘，斜过大腿的前面到内侧，越过股薄肌和半腱肌的浅面，止于胫骨上端内侧面，作用为屈大腿，内旋小腿，属腰$_{2\sim3}$的股神经支配。

股四头肌：为股直肌、股中间肌、股内侧肌及股外侧肌的合称。其中股直肌位于大腿前面中部，起自髂前下棘及髋臼上缘；股中间肌位于股直肌的深面，在股内外侧肌的中间，起自股骨干的前面；股外侧肌位于大腿的外侧，起自股骨嵴的外侧唇；股内侧肌位于大腿的内前侧，起自股骨嵴的内侧唇。此四肌下端逐渐融合成一较坚强的腱，称为股四头肌腱，附着于髌骨的前面，向下形成髌韧带，止于胫骨结节。股四头肌的作用主要是伸小腿，股直肌还有屈大腿作用，属腰$_{2\sim4}$的股神经支配。

2. 内侧群 有耻骨肌、长收肌、股薄肌、短收肌及大收肌（图 13-11）。

耻骨肌：为长方形短肌，起自耻骨梳，斜向外，位于髂腰肌的内侧，止于小转子后下方的股骨粗线。

长收肌：为带状长条肌，位于耻骨肌的内侧，起自耻骨上支，止于股骨粗线。

股薄肌：为带状长条肌，位于大腿最内侧，起自耻骨下支最前面，止于胫骨粗隆内下方。

短收肌：为近似三角形的扁肌，位于耻骨肌和长收肌的深面，起自耻骨下支，止于股骨粗线。

大收肌：呈三角形，位于最深处。被上述数肌覆盖，起自闭孔下缘和坐骨结节。止于股骨粗线。在大收肌下端的抵止处，腱与股骨之间有一裂孔，称为收肌腱裂孔，此为下肢股动静脉所穿行的孔道。

内侧肌群的作用为使大腿内侧和稍外旋，属腰$_{2\sim4}$的闭孔神经支配。

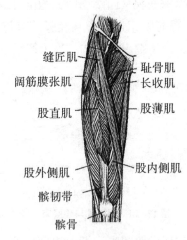

图 13-11 大腿前内群肌肉

3. 后侧群 有股二头肌、半腱肌、半膜肌（图 13-12）。

股二头肌：位于股后的外侧，长头起自坐骨结节，短头起自股骨嵴，两头会合后，移行于肌腱，止于腓骨小头。

半腱肌：位于股后的内侧，半腱肌的浅面，起自坐骨结节，往下借一较长的腱止于胫骨上端内侧。

半膜肌：位于半腱肌的深面，亦借较长腱膜起自坐骨结节，向下止于胫骨髁的内侧面。

后侧群肌肉，其作用均为屈小腿、伸大腿，协助臀大肌伸直躯干，在膝关节屈曲时，股二头肌能使小腿外旋，半腱肌及半膜肌使小腿内旋。属腰$_5\sim$骶$_3$的坐骨神经所支配。

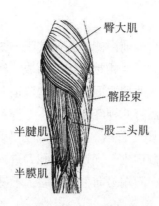

图 13-12　大腿后侧肌肉

（三）大腿部的血管、神经及体表投影

1. 股神经、股动脉、股静脉（图 13-13）

股神经和股动、静脉在大腿相伴而行，它们在大腿上端前侧由内向外排列，依次是股静脉、股动脉和股神经，从股三角向大腿下端的内后方行走，中途发出分支。使髋关节稍屈曲，并取外旋位，自腹股沟韧带中点起，至收肌结节作一连线，即为股动脉的体表投影。

股神经：发自第 2～4 腰神经，在髂前上棘和耻骨联合连线的中点外侧约 1cm 处进入大腿部，主干在较短的距离便分出较多分支，以支配大腿肌肉为主（图 13-13），其中最大的是隐神经，此支下至膝内侧分出髌下支，在该处手术时需特别注意保护。

股动、静脉：股动脉为髂外动脉的延续（图 13-13），直径 6～8cm，在腹股沟韧带中点处进入大腿，然后接近直线方向下行至大腿中、下 1/3 交界处，穿入收肌腱孔后成为腘动脉。股动脉穿出腹股沟后，即分出许多小支，在腹股沟韧带下 3～4cm 处偏后方分出一供养大腿的主要血管股深动脉，紧贴股骨粗线下行，且发出分支：①旋股外侧动脉，有时亦发自股动脉，其始部在股直肌的深面，髂腰肌浅面，向外横向，在髂腰肌外缘分为升、横、降支。大腿外侧上段取带血管肌皮瓣，就是利用此动脉。②旋股内侧动脉，发出后向内、转后行，供养髋关节及附近诸肌。③穿支：有 3～4 支，分别从不同的高度出发，向后供养大腿后侧肌群，并分别在髋和膝关节形成血管网。

股静脉直径 8～12mm，为腘静脉的延续，经收肌腱裂孔与股动脉伴行，向上与髂内静脉相续（图 13-13）。

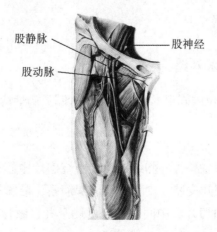

图 13-13　股动脉、股静脉、股神经及分支

2. 闭孔神经与闭孔动脉（图 13-14）

闭孔神经与闭孔动脉相互伴行于大腿前内侧，各司其职（图 13-14）。

闭孔神经：为腰丛的分支，由 2、3、4 腰神经组合而成，经闭孔管离开骨盆，并分前、后两支，前支走行于闭孔外肌与短收肌和大收肌之间，支配内收诸肌和髋、膝关节。如大腿诸肌发生挛缩，或髋部前侧顽固性疼痛，有时需行此神经切断术。

闭孔动脉：为髂内动脉分支，经闭孔管出盆腔后，即分为两支，于闭孔膜面处形成动脉环，并发出小支至邻近的肌肉。其中有一髋臼支，穿过髋臼孔，进入髋关节，再经股骨头韧带进入股骨头。在髋部手术时，此动脉损伤后，断端易向盆腔回缩，不易止血，需加注意。

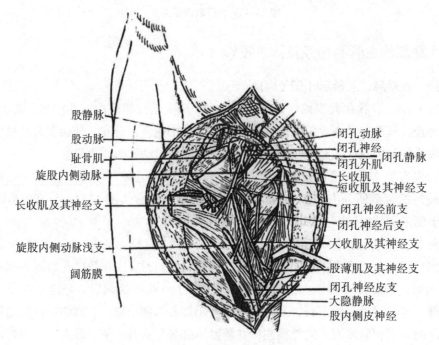

图 13-14　闭孔动脉及闭孔神经

3. 坐骨神经　自梨状肌下缘走出骨盆，先下行至股二头肌两个头之间，而后于股二头肌和半膜肌之间，通常在大腿后侧中部分为两支，即胫神经和腓总神经。从坐骨结节外缘与大转子连线中点起向腘窝后上角做一连线，此连线即坐骨神经的体表投影；自腘窝外缘起沿股二头肌腱至腓骨颈做一连线，这便是腓总神经的体表投影。

四、大腿部的手术入路

（一）大腿部前外侧手术入路

适用于股骨干骨折切开复位内固定术、股骨慢性骨髓炎病灶清除术、股骨延长术、股骨肿瘤切除术等。

【显露步骤】

患者仰卧位，沿髂前上棘与髌骨外侧缘连线，围绕病灶中心，根据手术需要决定切口长度（图 13-15 ①）。先沿切口线切开皮肤、皮下组织、深筋膜，沿股外侧肌和股直肌的肌间隔显露股中间肌，顺着肌纤维的方向切开股中间肌并向两侧牵开，做骨膜下剥离显露股骨干（图 13-15 ②）

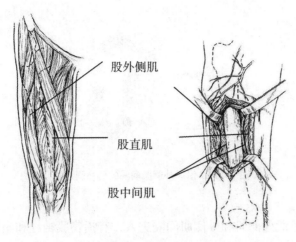

图 13-15 大腿前外侧入路

【注意事项】

行股骨近端部位手术时，需要避免损伤股神经外侧肌支、股外侧皮神经、旋股外动脉横支。另外，术后应加强患肢膝关节功能锻炼，避免股中间肌与股骨间的粘连，以免影响伸膝装置的功能而导致膝关节屈曲挛缩畸形。

（二）大腿部外侧和后外侧手术入路

适用于股骨干骨折切开复位内固定术、股骨干骨折不愈合或畸形愈合手术、转子间或转子下骨折切开复位内固定术、股骨急性化脓性骨髓炎切开引流术等。

【显露步骤】

1. 外侧入路 患者仰卧位，沿着大转子与股骨外髁连线，作一适当长度的纵向皮肤切口。切开皮肤、皮下组织、深筋膜，纵向切开髂胫束，按肌纤维方向切开股外侧肌及股中间肌并向两侧牵开，做骨膜下剥离，暴露股骨干（图 13-16）。

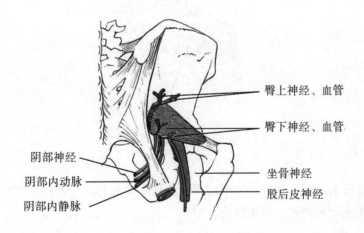

图 13-16 外侧入路，股外侧肌和股中间肌已按肌纤维方向切开，显露股骨

2. 后外侧入路 垫高患侧臀部，内旋下肢，自大转子基底部至股骨外侧髁做纵向手术切口。辨明髂胫束，切开浅筋膜和阔筋膜，暴露股外侧肌间隔。向前牵拉股外侧肌，沿外侧肌间隔的前面分离股外侧肌肌纤维直至股骨，钝性分离附着于股骨粗线的肌肉，沿切口方向剥离骨膜即可见股骨（图 13-17）。

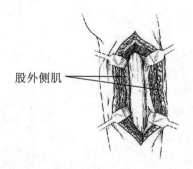

图 13-17　沿股外侧肌间隔的后外侧入路

【注意事项】

大腿后外侧入路沿着股外侧肌和外侧肌间隔进入，有损伤股神经和坐骨神经的风险，手术中应注意保护。股深动脉有许多穿支横穿股外侧肌，行大腿外侧入路时应避免损伤这些血管。

（三）大腿部内侧手术入路

适用于膝外翻股骨髁上截骨矫形和大腿下段内侧软组织等手术。

【显露步骤】

患者仰卧位，膝关节稍微屈曲，在大腿的前内侧，沿股内侧肌和股直肌间隙，作一长 10 ～ 15cm 纵向皮肤切口，止于大收肌结节远端 5cm 处。切开皮肤、皮下组织、深筋膜，沿股直肌和股内侧肌肌间隔，显露股中间肌。接着，切开髌内侧支持带及膝关节内侧关节囊，于股四头肌肌腱部做纵向切开，并向上沿股中间肌肌纤维方向纵向切开，做骨膜下剥离，显示股骨干（图 13-18）。

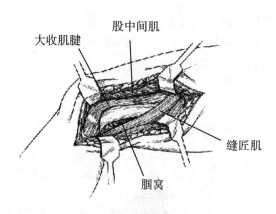

图 13-18　大腿内侧入路

【注意事项】

隐神经位于缝匠肌深面，切开暴露时应避免损伤。做股骨后内部软组织钝性分离时，注意向后牵开腘窝内的大血管和神经，避免损伤。

第二节　股骨颈骨折的手术

股骨颈骨折是临床常见的骨折病之一，好发于老年人，约占全身骨折的 3.58%，髋部骨折的 54%。随着社会人口的老龄化和交通意外增多，此种病例亦有上升趋势。骨折后容易出现迟缓愈合或不愈合，晚期有并发股骨头缺血性坏死的可能。目前闭合复位加压螺钉内固定术和切开复位动力髋螺钉内固定术是临床常用的治疗方法。

一、闭合复位加压螺纹钉内固定术

【适应证】

有移位或有移位倾向的股骨颈骨折，患者全身状况良好，对于骨折线与股骨颈纵轴垂直者尤为适宜。

【禁忌证】

股骨颈粉碎性骨折不宜采用加压螺钉内固定术。

【术前准备】

患者入院后，完善相关检查评估患者身体情况，同时对于骨折移位患者行患肢牵引。根据 X 线片，选取合适长度的加压螺钉 3 ～ 4 枚，并多备稍长及稍短螺钉各 1 枚。准备加压螺钉相应工具。

【麻醉】

采用硬膜外麻醉或腰麻 – 硬膜外联合阻滞。

【体位】

仰卧位，患侧臀部略垫高。

【手术步骤】

1. 手法复位　应在透视下手法复位、确定骨折线位置。透视监测下牵引患肢，使患肢长度恢复后内旋患肢，并在 C 型臂 X 光机透视下判断骨折复位程度，并维持良好的牵引姿势。

2. 导针固定　复位满意后于股骨大转子下 2 ～ 3cm 处以不同的角度至股骨颈的方向闭合旋入 3 根导针，使导针在股骨颈内均匀分布，最好呈"品"字形。C 型臂 X 光机透视明确导针位置在股骨颈正位及轴位良好分布。

3. 切口与暴露　以导针方向取单独或联合切口直达骨质。

4. 加压螺钉固定　依次测深、钻孔、必要时攻丝、拧入已知长度的空心加压螺钉，钉头距股骨头软骨下 5 ～ 10mm，牢固固定。再次 C 型臂 X 光机透视明确空心加压螺钉长度及位置满意，骨折端固定牢固。生理盐水冲洗创面，缝合伤口（图 13-19）。

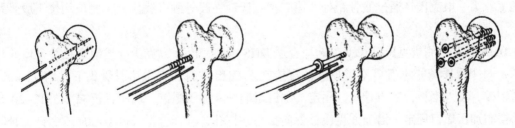

①与前倾角导针平行钻入导针　②中空钻头攻丝　③中空改锥拧入螺钉　④按上述方法拧入其余螺钉

图 13-19　闭合复位加压螺钉内固定

【术后处理】

术后患肢维持外展中立位，做到不侧卧不盘腿，避免极度内外旋动作，指导患者行股四头肌的收缩以及踝、趾关节屈伸练习。若固定稳固可以早期扶拐下地免负重活动；6 周～ 3 个月扶双拐部分负重活动；3 ～ 6 个月后，经摄片证实骨折愈合并无股骨头坏死，方可正常负重行走；随访 1 ～ 2 年，必要时去除内固定。

【注意事项】

1. 在闭合复位时，手法宜轻巧，不可使用暴力，以免加重周围血管损伤，影响骨折愈合；复位时注意股骨距复位；多次手法复位失败时，应选择切开复位。

2. 加压螺钉螺纹应超过骨折线，达到骨折近端，才能起到加压作用，避免穿出股骨头软骨面。

3. 单枚加压螺钉，不能防止骨折端旋转，因此，建议采用 2 ~ 3 枚加压螺钉固定，以防骨折端旋转，螺钉位置避免过度偏前或偏后。

二、切开复位动力髋加压螺纹钉内固定术

【适应证】

头下型以外的有移位或有移位倾向的股骨颈骨折（图 13-20 ①），患者全身状况良好，对于骨折线与股骨颈纵轴垂直者尤为适宜。

【禁忌证】

同闭合复位加压螺钉内固定术。

【术前准备】

术前一般准备同闭合复位加压螺钉内固定术，根据 X 线片，选取合适型号的动力髋加压螺钉，准备相应手术工具。

【麻醉】

采用硬膜外麻醉或腰麻 - 硬膜外联合阻滞。

【体位】

仰卧位，患侧臀部略垫高。

【手术步骤】

1. 切口与复位　取髋关节外侧切口，在 C 型臂 X 光机透视下，进行复位。

2. 导针固定　复位满意后，在大转子顶点下外侧切口长 5 ~ 8cm，暴露大转子及下方，先用 1 枚克氏针在大转子顶点下 2 ~ 3cm 处外侧骨皮质中点，在 130°导向器引导下，钻入股骨头软骨下 0.5cm 左右。在此克氏针上方与其进针角度相同方向钻入第二根克氏针，C 臂机透视见导针位置满意，第一根克氏针通过股骨距处，第二根克氏针在股骨颈中线偏上，侧位均位于股骨颈中线上。

3. DHS 固定　测量克氏针长度，选择合适 DHS 主钉，沿下方克氏针用组合钻头开口并建立骨隧道，对于骨质疏松患者可不需攻丝，直接旋入 DHS 主钉，钉尖达股骨头下方约 0.5cm，选择套筒钢板，置入钢板，皮质骨螺钉固定，主钉尾端拧入加压螺钉，加压骨折端（图 13-20 ②）。

4. 空心加压螺钉固定　沿上方克氏针方向空心钻打孔，选择合适长度空心加压螺钉，骨质疏松患者亦不需攻丝，旋入空心加压螺钉。

5. 伤口缝合　拔除导针克氏针及临时固定，生理盐水冲洗伤口，留置负压引流管，逐层缝合伤口。

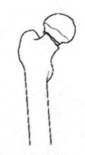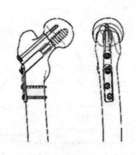

①移位的股骨颈骨折　　　　　②切开复位动力髋加压螺钉内固定

图 13-20　切开复位动力髋加压螺钉内固定

【术后处理】

同闭合复位加压螺钉内固定术。

【注意事项】

1. 在闭合复位时，手法宜轻巧，不可使用暴力，以免加重周围血管损伤，影响骨折愈合；复位时注意股骨距复位；多次手法复位失败时，应选择切开复位。

2. 动力髋加压螺钉不能有效防止骨折断端旋转，需在其近端加用 1 枚空心加压螺钉。

第三节　股骨转子间骨折内固定术

股骨转子间骨折是股骨颈基底至小转子水平以上部位所发生的骨折，为老年人常见的骨折类型。

一、股骨转子间骨折髓内钉内固定术

【适应证】

各种类型股骨转子间骨折，尤其适合转子间不稳定型骨折。

【禁忌证】

全身情况较差，不能耐受手术者；患者局部皮肤条件差，有压疮、坏死、感染等；股骨近端畸形者。

【术前准备】

对于移位较大的骨折需行下肢牵引，以维持下肢长度；常规备皮。

【麻醉】

硬膜外麻醉或全身麻醉。

【体位】

患者仰卧于牵引床上，双足放置在牵引床的足架上，为方便 C 臂机透视，健侧多采用截石位。会阴部放置牵引柱（需防止牵引柱对会阴部的压伤），骨盆置于水平（图 13-21）。

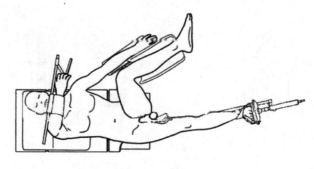

图 13-21 体位

【手术步骤】

1. 手法复位 牵引内旋患肢常可以复位骨折，但需防止过度牵引引起骨折移位。如闭合复位失败，则需切开复位。

2. 入路 手术切口采用髋关节外侧入路，由大转子顶点向上延伸约 5～8cm，切开臀大肌筋膜，分开组织，用手指探及大转子顶点及梨状窝。

3. 入针点的确认 由大转子顶点为入针点（图 13-22），进针后需在 C 臂 X 机透视下确认位置：前后透视位，进针点位于大转子顶点稍偏外侧，导针尖端位于髓腔内，导针的轴线与股骨轴线一致，近端稍向外偏出大转子顶端（图 13-23）。

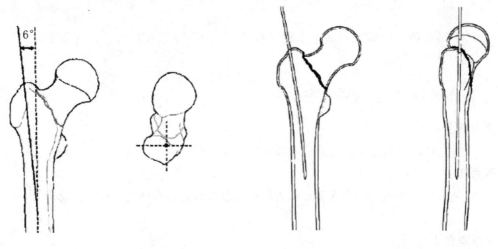

图 13-22 入针点的确认　　　　　　　图 13-23 导针位置

4. 内固定物植入 在导针的引导下扩大股骨近端，注意不要令大转子骨折块出现明显分离。扩髓后根据扩髓情况选择合适髓内钉，将髓内钉插入髓腔（图 13-24）。如果髓内钉插入困难，需取出，再次扩髓后植入。固定头颈钉、远端交锁钉，伤口冲洗，逐层缝合。

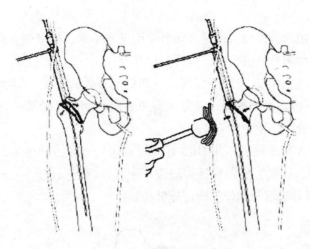

图 13-24　内固定物植入

【术后处理】

对于稳定型的转子间骨折，允许早期部分负重；对于不稳定型的转子间骨折，适当推迟负重时间，6 周后复查 X 线片，有明显骨折愈合征象时可逐步增加负重。

【注意事项】

1. 在闭合复位时，手法宜轻巧，不可使用暴力，以免加重周围血管损伤，影响骨折愈合；复位时注意股骨距复位；多次手法复位失败时，应选择切开复位。

2. 大转子顶点进针后，扩顶端皮质时需防止骨折块分离，应在套筒保护下用高转速缓慢进入。

3. 置入主钉时用瞄准器把持徒手插入，避免暴力锤击，防止骨质移位。

4. 头颈钉螺纹应超过骨折线，达到骨折近端，才能起到加压作用，避免穿出股骨头软骨面。

二、股骨转子间接骨板螺丝钉内固定术

转子间骨折对钢板螺钉内固定的机械稳定性要求较高。目前较为常用的为 135° 的动力髋螺钉内固定系统（DHS）及 95° 的动力髁螺钉内固定系统（DCS），可广泛适用于各类不稳定型转子间骨折，DHS 使用方法见股骨颈骨折，这里以 DCS 为例介绍具体术式。

【适应证】

移位较大的不稳定型股骨转子间骨折，尤其是反向转子间骨折患者，无明显骨质疏松。

【禁忌证】

1. 大转子外侧上 1/2 骨折后骨皮质欠完整者。

2. 严重骨质疏松者。

【术前准备】

1. 行双髋关节正侧位 X 线检查，明确骨折类型及移位情况。

2. 术前行胫骨结节牵引或皮牵引，以减轻患者疼痛及协助复位。

3. 选择合适大小的螺钉钢板，供术中使用。

【麻醉】

采用硬膜外麻醉或全身麻醉。

【体位】

同股骨转子间骨折髓内钉内固定术。

【手术步骤】

1.骨折复位　多采用闭合复位，通过术前骨牵引及术中牵引架牵引，在外展中立位或稍内旋位调节即可获得复位。如闭合复位失败，可选择切开复位。

2.切口与显露　采用股骨近端外侧直切口。切口起自大转子尖，沿股骨干向下延伸，长约15cm。切开皮肤、皮下组织及阔筋膜，显露大转子及股外侧肌，沿股外侧肌纤维走行方向切开肌肉，直至股骨。切开骨膜并做骨膜下剥离。

3.穿入导针　确定大转子顶点，用 DCS 导向器在大转子顶点前中 1/3 交界向远端 2cm 处钻入 1 枚导针通过股骨颈，透视下确保导针尖段位于距股骨颈上层皮质 1cm 位置（图 13-25）。再次用 C 型臂 X 光机摄股骨近端正侧位片确定导针位置。

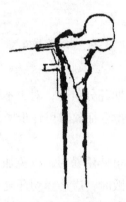

图 13-25　打入定向导针

4.股骨扩孔　测量导针长度，沿导针钻孔、攻丝，骨质疏松患者建议不攻丝。

5.置入螺钉、钢板　选择相应长度的 DCS 滑动加压螺钉，安装长短合适的 95°钢板，用打入器使侧方钢板紧贴股骨干外侧（图 13-26），固定钳临时固定，置入远近端螺钉，近端应有至少 1 枚皮质骨螺钉置入股骨距，骨折远端应有至少 4 枚皮质骨螺钉固定（图 13-27）。C 臂 X 光机透视确认。术毕，冲洗伤口，留置引流后逐层缝合。

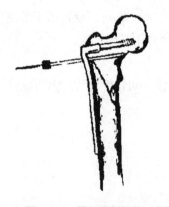

图 13-26　置入髁螺钉及侧方钢板

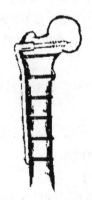

图 13-27　打入皮质骨螺钉

【术后处理】

同股骨转子间骨折髓内钉内固定术。

【注意事项】

1.对粉碎严重的骨折，加压钢板常使近端骨碎片移向股骨干，用 Verbrugge 持骨钳临时固定进行复位，无须在骨折处剥离软组织暴露骨折部位。中间骨折区尽量不拧螺钉，应用较长钢板，采用桥接方式固定，可保护骨折端血运，减少对已受伤骨骼和周围软组织的进一步破坏。

2.对于骨质较差或肥胖患者，应推迟下地负重时间，并从不完全负重开始锻炼，原则上应待骨折愈合后方可完全负重行走。

第四节　股骨干骨折内固定术

股骨干骨折是骨科临床最常见的骨折之一，由于股骨是下肢主要的负重骨之一，故治疗不当，可引起长期的功能障碍及严重的残疾。骨折发生原因主要有单纯摔倒、高处坠落、车祸和枪伤等。常用的手术方式有钢板螺钉内固定术和带锁髓内钉内固定术等，不论选择哪种手术方法，必须遵守以下原则：①恢复肢体的对线、对位和长度。②保存血液供应，以促进骨折愈合并防止感染。③促进患肢及全身的康复。

一、股骨干骨折钢板螺钉内固定术

股骨干骨折切开复位钢板螺钉内固定术历史久远，疗效确切，可直接观察骨折移位情况并精确复位，有利于促进骨折愈合和患者早期功能锻炼。

【适应证】

1.新鲜性骨干横型、短斜型、螺旋型骨折等。

2.骨折端之间嵌入软组织，手法或牵引复位失败者。

3.陈旧性股骨干骨折畸形愈合，迟缓愈合或不愈合，与矫正、植骨术同时进行。

4.假体周围骨折。

【禁忌证】

全身任何位置有感染病灶者，患处局部肿胀并有水泡存在者。

【术前准备】

除一般准备外，新鲜骨折，应术前进行患肢骨牵引或皮肤牵引，术中备输血，准备合适的钢板及螺钉。

【麻醉】

腰麻 – 硬膜外联合阻滞或全身麻醉。

【体位】

仰卧位，垫高患侧臀部，向健侧倾斜约30°。

【手术步骤】

本节以股骨干中段短斜形骨折为例叙述（图13–28）。

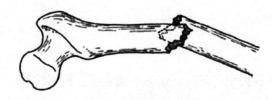

图13–28　股骨干短斜形骨折

1.切口　取大腿外侧切口，以骨折部为中心，长度依据所选定钢板长度而定，一般15～20cm（图13–29）。

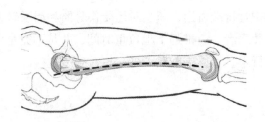

图 13-29　大腿外侧直切口

2.显露骨折端　切开皮肤、皮下组织及阔筋膜，显露股外侧肌，将股外侧肌向前掀起，大约每隔 3cm 便有垂直于股骨干的血管穿支，将其切断后结扎，不宜使用电凝。沿股外侧肌间隔进入，直达股骨。向两侧牵开软组织，即可显露骨折端。

3.复位　清除骨折端血块和肉芽组织后，在两骨折端 0.5cm 边缘局限地剥离骨膜，直视下将骨折解剖复位。

4.固定　将钢板置于骨折部位平坦的后外侧面，使加压钢板中心对准骨折线，用持骨器稳定住股骨及钢板。首先通过钢板以一枚拉力螺钉固定斜行骨折块，其次在临近骨折部位拧入 2 枚螺钉，然后将钢板最近端和最远端的枚螺钉拧入，再依次拧入其余的螺钉（图 13-30）。

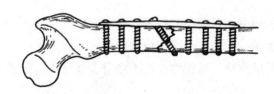

图 13-30　股骨干短斜形骨折，骨折端以拉力螺钉固定

5.缝合　加压固定完毕，彻底止血，置负压引流管，冲洗创口，逐层缝合切口。

【术后处理】

1.术后平卧或半坐卧位，患肢抬高，放于托马氏架，防止患肢肿胀。麻醉清醒后即可开始肌肉收缩和关节活动。

2.术后 4～5 天可扶双拐免负重，4 周后开始部分负重，3 个月后视骨折愈合情况逐渐增加至完全负重。

【注意事项】

1.骨折端剥离骨膜不宜环形剥离，否则易引起术后骨不愈合或迟缓愈合。

2.股骨干骨折切开复位出血较多，应注意患者血容量变化，必要时输血治疗。

3.2.5%～6% 的股骨干骨折合并股骨颈骨折，容易漏诊股骨颈骨折，术前、术中及术后应注意透视以排除。

二、股骨干骨折带锁髓内钉内固定术

【适应证】

1.成人股骨干骨折的各种类型的骨折，包括单纯骨折、粉碎骨折、多段骨折、多段骨折、骨折后骨缺损者。

2.股骨干骨折不愈合、畸形愈合者。

【禁忌证】

1. 儿童及青春期内的股骨干骨折。

2. 因骨病而致骨髓腔大部分闭塞者。

3. 股骨干有两个弯曲畸形者。

4. 全身任何位置有感染病灶者。

5. 患肢局部肿胀并有水泡者。

【术前准备】

1. 除一般准备外，要准备长短粗细合适的髓内钉（对于严重的粉碎骨折，可摄取健侧 X 线片进行对比测量），其长度以大转子顶点至髌骨上缘为宜，至少也要达到骨折线以下 10cm；宽度应比股骨干髓腔最窄处的横径小 2mm 左右。2. 了解伤前伤肢膝、髋关节活动情况，由于髋关节僵硬会影响手术操作，应选择合适的体位。

【麻醉】

腰麻 – 硬膜外联合阻滞或全身麻醉。

【体位】

患者取仰卧位，躺于骨科牵引床之上，患肢水平位并内收，健侧肢体屈曲或伸展以利于放置 C 臂 X 光机。

【手术步骤】

以股骨干中段骨折，闭合复位顺行带锁髓内钉固定术为例：

1. 复位 在手术开始之前，通过牵引及手法操作，在 C 臂 X 光机透视使骨折达到解剖复位，或接近解剖复位。

2. 切口与暴露 以大转子顶点为中心，切开皮肤、皮下脂肪、深筋膜、阔筋膜张肌，显露大转子的顶部，

3. 置入导针和扩髓 以梨状窝紧贴大转子为进针点，用尖锥攻破骨皮质，置入导针，确定进入髓腔，近端扩髓。

4. 置入髓内钉 扩大髓腔至合适大小，顺向插入带锁髓内钉，C 臂机透视下注意观察骨折端，防止骨折块移位、分离或旋转（图 13–31）。

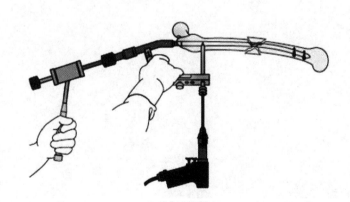

图 13–31 置入髓内钉

5. 置入锁钉 经瞄准器锁定远端锁钉，维持骨折复位，视骨折类型决定加压与否，锁定近端剩下的锁钉，再次行 C 臂 X 光机透视，确定骨折断端对位对线良好，内植物位置良好。

6. 冲洗缝合 使用生理盐水彻底冲洗切口，彻底止血，依次缝合阔筋膜、深筋膜、皮下组

织、皮肤。

【术后处理】

股骨干骨折带锁髓内钉内固定后，若固定不够牢固，需加用外固定。术后应将患肢抬高，并保持在旋中位。患者在没有其他损伤的情况下可在 1～2 天内扶拐或步行器行走，固定不稳定者，适当推迟负重时间，骨折愈合后可完全负重。一般 18～24 月可取出髓内钉。

【注意事项】

1. 确保入针点正确   正确的进针点位于梨状窝，靠近大转子内侧壁的位置，偏心的进针口有可能引起骨折粉碎和失去固定作用。

2. 预防髓内针弯曲折断   术后严防跌倒，否则有髓内针弯曲，甚至折断的危险。如出现上述情况，应及时就诊。

3. 预防感染   髓内针固定后发生了深部感染，通常为骨折部位需要切开充分引流，清除坏死组织。

复习思考题

1. 股骨颈骨折闭合复位内固定术中，空心加压螺钉固定是，螺钉的位置要求是什么？

2. 股骨干骨折，如何选择内固装置？

3. 简述股骨转子间骨折，内固定与人工关节置换的取舍。

扫一扫，查阅本章数字资源，含PPT、音视频、图片等

第一节 膝、小腿部的局部解剖及手术入路

一、膝部的局部解剖

（一）体表标志

1. 髌骨 为人体最大的籽骨，位于膝前方，被股四头肌腱包裹，上宽下尖，可在体表扪及。

2. 髌韧带 为股四头肌腱中央部纤维索，自髌骨向下止于胫骨粗隆，在膝部下方可触及。

3. 股骨内、外侧髁 股骨下端有两个向后突出的膨大，分别为股骨内、外侧髁，其前、下和后面都是光滑的关节面。

4. 股骨内、外上髁 位于股骨内、外侧髁侧面最突起处，是在体表可扪及的重要标志。

5. 胫骨内、外侧髁 位于胫骨上端膨大处，向两侧突出，形成内、外侧髁，二髁与股骨髁相关节。

6. 胫骨粗隆 为胫骨上端前面的隆起，髌韧带自髌骨向下止于此，体表可触及，屈膝时，膝部后方两侧，可摸到明显的股二头肌外侧头和内侧半膜肌，半腱肌肌腱，均为膝部体表标志（图14-1）。

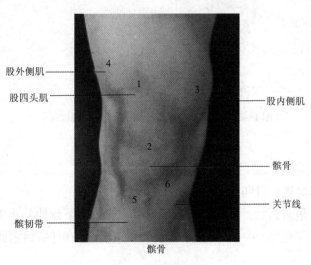

图 14-1 体表投影

（二）膝部关节

膝关节由股骨下端、胫骨上端和髌骨构成，是人体最大、最复杂的关节。髌骨与股骨的髌骨关节面相接，股骨的内、外侧髁分别与胫骨的内、外侧髁相对。上胫腓关节由胫骨上端与腓骨上端构成，为微动关节，衬有滑膜，关节囊增厚为关节囊韧带，关节前、后方分别有前、后上胫腓韧带加强（图 14-2）。

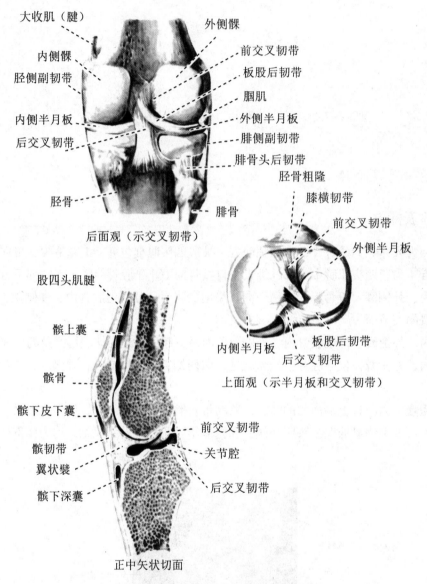

图 14-2 膝关节结构（上面、后面、矢状位观）

1. 膝周围韧带

（1）**髌韧带** 为股四头肌腱的中央部纤维索，自髌骨向下止于胫骨粗隆。髌韧带扁平、强韧，其浅层纤维越过髌骨连于股四头肌腱。

（2）**外侧副韧带** 呈条索状，坚韧，起自股骨外上髁，向下延伸并止于腓骨头。其表面大部分被股二头肌腱遮盖，与外侧半月板不直接相连。外侧副韧带在伸膝时紧张，屈膝时松弛，半屈膝时最松弛。

（3）内侧副韧带 呈扁束状，位于膝关节内后侧，起自股骨内上髁，向下附于股骨内侧髁及相邻骨部，与关节囊和内侧半月板紧密结合。内侧副韧带在伸膝时紧张，屈膝时松弛，半屈膝时最松弛。

（4）腘斜韧带 由半膜肌腱延伸而来，起自胫骨内髁斜向外上方，止于股骨外上髁，部分纤维与关节囊融合，可防止膝关节过伸。

2. 膝关节交叉韧带

交叉韧带由于其在胫骨上的附着部位而得名，在膝关节活动中发挥着重要作用。其作用为稳定膝关节，防止胫骨与股骨之间的前后向移位。交叉韧带上分布众多的感觉神经末梢，从而在本体感觉上发挥重要作用。其为关节内韧带，但由于其表面覆盖一层滑膜，故被认为是滑膜外结构。它们由膝中动脉的分支和双膝下动脉提供血运。

（1）前交叉韧带 起自股骨外侧髁内面后部，向前、远及内侧呈扇形附着于胫骨髁间嵴的前方外侧，与外侧半月板前角相连，分为前内侧束和后外侧束，其胫骨止点比股骨止点更强壮，是对抗胫骨相对股骨向前滑移的主要静态稳定结构。膝关节运动的不同阶段，前交叉韧带的不同部分起作用来稳定膝关节。在膝关节屈曲90°时，前内侧束紧张；在膝关节完全伸直时，后外侧束拉紧。同时前交叉韧带在对抗膝关节的内外旋转中也起到一定作用。

（2）后交叉韧带 起自股骨髁间窝的股骨内侧髁外侧面，附着于胫骨髁间嵴后方，韧带中部最窄，呈扇形向两边延伸，上部比下部更宽，在后交叉韧带的前面和后面可识别出Humphrey 和 Weisberg 半月板股骨韧带。其位于膝关节的旋转中心，可提供胫骨相对股骨向后滑移95%的限制力。在膝关节屈曲时，它被最大程度拉紧，在膝关节内旋时变得更紧。后交叉韧带与侧副韧带和腘肌腱协同稳定膝关节。

3. 腘窝及其内容

腘窝在膝关节后方，呈菱形。腘窝的上外侧界为股二头肌，上内侧界为半腱肌和半膜肌，下外侧界和下内侧界分别为腓肠肌的外侧头和内侧头，底为膝关节囊，顶为腘筋膜。腘窝内含有重要的血管、神经由浅至深依次为胫神经、腘静脉、腘动脉，以及外上界的腓总神经，血管周围有腘深淋巴结（图 14-3）。

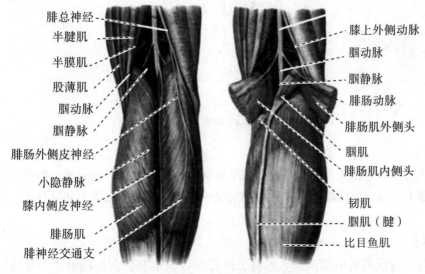

图 14-3 腘窝的血管、神经

（1）腓总神经 为坐骨神经的另一终末支，一般起自腘窝上角，沿股二头肌内侧缘行向外下，越过腓肠肌外侧头表面至腓骨头下方绕腓骨颈，再次分成腓浅神经和腓深神经。腓总神经在腓骨颈处紧贴骨面，表面无肌组织覆盖，因此易受损伤。

（2）胫神经　是坐骨神经的延续，在同动脉的外侧进入腘窝，而后在腘窝中点越过动脉至其内侧离开腘窝。胫神经在腘窝内垂直向下，发出分支至跖肌、腓肠肌、比目鱼肌及腘肌，其皮支与腓肠外侧皮神经吻合成腓肠神经，可用作外科的神经移植体。胫神经在腓肠肌内、外侧头之间离开腘窝。若此神经损伤，可影响踝关节及足趾的跖屈。

（3）腓肠内侧皮神经　在深筋膜深面沿小腿后面中线、小隐静脉外侧下行，为胫神经的一个分支，分布于小腿后面下部皮肤。

（4）腘动脉　是股动脉的延续，位置最深，与腘窝深面及膝关节囊后部紧贴，故股骨髁上骨折易损伤腘动脉。腘动脉上段位于胫神经内侧，中段居神经前方，下部转至神经外侧。腘动脉在腘窝的分支有五条，为膝上内侧动脉、膝上外侧动脉、膝中动脉、膝下内侧动脉和膝下外侧动脉，供应膝关节，并参与膝关节动脉网的组成。其他分支营养膝部的肌肉。在腘窝下角，腘动脉分成胫前动脉和胫后动脉两终支。

（5）腘静脉　由胫前、后静脉在腘窝下角处汇成，有小隐静脉注入。在腘窝内伴胫神经和腘动脉上行，位于二者之间，并与同动脉包于同一筋膜鞘内。

（6）小隐静脉　起自足背，在外踝后方行至小腿后部，大致沿小腿后部中线上行，穿腘筋膜连接腘静脉。

二、膝部的手术入路

（一）膝前正中入路

膝前正中入路为膝部最常用切口，切开皮肤后可分别显露髌上囊、髌骨及膝关节前方以及内侧结构（图14-4）。

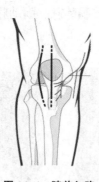

图14-4　膝前入路

【适应证】

膝关节滑膜切除术，膝关节融合术，膝关节置换术，内侧半月板切除术，髌骨骨折内固定或髌骨切除术，膝关节游离体摘除术，膝关节前交叉韧带修补术或髌韧带重建修补术，化脓性关节炎切开引流术。

【显露步骤】

1. 皮肤切口　自股四头肌腱正中、髌骨上极近端约5cm起，向远端沿膝关节前方正中向下延伸，越过髌骨表面后止于胫骨结节内侧旁开约1cm。（具体可结合显露部位要求）。

2. 手术方法　切开皮肤和深筋膜向两侧牵开，沿着股内侧肌与股直肌之间的间隙向深部解剖，切开股四头肌腱性组织至髌骨内上方，沿髌骨内侧边缘和髌韧带内侧边缘切开膝内侧支持带、关节囊、滑膜、膝内侧脂肪垫。髌韧带止点内侧缘可适当锐性剥离便于髌骨向外翻转显露膝关节前方结构，术中尽量减少电凝止血以避免皮瓣缺血坏死。如果碰到膝关节严重屈曲挛缩必要时可行股四头肌腱 V-Y 延长或胫骨结节截骨术以扩大显露。

（二）膝关节内侧及内侧支持带入路

【适应证】

用于探查和治疗内侧副韧带、内侧关节囊、半月板损伤以及胫骨平台内侧骨折（图 14-5）。

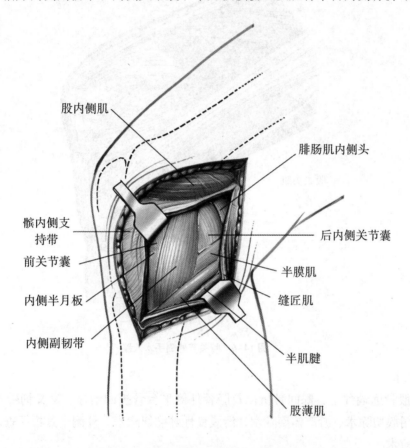

图 14-5 膝关节内侧及内侧支持带入路

【显露步骤】

1. 皮肤切口 施行一个膝关节内侧自股骨内侧髁至髌韧带内后侧的弧形切口，该切口可以暴露膝关节内侧前后关节腔。

2. 手术方法 膝关节屈曲 90°，切口起自关节间隙内侧 1cm 处，股骨内上髁后约 1cm 处，向下跨越膝关节后到达膝关节下方 2cm 处，然后转向前方到达髌韧带内后侧缘，逐层切开皮肤、皮下组织以及内侧鹅足以及膝关节支持带，此时沿内侧副韧带前缘沿切开关节囊和滑膜层可以进入膝关节前内侧腔，在内侧副韧带后缘切开关节囊和滑膜层可以进入膝后内侧关节腔。膝关节内侧切口可依据需要显露的结构来设计切口的走向，在显露过程中注意保护小隐神经以及大隐静脉及分支。

（三）膝关节外侧手术入路

此入路能较好地显露股骨外髁、胫骨外髁，如切口向远端延伸还可较好显露胫骨近端外侧部分。经此切口可做髂胫束的松解和延长，同时可以探查膝关节外侧半月板以及外侧平台关节面。必要时可切除腓骨头，松解腓总神经探查膝关节后外侧结构（图 14-6）。

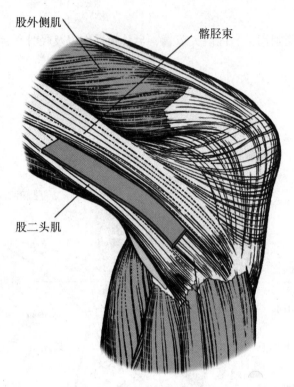

股外侧肌

髂胫束

股二头肌

图 14-6　膝关节外侧手术入路

【适应证】

适用于股骨远端髁上、髁间骨折以及胫骨外侧平台骨折的治疗、交叉韧带重建术、髌骨手术、膝关节滑膜切除术、游离体摘除术、滑膜良性肿瘤切除术，外侧半月板探查及摘除术、膝关节囊粘连松解术。

【显露步骤】

1. 皮肤切口　施行一个膝关节外侧自股骨外侧髁向下至髌韧带后外侧的弧形切口，该切口可以暴露膝关节外侧关节腔以及外侧平台。

2. 手术方法　膝关节屈曲 30°，切开皮肤及浅筋膜，膝关节上方切开髂胫束，剥离股外侧肌部分止点后可暴露股骨远端外侧，于股骨外侧髁向前后剥离可向前方暴露股骨、胫骨外侧关节面。向膝关节远端延长绕胫骨结节外侧后剥离小腿胫前肌肉群后可暴露胫骨外侧平台外侧面。

（四）膝关节后方入路

此入路能完全暴露膝关节正后方结构，但由于该切口在浅层会涉及腓肠神经，深面则有腘动脉、静脉以及腓总神经和胫神经等重要结构，一旦损伤可能会导致严重后果，因此在应用时应当仔细操作（图 14-7）。

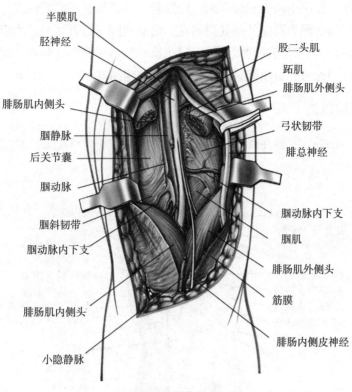

左侧标注（从上到下）：半膜肌、胫神经、腓肠肌内侧头、腘静脉、后关节囊、腘动脉、腘斜韧带、腘动脉内下支、腓肠肌内侧头、小隐静脉

右侧标注（从上到下）：股二头肌、跖肌、腓肠肌外侧头、弓状韧带、腓总神经、腘动脉内下支、腘肌、腓肠肌外侧头、筋膜、腓肠内侧皮神经

图 14-7 膝关节后方入路

【适应证】

适用于腘窝囊肿切除，膝关节后方游离体摘除术、腘绳肌腱延长术，腘窝血管神经探查，胫骨平台后侧骨折治疗以及后交叉韧带止点的固定或重建。

【显露步骤】

1. 皮肤切口 在膝关节后方做一"S"形切口，沿股二头肌后缘向下至腘横纹处转弯向内沿腘横纹行至外侧，最后至腓肠肌内侧头表面再弯向膝关节远方延伸。

2. 手术方法 切开皮肤后再切开腘筋膜，分离并牵开腘窝边界的股二头肌，半膜肌，半腱肌以及腓肠肌内外侧头，将切口两侧的皮瓣适当游离后向两侧牵开，显露出沿小腿后中线上行的小隐静脉。腓肠内侧皮神经靠近小隐静脉外侧走形，因发自胫神经，走行于小腿深筋膜的深面，并于切口下端、小隐静脉内侧切开腘筋膜，分离找出腓肠内侧皮神经，扩大腘筋膜切口至腘窝上角，向内侧游离腓肠内侧皮神经至胫神经发出处，腘窝上角有内侧的半膜肌和外侧的股二头肌构成，腓总神经在此处与胫神经分开，沿股二头肌内侧缘由近及远可分离腓总神经。腘动脉位于胫神经深面，发出包绕着膝关节的膝上内侧和外侧动脉，膝中动脉及膝下内侧和外侧动脉三组分支。腘静脉与腘动脉共包于一个血管鞘中，它位于动脉浅面，在腘窝中部位于动脉后侧，在膝关节上方行至动脉的后外侧。

三、小腿部的局部解剖

（一）小腿部的筋膜和筋膜间隙

小腿部浅筋膜疏松，含少量脂肪，轻度水肿时，踝关节部分容易出现肿胀压痕。小腿部深筋膜较致密，在胫骨内侧面深筋膜与胫骨骨膜相融合，在腓侧深筋膜发出前、后两个肌间隔，分别附着于腓骨前、后缘。此两个间隔和骨间膜、胫腓骨、小腿深筋膜共同围成三个纤维鞘，即筋膜间室。在前、后肌间隔之间为胫前外侧筋膜间室，前肌间隔与胫骨之间者为胫前筋膜间室，骨间膜、胫骨和腓骨之后者为胫后筋膜间室。因比目鱼肌和胫后屈肌群之间有一层深筋膜存在，故常将胫后筋膜间室又分别称为胫后浅筋膜间室和胫后深筋膜间室。

（二）小腿部的肌肉

小腿肌肉可分为三群：前群在骨间膜的前面，外侧群在腓骨外侧面，后群在骨间膜后面（图14-8）。

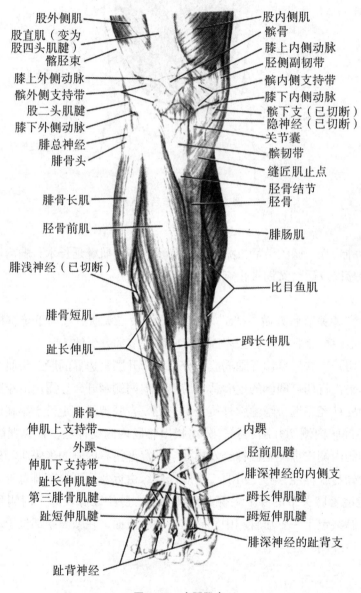

股外侧肌　　　　　　　　　　　　股内侧肌
股直肌（变为　　　　　　　　　　髌骨
股四头肌腱）　　　　　　　　　　膝上内侧动脉
髂胫束　　　　　　　　　　　　　胫侧副韧带
膝上外侧动脉　　　　　　　　　　髌内侧支持带
髌外侧支持带　　　　　　　　　　膝下内侧动脉
股二头肌腱　　　　　　　　　　　髌下支（已切断）
膝下外侧动脉　　　　　　　　　　隐神经（已切断）
腓总神经　　　　　　　　　　　　关节囊
腓骨头　　　　　　　　　　　　　髌韧带
　　　　　　　　　　　　　　　　缝匠肌止点
腓骨长肌　　　　　　　　　　　　胫骨结节
胫骨前肌　　　　　　　　　　　　胫骨
　　　　　　　　　　　　　　　　腓肠肌
腓浅神经（已切断）
　　　　　　　　　　　　　　　　比目鱼肌
腓骨短肌
趾长伸肌　　　　　　　　　　　　𧿹长伸肌
腓骨
伸肌上支持带　　　　　　　　　　内踝
外踝　　　　　　　　　　　　　　胫前肌腱
伸肌下支持带　　　　　　　　　　腓深神经的内侧支
趾长伸肌腱　　　　　　　　　　　𧿹长伸肌腱
第三腓骨肌腱　　　　　　　　　　𧿹短伸肌腱
趾短伸肌腱
　　　　　　　　　　　　　　　　腓深神经的趾背支
趾背神经

图 14-8　小腿肌肉

1. 小腿前群肌　前群肌为足部的伸肌，由内侧向外侧依次为胫骨前肌、𧿹长伸肌和趾长伸肌，三块肌肉起于胫骨前外侧面、腓骨前面及其间的骨间膜，向下肌腹渐细，移行为肌腱，通过伸肌支持带深面到达足部。小腿前群肌由腓深神经支配。各肌肉的止点和作用如下。

（1）胫骨前肌：止于第一楔骨及第一跖骨基底部。作用：使足背伸并内翻。

（2）踇长伸肌：止于踇趾远端趾骨底部。作用：伸踇趾，使足背伸并内翻。

（3）趾长伸肌：肌腱分为4束，分别以趾背腱膜止于第2～5趾骨的中远节。作用：伸2～5趾，并帮助足背屈。

（4）第三腓骨肌：趾长伸肌在踝部有时分出一个肌腱止于第5趾骨底部，叫作第三腓骨肌。作用：使足背伸及外翻。

2. 小腿外侧肌群　位于小腿外侧，包括腓骨长肌和腓骨短肌，均由腓浅神经支配。

（1）腓骨长肌：起自腓骨外侧面上2/3骨面，其长腱绕外踝后方入足底，止于楔骨和第一跖骨底部。作用：使足外翻，跖屈踝关节。

（2）腓骨短肌：起自腓骨外侧面下2/3骨面，肌腱绕过外踝后方，止于第五跖骨基底部。作用：使足外翻。

3. 小腿后群肌　小腿后群肌分深浅两层，共计7块肌肉，浅层有腓肠肌、比目鱼肌和跖肌，深层有腘肌、趾长屈肌、胫骨后肌和踇长屈肌，均受胫神经支配。

（1）腓肠肌　在膝部分别以两个腱性头部起自股骨内、外侧髁两头合并形成一个肌腹，末端与比目鱼肌腱融合，形成强大的跟腱，止于跟骨结节。作用：收缩时使足跖屈并屈小腿；站立时，固定踝关节，防止身体前倾。

（2）跖肌　起自股骨外上髁，肌腹短小，腱细长，行向内下，止于跟腱的内侧缘。

（3）比目鱼肌　起自腓骨头和腓骨上部，胫骨的内侧缘和后方的比目鱼肌线，在胫骨、腓骨起点之间形成弓形腱结构，叫作比目鱼肌腱弓，跨越小腿后面神经血管的背侧。作用除不参加屈小腿外，其作用同腓肠肌。

（4）腘肌　起自股骨外上髁，止于胫骨比目鱼肌线以上的骨面。作用：屈膝和内旋小腿。

（5）趾长屈肌　在比目鱼肌起点的下方起自胫骨的后面，跨胫骨后肌远端的后方，在胫骨后肌的外侧，通过内踝的后方，经屈肌支持带的深面，至足底分为4腱，分别止于第2-5趾的远节趾骨底。作用：跖屈踝关节，屈第2-5趾和助足内翻。

（6）踇长屈肌　在比目鱼肌起点的下方起自腓骨后面中部，向下经踝关节后方及屈肌支持带深面，转入足底，止于踇趾末节趾骨底。作用：跖屈踝关节和屈踇趾，并协助足内翻。

（7）胫骨后肌　起自胫、腓骨和小腿骨间膜的后面，在小腿下段，斜向内行，行经趾长屈肌的深面，再经屈肌支持带深面，向前止于舟骨粗隆及第1～3楔骨的跖面。作用：跖屈踝关节和使足内翻。

（三）小腿部的血管、神经及体表投影

1. 小腿前外侧部的血管、神经及体表投影

【浅层】

（1）大隐静脉　起于足背静脉弓内侧端，经内踝前方，沿小腿内侧缘伴隐神经上行，经股骨内侧髁后方约2cm处，进入大腿内侧部，与股内侧皮神经伴行，逐渐向前上，在耻骨结节外下方穿隐静脉裂孔，汇入股静脉，其汇入点称为隐股点。

（2）隐神经　是全身最长的皮神经。起自股神经，在股三角内伴股动脉外侧，下行入收肌管，在收肌管下端穿大收肌腱板，行于缝匠肌和股薄肌之间，在膝关节内侧穿深筋膜，伴大隐静脉下行，分支分布于髌骨下方、小腿内侧和足内侧缘的皮肤。

（3）腓浅神经　由腓总神经分出，行于腓骨长肌与腓骨短肌之间，分出肌支支配上述两肌，至小腿中、下1/3交界处穿深筋膜至皮下，分为足背内侧皮神经和足背中间皮神经分布于足背及

趾背的大部分皮肤。当腓浅神经损伤时，常表现为足不能外翻，分布区的皮肤感觉缺失。

【深层】

（1）**胫前动脉** 为腘动脉的终支之一，在平对胫骨粗隆处发自腘动脉，随即穿过小腿骨间膜至小腿前面，沿骨间膜前面下降，与腓深神经伴行。在小腿上部位于胫骨前肌与趾长伸肌之间，向下则贴胫骨外侧面行于胫骨前肌与𧿹长伸肌之间，后经𧿹长伸肌腱深面至其外侧，在足背延续为足背动脉。胫前动脉除沿途发出分支营养附近肌肉外，还有下列分支。胫后返动脉：由胫前动脉在穿骨间膜前发出，沿腘肌深面上行至膝关节，参与构成膝关节动脉网。

胫前返动脉：在胫骨前动脉穿骨间膜后立即发出，在胫骨前肌深面沿胫骨骨面上升至膝关节，参与膝关节动脉网的构成。

内踝前动脉：在胫骨前肌的深面，踝关节稍上方起自胫前动脉，行向内踝前面，与内踝后动脉吻合。

外踝前动脉：在趾长伸肌的深方，踝关节稍上方发出行向外踝前面，与外踝后动脉吻合。

（2）**胫前静脉** 有两支，伴行于动脉两侧，其属支与动脉同名。

（3）**腓深神经** 起自腓总神经，向前下穿腓骨长肌起始部及前肌间隔，进入前骨筋膜鞘，即与胫前血管伴行。其肌支支配小腿前群肌和足背肌，皮支分布于第1、2趾相对面的背侧皮肤。当腓深神经损伤时，常表现为足不能背伸及伸趾。

2. 小腿后侧的血管、神经

【浅层】

（1）**小隐静脉** 起于足背静脉弓的外侧端，伴腓肠神经绕外踝后方于小腿后区正中线上行，至腘窝下角处穿腘筋膜入腘窝，上升一段后汇入腘静脉，小静脉内有7～8个静脉瓣，并有交通支与大隐静脉和深静脉相吻合。静脉瓣发育不良或深静脉回流受阻可导致小隐静脉和大隐静脉曲张。

（2）**腓肠神经** 在腘窝内腓总神经发出的腓肠外侧皮神经，和发自胫神经的腓肠内皮神经汇合成腓肠神经，经外踝后方达足背外侧，分布于小腿后区下部及足背外侧皮肤。

【深层】

（1）**胫后动脉**：为腘动脉的直接延续。在腘肌下缘分出后，向下行于小腿屈肌浅、深两层之间，经内踝后方，通过屈肌支持带深面转入足底，分为足底内侧动脉和足底外侧动脉两个终支。胫后动脉主要营养胫骨和小腿后群肌。另外还发出以下分支：

1）**腓动脉**：是胫后动脉最大的分支。在胫后动脉起点下方3cm处分出，先在胫骨后肌的浅面斜向下外行，再沿腓骨的内侧缘、𧿹长屈肌的深面下行，至外踝的后上方浅出，绕过外踝下方，移行为外踝后动脉，分布于外踝和跟骨。

2）**内踝后动脉**：在内踝后方起于胫后动脉，营养踝关节。

（2）**胫后静脉** 有两支，与同名动脉伴行。

（3）**胫神经** 为坐骨神经在腘窝上角处的粗大分支，居腘窝最浅面。沿中线下行至腘肌下缘，穿比目鱼肌腱弓深面进入小腿后区。该神经在腘窝内发支分布于膝关节及邻近诸肌，其皮支为腓肠内侧皮神经，分布于小腿皮肤。胫神经于腘窝中间最浅，伴行腘动、静脉经比目鱼肌腱弓深面至小腿，小腿上2/3部行走于小腿三头肌和胫后肌之间，于内踝后方穿屈肌支持带进入足底，支配小腿后侧屈肌群和足底感觉。股骨髁上骨折及膝关节脱位易损伤胫神经，引起小腿后侧屈肌群及足底内在肌麻木；出现足背屈，外翻畸形，称为"仰趾足"；出现足运动障碍，足不能跖屈，不能屈趾和足内翻，小腿后面及足底感觉迟钝或丧失。

四、小腿部的手术入路

（一）小腿部前侧的手术入路

【适应证】

适用于胫骨骨折切开复位内固定术，骨折不愈合或延迟愈合植骨术、骨髓炎死骨切除手术、肿瘤的切除和活检及胫骨截骨手术等。

【显露步骤】

切口可沿胫骨前缘略偏外侧做纵向切开，或弧形切开，如做弧形切口，其凸面也应朝向外侧，因外侧肌肉多，血管循环丰富，有利于切口愈合。切口的长短，以手术具体需要而定。切开皮肤、皮下组织后，于胫骨嵴外侧切开深筋膜，剥离外侧肌肉拉向外，连同血管、神经亦同时牵开，便可显露胫骨的外侧面（图14-9）。

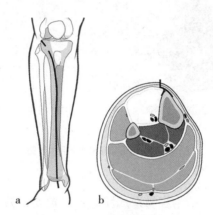

图14-9 小腿部前侧的手术入路

【注意事项】

此入路用于显露骨折时，因胫骨局部血液循环较差，故手术时不可过多地剥离骨膜。另外大隐静脉沿小腿内侧上行，在浅层手术分离时容易损伤，为了以后进行血管移植手术，应尽可能地予以保护。

（二）小腿部外侧的手术入路

【适应证】

此入路适用于腓骨骨折切开复位和内固定治疗、切取植骨块或带血管蒂的腓骨移植块、腓骨骨髓炎及骨肿瘤的切除；切除腓骨以使小腿筋膜室减压的手术等。

【显露步骤】

切口自腓骨外侧纵向切开皮肤、皮下组织。沿腓骨长肌后缘切开深筋膜。因腓骨的上、中、下段的解剖关系不同，操作有异。如切口靠上，可在股二头肌腱后缘寻找腓总神经，剥开附着于腓骨的腓骨长肌，这样便可将腓总神经往前方牵，离开腓骨小头。如切口近中部，将腓骨长、短肌自腓骨向前剥离并牵开，但注意勿损伤腓浅神经。如取带血管的腓骨移植，从上端开始，在腓动脉的起点连同腓骨及骨膜和部分软组织，按长度需要取下。如取单纯的腓骨骨质移植，可在腓骨的中下段外侧切取，因此下段紧贴皮下，易于暴露，但应保留腓骨的下1/4，以维护踝关节的稳定性（图14-10）。

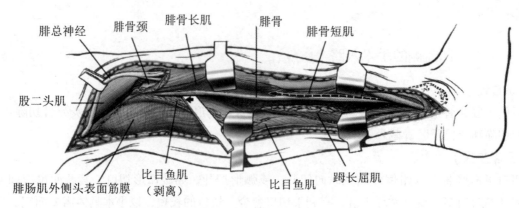

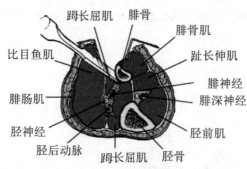

图 14-10　小腿部外侧的手术入路

【注意事项】

因腓总神经沿腓骨颈行走，术中容易造成腓总神经损伤，另外腓浅神经的背侧皮支在腓骨中、远 1/3 交界处容易损伤，该神经损伤时将引起足背麻木，术中也应注意保护。

第二节　股骨远端骨折内固定术

股骨远端骨折，包括股骨髁上骨折、髁间骨折、单髁骨折、远端骺离骨折。这些多为关节内骨折，常使关节面受累，且常伴有关节内积血和不同程度的软组织损伤，严重地破坏了关节的完整性，如得不到及时正确地处理，不仅可造成关节粘连、创伤性关节炎，而且常引起关节畸形。必须尽可能达到解剖复位，方能恢复关节功能。

【适应证】

股骨远端各种类型的骨折，以及单髁骨折合并侧副韧带损伤者。对股骨远端骨折合并血管、神经损伤者（图 14-11），应尽早行手术探查及开放复位内固定术。

【禁忌证】

注意全身的禁忌因素。

【术前准备】

进行股骨全长及膝关节 X 线片和 CT 检查。X 线片可提供髁钢板插入段的长度和钢板长度的信息。CT 检查可明确骨折累及范围以及关节内骨折移位程度，便于更好地制定手术方案。术前若发现或怀疑血管损伤可能，可行急诊多普勒超声检查或动脉造影明确。如果腿部有组织肿胀并进行性加重，则应该监测筋膜室压力，排除骨筋膜室综合征，必要时切开减压。

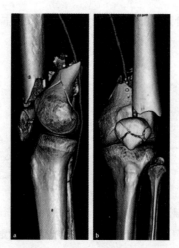

图 14-11　术前急诊 CTA 可清晰显示骨折移位程度以及腘动脉损伤情况

【麻醉】

腰硬联合麻醉或全麻。

【体位】

一般取仰卧位，便于将膝的内或外侧内外旋以方便直视显露。单内髁骨折者，将膝、髋关节半屈曲，大腿稍外展，使膝部内侧面朝向上。需做腘部神经、血管探查者，取俯卧位。

【手术步骤】

1. 切口与显露　以外侧入路为例，沿与股骨干平行的外侧切口，近端可视手术暴露需要沿大腿外侧向上适当延伸。在膝关节外侧可纵向切开阔筋膜以及髂胫束暴露膝关节外侧面，远端过膝关节后止于 gerdy 结节。外侧切开关节囊和滑膜，此时注意勿损伤半月板。剥离暴露时应尽可能少剥离软组织，保留骨折块的血供（图 14-12）。

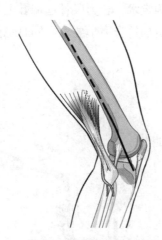

图 14-12　股骨远端标准外侧切口入路示意图

2. 骨折端局部处理　生理盐水冲洗关节腔，清除骨折端及关节腔内积血与小的碎骨块以便于清晰显露骨折情况。

3. 股骨内髁及后髁螺钉内固定法　处理股骨内侧髁骨折远端切口略向中线延伸，切开后向内侧翻开髌骨可显露髁间位置以及内、外侧髁，充分显露骨折片，用骨膜剥离器或克氏针撬拨复位同时辅以纵向牵引，粗的点式复位钳可辅助固定骨块使之临时固定复位。常规采用导针辅助下空心钉横向贯穿骨折线固定。若为内后髁骨折，螺钉因由后向前拧入。亦可用双头加压螺丝钉做内固定。最后再根据骨折类型选取合适的解剖锁定钢板进行最终固定（图 14-13）。

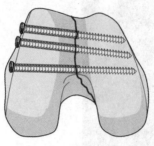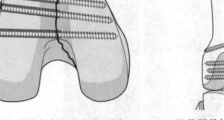

a 股骨髁骨折螺钉和钢板固定　　　　b 股骨髁骨折螺钉和钢板固定

图 14-13　股骨髁骨折螺钉和钢板固定

4. 股骨远端骨骺分离内固定法　股骨远端骨骺分离多见于骨骺未闭合的儿童，应争取完全解剖复位，否则外、内两侧骨骺生长将不平行，或其中某侧停止生长，日后产生迟发型畸形。术中一般由助手牵引小腿，以手法使之复位，必要时以骨膜剥离子将骨折端撬正，骨骺处一般不用内固定，避免损伤骺板，影响骨骺生长。如骨折远端带有部分干骺端的斜形骨折，可用长螺钉或粗克氏针通过干骺端固定。

5. 股骨髁解剖锁定钢板内固定术　由于 AO 骨折远端提倡：坚强固定，解剖复位，功能重建，早期康复的治疗原则。因此针对股骨髁上、髁间复杂关节内骨折，临床上设计出了一些股骨髁解剖锁定钢板。钢板远端提供更多的锁定螺钉维持骨折位置并增加骨块的把持力，同时解剖型的设计也能更好地贴附关节，方便术后进一步的康复训练尽可能地恢复关节功能。近年来随着微创以及 BO 的理念，产生了这类股骨 LISS 解剖锁定钢板可以在提供间接复位的同时尽可能地做到微创和保护骨折端的血供。

6. 股骨远端髁上骨折髓内钉内固定术　若为股骨远端髁上骨折不涉及关节面者，也可选择股骨倒打髓内钉治疗。髓内钉的固定更加符合力学要求，同时也能提供微创的手术方案，当然手术在技巧方面有一定要求（图 14-14）。

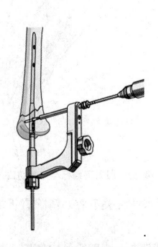

图 14-14　股骨远端髁上骨折倒打髓内钉

【术后处理】

对于合并膝关节韧带损伤及固定欠稳定患者，建议使用功能位支具或石膏适当限制运动。如固定牢固者，鼓励患者尽早做股四头肌主动收缩并辅助 CPM 被动活动膝关节，不负重情况下地活动。12 周后逐渐负重。如为髁间粉碎性骨折，负重时间适当延迟。

【注意事项】

1. 股骨远端骨折多为关节内骨折，因此强调骨折的精确复位，尽可能恢复关节面的正常解剖关系，同时兼顾股骨的矢状面冠状面力线，以免日后形成创伤性关节炎或膝内、外翻畸形，从而影响功能。

2. 凡切开关节进行复位内固定者，必须保护好关节软骨面和关节滑膜囊勿使其遭到损伤。关节内的积血或小骨折片必须清除干净以免术后导致关节粘连或创伤性关节炎。如用螺钉内固定，而且一定要从关节面拧入时，须将该处的软骨凿成一个与螺钉帽相应大小的小凹陷，把螺钉丝、帽拧入小凹内，免致螺丝帽突出软骨面影响关节活动（埋头处理）。

3. 除股骨髁上骨折外，其余骨折术中或术后均需检查半月板、交叉韧带或侧副韧带。如有损伤，可 I 期修补或在骨折愈合后 II 期修补韧带。

4. 合并血管、神经损伤者，在骨折固定后做相应处理。血管做吻合或移植者，术后按显微外科术后常规观察处理。

第三节　髌骨骨折内固定术

髌骨是全身骨骼中最大的籽骨，是伸膝装置的重要组成部分，具有传导并增强股四头肌力、维护膝关节稳定和保护股骨髁部的作用。髌骨骨折（图 14-15）约占所有骨折 1%，根据形态分型分为横断骨折、粉碎骨折、撕脱骨折，AO 骨折分为关节外骨折、部分关节内骨折、完全关节内骨折。

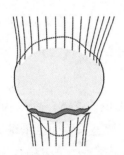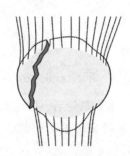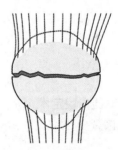

图 14-15　髌骨骨折类型

一、髌骨骨折内固定术

【适应证】

髌骨部分关节内骨折和完全关节内骨折。

【禁忌证】

局部皮肤有外伤者应注意手术切口设计。

【术前准备】

术前行膝关节正侧位以及 CT 检查，了解骨折严重程度以及移位程度；若局部软组织条件不佳，需待伤处愈合或感染控制后再考虑手术。

【麻醉】

腰硬联合麻醉或全麻。

【体位】

仰卧位，大腿根部上止血带。

【手术步骤】

1. 切口和显露　髌骨骨折一般做膝前纵向正中切口以方便日后膝关节置换，若软组织条件不佳可适当向两侧偏移。切开皮肤、皮下组织及深筋膜，在保护髌前筋膜情况下行锐性剥离，充分显露包括骨折端在内的髌骨、支持带、股四头肌及髌韧带附着部。生理盐水反复冲洗清除关节内积血及游离的碎骨块防止后期的创伤性关节炎。

2. AO张力带技术　将膝关节伸直位，用复位钳复位骨折达到满意，同时可用手经髌骨两侧支持带裂口探查关节面复位情况。选用两根克氏针纵向贯穿髌骨后固定骨折，术中透视检查关节面对合以及克氏针位置良好后，用尖刀沿克氏针进出髌骨韧带处切纵向小口，以一根钢丝或钢缆行"8"字缠绕克氏针，在近端收紧后固定。将克氏针上端剪短并折弯成锐角，旋转180°，使克氏针尾端贴近髌骨上缘，再于髌骨下极0.5cm处剪断克氏针远端。最后行术中透视证实骨折复位及固定良好，屈伸膝关节观察固定牢固，修补内外侧支持带，间断缝合髌前腱膜，分层闭合伤口，加压包扎（图14-16）。

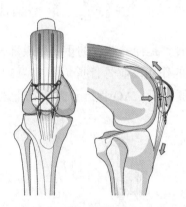

图 14-16　髌骨骨折张力带钢丝固定

3. 聚髌器内固定术　充分显露骨折端及髌骨后，同法先将骨折复位。选择合适大小的聚髌器经髌骨周围软组织穿入至髌骨周缘，通过聚髌器扩张部固定骨折，调整关节面至平整后固定聚髌器。

【术后处理】

术后即可开始肌肉等长收缩练习，根据骨折类型及固定情况采取适宜的功能锻炼。建议配合康复科行早期功能康复以恢复关节最大功能。

【注意事项】

1. 对于粉碎性骨折，建议适当保留髌前筋膜以免骨折块分离。将粉碎的骨折块复位后用克氏针临时贯穿固定使粉碎性骨折变为上、下两块，保证关节面平整前提下固定。

2. 对移位不明显的粉碎性骨折，可先于髌骨周围行钢丝环扎固定后再行张力带钢丝固定。

3. 髌骨严重粉碎，穿克氏针或螺钉固定有困难者可选择髌骨周围缝合固定复位法。显露髌骨后，用肌腱缝线紧贴髌骨侧缘行环形缝合拉紧固定，必要时可跨越髌骨表面经髌前筋膜行环形缝合固定，以增加初步稳定性，再进行最终内固定。若髌骨骨折粉碎严重，必要时术后支具轻度屈曲位固定4～6周，在此期间可进行股四头肌等长收缩练习。待拆掉支具后再进行膝关节屈伸及负重功能锻炼。

二、髌骨部分切除术

【适应证】

髌骨下极及少见的髌骨上极粉碎性骨折。

【禁忌证】

同髌骨骨折内固定术。

【术前准备】

同髌骨骨折内固定术。

【麻醉】

同髌骨骨折内固定术。

【体位】

同髌骨骨折内固定术。

【手术步骤】

1. 入路同髌骨骨折内固定术。

2. 以髌骨下极骨折为例，显露骨折端后，去除骨折端，保留部分髌腱内小片状骨块，修整近端骨折面。以 2 ～ 3 枚带线锚钉固定于髌骨体部，尾端缝线编制缝合髌韧带收紧后固定骨折端（图 14-17）。

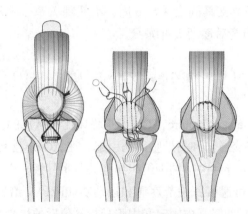

图 14-17　髌骨下极骨折治疗

【术后处理】

术后长腿石膏或膝关节支具固定 4 ～ 6 周，不超踝关节。术后即可开始股四头肌等长收缩活动，拆除外固定后逐渐开始膝关节屈伸及负重练习。

【注意事项】

为防止骨折块倾斜及骨折端面与股骨关节面接触，可在髌骨及胫骨结节间用钢丝或钛缆行环形固定。

三、髌骨全切除术

【适应证】

严重髌骨粉碎性骨折，关节面广泛被破坏且没有较大骨块可以保留者。

【禁忌证】

同髌骨骨折内固定术。

【术前准备】

同髌骨骨折内固定术。

【麻醉】

同髌骨骨折内固定术。

【体位】

同髌骨骨折内固定术。

【手术步骤】

1. 入路同前，手术充分显露股四头肌髌骨及髌腱，在可能保留股四头肌腱及髌腱的前提下，彻底切除髌骨。

2. 切除后缝合撕裂的扩张部及关节囊，使其恢复到正常松紧度。

3. 如果髌骨切除后股四头肌及髌腱连接处张力不大，可直接将股四头肌与髌腱行双重褥式或"8"字缝合，也可将股四头肌腱、髌腱及内、外侧关节囊的扩张部行荷包缝合。

4. 如果股四头肌腱及髌腱残端张力较大，缝合困难时，可行股四头肌腱 V 形翻转延长，覆盖缺损处缝合。

5. 髌骨切除术过去曾作为髌骨粉碎骨折的一种备选治疗方式，但随着内固定技术的发展以及患者对膝关节功能的要求的提高，现在已不太推荐。

【术后处理】

术后长腿石膏托或膝关节支具固定 4～6 周，不超踝关节。术后即可开始肌肉收缩活动，2～3 周练习直腿抬高，去石膏后逐渐负重练习。

第四节　胫骨平台骨折内固定术

胫骨平台骨折（ tibial plateau fracture，TPF）是临床比较常见的一种关节内骨折，约占全身骨折的 1%～4%，多因道路交通伤和高处坠落伤引起。在 AO 分型上属于胫骨近端，即 41 部位骨折。严重的胫骨平台骨折会导致关节周围组织如膝关节半月板、交叉韧带、侧副韧带、关节面软骨等损伤，如治疗不当，可遗留膝关节疼痛和运动功能障碍，给患者的正常生活造成严重影响。关节面的解剖复位、骨折的坚强内固定和塌陷骨折复位后的植骨是手术治疗胫骨平台骨折公认的三大要素。目前可供选择的手术治疗方式包括：单纯螺钉固定术、接骨板螺钉固定术、LISS 系统、关节镜下辅助技术、外固定技术等。对于简单胫骨平台骨折可使用非锁定钢板，而锁定钢板相比传统钢板具有微创稳定、把持力强、保护骨膜血运等优点，尤其是针对粉碎性骨折和骨质疏松骨折患者优势明显。随着对于内固定认识的不断提高，目前骨折内固定理念已从传统的坚强内固定发展到生物学内固定、微创内固定的观念。微创内固定系统（LISS）是一种基于微创理念的内固定系统，锁定螺钉能够与钢板成为一个整体，保证骨折部位的稳定性。LISS 手术术中组织损伤小，出血少，保护周围血运，有利于患者术后恢复，但对于复杂胫骨平台骨折却治疗效果欠佳。本节以锁定钢板螺钉内固定术为例。

【适应证】

由于胫骨平台的解剖特殊性，几乎各个类型的胫骨平台骨折均需要手术处理，尤其对于累及关节面的骨折，必须追求关节面的解剖复位和坚强固定。

【禁忌证】

已有膝关节骨性关节炎的患者、全身情况较差不能耐受手术者。随着治疗手段的进步和器械的不断改进，高龄骨质疏松患者已不再作为手术禁忌。

【术前准备】

为了全面评估胫骨平台骨折，通常需要在 X 线片基础上加拍 CT 检查，有时怀疑伴有膝关节韧带、半月板等损伤则需行 MRI 检查。在胫骨平台骨折分型的发展史上先后产生了多种分别基于 X 线或是基于 CT 的胫骨平台骨折的分型方法：Hohl–Luck 分型、Hohl 分型、Moore 分型、Schatzker 分型、AO/ATO 分型。目前临床应用较多的是 Schatzker 分型（图 14–18），依骨折位置及形态共分为 6 型：Ⅰ型——单纯外侧平台劈裂骨折；Ⅱ型——外侧平台劈裂合并凹陷骨折；Ⅲ型——单纯外侧平台中央压缩骨折；Ⅳ型——内髁骨折；Ⅴ型——双髁骨折；Ⅵ型——伴有干骺端与骨干分离的平台骨折。

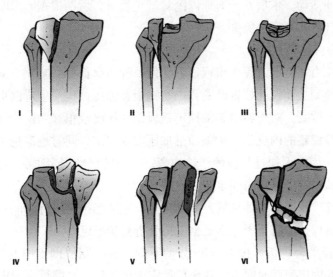

图 14–18　Schatzker 分型

【手术步骤】

以接骨板螺钉内固定术治疗 Schatzker—Ⅱ型骨折为例（图 14–19）。

1. 切开　采用髌旁外侧切口，自髌骨上缘 2.5cm 向前下做弧形切口，至胫骨结节外侧，依骨折长度可适当向远端延长切口。

2. 复位、植骨　充分暴露骨折处，必须清楚显露外侧平台的塌陷情况。为此常常需要以骨刀撬开部分平台外侧骨块以显露塌陷的关节面，而后利用骨剥或顶棒将平台关节面尽可能恢复平整，将平面下空腔打压植骨填实，用交叉克氏针将外髁骨折块与内侧平台固定，透视确认骨折复位情况，并观察克氏针高度，为后续钢板螺钉位置提供参照，注意在穿针时务必避开钢板螺钉可能占据的区域，以免影响钢板放置及螺钉置入。也有些新型钢板自带克氏针孔，可以预先放置钢板后经钢板打入克氏针。

3. 钢板螺钉固定　在直视下置入平台外侧接骨板，为了实现钢板与骨面的进一步贴服，常常首先使用一枚拉力螺钉固定，其余各孔拧入锁定螺钉，最后行 C 型臂 X 光机透视，确定骨折断端对位对线良好，内植物位置良好。

4. 关闭切口　反复冲洗伤口，彻底止血，依次缝合阔筋膜、皮下组织、皮肤，必要时可放置负压引流管。早期加压包扎伤口。

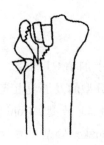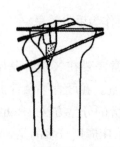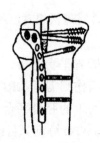

图 14-19　接骨板螺钉内固定术

【术后处理】

根据术后应将患肢抬高，并早期进行功能锻炼，防止膝关节僵硬，有条件者可使用 CPM 机辅助进行膝关节屈伸活动。术后 6～8 周内绝对禁止负重，后期根据影像学表现逐步增加负重性训练，确认骨折愈合后才可完全负重。

【注意事项】

1. 注意在拧入拉力螺钉的过程中出现以下任何一种情况都将影响关节面下方螺钉的置入：一是钢板产生滑动或转动从而钉孔位置改变，二是钢板在加压过程产生弯曲形变，此时所有锁定螺钉孔的方向都将发生改变。对于新型解剖锁定钢板，往往已经很好的贴伏骨面，并且锁定钢板的设计相当于一个自身稳定的内支架，无须通过加压实现固定，同时也避免了钢板下骨面过分受压而发生缺血不愈合，因此无须过分依赖于拉力螺钉。不锈钢丝固定很少单独使用，多与接骨板、克氏针、螺丝钉、髓内钉等其他内固定配合使用。

2. 对于骨折粉碎严重或术中评估固定欠稳定者，应适当推迟锻炼时间和减低锻炼强度，必要时早期予石膏或支具保护，直至影像学证据支持骨折初步稳定。

3. 开放性的胫骨平台骨折，按 Gustilo 分型原则，在一期清创干净的基础上可行急诊手术。否则，均建议先行外固定架暂时固定，待伤口稳定无感染后，二期行内固定术。

4. 手术时机依赖软组织的肿胀情况，若软组织缝合张力太大，或组织肿胀严重时，手术应等肿胀消退后进行。无论对于简单还是复杂的胫骨平台骨折，必须警惕骨筋膜间隔室综合征的发生，必要时需早期行切开减压术。

5. 伴交叉韧带、半月板损伤者，应尽可能一期行修补，如骨折粉碎严重或其他原因不具备早期修补条件，可待骨折愈合后行二期重建手术。

6. 对于复杂胫骨平台骨折则需考虑使用双钢板固定治疗。

第五节　膝关节韧带损伤的手术

膝关节是人体最大且构造最复杂的关节，也是损伤机会较多的关节。任何类型的暴力导致膝关节发生过伸、过屈或过度内翻、外翻时，都有可能使被牵拉的韧带超出其耐受限度而发生撕裂、断裂等损伤。可出现膝关节局部肿痛、压痛或关节不稳定，向暴力方向牵拉时疼痛加剧，完全断裂者甚至可引起半脱位或全脱位。除 I 度损伤外，绝大部分膝关节韧带损伤均需手术治疗，处理不当可遗留永久的膝关节不稳定或创伤性关节炎。本节将详细阐述膝关节侧副韧带和交叉韧带损伤的手术治疗。

一、胫侧副韧带断裂早期缝合术

当膝关节处于伸直位时膝或腿部外侧受强大暴力打击或重压，使膝过度外展，内侧副韧带可发生部分或完全断裂，表现为膝关节内侧肿痛，局部有压痛点，外翻应力试验出现膝关节内侧疼痛加重，麻醉下可观察到膝关节过度外翻畸形。内侧副韧带（MCL）损伤是膝部最常见的韧带损伤之一。随着运动伤和交通伤等增多，内侧副韧带损伤的发病率不断增高。膝 MCL 损伤后由于误诊或未采取适当治疗（如休息或石膏固定），损伤的内侧副韧带在被拉长的状态下愈合，使膝关节内侧结构松弛，继而导致韧带对胫骨的制导和限制作用功能缺失，出现膝关节不稳定、骨性关节炎，导致疼痛和关节功能障碍。

【适应证】

过去大部分学者认为对于单纯 I 度及 II 度 MCL 损伤通过非手术治疗可以恢复受损膝关节的内侧稳定性，而对于 III 度 MCL 损伤多主张手术修补。现在国内外多数学者主张，急性 II ～ III 度损伤、完全断裂或合并半月板损伤的内侧副韧带断裂者，多需手术处理。

【禁忌证】

全身状况较差或伴有严重并发症，患者难以耐受手术风险者。

【术前准备】

患者入院后，完善相关检查评估患者身体情况。术前可先行膝关节冰敷以便消肿止痛，关节制动，必要时加压包扎，减少再出血，必要时进行临时石膏固定。根据影像学资料确定韧带断裂的位置、严重程度，选取肌腱缝合线、缝合锚钉、螺钉或 U 形钉。

【手术步骤】

以膝关节内侧副韧带胫骨附着处断裂，螺钉固定为例（图 14-20）。

1. 切开 在膝关节内侧做弧形切口，依次切开皮肤、皮下组织、浅筋膜，充分显露带断端。

2. 固定 辨识断裂韧带在胫骨近端的附着位置，在附着部骨皮质处适当深度钻孔，可不透对侧皮质，测深，选取合适的松质骨螺钉加垫片固定。

3. 关闭切口 活动膝关节检查稳定性，冲洗伤口，逐层缝合。

【术后处理】

术后用石膏或铰链式外固定器将膝关节固定于屈曲 30°位，3d 后开始锻炼股四头肌等长收缩训练，4 周后拆除外固定，开始膝关节屈伸活动，但此时尚不可做膝关节外展运动，6 周后可扶拐下地行走，3 个月后可从事轻体力活动，半年后恢复正常活动。对于韧带严重损伤或复合损伤，建议适当延长固定时间。

【注意事项】

韧带缝合时尽可能不采用可吸收缝线，以免韧带愈合满意之前缝线强度已经下降，不足以维持韧带缝合初始状态。目前多推荐采用编织线缝合。

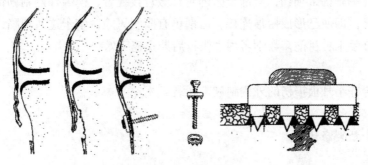

图 14 -20 螺钉固定

二、胫侧副韧带断裂晚期重建术

对于陈旧性的内侧副韧带损伤，由于断端已经发生了不同程度的吸收，且损伤部位瘢痕增生与周围正常组织分界不清，直接的缝合固定已经难以实现，往往需要行重建手术，常规用于重建韧带的移植物材料包括自体肌腱、异体肌腱及人工韧带，目前最常用的方法是取自体的肌腱进行重建。

【适应证】

陈旧性完全断裂或合并半月板损伤的内侧副韧带断裂。膝 MCL 急性损伤后如处理不当，损伤部位会在松弛状态下瘢痕愈合，韧带的机械强度必然降低，负重后经过长期的牵拉可使受损韧带拉长造成膝关节内侧结构松弛不稳定，远期可导致膝关节发生创伤性关节炎或退变加速，影响患者的生活质量，应进行积极的手术干预。

【禁忌证】

同内侧副韧带断裂早期缝合术。

【手术步骤】

1. 切开　在膝关节内侧做弧形切口，依次切开皮肤、皮下组织、浅筋膜，于缝匠肌前缘纵向切断伸肌支持带，充分显露韧带断端。

2. 修复　合并半月板损伤，关节囊撕裂者应行半月板间断缝合，外翻膝关节辨识断裂的韧带残端，用取腱器获取半腱肌腱性附着部位，注意不是不切断，取合适长度；分别在股骨髁、胫骨髁部找到内侧副韧带附着点；确定好附着点后分别打入一枚带线锚钉于股骨髁及胫骨髁附着点，拉紧半腱肌腱，用锚钉上的缝线编织缝合肌腱，将肌腱游离端回转到胫骨髁附着点，采用相同方法编织缝合。

3. 关闭切口　活动膝关节，检查稳定性满意，后冲洗伤口，逐层缝合。

【术后处理】

同内侧副韧带断裂早期缝合术。

【注意事项】

1. 注意保护大隐静脉、隐神经。

2. 显露时轻柔，避免损伤腘血管。

三、腓侧副韧带断裂晚期重建术

膝或腿部内侧受暴力打击或重压，使膝过度内收，外侧副韧带可发生部分或完全断裂。过去，对于早期的外侧副韧带损伤，有部分医师对其做直接缝合，但因外侧副韧带体部很薄，直接缝合很难直接愈合，即便已形成瘢痕连接，后期仍有撕脱风险，鉴于这些缺陷，越来越多的医师不再提倡直接缝合手术，目前多数学者均主张行后期重建手术。

【适应证】

完全断裂或合并半月板损伤的外侧副韧带断裂。

【禁忌证】

同内侧副韧带断裂修补术。

【手术步骤】

以同种异体骨—髌腱—骨移植重建为例（图 14-21）。

1. 切开　在髌骨近端 2cm 处做外侧正中切口，依次切开皮肤、皮下组织及浅筋膜，在股二头肌前缘与髂胫束后缘间进入。

2. 重建 显露出股二头肌肌腱并找到腓总神经，继而找到外侧副韧带断端并显露其在腓骨头部及股骨外侧髁部的止点，分别以腓骨头股二头肌止点前缘及股骨外侧髁外侧副韧带止点为中心，凿开长 1~2cm、宽 1cm、深 1cm 的骨槽，于屈膝 20°外翻应力位下将备好的同种异体骨 – 髌腱 – 骨移植物两侧骨块嵌入骨槽，克氏针临时固定，在屈膝 0°及 30°位分别检查内翻应力试验，确认上述两种位置下内翻应力试验均为阴性时，分别用两到三枚松质骨螺钉固定骨块。

3. 关闭切口 活动膝关节检查稳定性良好，冲洗伤口，放置引流管，逐层缝合。

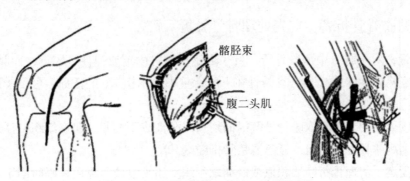

图 14–21 同种异体骨 – 髌腱 – 骨移植重建

【术后处理】

石膏或支具固定膝关节于屈曲 30°位，制动时间根据断裂的严重程度，断裂的结构，固定方式及患者的年龄和身材而异。一般 4 周后拆除外固定，开始膝关节屈伸活动，但此时尚不可做膝关节内收运动，6 周后可扶拐下地行走，3 个月后可从事轻体力活动，半年后恢复正常活动。对于韧带严重损伤或复合损伤，建议适当延长固定时间。

【注意事项】

术中操作避免损伤腓总神经，术后石膏或支具固定也需注意不要造成腓骨小头部位的卡压，伤及腓总神经。

第六节 胫、腓骨骨折内固定术

胫腓骨骨折在四肢长管状骨折中最为常见，约占全身骨折的 13.7%。其中以胫骨干单骨折最多，胫、腓骨干双骨折次之，腓骨干单骨折最少。由于胫腓骨周围软组织不多，尤其胫骨部位表浅，血液运行不好，如治疗不当，容易发生骨折延迟愈合甚至不愈合。在 AO 分型上将胫骨干归于 42 部位，而腓骨干归于 44 部位，本节以最典型的胫腓骨干双骨折为例，通常意义上区别于胫骨平台骨折或踝关节部位骨折，治疗以钢板和髓内钉为主。

【适应证】

大部分闭合性的胫腓骨干骨折以及有足够软组织覆盖的开放性胫腓骨干骨折。

【禁忌证】

1. 患者身体情况不能耐受手术者建议保守治疗或先行制动骨折，待身体条件允许后再行内固定手术；

2. 有严重开放伤出现大面积软组织挫伤、坏死甚至缺损难以一期覆盖骨质者，发生感染风险极高，不应一期行内固定手术。

【术前准备】

进行小腿全长正侧位（包括膝、踝关节）X线片检查，判断骨折是否累及近端或远端，对于严重粉碎骨折或可疑骨折尚需CT检查进一步明确骨折形态或隐匿骨折。怀疑血管损伤时，建议急诊行血管彩超或血管造影检查。对于不准备急诊手术的胫腓骨干双骨折，建议先行跟骨牵引制动；合并严重开放伤或全身其他脏器严重损伤者，按损伤控制（damage control）理念，早期行及时彻底的清创后，一期予以外固定架固定，待软组织条件控制满意后，二期行内固定手术。

【手术步骤】

（一）合并腓骨骨折者，首先处理腓骨骨折

视骨折位置，对于腓骨中下段骨折，可采取钢板螺钉固定或弹性钉固定，而腓骨近端骨折，因靠近腓总神经易发生术中损伤，且腓骨在下肢承重中只承担1/6的任务，可不予固定。以腓骨下段骨折为例：

1. 切开　以骨折端为中心取腓骨外侧纵向切口，分离皮下筋膜、肌肉组织，注意保护腓浅神经，骨剥适当剥离腓骨表面肌肉，显露清楚骨折断端。

2. 复位与固定　清理骨折断端积血或嵌插软组织，钳夹复位，克氏针临时固定或拉力螺钉固定，透视确认骨折复位满意后，选取合适规格钢板，远、近端螺钉固定，再次透视确认内固定位置满意，后冲洗止血缝合。

（二）完成腓骨固定后，再行胫骨骨折复位固定

对于闭合性骨折，可考虑微创钢板固定术（MIPO），两端锁定螺钉桥接固定，必要时骨折部位有限切开辅助复位。而实际上随着内固定物的不断更新改进，越来越多的医师倾向于创伤更小、感染率更低且更符合骨生物力学的固定方式——髓内钉，它近乎完美地满足了长干骨骨折诸多方面的要求（图14-22）。

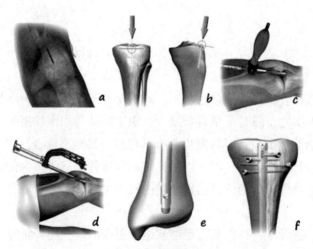

图14-22　胫骨髓内钉

1. 切开　取髌骨下方纵向切口约4cm，纵向劈开髌韧带，显露胫骨平台前缘，中央稍偏外侧作进针点，由此开口。

2. 插入导针及复位　牵引下瞄准远折段插入导针，通过前后位及侧位透视，确认导针过骨折端且位于髓腔内，随后继续插入导针少许，直至导针头端位于距远端踝穴中央关节面约

0.5～1cm 的位置，评估骨折复位情况并测算髓腔深度，注意观察骨折纵向分离情况，在选取髓内钉长度时需将回敲加压的距离扣除；如果骨折成角移位明显，可预先置入阻挡钉。

3. 扩髓　如果髓腔足够大，允许在不扩髓的情况下，插入 8～9mm 主钉，扩髓则沿着导针依此套入各种直径的可弯曲髓腔锉，从 9mm 开始，每次增加 0.5mm，直至达到所需要的直径，需要注意的是，最后一个髓腔锉的直径要比所选髓内钉直径大 1～1.5mm。

4. 插入髓内钉　扩髓满意后，将组装好钉座的髓内钉顺导针插入髓腔，透视确认髓内钉插入位置满意后，参照定位装置打入螺栓锁紧系统。在插入髓内钉之前，要检查锁钉体外定位装置的对位情况，插入髓内钉时，计算好骨折端纵向分离移位的距离，适当打深，待远端锁钉打完后进行适当提拉复位，直至透视确认骨折端实现加压复位，再打入近端锁钉。最后上紧髓内钉尾部螺帽。

5. 关闭切口　活动小腿，检查膝踝关节无明显卡压、绞锁感，后反复冲洗、止血，缝合包扎。有时为了节省手术时间，腓骨固定完成后可先以湿纱布覆盖腓骨手术切口，待胫骨内固定术完成后，由两名术者同时进行胫腓侧切口的缝合。

【术后处理】

维持踝关节中立位，将患肢抬高，早期开始进行膝踝关节的主动及被动锻炼。评估固定后轴向稳定者，可即刻下地负重，对于轴向不稳定的骨折，根据骨痂生长情况，在 8～12 周内逐步达到完全负重。

【注意事项】

1. 胫腓骨骨折围手术期务必观察患肢血运、感觉活动功能变化，警惕骨筋膜室综合征的发生，一旦出现前兆表现，应当及时准备切开减压。

2. 对于胫骨中下段螺旋行骨折或斜行骨折，由于暴力经骨间膜传导，常伴随腓骨上段的骨折，因此，急诊检查时需全面仔细，防止漏诊。

3. 胫骨髓内钉最主要并发症为膝部疼痛，原因可能为膝部软组织损伤、锁钉突出或主尾钉突出。

4. 扩髓时应轻柔操作，以免发生髓内钉或锁钉弯曲和断裂，如感觉遇到明显阻力，建议透视观察有无断端髓腔明显错位，不可盲目硬扩，以免发生进一步骨质破坏。

5. 避免过多次的反复扩髓引起骨质坏死。

复习思考题

1. 描述胫骨平台骨折 Schatzker 分型哪六型？

2. 闭合的胫骨干中段骨折的内固定有哪几种选择？

3. 描述髌骨骨折的张力带技术手术过程？

第十五章

踝关节及足部的手术

第一节　踝、足部的局部解剖及手术入路

一、踝部的局部解剖

（一）体表标志

内、外踝是踝关节的骨性标志，并且关节的稳定性也依赖于它们。内踝呈球茎状，位于胫骨远端内侧面的皮下，外踝位于腓骨远端的皮下，均易摸到。内踝相对短且靠前，在关节活动范围内，内踝保持与距骨的内侧面相接触。在内踝下一指宽处，如向下按，可触及跟骨的载距突，其位置与外踝同一平面。

踝关节周围的肌腱均易触及，足背屈时，可以清楚地触到趾长伸肌腱和踇长伸肌腱；跖屈时，可以触到跟腱；背屈并内翻时，可以触到胫骨前肌腱；而在跖屈内翻时，可以触到胫骨后肌腱，即在内踝的直后方。在外踝后面，可以触到腓骨长、短肌腱，在距外踝前下方2.5cm处，彼此以小的跟骨滑车突分开，腓骨短肌腱位于它的前方，腓骨长肌腱则位于它的后方，这些肌腱不但可以触到，而且可以直接看出。

在外踝之前与第3腓骨肌之外侧，内踝与胫骨前肌腱之间均有一凹陷，正相当于距小腿关节的平面。关节周围肿胀时，此凹陷即消失。在内踝与跟腱之间的中点，可以触到胫后动脉的搏动。在踝关节平面稍下，在拇长伸肌腱与趾长伸肌腱之间可触到足背动脉的搏动。

（二）踝部的关节

踝部是由胫腓骨远端及后足跗骨构成。踝关节线可以在外踝尖端2.5cm处横向划定。

胫骨远端扩大，内侧面向下，形成一个坚强的钝锥状突，成为内踝；外侧面有一腓骨切迹，其粗糙的凹面有韧带附着，与腓骨远端相关节，腓骨远端向下形成外踝。胫骨远端之后，另有一骨突名后踝。距骨是构成踝关节的一部分，分为三部分，即体、颈、头。体的上部称为滑车，中间凹进，两边突出成鞍形，前宽后窄。

距骨位于内、外、后三踝所组成的踝穴内。内侧的半月形关节面与内踝关节面相关节，外侧的三角形关节面与外踝相关节。踝关节的外形使踝穴向外侧成15°，在背伸运动时，距骨最宽的部分位于踝穴内（前部分），这就使踝穴增宽；在跖屈运动时，踝穴变小，以便适应距骨的最窄部分。因此踝部骨折必须准确复位，并且使内、外踝恢复正常的生理斜度以适应距骨体前下宽、

后上窄的特点。

距骨体的下部有三个关节面，与跟骨相应的关节面相接，距骨头圆隆，与足舟骨相接。足的内、外翻实际是距舟、距跟、跟骰三关节发生变化，这种缓冲作用可大大减小踝关节的损伤机会。

（三）踝部的支持带及周围韧带

1. 胫腓连接　内部无关节软骨，大部分粗糙，附以强有力的韧带维持踝关节稳定。

（1）胫腓前韧带（外踝前韧带）　为一坚韧的三角形韧带，由胫骨远端的边缘向下外，附着于外踝的前面。

（2）胫腓后韧带（外踝后韧带）　与外踝前韧带位置相当，纤维斜形，其下部纤维与内、外踝关节面合成一腔，使接受距骨的窝加深，以容纳距骨。

（3）骨间韧带　为短而结实的纤维，实际上为骨间膜的向下延长部，使胫腓骨远端紧紧连于一起，以加强腓骨的稳定性。

（4）胫腓横韧带　紧连胫腓骨远端，加深胫腓骨远端形成的榫眼，可以防止胫腓骨在距骨上向前脱位，同时增加踝关节的灵活性。

2. 支持带　在踝关节的前侧、内侧、外侧，深筋膜均加厚，形成支持带，以保护其下经过的肌腱、血管与神经。

（1）前侧伸肌上支持带　为一宽带，位于踝关节的上方，由胫骨前缘张至腓骨前缘，内侧辟为一管，下经过胫骨前肌腱，其他伸肌腱及胫前动脉、腓深神经均行经其下（图 15-1）。

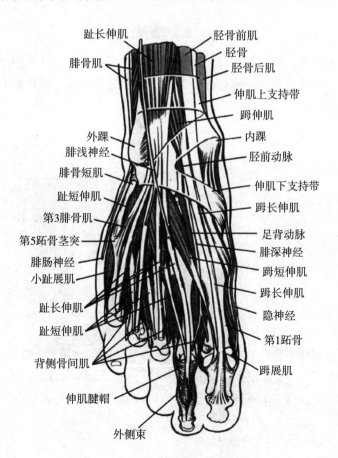

图 15-1　踝关节和足部前侧的浅层结构

（2）**前侧伸肌下支持带**　位于踝关节远侧，可作 X 或 Y 形。Y 形在外侧附着于跟骨前部的上面，近侧附着于内踝的前面，远侧经足的内侧与足底腱膜相续。伸肌下支持带向深面发出纤维隔，形成骨纤维管，以通过各伸肌腱，使其约束于踝前。

（3）**外侧支持带**　腓骨肌位于外踝后的腱沟内，腓骨肌支持带张过外踝至跟骨，分为上、下两带，分别约束腓骨长、短肌于外踝和跟骨外侧面（图 15–2）。

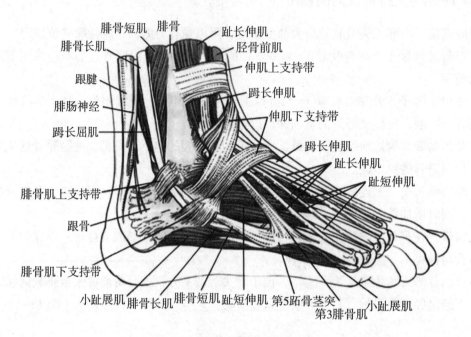

图 15–2　踝关节外侧的浅层结构

（4）**内侧屈肌支持带**　横过跟骨内侧面与内踝后下方的间隙，其筋膜增厚部和跟骨内侧面形成骨性纤维性管——踝管，有由小腿经内踝后方至足底的屈肌腱、胫后血管、胫神经在其中通过（图 15–3）。

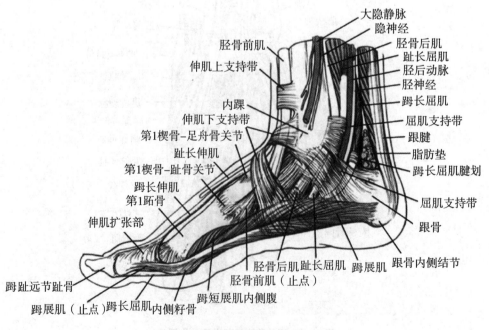

图 15–3　踝关节内侧的浅层结构

3.韧带 踝关节关节囊前后松弛，相当于踝关节的前后侧韧带，甚薄，这样的构造便于跖屈、背伸动作。而两侧紧张，附于关节软骨的周围，内侧由三角韧带加强，与膝关节的内侧副韧带相似，外侧为距腓前、后韧带加强。跟腓韧带如同膝关节的外侧副韧带，位于关节囊之外。

内侧韧带（三角韧带）：三角韧带系踝关节韧带中最坚强者，在足内、外旋时，纤维彼此连成一片，其前部纤维常易损伤。除前部纤维损伤外，此韧带的损伤一般伴有全部或部分内踝尖的分离。

外侧副韧带：不如三角韧带坚强，原因是外踝较长，分为前、中、后三束。中束松弛，可引起踝关节的过度活动。过度内翻时，可引起此韧带的破裂，关节可发生脱位，因此修补此韧带甚为重要。

（四）踝部的血管、神经及肌腱

1.肌腱 除了位于后中线的跟腱和跖肌腱外，还有三组肌腱通过踝关节，均裹以滑膜鞘。肌腱被由小腿深筋膜增厚形成的支持带所约束，这样可以避免肌腱在踝关节周围呈弓弦弹起。

（1）屈肌腱 胫骨后肌、趾长屈肌和拇长屈肌（胫神经支配），通过内踝的后方（图15-4）。胫骨后肌腱滑膜鞘的远端止于舟骨粗隆，趾长屈肌腱的滑膜鞘至足的中部，拇长屈肌腱的滑膜鞘止于第1跖骨的中段。在后两者之间有胫后血管及神经通过。跗管位于内踝及跟骨之间，上附以屈肌支持带，跗管内损伤、炎症或任何占位性病变可对胫神经压迫而引起跗管综合征。

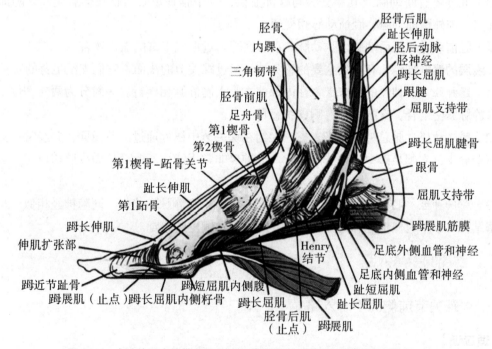

图15-4 去除伸肌支持带和部分屈肌支持带后深层的肌腱与神经血管束

（2）伸肌腱 胫骨前肌、拇长伸肌、趾长伸肌和第3腓骨肌（腓深神经支配）通过踝关节前方。胫前血管、腓深神经与拇长伸肌腱位于同一鞘中，向下止于拇趾近节趾骨。趾长伸肌腱和第3腓骨肌在同一鞘中，向下止于足背的中部。

（3）外翻肌腱 腓骨长肌和腓骨短肌（腓浅神经支配）通过外踝的后方。初为一鞘起于外踝尖上5cm包裹二腱，至跟骨的外面分为二鞘，包裹腓骨短肌腱的鞘至其止点，包裹腓骨长肌腱的鞘则进入足底，直至止点。此滑膜如有感染时，常或蔓延至足底。

（4）跟腱　为身体最长、最坚强的肌腱，长约15cm，起于小腿的中部，由腓肠肌与比目鱼肌合成。肌腱由上向下逐渐增厚变窄，在踝的后部最窄，但甚厚，至跟骨结节上约4cm处向下又逐步展阔，止于跟骨结节后面的下半。它有两个鞘，外鞘由小腿筋膜形成，内鞘直接贴附于跟腱，其结构很似滑膜。在跟骨与跟腱之间有一跟腱囊，跟腱与皮肤之间有一皮下囊，能引起发炎。在跟腱之前尚有一甚厚的脂肪垫，胫后血管埋于其中，故在手术时不易引起血管损伤。

2. 神经血管束　有两组神经血管束通过踝关节并支配足部，它们是所有踝关节手术入路时应该注意的结构。

（1）前方神经血管束　大约在两踝之间，通过踝关节的前方。在踝关节的近端，它位于胫骨前肌腱与姆长伸肌腱之间，远端位于姆长伸肌与趾长伸肌之间，姆长伸肌腱在踝关节水平由外侧向内侧横跨过此神经血管束（图15-1）。胫前动脉跨过踝关节水平，成为足背动脉，可以在足背触摸到。它通过第1跖骨间隙与足底内侧动脉相交通，通过跖骨底的骨折，和跗跖关节脱位可能损伤这两个血管的交通，引起足内侧远端的缺血。腓深神经与胫前动脉相伴行，它在足背支配两块小的肌肉姆短伸肌和趾短伸肌，它也分出分支支配第1趾蹼的皮肤感觉。

（2）后方的神经血管束　在内踝后方的趾长屈肌腱和姆长屈肌腱之间走形（图15-3）。胫后动脉在进入足底前，在趾长屈肌后面走行，其后分为足底内侧动脉、外侧动脉。胫神经与胫后动脉相伴行，一同通过内踝后方，分出跟骨支支配足跟部的皮肤感觉，进入足底后，分为足底内、外侧神经，支配足底小肌肉运动和足底皮肤感觉。

（3）此外还有腓动脉及其穿支参与踝部血供，行于腓骨短肌与趾长伸肌之间，随即分为升支、降支，与外踝前动脉、胫前动脉相交通。

以上胫前动脉、胫后动脉、腓动脉三动脉在踝附近形成丰富的血供吻合。

3. 浅层的感觉神经　有三条主要的感觉神经通过踝关节的浅面，它们支配足背的感觉。

（1）隐神经　股神经的终末支，在内踝前方与大隐静脉相伴行。一般分为两支，位于静脉两侧并与静脉紧密结合，支配足背内侧皮肤感觉。

（2）腓浅神经　腓总神经的终末支，大约在踝关节中线处通过关节浅面，并经常在关节水平发出多个分支，支配足部中间皮肤的感觉。此神经非常表浅，于此部位做皮肤切口时，必须十分小心。

（3）腓肠神经　胫神经的终末支，在外踝后方与小隐静脉相伴行，同隐神经相似，与伴行静脉紧密结合，手术时保护静脉是关键。它支配足背外侧皮肤感觉。

二、踝部的手术入路

（一）踝关节前侧的手术入路

【适应证】
踝关节病灶切除术、踝关节融合术、前踝骨折需手术复位者。

【显露步骤】
于踝关节前侧中线做纵向或弯行切口，其中心适对踝关节线，在胫骨前缘稍外；如做弯形切口，可自小腿远端前侧中线开始做纵向切口，向下至踝关节线时，微向内弯行，至第1跖骨间隙时，再弯向外至第5跖骨远端，全体做S形。

切开皮肤及皮下组织，在足背翻转皮缘不要过多，足背静脉弓可结扎、切断，但要注意保护足背皮神经。切开深筋膜、小腿横韧带及小腿十字韧带。认出胫骨前肌腱及趾伸肌腱，在其间隙进入，踇长伸肌腱即位于其间，如有必要，可切断胫骨前肌腱，分向两侧牵开，切断并结扎内、外踝动脉及跗内、外侧动脉。

在胫骨前肌腱与踇长伸肌腱之间寻出腓深神经、胫前动脉及伴行静脉，动脉应妥善保护。

将胫前血管和腓深神经及踇长伸肌腱向内侧牵开，趾长伸肌腱向外侧牵开，沿胫骨下端及各跗骨背面切开骨膜，用骨膜起子沿骨膜分向两侧剥离，直至内、外踝为止，即显露出踝关节囊前部、胫骨下端前面及距骨背面。切开关节囊，使足尽量跖屈，踝关节前部即可显露。如欲显露更广，可将胫、腓侧副韧带松解。在显露踝关节内侧时，注意勿损伤足底内外侧动脉、神经及胫骨后肌腱、趾长屈肌腱和踇长屈肌腱（图 15-4）。

在前侧途径中，前外侧途径亦为踝部及足部的常用切口（图 15-5）。从解剖观点来看，此显露对神经、血管最为安全，适应于踝部骨折内固定、距骨前外侧脱位及胫腓前韧带损伤的探查。

切口从踝关节近侧 5～6cm 及腓骨内侧 1～1.5cm 起始，向踝关节前面及足背至第 4 跖骨底。切开深筋膜、十字韧带直至关节囊，结扎外踝前动脉及跗外侧动脉。在切口上部，将趾长伸肌腱、胫前血管向内侧牵开（图 15-6）；在切口下部，沿趾短伸肌腱起点用骨膜起子将其剥离并向外侧牵开。根据需要，横向或纵向切开关节囊。在此切口下部，如尽力将皮肤切口内缘向内牵开，分开伸肌腱及足背动脉，可以同时显露距舟关节；如向切口外下方进行剥离，去除距骨及腓骨间的脂肪，则可以显露距跟关节（图 15-7）。保留脂肪可以预防术后出现的凹陷影响美观，也有助于伤口的愈合。

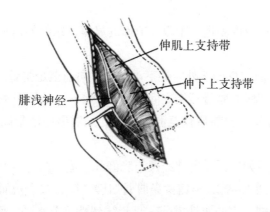

图 15-5　踝关节前外侧切口，沿切口切开深筋膜和上、下支持带，注意保护浅层脉浅神经

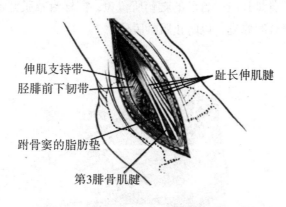

图 15-6　向内侧牵开趾长伸肌腱及胫前血管

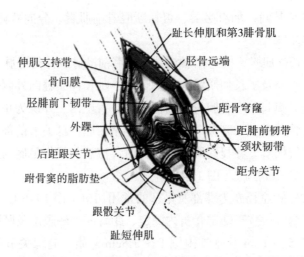

图 15-7 牵开趾短伸肌，游离覆盖于附骨窦的脂肪垫，切开显露后的关节囊

【注意事项】

腓深神经和胫前动脉通过踝关节的前方，如果显露时没有尽可能地靠近骨膜进行，则有可能损伤到它们。

（二）踝关节外侧的手术入路

【适应证】

后踝、外踝骨折的复位及内固定，距跟关节面的显露，跟腱的延长。

【显露步骤】

在外踝后 1cm 开始，向前弯行至外踝尖下 1cm，再向前至足舟骨之前（图 15-8）。如需要更广泛暴露，切口上端可在跟腱与腓骨后缘之间向上延长 4～5cm，外侧切口亦可以靠前进行，在外踝尖上 1cm 并稍向前开始，向前弯行至骰骨中部。如需做广泛暴露，可沿腓骨前缘向上延长 4～5cm。

切开浅筋膜，在外踝后如遇到腓肠神经及小隐静脉，应显露并牵开，避免损伤。沿上部皮肤切口的方向切开深筋膜（图 15-9），显露两条腓骨肌腱，腓骨长、短肌腱绕过外踝的后方向前走行，腓骨短肌腱更靠近外踝，它的肌性成分一直延续到踝关节水平，而腓骨长肌在小腿下 1/3 处已经变为腱性机构。在腓骨尖的远端，腓骨短肌被腓骨下支持带覆盖，沿着肌腱的走行切断覆盖在其上的伸肌下支持带。腓骨长肌被自己的腱鞘所覆盖，同样沿着肌腱走行切开此腱鞘。组成支持带的这些韧带必须在缝合时修复，以防止肌腱脱位。

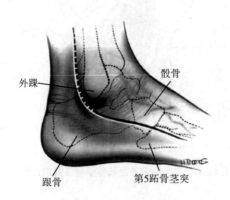

图 15-8 踝关节外侧切口

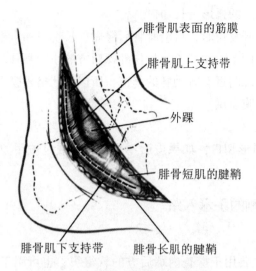

腓骨肌表面的筋膜

腓骨肌上支持带

外踝

腓骨短肌的腱鞘

腓骨肌下支持带　　腓骨长肌的腱鞘

图 15-9　沿皮肤切口的方向切开深筋膜

　　充分游离两个腓骨肌腱后，将腓骨长、短肌腱自腱鞘拉出，并向后侧牵开，将腓浅神经、第3腓骨肌腱及趾长伸肌腱向前牵开。在外踝的前内侧，在趾短伸肌起点处，可紧贴骨膜向前剥离，显露外侧各跖骨。使足部内翻，切断腓侧副韧带，即可显露各关节囊，切开显露各关节。跟腓韧带其起自外踝并向下向后走行，止于跟骨的外侧面。此韧带与距跟关节囊紧密结合，沿骨膜下做剥离可确定此关节，一旦找到此关节，就可以横向切开距跟关节的关节囊。可以通过足部的内翻显露关节面（图 15-10）。

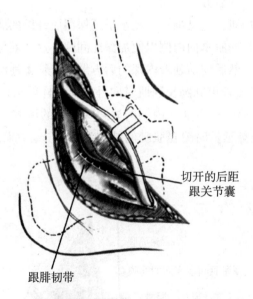

切开的后距
跟关节囊

跟腓韧带

图 15-10　游离腓骨肌腱，切开跟腓韧带，打开距跟关节的关节囊

　　如果需要清楚地显露后踝时，可沿跟腱与外踝后缘之间做一纵向切口，切口起自腓骨末端水平，然后向近端延伸，一般长度约 6~8cm。入路同上，切开腓骨肌支持带并松解肌腱，将肌肉牵向内侧和外侧，显露姆长屈肌。姆长屈肌位于小腿深层屈肌的最外侧，它是唯一在此水平仍保留肌性成分的肌肉。为了使显露更清楚，沿着姆长屈肌腱外侧肌纤维做一纵向切口，因该纤维起自腓骨。将姆长屈肌牵向内侧，显露胫骨后方的骨膜。如果要显露胫骨远端，进一步纵向切开骨膜并向两侧分离，以便显露胫骨的后方。如果要进入踝关节，沿着胫骨的后方向下找到踝关节囊，横向切开。必要时可做同上的弧形延长切口。

对于外踝骨折需做切开复位时，可沿腓骨后缘做一长切口一直到腓骨远端，在外踝尖的下方将切口略弯向前方，入路同上，注意不要损伤外踝后方的小隐静脉及伴行的腓肠神经。纵向切开位于皮下的腓骨骨膜，外踝附近有腓动脉的终支，所以要严格骨膜下操作，做到满足复位骨折断端即可，避免过多破坏骨膜血供。

【注意事项】

关于踝关节周围的弧形切口，如果皮瓣不是很厚，或是被用力牵开，都有造成皮肤坏死的可能。

（三）踝关节后内侧的手术入路

【适应证】

踝关节后内侧入路主要用于探查内踝后方的软组织，也可用于跟腱断裂或需要做跟腱延长时。治疗足部畸形时，此入路可以松解内踝周围的软组织。此入路也可用于显露后踝，但是显露骨折的部位有限，且技术要求高，因此后踝骨折的复位和固定经常通过间接方法进行。

【显露步骤】

在内踝与跟腱之间大致中间位置做一长约 8cm 的纵向切口，沿皮肤的切口进入到跟腱与内踝后方组织结构之间的脂肪层。如果必须延长跟腱，可以在切口后侧的皮瓣下找到并延长它，沿额状面或矢状面将跟腱做 Z 形切口，将切断的部分向远、近两侧牵开，如此即可延长。

找到前方皮瓣下覆盖屈肌肌腱的筋膜层，在远离内踝后方的部位纵向切开筋膜（图 15–11），可以通过三个途径达到踝关节的后方。

第一种途径，找到踇长屈肌，它是唯一在此水平还保留肌纤维的肌肉。沿其外侧进入到它与腓骨肌腱之间的间隙。将踇长屈肌牵向内侧以便加深此间隙，这样就可以显露踝关节的后方。第二种途径是先找到踇长屈肌，然后向前朝着内踝的后方解剖。轻柔地游离神经血管束，并将其保护起来（图 15–12）。将神经血管束和踇长屈肌牵向外侧，这样就可以在血管束与趾长屈肌腱之间形成一个间隙。此途径比第一种更加靠内侧的显露踝关节的后方。第三种途径是内后所有的肌都需要时使用，因为在肌腱延长时覆盖肌腱的结构都被切开，所以此入路可以到达踝关节的后方。

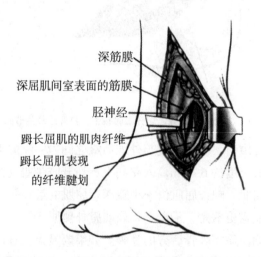

深筋膜

深屈肌间室表面的筋膜

胫神经

踇长屈肌的肌肉纤维

踇长屈肌表现
的纤维腱划

图 15–11 将跟腱和脂肪组织牵向外侧，切开深屈肌表面的筋膜，辨认踇长屈肌肌纤维

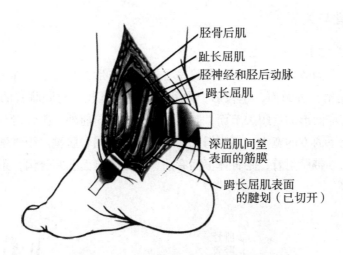

图 15-12　拇长屈肌后方的神经血管束

对于上述三种入路，最后一步都是纵向或横向切开关节囊。

【注意事项】

此入路容易损伤胫后动脉和胫神经。注意小儿的胫神经十分粗大，而趾长屈肌腱却十分细小。在分离肌肉之前，一定要确认后方的所有结构。

三、足部的局部解剖

（一）足部的表面解剖

足的内侧缘前后呈弓形，皮肤极薄，透过表面可见浅静脉。跟骨结节下部及第 1 跖骨的颈部覆盖着极厚的脂肪层，成为足垫，为站立时的着力点。在内踝下 2.5cm 处，用力向下按压，可触到跟骨的载距突。足舟骨粗隆在内踝前 2.5cm 处稍低的平面，此粗隆为足部内侧良好的骨性标志，在其稍后方为距舟关节，稍前即为胫骨前肌附着处。

足的外侧几乎全部着地，皮肤较厚，外侧中部有一明显隆起，即第 5 跖骨粗隆。自外踝尖至第 5 跖骨粗隆画一条线，其中点稍前即为跟骰关节。在外踝下 2.5cm 并稍前，有时可摸到跟骨的滑车突，腓骨长肌腱即在其下方的腓骨长肌腱沟进入足底。

足背的皮肤甚薄，皮下组织松弛，容易发生肿胀，透过皮肤可见足背有一个清晰的足背静脉弓，大、小隐静脉即分别于其内、外侧发出。足背的各肌腱均较明显，利用足的各种动作即可显现出各肌腱的末端，背屈及内翻时，可显示胫骨前肌腱、拇长伸肌腱、趾长伸肌腱分别止于各趾。在外踝之前所见到的肌性隆起为趾短伸肌的肌腹。腓骨短肌腱由外踝之下前行，附着于第 5 跖骨底。如自两踝尖连线中点至第 1 趾间隙后端画线，即代表足背动脉的行程，动脉的外侧为腓深神经。

足底外观呈三角形，内侧凹陷。跟骨结节下部，第 1 跖骨头的跖侧及足的外侧为站立时的着力点，故皮肤极厚，甚至角化，而其他部分皮肤则甚薄，同时较为敏感。足底皮下组织甚为致密，特别是在中央部分有足底腱膜加强，更为坚强。

（二）足部的骨与关节

1. 足部的骨（15-13）

（1）距骨　距骨分为体、颈、头三部分，呈不规则立方形，具有上、外、内三关节面，覆被以软骨。上关节面是滑车关节面，呈鞍形；内外踝面向下延长，与胫腓骨的内、外踝关节面相接。距骨体的下面有卵圆形的后跟关节面，其长轴自后内斜向前外。距骨滑车的后下方有一距骨后突，突的内侧有向下内方的宽沟，名为拇长屈肌腱沟，过同名肌腱。距骨颈较细，背面及内侧面粗糙，为关节囊及韧带所附着，距骨体下面有前、中跟关节面和距骨沟，距骨头呈半圆形，与足舟骨的关节面相接。

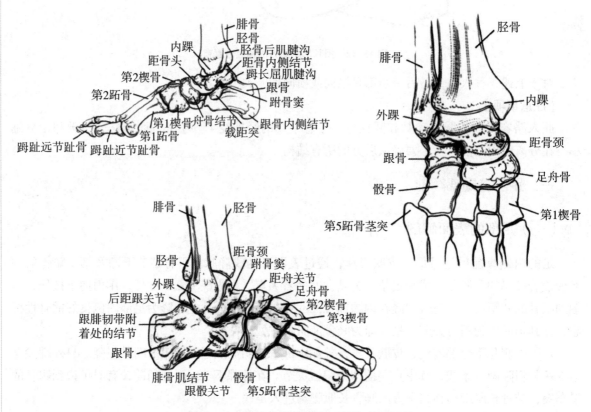

图 15-13　足部的各骨内侧面、正面与外侧面观

距骨骨折脱位后，常发生距骨体的缺血性坏死，与其血供破坏程度有关。距骨的血管主要来自胫后动脉、胫前动脉及腓动脉。胫后动脉发出的分支有后结节支、三角支及跗骨管动脉，胫前动脉发出的分支有颈上支（内、外踝前动脉）及跗骨窦动脉，腓动脉发出穿支及后结节支。上述各血管相互吻合，形成骨膜血管网，覆盖于距骨而非关节面上。

（2）跟骨　跟骨为最大的跗骨，呈不规则长方形，前部窄小，后部宽大，向下移行于跟骨结节，其内侧突较大，有拇展肌、趾短屈肌附着，外侧有小趾展肌附着。载距突下面有拇长屈肌腱通过，外侧面的滑车突下有腓骨长肌腱通过，绕行至足底，跟腱附着于跟骨结节的内侧，离距跟关节尚有段距离，这样的形态可以增加杠杆作用，便于跟腱活动。跟骨的上面有三个关节面，后距关节面最大，中距关节面位于载距突上，有时与前距关节面相连，分别与距骨相应关节面形成关节。

跟骨的前端有一关节面，与骰骨相接，形成足纵弓的外侧部分。在跟骨的内侧有一隆起叫作载距突，支持距骨颈，为跟周足底韧带或弹性韧带的附着处，这个韧带非常坚强，可支持距骨头，又可以传递身体部分重量。

（3）足部其他骨

足舟骨 足舟骨的后面凹陷，有关节面与距骨头相接，前面有三个大小不同的关节面，分别与内、中、外侧楔骨相接。足舟骨位于足内侧纵弓的中央部分，其内缘有一下垂的舟骨粗隆，为足部明显标志。

骰骨 形态作骰状，后面有关节面与跟骨相接，前面与第4、5跖骨相接。骰骨的下面有腓骨长肌腱沟，有腓骨长肌腱通过。

楔骨 由内向外，为内侧、中间、外侧楔骨，内侧最大，外侧其次，中间最小。第2跖骨底与楔骨相接部分较内、外侧楔骨位于较后的平面，最为固定。各骨上下面的大小并非一致，内、外侧楔骨的宽面朝上，窄面朝下，中间楔骨的宽面朝下，窄面朝上，二者相嵌合。

跖骨 5个跖骨中，以第1跖骨最短，同时也最坚强，在负重上也最坚强，其与第2跖骨底之间无关节，亦无任何韧带相接，具有相当的活动性。外侧4个跖骨底之间均有关节相连，有跖骨背侧、足底及侧副韧带相接。第5跖骨底张开，形成粗隆，向外下方突出，超越骨干及相邻骰骨外面，为足部标志。

趾骨 除踇趾仅有两节外，其他各趾均有三节，中、远节趾骨呈结节形。

足部的结构相当于屋顶桁架，距骨颈相当于顶部，距骨头至跖骨头相当于前侧撑杆，跟骨相当于后侧撑杆，足底腱膜则为横梁。

2. 足部的关节

（1）距下、距跟舟及跟骰三关节 三关节的主要功能是使足内、外翻及内收、外展。前两个关节也分别称距跟关节和距跟舟关节，主要为内、外翻运动。距舟及跟骰二关节合称跗横关节，主要使足内收与外展。

距下关节 由距骨体全部、距骨颈一部分及跟骨前2/3构成，位于跟骨稍前。跟骨的上面分为三部分，这三个关节面分别与距骨相关节，在中、后关节面之间形成一条隧道，称为跗骨窦。跗骨窦与股骨下端的髁间窝相似，壁不规则，有许多血管孔，被宽而坚强的距跟间韧带及脂肪组织所充满。维持距下关节的韧带主要有距跟骨间韧带、距跟前韧带、距腓前韧带、跟腓韧带。

距跟舟关节 是跗横关节的一部分，与距骨前关节面相连，是一个"球与凹"型的关节，对足内、外翻有很多作用，周围有骨骼与韧带限制它的活动度。它的凹面由舟骨的后面、跟骨前、中关节面及横过它们之间的跟舟足底韧带构成。支持韧带主要有跟舟足底韧带（弹力韧带）、分歧韧带。

跟骰关节 亦为跗横关节的一部分，由跟骨前面的凸形关节面与骰骨后部的凹形关节面相连而成。关节面的内侧为分歧韧带的外侧部分（跟骰韧带）所加强，腓骨长肌腱在其下方通过，是重要的支持结构。

（2）其他关节

楔骰舟关节：舟骨的前面与三个楔骨相关节。骰骨内面与外侧楔骨外面相关节。

跗跖关节：包括骰跖关节和楔跖关节。

跖骨间关节：由各跖骨底相互合成。

跖趾关节：踇趾跖趾关节面由第1跖骨头的凸形关节面与近节趾骨底凹形关节面形成。关节囊背侧为伸肌腱加强，两侧为扇形侧副韧带。

趾间关节：如同指间关节，由近侧趾骨的滑车与远侧趾骨底构成，关节囊两侧有侧副韧带。

此关节属于屈戌关节，仅能做屈伸运动。

（三）足部的肌肉

1. 足背部的肌肉　足背部的肌肉除了由小腿前部下降的胫骨前肌、趾长伸肌、蹈长伸肌及第 3 腓骨肌外，足部还有很多肌肉（图 15–14）。

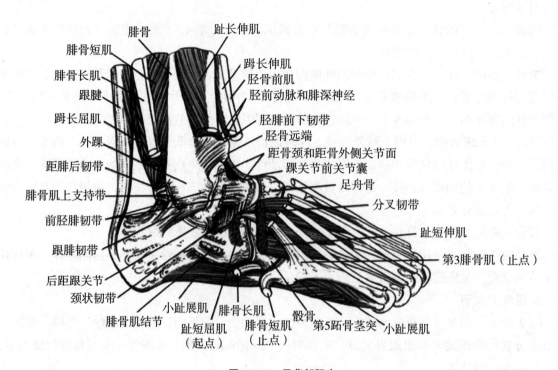

图 15–14　足背部肌肉

趾短伸肌为足背的内在肌，起于跟骨前端的上面和外侧面及小腿伸肌支持带，在外踝之前足背所显示的隆起即为其起始处。它前行分为四腱，最内的腱越过足背动脉的远侧，止于蹈趾近节趾骨底，其余三腱在第 2、3、4 趾的近节趾骨底的背侧，与趾长伸肌相应的腱合成伸肌腱扩张部，以后又分为三束，中央束止于中节趾骨底的背侧，两侧束前行合二为一，止于远节趾骨的背侧。此扩张部同时也接受足底的蚓状肌与骨间肌腱，构造与手指背侧的伸肌腱扩张部相似，但功能远不如手。

2. 足底的腱膜　足底的腱膜是足底深筋膜增厚部，功能为保护足底的肌肉、肌腱，保护足底的关节，是足底某些内在肌的起点，支持足底纵弓。足底腱膜分为三部分，之间存有间隙，最为薄弱，神经、血管分支由此穿出。

3. 足底的肌肉　足底的肌肉居于足底腱膜两部分覆盖之下。足底肌肉分为两类：一类是短小的内在肌，其主要作用是稳定地支持体重，故大多纵向以加强足的纵弓；另一类是起源于小腿的长肌，在运动中承担大部分体重，管理足的运动。所以肌肉之间相互协调，每一肌肉的作用都不是单纯的。去除足底腱膜后，足底的肌肉大致可以分为四层：第一层，由内向外有蹈展肌、趾短屈肌及小趾展肌；第二层，有趾长屈肌腱、蹈长屈肌腱、跖方肌及足蚓状肌；第三层，有蹈短屈肌、蹈收肌及小趾短屈肌；第四层，有足骨间肌、胫骨后肌腱及腓骨长肌腱。

（四）足部的血管、神经

1. 足背的血管

浅静脉：足背静脉呈弓弧形横过足背的远侧，接受跖背静脉、踇趾内侧缘和小趾外侧缘趾背静脉、来自足底的小静脉。大隐静脉在足背的起点位于静脉弓的内端与足内侧缘静脉最后一支合并处。小隐静脉在足背的起点位于静脉弓的外端与足外侧缘静脉最后一支合并处。足背浅静脉与足部深静脉的交通在内、外踝，第1、2跖趾关节最为恒定。

足背动脉：胫前动脉经过小腿伸肌支持带的深面，在踝关节之前并在两踝之间易名为足背动脉，与腓深神经伴行，至第1跖骨间隙分为第1跖动脉和足底深动脉。足背动脉在足背分出跗动脉及弓状动脉，后者又分出第2、3、4跖背动脉。

足背深静脉：有两条，与足背动脉伴行，接受足背深部的静脉属支。静脉主干与浅静脉间的吻合少，在第1跖骨间隙基底部的穿支是连接足背深、浅静脉的主要途径。

2. 足背的神经 足背中部的皮肤由腓浅神经支配，内侧及外侧皮肤分别由隐神经及腓肠神经支配。腓深神经与足背动脉伴行，分支供给足背各肌肉，其皮支在第1、2趾间隙内穿出。

3. 足底的血管 胫后动脉在屈肌支持带的远侧分为足底内、外侧动脉，介于内踝与跟骨结节内侧突之间。足底内侧动脉前行于踇收肌及趾短屈肌之间，其深支在第1、2、3趾间隙与足心动脉吻合，有时与足底外侧动脉吻合，形成足底浅动脉弓。足底外侧动脉初行于足底第1、2层肌肉之间，位于趾短屈肌的深面，至第5跖骨底的前外侧，即转而向内，行于第3层及第4层肌肉之间。它在第1跖骨间隙与足背动脉的终支足底深动脉吻合，形成足底深弓，远端发出分支与各跖背动脉吻合。

4. 足底的神经 在内踝及跟骨结节内侧突中点处，胫神经分为足底内、外侧神经。足底内侧神经相当于手掌的正中神经，与足底内侧动脉伴行，趾底固有神经分布于内侧三个趾半的皮肤。足底外侧神经相当于手掌的尺神经，与足底外侧动脉伴行，向前外介于踇短屈肌及跖方肌之间，此神经的趾底固有神经分布于外侧一趾半的皮肤。在足底内、外侧神经中，足底外侧神经供给足底大部分肌肉。

四、足部的手术入路

（一）跟距关节的外侧手术入路

跟距关节的显露同踝关节外侧手术入路。

（二）足跟部的外侧手术入路

【适应证】
跟骨骨折、距下关节面的显露。

【显露步骤】
目前跟骨骨折的手术入路一般选择外侧L形入路。此入路的优势在于：显露方便；利于复位；避免了内侧入路的危险。垂直切口位于腓骨后缘及跟腱之间，水平切口位于外踝与足底之间，在足底与外踝中点偏下做弧形延伸止于第5跖骨基底。注意锐性剥离，切断腓骨肌上下支持带，牵开腓骨长、短肌腱，掀起全层皮瓣，可用细克氏针打入距骨及外踝牵开皮瓣，切开关节囊，显露距下关节。注意减少软组织的牵拉和损伤，能降低术后切口并发症的发生率。

（三）足部的其他手术入路

1. 第 1 跖趾关节背侧、背内侧入路

【适应证】

踇囊炎、跖骨头切除、踇外翻的软组织矫正手术、跖趾关节融合术、跖骨的外生骨疣等。

【显露步骤】

背内侧切口起自踇趾背内侧跖趾关节近端，弧形通过跖趾关节的背侧，位于踇长伸肌腱的内侧，然后沿第 1 跖骨干内侧将切口弧向下方，最终止于离跖趾关节 2 ～ 3cm 处（图 15-15）。沿皮肤切口切开深筋膜，然后向下切开跖趾关节的背内侧，经常可以看到内侧皮神经的背侧支，可以在切口的外侧将此神经连同皮瓣一起牵向伤口的外侧。根据需要切开关节囊，行踇外翻矫形手术时，可 U 形切开关节囊，使关节囊附着于近节趾骨的近端（图 15-16）。

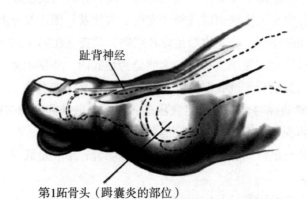

图 15-15　背内侧切口，注意避开趾背神经

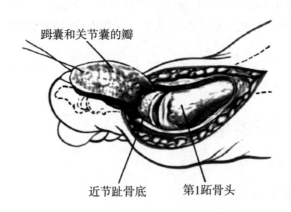

图 15-16　U 形切开关节囊

背侧切口起自趾间关节近端，并且位于踇长伸肌腱内侧，切口止于断趾关节近端 2~3cm 处，注意保持切口成直线。沿切口方向切开深筋膜，将踇长伸肌腱牵向外侧，切口背侧关节囊，根据手术需要决定切开的位置（图 15-17）。

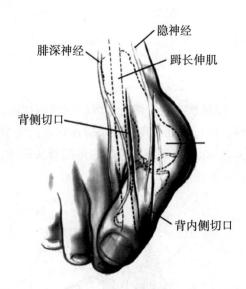

图 15-17　背内侧与背侧切口

这两个切口都纵向切开近端趾骨和第 1 跖骨的骨膜，使用钝的器械剥离骨表面的组织，注意不要损伤位于籽骨中间的姆长屈肌腱，它位于近端趾骨底的骨纤维通道。

2. 第 2、3、4、5 跖趾关节背侧入路

【**适应证**】

需要显露各跖趾关节时均可使用。

【**显露步骤**】

在病变的跖趾关节背外侧做一长 2 ～ 3cm 纵向切口，切口平行于伸肌长腱并位于其外侧，如果需要显露两个相邻关节，可以在它们之间做切口（图 15-18）。

沿着切口的方向切开深筋膜，牵开趾长伸肌腱，显露跖趾关节的背侧面，在关节手术的时候，经常需要同时行伸肌腱切除或延长。这种情况下，Z 形切开伸肌腱而不是将它牵开。如果需要显露两个关节，将肌腱向外侧牵开可以进入到邻近的关节。

纵向切开背侧的关节囊，即可进入关节。

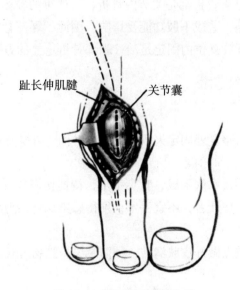

图 15-18　跖趾关节背侧入路

3. 趾蹼背侧入路

【适应证】

趾蹼间隙的病变，神经瘤多见。

【显露步骤】

分开病变趾蹼的两个阻滞，以趾蹼为中心做一个纵向的背侧切口，从趾蹼的远端向近端延长 2～3cm。与皮肤切口保持一致，通过钝性分离打开跖横深韧带，使用剪刀纵向显露神经血管束，如果存在神经瘤，经常突然伤口。如果用手指压迫足底的跖骨头间隙，即可使之更突出（图 15-19）。注意不要损伤趾蹼间的神经血管束。

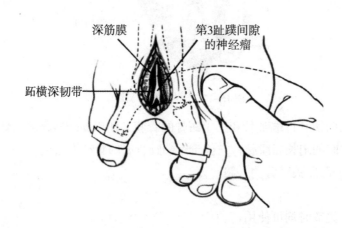

图 15-19　沿皮肤和筋膜切口方向切开跖横深韧带，显露神经血管束

第二节　踝部骨折内固定术

踝关节是人体内一个复杂的关节，踝关节骨折也是一种常见的损伤，占全身骨折的 3.9%，青壮年最易发生。踝关节由胫骨和腓骨的远端与距骨构成，其由外侧副韧带、下胫腓韧带、三角韧带稳定关节。踝部骨折包括内踝骨折、外踝骨折、内外双踝骨折、后踝骨折、内外后三踝骨折、胫骨下端 T 形骨折等。这类骨折都是关节内骨折，可严重的破坏关节面的平整，导致日后发生创伤性关节炎，使踝部疼痛，造成下肢功能受影响。因此，踝部骨折应得到正确的复位，恢复关节面原有的平滑。故手术开放复位内固定是治疗踝部骨折重要的方法。

一、内、外踝骨折内固定术

【适应证】

内、外踝骨折经闭合手法整复外固定失败，或陈旧性内、外踝骨折。

【禁忌证】

患踝肿胀，且有皮肤挫伤及水疱形成，暂不手术，待挫伤恢复及水疱干瘪后再手术。小腿及足部有化脓性感染或真菌感染病灶者，不宜手术，须待感染病灶治愈后再进行手术。

【术前准备】

足部因接触地面，需要重点做好皮肤清洁，预防感染。选备好长度合适的螺钉。

【麻醉】

采用腰段硬膜外麻醉或腰麻。

【体位】

内踝骨折取仰卧，患肢屈髋屈膝外旋位；外踝骨折用侧卧或 60°斜侧卧，患侧向上，患肢屈髋屈膝位。

【手术步骤】

1. 切口与暴露　内踝骨折取内踝的前下方切口，自内踝尖端上方约 3cm 处，沿内踝前缘下行至内踝下方 1cm 处弯向后至内踝的后缘线。切开皮肤、皮下组织及深筋膜，形成一近似弧形的切口。把覆盖在内踝上的皮瓣向后方翻开，便可暴露远、近折端。外踝骨折从外踝上方约 3cm 处开始，沿腓骨前缘向下，至外踝下方 0.5～1cm 处弯向后方，至相当于外踝后缘线止。切开皮肤、皮下组织及深筋膜，亦形成一近似弧形的切口。如骨折位置较高，则以骨折处为中心，沿腓骨前缘做纵向切口，长 5～7cm 即可。把覆盖在外踝上的皮瓣向后方牵开，便可暴露骨折部位的远、近骨折端。

2. 复位及内固定　清除骨折端间隙的积血及筋膜碎片，把嵌入的软组织提起。如为陈旧性骨折者，则用刮匙把骨折端表层刮除，形成一个新鲜骨折创面。用布巾钳钳夹内踝或外踝的远侧骨折块，并使之复位，并维持。在内踝下端三角韧带上纵向切一小口，显露内踝尖端，用一骨钻自内踝尖端斜向近段的外上侧约 45°（图 15-20），或外踝尖部侧面斜向内上方经骨折线钻一骨孔，拧入长度合适的螺钉固定（图 15-21）。

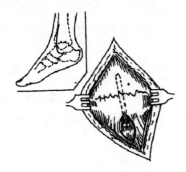

图 15-20　内踝螺钉固定

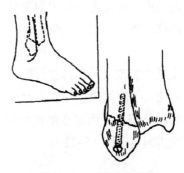

图 15-21　外踝螺钉固定

如骨折位置比较高者，复位后，可借胫骨固定腓骨远折段，由腓骨横向胫骨钻孔，拧入螺钉固定。

如骨折的远折段较小，不能使用螺钉固定者，可用克氏针按上述方向钻入固定，将针尾弯曲后埋于组织内即可。或克氏针与钢丝联合使用固定。

若踝部尖端骨折片很小，用克氏钢针有困难者，可做局部小骨片摘除，不做内固定术。

用生理盐水冲洗手术切口，分别把三角韧带、皮下组织、皮肤缝合。

【术后处理】

用膝下石膏托或支具外固定。卧床并抬高患肢。手术切口愈合拆线后，改用膝下支具外固定，可扶双拐离床活动，待术后 4～6 周后可负重行走。约 10 周左右，复查骨折已愈合便可拆除石膏，加强锻炼，可配合理疗。

【注意事项】

内踝的前缘处为大隐静脉及隐神经所过，要注意保护。在内踝的后缘至下方，则是胫后动脉、胫神经、胫后肌腱所过，在切口的下部操作时须注意，勿误伤。

在腓骨下极外跟后下方操作时，注意勿伤及腓骨长、短肌腱。

二、双踝骨折或三踝骨折内固定术

【适应证】

后踝骨折，移位明显，骨折块较大，已超过胫骨关节面的1/3者，应做切开复位内固定。若骨折片小不引起症状者，可不做处理；引起症状者，可行摘除术。合并内、外踝骨折者，一并做手术处理。

【禁忌证】

同内踝骨折内固定术。

【术前准备】

同内踝骨折内固定术。

【麻醉】

同内踝骨折内固定术。

【体位】

俯卧位，在小腿下面放置抬高垫垫高，以便在术中能做踝关节活动，方便手术操作。

【手术步骤】

1. 切口与暴露 在跟腱的外侧，从外踝平面开始，向上做长6～8cm的切口。切开皮肤、皮下组织及筋膜，将皮瓣及筋膜向两侧拉开，显露腓骨长、短肌腱和踇长屈肌。纵向切开遮盖踇长屈肌的筋膜，再切开踇长屈肌的外侧纤维和胫骨的骨膜，在骨膜下钝性剥离，便可显露胫骨远端后踝部。

2. 复位及内固定 后踝移位骨折，常伴有距骨后脱位，在处理后踝前，必须首先处理关节脱位。具体方法是，对抗牵引小腿和足部，进而背伸足部，使距骨前移而复位；随即用手指推压骨碎片，使后踝复位。继而用布巾钳做暂时固定，用骨钻从后踝通过骨折线向近骨折端钻一骨孔，拧入螺钉做内固定（图15-22）。

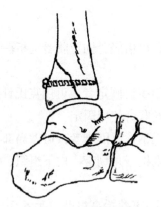

图15-22 后踝螺钉固定

3. 内、外双踝骨折内固定法 取仰卧位。先做内踝固定，后做外踝固定。故下肢开始取半屈髋屈膝外旋位，患踝置于健侧小腿上，待内踝固定完成后，下肢改为半屈髋屈膝内收内旋位，使外踝向上。其具体操作基本同内外踝单骨折固定术。

4. 三踝骨折内固定法 在后踝骨折内固定完成后，可不改变躯干体位，只将患肢做内旋、外旋，分别让外侧及内侧向上便可进行外踝及内踝的处理。其具体方法与内、外双踝骨折内固定同。而内、外、后踝的固定，共有3枚螺钉，故钻骨孔时，要考虑到3枚螺钉互不影响（碰撞）。

彻底止血，生理盐水冲洗切口，按层缝合手术切口。

5. 踝关节骨折合并下胫腓联合分离的固定方法　取外踝后侧纵切口，切开皮肤、皮下组织，显露至骨膜下，于内、外踝之间用手法加压将下胫腓关节复位。在 C 型臂 X 线机透视下证实胫腓联合已复位后，于踝关节水平间隙上方 2 ～ 3cm 的腓骨后外侧，经皮平行于胫距关节面且向前倾斜 25°～ 30°方向穿过腓骨两层皮质至胫骨钻入 1 枚直径 2mm 的克氏针，C 型臂 X 线机透视示定位针位置正确后，测量长度，取出导针，拧入长度适合的直径 3.5mm 空心拉力螺钉 1 枚固定，螺钉尖部不穿过胫骨对侧皮质。下胫腓骨稍微活动，可有利于关节活动。

彻底止血，生理盐水冲洗切口，按层缝合手术切口。

因为内外双踝骨折又常合并胫腓骨远侧关节分离，故先处理内踝，内踝固定后，将足部和小腿反向对抗牵引，术者两手掌做横挤合骨手法把胫腓骨远侧关节复位，并用布巾钳钳夹外踝维持，用一枚合适长度的皮质骨螺钉，穿过外踝及胫骨内侧皮质进行固定（图 15-23）。

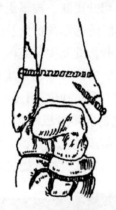

图 15-23　内外踝螺钉固定

双踝或三踝骨折常有下胫腓韧带分离，踝穴的宽度增加，使距骨在踝穴内活动度增加，造成踝关节活动不稳定。下胫腓分离的影像学诊断标准为：①前后位或踝穴位片下胫腓骨间隙＞ 6mm。②前后位片胫腓骨重叠＜ 6mm 或小于腓骨宽度的 42%。③踝穴位片胫腓骨重叠影＜ 1mm。

【术后处理】

同内踝骨折内固定术。合并下胫腓分离者，6 ～ 8 周后去除固定下胫腓联合的内固定物。

【注意事项】

1. 从外侧入路，注意保护腓骨长肌、腓骨短肌、蹞长屈肌腱。亦可从内侧进入，但必须小心保护胫后血管、神经。如显露后踝欠佳，必要时可将跟腱做 Z 形切断，剥开腱前脂肪，较充分地暴露后踝部。待手术固定完成后，再把跟腱缝合。

2. 近年来较多生产和应用加压螺钉，踝部几种骨折均可使用，固定效果更佳。

3. 踝关节损伤不仅表现为骨结构紊乱，也是韧带及软组织损伤，其中踝关节韧带是维持踝关节稳定的关键所在，如果只重视骨折复位及坚强内固定，而忽略韧带及软组织的治疗，同样可致踝关节稳定性差。

三、胫骨远端 T 形骨折内固定术

【适应证】

胫骨远端 T 形粉碎性骨折经闭合复位外固定失败者，陈旧性胫骨远端 T 形骨折者

【禁忌证】

1. 不规则，多块粉碎性骨折。

2. 同内踝骨折内固定术。

【术前准备】

同内踝骨折内固定术。选备接骨板螺钉。

【麻醉】

用腰段硬膜外麻醉或腰麻。

【体位】

仰卧位。

【手术步骤】

1. 切口与暴露　经内侧入路，从内踝尖端上方 6 ～ 8cm 处起，于大隐静脉的后侧沿胫骨前内缘向下到内踝尖端再后转 2 ～ 3cm。切开皮肤、皮下组织及深筋膜，继而纵向切开骨膜与关节囊，适当剥离并分别向前后牵开，暴露胫骨远端骨折处及关节。

2. 复位及内固定　用生理盐水冲洗骨折处及关节腔内，清除积血及组织碎屑。探查骨折与关节面的情况，决定复位及内固定的具体方法。一般的方法是，把小腿和足部做对抗拔伸牵引，并用横挤手法于内、外踝，使胫骨远端左右骨折块靠近，同时让下胫腓联合亦紧靠，还可用骨膜剥离器撬动骨折块，直至复位满意。把选备的接骨板按胫骨内侧远端的表面生理弯曲度弯曲定形，放置在合适的位置上，先用骨钻把远骨折段的孔钻通，并拧上合适的螺钉，这样远侧两骨折块和接骨板便连为一体，然后再在近骨折段钻骨孔，拧入螺钉便可使 T 形骨折固定好（图 15-24）。

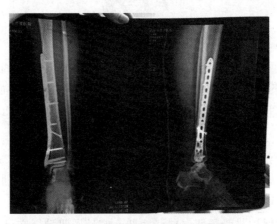

图 15-24　胫骨远端 T 形骨折内固定

彻底止血后，用生理盐水冲洗关节腔及手术切口，依次缝合关节囊、骨膜、筋膜、皮下组织及皮肤。

【术后处理】

术后即用膝下石膏托外固定，待伤口愈合拆线后，改用膝下管型石膏或支具外固定。因胫骨是负重骨，其远端 T 形粉碎，检查证实已骨性愈合后再负重行走。一般需要 10 ～ 12 周以上的时间。

【注意事项】

1. 胫骨远端 T 形粉碎性骨折，最关键是恢复关节面的完整光滑，同时要恢复正常轴线。

2. 对陈旧性骨折，已超过 1 个月以上者，除需清除折端的瘢痕组织外，还需去除折端表层骨质，使其形成新鲜创面，并同时做植骨。对时间过久，不易获得满意复位者，术后也不能避免创伤性关节炎者，可做踝关节融合术。

四、功能锻炼

早期适当做肌肉和关节功能锻炼，术后即可行各足趾的屈伸运动。术后一周后，可在保持外固定的情况下，加大踝关节的主动活动范围，并辅以被动活动。被动活动时，术者一手握紧内外侧外固定，另一手握前足，只做背伸和跖屈，不做旋转或翻转活动。随着骨折愈合情况改善，可用脚趾进行画圈活动。做运动时以足大踇指顺、逆时针画圈，可避免胫距关节及距下关节僵硬。

第三节　踝关节融合术

踝关节融合术是使踝关节骨性融合的手术。踝关节在下肢是较低位的一个负重关节，稍有畸形或疼痛均影响下肢功能，做融合术后既可消除疼痛，又可矫正畸形，一般较少影响下肢功能，效果良好。踝关节固定的位置，男性患者一般都在 90°位，女性患者可放在 110°位，以便于穿跟稍高的鞋。常用的有前侧滑动植骨融合术和腓骨下端嵌入融合术。

【适应证】

因踝部陈旧性骨折、脱位、各种感染性与非感染性疾病，致使踝关节面被严重破坏和关节不稳，神经麻痹瘫痪所致踝关节不稳定的 14 岁以上患者。如病灶主要靠外侧者，用腓骨下端嵌入融合法；若病灶靠前内侧者，用前侧滑动植骨融合为宜。

【禁忌证】

1. 对 14 岁以下的患者，一般不做关节融合术。

2. 若踝关节已经被严重破坏，又需做局部病灶清除者，应审慎选择融合方法，一般不做跨越关节的骨片移植融合术。

3. 邻近关节已有骨性强直者，或对侧踝关节已有强直者，不宜施行关节融合术。

【术前准备】

1. 炎性关节病变应于术前应用对症药物，控制感染后行手术治疗。

2. 术前应充分告知患者踝关节融合术的利弊，融合一个影响肢体功能的关节，会改善整个肢体的功能。

【麻醉】

采用腰段硬膜外麻醉或腰麻。

【体位】

仰卧位。

【手术步骤】

1. 切口与暴露

（1）踝前侧切口　切口于踝关节正前方，以踝关节基点，向上 12cm，向下 5cm，全长 17cm左右，切开皮肤、皮下组织，对遇到的有碍手术操作的横向足背静脉网予以结扎切断。保护腓浅神经的皮支，不可损伤。切开深筋膜及踝横韧带后，找到胫前动脉、大隐静脉、腓深神经、踇长伸肌腱、胫前肌腱，一并拉向内侧；分出趾长伸肌腱并向外侧牵开，便可显露关节前侧。本切口适用于踝前侧滑动植骨融合。

（2）踝外侧直切口　始于外踝尖端向上 12cm，向下 3cm，全长 15cm，沿腓骨下段前缘做纵切口。切开皮肤、皮下组织、腓骨骨膜，稍剥离便可暴露腓骨下段。本切口适用于腓骨嵌入融合。

2. 踝前滑动植骨融合法

（1）病灶清除及踝关节面切除　取前切口，切开关节囊，将足向跖侧屈曲，使前侧的关节间隙增宽，以暴露关节面。用刮匙或骨凿去除关节内及附近的病变组织，用生理盐水冲洗干净。然后用骨刀切除胫腓下关节及胫距关节、腓距关节的关节软骨面，直至露出正常松质骨（图15-25）。

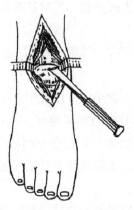

图 15-25　切除关节面

（2）凿取滑动骨块及骨槽　顺切口方向，于胫骨远端前面纵向切开骨膜，向两侧剥离，露出前侧骨质。用骨刀从胫骨远端起向上刻出长10cm、宽25cm的骨片标志。用骨钻在此标志边缘钻若干深达髓腔的骨孔，再用骨刀或电骨锯按所刻标志切骨。取得长方形骨块，用生理盐水纱布包裹保存备用。将踝关节屈曲至需要融合固定的角度（男90°，女100°～110°），在距骨上面，用骨刀切成一骨槽，该骨槽必须与胫骨上已形成的骨槽相对应，其深度约2cm，横向宽度为2.5cm，前后厚度与胫骨上骨槽同，以插入在胫骨取出的骨块（图15-26）。

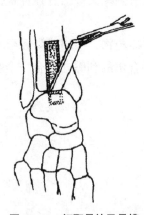

图 15-26　切取骨块及骨槽

或者把距骨前上方的部分骨质切除，形成一新的骨缺损创面，此创面与胫骨上的骨槽相接，到做融合时，胫骨块的下端嵌于此创面上。

（3）融合关节　由助手固定踝关节于适合的屈伸角度，术者把取得的胫骨块上端倒转向下，插入距骨槽内，并向下打紧，骨块的其余部分安放入胫骨骨槽内。用骨钻从距骨颈穿过骨块向距骨体钻一骨孔，并拧入螺钉固定距骨与骨块。在踝关节间隙尽可能减少下，穿过骨块的上半部向胫骨后侧钻一骨孔，拧入螺钉，使骨块与胫骨固定（图15-27），然后把从距骨上切下的碎骨片填放在胫骨骨槽的空缺处。

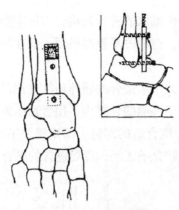

图 15-27 螺钉固定骨块

3. 腓骨远端嵌入融合法

（1）截取下段腓骨 取外侧切口，纵向切开腓骨骨膜并剥离，把腓骨下段 10cm 长的骨段完全游离。在距离外踝尖端上 10cm 处用骨刀或线锯截断（图 15-28），取下远端的腓骨条，用生理盐水纱布包裹保存备用。

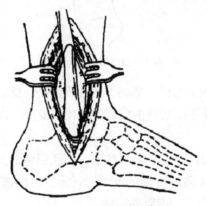

图 15-28 骨刀切断腓骨

（2）病灶清除及踝关节面切除 顺原腓骨下段处，切开骨间膜和骨膜、关节囊，在骨膜下剥离，并剥离或切断关节外侧的韧带，暴露胫骨远端及距骨的外侧，将患足内翻，使距骨向内脱位，暴露踝关节的胫距关节面（图 15-29）。此时，可用骨凿及刮匙彻底清除病变组织。用生理盐水冲洗干净后，用骨刀切除胫骨远端和距骨上边的关节面，尽可能把内侧（内踝）关节面亦切除。

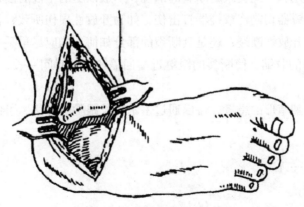

图 15-29 足内翻显露踝关节

（3）修整腓骨条及凿出骨槽　把截取的腓骨条用骨刀按需要修整。主要是把腓骨远端的关节软骨切除，并削平其内侧的皮质骨，造成一平整粗糙面。又在胫骨远端及距骨的外侧凿一与腓骨条大小相应的浅骨槽。

（4）融合关节　由助手固定踝关节于适合的屈伸角度并把足向上推压，使踝关节间隙尽可能地缩小。把腓骨条跨越踝关节放置于外侧的骨槽内，用骨钻由外向内侧穿过腓骨条到胫、距骨内侧皮质骨钻三个骨孔，分别拧入长度合适的螺钉，固定踝关节（图15-30）。然后把凿骨槽时所取得的碎骨片填充在胫骨、距骨、腓骨条之间，以促进骨的融合。

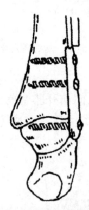

图 15-30　腓骨条的固定

彻底止血后，用生理盐水冲洗切口，把剥下的骨膜摊平，能缝合者缝合，并依层缝合其他组织。因为骨端可能渗血较多，在关闭切口前应放置负压引流管，以防积血。

【术后处理】

用小腿膝下石膏托固定，回病房后，垫高患肢，负压引流两天后拔除，待手术切口愈合后改用小腿行石膏靴或支具。术后4周可持拐负重练习行走，以促进骨质融合。一般外固定 8～12 周，经X线拍片证实踝关节融合后，拆除外固定。

第四节　跟腱手术

跟腱是由小腿后侧的腓肠肌及比目鱼肌咎合而成的较粗的肌腱。

跟腱损伤分为两类，一类大都发生在跳跃动作中，主要是由于肌腹强烈收缩产生的暴力造成，断端不齐整，呈马尾状。此类跟腱断裂的部位，一般以腱的中段居多，肌与腱交界处、跟骨附着处次之。另一类为锐器切割伤或钝器打击伤，如为开放性损伤所致，常合并其他损伤或严重污染。无论是闭合性或开放性断裂，还是其断裂的部分如何，均应尽早手术缝合。否则，可因腓肠肌和比目鱼肌强有力的收缩，使断裂的跟腱近端回缩较远，时间一长，挛缩严重，手术困难，且影响疗效。

对于足部跖屈、内翻畸形的患者，可以通过手术延长跟腱的方法，可以缓解畸形或阻止畸形的进一步加重。

一、跟腱断裂缝合术

【适应证】

开放性或闭合性跟腱断裂。

对于开放性的跟腱断裂，应争取在 6 ～ 10 小时内做彻底清创的同时予以缝合。如合并其他组织损伤，而且污染比较重，一期缝合有困难者，也应先把断裂的近端尽量向下拉伸后，和附近的组织做暂时缝合固定，避免上缩，待以后条件允许时再做二期跟腱缝合处理。

【术前准备】

除一般准备外，备韧带缝合线。

【麻醉】

用腰段硬膜外麻醉或腰麻。

【体位】

患者俯卧位，小腿及足部垫枕，让膝关节稍屈曲。

【手术步骤】

1. 切口与暴露　以断裂处为中心，沿跟腱的内缘或外缘做一纵向的 6 ～ 10cm 切口，切开皮肤、皮下组织，即可见到断裂跟腱处有一空隙并形成血肿。冲洗并清除血凝块后，纵向切开跟腱鞘膜，暴露跟腱的断端。如为开放性损伤，清创时可顺创口再适当纵向扩大切口，按需要向上或向下延长，直至显露远、近跟腱断端。

2. 跟腱跟骨附着断裂缝合固定法　在跟骨的原跟腱附着部位，用骨钻向下方（距面）钻一骨孔，再将骨孔的上部（跟腱附着部）扩大。用韧带缝合线，以"8"字缝合法缝于跟腱的近侧断端，并留置韧带缝合线抽出线，然后用粗长的直缝针把韧带缝合线从上向下穿过跟骨孔、足底软组织，从足底皮肤穿出（图 15-31）。由助手把患肢膝关节屈曲，踝关节跖屈并维持，术者把韧带缝合线向下拉紧，使断裂的跟腱进入骨孔扩大部分，用 3 ～ 5 层纱块做垫，套在从足底穿出的韧带缝合线上，最后用一个稍大的纽扣套入韧带缝合线，将韧带缝合线抽紧，并在纽扣的表面打结固定。

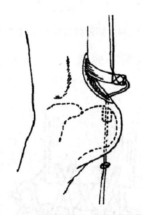

图 15-31　韧带缝合线从足底穿出

3. 跟腱中段及肌与腱交界断裂修补法　如跟腱的长度够，可用直接缝合法；如缺损，长度不够，可用阔筋膜条修补法或带蒂腱膜瓣修补法。

（1）直接缝合法　显露跟腱断端后，用利刀修齐，由助手将膝关节屈曲 30°，踝关节中度跖屈，远、近断端可接触者，用 7 号丝线缝合。为避免肌张力把线拉断，可用韧带缝合线拉出缝合法，即把韧带缝合线穿在直缝针上，从跟腱的近断面的外侧部刺入，在离断面 1 ～ 1.5cm 处穿出外缘，然后横贯至内缘，再从内缘刺入，在断面的内侧部穿出（图 15-32）。韧带缝合线的两端分别于跟腱的远侧断面内、外侧部刺入，由后缘穿出，再穿出皮肤外（图 15-33）。用另一根韧带缝合线套在已缝合的韧带缝合线的内（或外）上角处穿出皮肤，以备做抽出缝合韧带缝合线用。把缝合韧带缝合线两端垫好套上大纽扣，拉紧韧带缝合线，使跟腱断端对合，将韧带缝合线两端在纽扣上打结固定（图 15-34）。

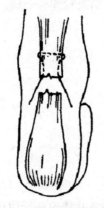

图 15-32　断腱近端缝入韧带缝合线

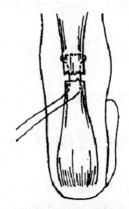

图 15-33　韧带缝合线通过断腱远端

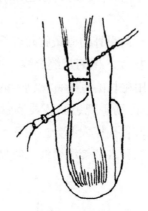

图 15-34　韧带缝合线两端打结固定

（2）阔筋膜条交叉修补法　从大腿外侧做一纵向切口，取下一阔筋膜，（0.5 ～ 0.8）cm ×（12 ～ 15）cm，在跟腱的断端之间，做交叉缝合（图 15-35）。

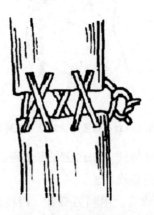

图 15-35　阔筋膜修补法

（3）带蒂腱膜瓣修补法　从腓肠肌腱膜上切下一块带蒂腱膜瓣，其蒂部留在离近侧断端约 1 ～ 1.5cm 处，其长度与宽度以翻下后可与远程重叠缝合为准（图 15-36）。本法的缺点是腱膜深面的粗糙面向皮下，易发生粘连。另一方法是所取的腱膜长、宽度大些，在腱上戳一个纵向切口，把此腱膜瓣从切口穿向前方，再反折向下，将此腱膜瓣包绕跟腱的远、近断端并缝合固定

（图 15-37）。此法，其腱膜瓣光滑面向外，但腱瓣需较大。

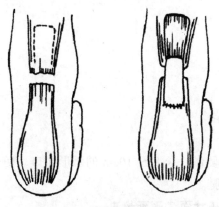

图 15-36 带蒂腱膜修补法之一

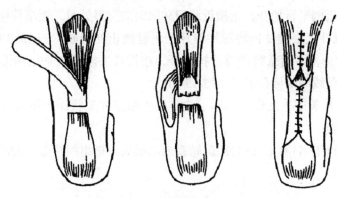

图 15-37 带蒂腱膜修补法之二

4. 跟腱断裂晚期修补术

（1）直接缝合及筋膜与腱膜修补法 切开跟腱鞘膜后，清除瘢痕组织，剥开跟腱与周围组织的粘连，切除跟腱两端的瘢痕，造成新创面。如断端能靠近者，可按新鲜断裂，用早期缝合的方法处理；如断端不能靠近，则用下面的方法。

（2）腓骨短肌腱移位代跟腱法 用跟腱外侧缘切口，上至肌腹，下延到外踝的前下方，找出腓骨短肌，按需要的长度在外踝前下方切断，将该肌腱后移，与跟腱的远侧断端缝合，将腓骨短肌的肌腹缝在腓肠肌、比目鱼肌上，再用阔筋膜条交织包绕此三肌，缝合固定。

彻底止血，生理盐水冲洗切口后，尽可能缝合跟腱鞘膜，再缝合切口的各层组织。

【术后处理】

术毕，须有一人维持患肢于屈膝 100°～120°，踝中等跖屈位，直至用石膏固定好为止。新鲜损伤缝合者，用石膏前后托外固定，2 周后拆线，4～5 周开始活动踝关节；如用筋膜及腱膜瓣修补及晚期修补者，拆线后改用屈膝约 45°左右长腿管型石膏再固定 4～5 周，拆除石膏后，开始锻炼膝、踝等关节。术后 6～8 周后，可逐渐练习负重行走。

二、跟腱切断延长术

【适应证】

适用于因跟腱挛缩引起的尖足畸形。常与其他术式合并应用。

如患者同侧肢体并有股四头肌麻痹者，一般不宜采用跟腱延长术，或所延长的幅度需慎重控制，免致术后加重膝关节的不稳而影响步行。

【术前准备】

一般准备。

【麻醉】

用腰段硬膜外麻醉或腰麻。

【体位】

俯卧位，患足垂于手术台端。

【手术步骤】

1. 切口与暴露　于跟腱内侧做一长 8～10cm 的弧形切口，切开皮肤及皮下组织，于跟腱正中纵向切开腱周组织，暴露跟腱。

2. 延长跟腱常用额状面及矢状面 Z 形延长法

（1）额状面 Z 形延长法　膝伸直、足背伸位，使跟腱紧张，在跟腱附着部上 1cm 处用尖刀额状面插入，向跟腱近侧平行切开，至接近肌腱和肌肉的交界处时，逐渐移向浅面，将浅层腱片切断（图 15-38），掀开浅层腱片，将深层腱片于跟腱抵止处切断（图 15-39），使之形成后浅、前深两层等厚的腱片，便可随意将两腱片拉伸开，按设计要求矫正垂足畸形。跟腱延至足够长度，将腱片对合，用丝线间断缝合固定（图 15-40）。

（2）矢状面 Z 形延长法　操作基本同上法，仅将跟腱在矢状面上按 Z 形切开，再根据延长程度做端端或侧侧缝合。

彻底止血后，冲洗手术切口，缝合跟腱鞘膜或以腱周疏松组织覆盖于腱的缝合部位，以防粘连，然后缝合手术切口。

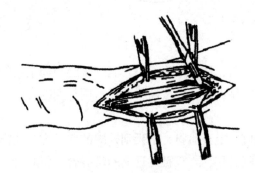

图 15-38　切断近端浅层腱片

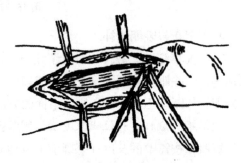

图 15-39　切断远端深层腱片

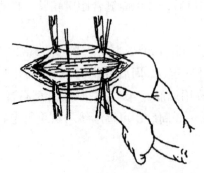

图 15-40　腱片结节缝合

【术后处理】

用石膏固定 4～6 周，拆除固定后，逐渐锻炼，可配合中药熏洗、理疗等。

第五节 跖腱膜切断术

【适应证】

足高弓畸形。

足高弓畸形常和其他骨及软组织因素所致足畸形并存，所以，跖腱膜切断术常与其他手术配合使用。

【术前准备】

一般准备。

【麻醉】

主要根据其他手术需要选择，腰段硬膜外麻醉、腰麻、局部麻醉均可。

【体位】

仰卧位，膝关节屈曲外旋，足内缘向上。

【手术步骤】

1.切口与暴露 沿足内缘和背侧皮肤交界部做一约 3～5cm 的切口（图 15-41）。切开皮肤、皮下组织，剥开纤维脂肪组织，显露跖腱膜在跟骨的附着部。

2.切断环腱膜 用力使患足背伸，将跖腱膜牵紧。用尖勾刀或剪刀贴紧跟骨将跖腱膜的附着部横向切断（图 15-42）。

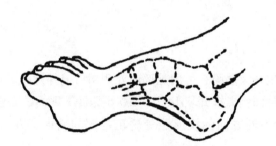

图 15-41 足内侧切口

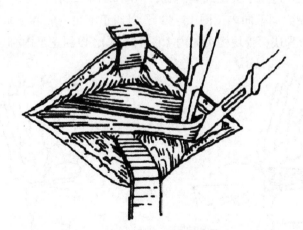

图 15-42 切断跖腱膜

同时在跟骨结节处切断趾短屈肌。然后用力使足背伸，使足弓松弛。

【术后处理】

用石膏把足固定在尽量背伸位。固定时间决定于其他手术需要，单纯本手术，切口愈合即可拆除。

【注意事项】

1. 在切断跖腱膜时，不要损伤趾短屈肌两侧的足底内、外侧血管和神经。

2. 不要损伤跟骨处的骨膜，免致日后骨膜反应而骨刺形成，引起疼痛，影响行走。

第六节　三关节融合术

三关节融合术是将足跟距、跟骰和距舟三个关节的部分骨质切除，以达到骨性融合，矫正畸形，恢复足部能平正着地，改善步态及整个下肢功能的手术。

【适应证】

14岁以上的先天性或麻痹性尖足内翻畸形，足跗骨已发生骨性结构改变者；足跗关节陈旧性骨折、脱位，合并关节不稳或剧烈疼痛，而小腿三头肌仍强有力者。

【禁忌证】

手术区软组织广泛瘢痕，下肢远端存在血循环障碍，感染性病灶存在者。

【术前准备】

一般骨科术前准备。

【麻醉】

腰段硬膜外麻醉或腰麻。

【体位】

仰卧位。

【操作步骤】

1. 切口与暴露　切开皮肤及筋膜，可用足部前外侧切口或外侧弧形切口。后者暴露跟距关节较充分，把肌腱拉开，在骨面剥离推开软组织，暴露足跟距、距舟、跟骰三个关节。

2. 切除三关节　利用不同方向的楔形截骨矫正足部的畸形。方法较多，下面介绍常用的两种。

（1）一般截骨法　主要适用于尖足或兼内翻，但畸形不严重者。先在跟骰、距舟两关节上切除一楔形骨块，使骨块楔尖向下向内（图15-43），以纠正前足内收和下垂畸形（图15-44）。再在跟距关节上切除一楔形骨块，骨块楔尖向内（图15-45），以纠正足内翻（图15-46）。

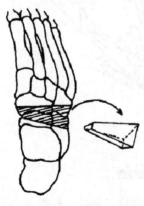

图15-43　跟骰、距舟关节截骨

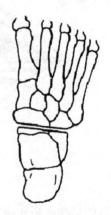

图15-44　前足畸形矫正

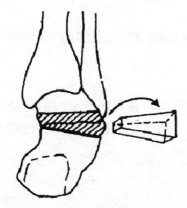 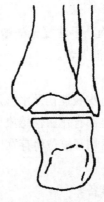

图 15-45　跟距关节截骨　　　　　　　　图 15-46　内翻畸形矫正

（2）距骨嵌插法　主要适用于严重尖足或足下垂畸形。用足下垂位作为起点，在距骨下面几乎水平线向前截骨，即前段多截些；跟骨上面截骨，前段多截些；并在舟骨后侧凿一横骨槽。切除跟距关节后，设法把距骨前端嵌插到舟骨横槽内，并填入碎骨屑，使各截骨面紧靠便可。此法又利用了距骨后结节顶住胫骨远端，支起前足，防止了垂足（图 15-47）。

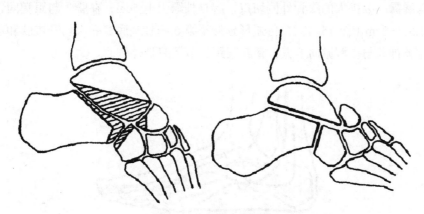

图 15-47　距骨内嵌插法

彻底止血后，用生理盐水冲洗手术切口，或用克氏针或一"∩"形钉做内固定后，依层缝合。

【术后处理】

先用前、后石膏托外固定，待切口愈合拆线后，改用膝上管型石膏固定 3 个月左右，待拍片证实已融合后再拆除。

【注意事项】

1. 三关节融合常配合肌腱手术运用，要在术前设计好。

2. 关节截骨面对合是否紧密，将影响术后出血量和日后愈合等，在术中及术后务必让截骨面紧密靠近。

第七节　跟骨骨折内固定术

跟骨作为足部最大的跗骨，主要作用是承受轴向的压缩应力。跟骨骨折占全身骨折的 2.6%，但占跗骨骨折的 60%。跟骨骨折的治疗目标包括恢复关节面，保持跟骨的高度、长度和宽度，保留距下和跟骰骨关节的活动。另外，同其他的关节内骨折一样，跟骨骨折也要求解剖复位。

【适应证】

骨折波及关节面，手法复位失败或不能获得良好固定者；后关节面骨折移位超过 3mm 者；跟距角＜ 10°或完全消失者。

【禁忌证】

患踝肿胀，且有皮肤挫伤及水疱形成，暂不手术。需延期 1 ～ 2 周，待挫伤恢复及水疱干瘪后再手术。小腿及足部有化脓性感染或真菌感染病灶者，不宜手术，须待感染病灶治愈后再进行手术。但超过 3 周后切开复位将存在困难。

【术前准备】

一般骨科术前准备。

【麻醉】

腰段硬膜外麻醉或腰麻。

【体位】

侧卧或 60°斜侧卧位，患侧向上，患肢略屈髋屈膝位。

【手术步骤】

1. 切口与暴露　取扩大的跟骨外侧切口，起自外踝尖上 5cm，在腓骨与跟腱间，平行于跟腱至外踝尖下 1.5 ～ 2cm（图 15-48），再弧形延伸至第 5 跖骨基底。一次切开皮肤和皮下组织，将腓骨肌腱、腓肠神经与皮瓣掀向上方，暴露跟距关节及跟骨外侧面。

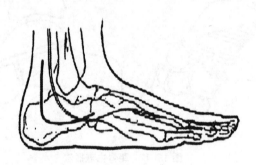

图 15-48　跟骨骨折切口

2. 复位与固定　用骨凿将下陷的关节面撬起。如遗留缺损较大，取自体髂骨或人工骨充填植骨。然后，手法整复跟骨内侧骨折，复位困难者另取一内侧切口。最后，用解剖锁定接骨板或螺钉固定（图 15-49）。如以螺钉固定，在跟骨下方的螺钉应上斜以抓住载距突，靠后者应下斜以进入跟骨体后部较致密的骨质内。

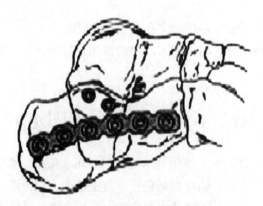

图 15-49　跟骨骨折接骨板内固定法

松开止血带，充分止血后，生理盐水冲洗手术切口，常规放置引流，逐层缝合。

【术后处理】

术后石膏托或支具固定，抬高患肢。固定 6～8 周，经 X 线拍片证实骨质融合后方可部分负重行走。

【注意事项】

在腓骨下极外跟后下方操作时，注意勿伤及腓骨长、短肌腱。

第八节　距骨骨折内固定术

距骨骨折较少见，但并发症较多，一是因为距骨无单独的供血动脉，且主要的血供均通过距骨颈，所以当距骨颈发生骨折时，易造成供血动脉断裂，继发缺血性坏死；二是距骨表面多为关节软骨，骨折时多波及关节面。

【适应证】

经闭合手法复位及外固定失败的距骨骨折、开放性距骨骨折。

【术前准备】

一般骨科术前准备。

【麻醉】

腰段硬膜外麻醉或腰麻。

【体位】

仰卧位。

【手术步骤】

1. 切口与暴露　用踝关节前内侧切口。自内踝前上方，略向前下弯到舟骨内侧处，长 7～8cm。切开皮肤及关节囊（图 15-50），牵开后即可显露踝关节及距骨折端。

2. 复位内固定　暴露骨折端后，冲洗净骨折端，用骨膜剥离器撬动骨折端，结合手法使距骨复位。然后用巾钳暂时固定，在距骨颈内侧非关节面处经颈部及体向后外钻一孔，拧入螺丝钉固定（图 15-51）。如术中发现周围的韧带、关节囊切开关节囊显露距骨也有严重损伤，可在距骨用螺丝钉固定后，再行切除距跟关节面，使之融合（图 15-52）。

3. 严重粉碎性骨折的处理方法　粉碎严重，无法复位固定者，可全部摘除，在胫骨前下方切取一滑动骨片与残存的距骨头、颈部做滑动植骨融合（图 15-53）。

彻底止血后，冲净手术切口，依层缝合。

【术后处理】

单做螺丝钉内固定者，用石膏托或支具固定 8 周。做融合术者，用小腿管型石膏或支具固定 1 周。经 X 线拍片证实骨质融合后方可负重行走，如距骨有坏死现象，仍继续固定 2～3 个月。

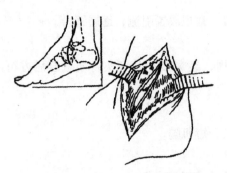

图 15-50　切开关节囊显露距骨

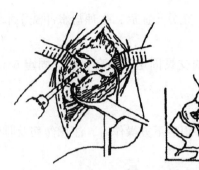

图 15-51　螺钉固定法

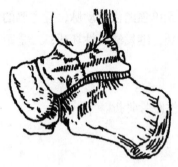

图 15-52　螺钉固定法与距下关节融合

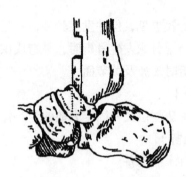

图 15-53　滑动植骨融合法

第九节　跖骨骨折内固定术

跖骨骨折在足部最为常见，其中第一跖骨骨折较其他跖骨粗大，骨折发生率低，但第一跖骨是支撑体重的重要支点，如有骨折，应力求解剖复位，使其恢复负重功能。

【适应证】

跖骨骨折经手法复位外固定失败者，或陈旧性骨折。

【术前准备】

一般骨科术前准备。

【麻醉】

局部浸润麻醉。

【体位】

仰卧位。

【手术步骤】

1. 切口与暴露　以骨折为中心，拉开伸趾肌腱，切开并剥离骨膜，在足背做约 3cm 长的纵向切口，切开皮肤及筋膜暴露骨折端。

2. 复位内固定　把远骨折端提出切口，用骨钻套上克氏针插入远程骨折髓腔，钻穿跖骨头，从足底皮肤穿出（图 15-54）。待钢针末端达到骨平面时，将骨折复位，再把钢针逆向近骨折端髓腔打入，直至针尾达到跖骨基底部，但不要穿出基底关节面（图 15-55）。剪断多余的钢针，留 1～2cm 在皮外。

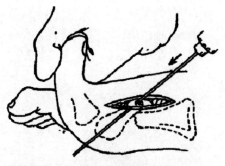

图 15-54　克氏针经髓腔从足底皮肤穿出

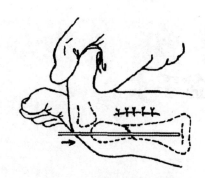

图 15-55　钢针逆向打入近端

亦可用顺行闭合穿钢针内固定法固定。

生理盐水冲洗切口后逐层缝合。

【**术后处理**】

石膏托或支具外固定 6 周，经 X 线拍片检查，骨折愈合后可拔除钢针。

复习思考题

1. 踝关节的组成结构有哪些？

2. 踝关节单纯内翻损伤最易损伤什么韧带？

3. 踝关节融合术禁忌证有哪些？

第十六章
骨盆手术

扫一扫，查阅本章数字资源，含PPT、音视频、图片等

第一节　骨盆手术常用入路

一、骨盆部的局部解剖

（一）体表标志

骨盆外形类似于一个环状（骨盆环），由左右两个髋骨、骶骨、尾骨借关节和韧带连接构成。髋骨由髂骨、坐骨、耻骨三块骨组成。髂嵴全长易在皮下触及，其最高点约平对第4腰椎棘突，髂嵴的前端为髂前上棘，后端为髂后上棘，髂后上棘平对第2骶椎棘突。在两侧腹股沟的内侧端之间，外生殖器上方可触及骨性横嵴为耻骨联合，耻骨联合的外上方的骨性突起称之为耻骨结节（图16-1）。

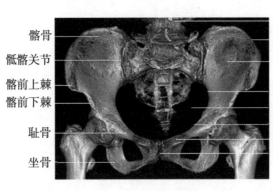

图 16-1　骨盆

左侧标注（自上而下）：髂骨、骶髂关节、髂前上棘、髂前下棘、耻骨、坐骨

右侧标注（自上而下）：第4腰椎、髂嵴、大骨盆、弓状线、小骨盆、耻骨梳、耻骨结节、耻骨联合

（二）骨盆的骨与关节构成

骨盆是由骶、尾、髋（髂、耻、坐）骨借关节、韧带和软骨连接而成的坚固的骨环结构。骨盆具有保护盆腔内脏器、连接躯干和下肢、支持并传递重力的作用。两侧髂骨与骶骨构成骶髂关节。骶髂关节及周围的骶髂韧带、骶棘韧带、骶结节韧带以及骨盆底的肌肉和筋膜共同组成骶髂复合体。骨盆的稳定性特别依赖于后侧负重的骶髂复合体。两侧耻骨体内侧的耻骨联合面借纤维软骨连接构成耻骨联合。骶骨岬、骶翼前缘、弓状线、耻骨梳、耻骨结节、耻骨嵴、耻骨联合上缘共同围成的环状线为骨盆界线。界线前上方为大骨盆，后下方为小骨盆。大骨盆又称假骨盆，

较宽大，向前开放，属于腹部。小骨盆又称真骨盆，有上、下两口。骨盆上口又称入口，由界线组成。骨盆下口又称出口，由尾骨尖、骶结节韧带、坐骨结节、坐骨支、耻骨下支和耻骨联合下缘围成，呈菱形。两口之间为骨盆腔，内有直肠、泌尿及生殖器官。

（三）骨盆的肌肉

骨盆处有大量肌肉附着，阔筋膜张肌、缝匠肌起于髂前上棘，梨状肌起于骶骨盆面，臀大肌起于髂骨和骶骨的背面，臀中、小肌起于髂骨外侧，股二头肌长头、半腱肌和半膜肌起于坐骨结节，股直肌起于髂前下棘，大腿的内侧肌群起于耻骨支和坐骨支，腹直肌、腹内斜肌分别止于耻骨嵴和髂嵴。这些肌肉的急骤收缩可引起附着点处发生撕脱骨折，同时也是骨盆骨折后骨折断端移位的原因之一。

（四）骨盆的血管

1. 髂总动脉 髂总动脉，平对第 4 腰椎下缘，由腹主动脉发出，左右各一，至骶髂关节的前方分为髂内、外动脉（图 16-2）。

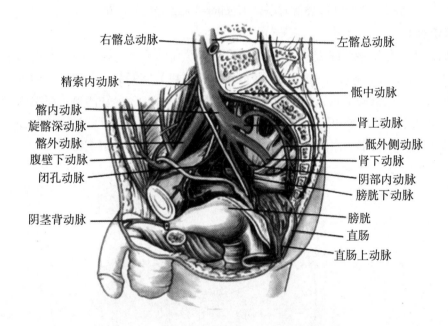

图 16-2 髂总动脉及其分支

2. 髂外动脉 髂外动脉自髂总动脉分出后，沿腰大肌内侧缘下行至腹股沟韧带，更名为股动脉。髂外动脉在腹股沟韧带分支有旋髂深动脉和腹壁下动脉。

3. 髂内动脉 髂内动脉为骨盆内的主要动脉，于骶髂关节前方自髂总动脉分出后斜向内下方进入骨盆。在坐骨大孔上缘分出前、后两干。髂内动脉按照其分布，分为壁支和脏支。壁支包括髂腰动脉、髂外侧动脉、臀上动脉、臀下动脉及闭孔动脉。闭孔动脉与髂外动脉或腹壁下动脉偶尔存在交通支，该血管损伤，可能引起难以控制的出血，有"死亡冠（corona mortis）"之称。脏支包括脐动脉、膀胱下动脉、直肠下动脉、阴部内动脉、男性输精管动脉、女性子宫动脉及阴道动脉。

（五）骨盆的神经

骨盆的神经主要为腰、骶神经和内脏神经。骶丛由腰骶干（L4、L5）及全部骶神经和尾神经的前支组成。骶丛位于骶髂关节及梨状肌前面，贴于骨盆后壁。分支有坐骨神经、阴部神经、臀上神经、臀下神经、股后侧皮神经。腰丛为第 12 胸神经前支的小部分、第 1～3 腰神经前支和第 4 腰神经前支一部分组成。腰丛分支包括髂腹下神经、髂腹股沟神经、生殖股神经、股外侧皮神经、股神经和闭孔神经。

二、骨盆部的手术入路

（一）髂腹股沟入路（Ilioinguinal 入路）

【适应证】

1. 髂骨翼骨折、部分骶髂关节骨折、耻骨上支骨折。

2. 髋臼前壁骨折、前柱骨折、前柱 + 后半横向骨折。

3. 髋臼双柱骨折、T 型骨折必要时联合 Kocher–Langenbeck 入路。

【显露步骤】

1. 切口　切口起于髂嵴前 2/3，沿髂嵴弧形延伸至髂前上棘，继而与腹股沟韧带平行，止于耻骨联合上方 2cm（图 16-3）。完整的髂腹股沟入路可以显露髂窝、骶髂关节前方、方形区、耻骨上支、耻骨联合。髂腹股沟入路形成 4 个解剖窗（Ⅰ – Ⅳ）。Ⅰ 外侧窗：在髂腰肌的外侧；Ⅱ 中间窗：在髂腰肌 / 股神经和髂外血管之间；Ⅲ 内侧窗：在髂外血管和精索（圆韧带）之间；Ⅳ 正中窗：在精索（圆韧带）内侧。临床根据骨折位置可仅显示部分解剖窗。

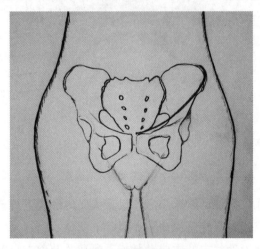

图 16-3　髂腹股沟入路

2. 显露　向下分离皮下脂肪，显露腹外斜肌腱膜，在髂嵴腹外斜肌的附着点处剥离，保留部分筋膜或骨膜以便之后的重建。骨膜下剥离髂肌显露髂窝，骶髂关节前方和骨盆上缘，以纱布等填塞髂窝。从髂前上棘至腹直肌鞘外缘再至腹股沟浅环上方弧形切开腹外斜肌腱膜。松解腹股沟韧带上附着的肌肉，分辨精索（或子宫圆韧带），橡胶管围绕，便于保护及术中牵拉。切断内侧附着于腹股沟韧带的腹横肌，注意保留 2mm 的腱性组织用于腹股沟管重建；注意保护髂前上棘内侧 1～2cm 的股外侧皮神经。在切口的外侧可以暴露出髂腰肌的前方部分，股神经在髂腰肌的前内侧缘走行。将股神经和髂腰肌用橡皮管围绕向外侧拉开就可以显露髂耻筋膜，该筋膜是神经与血管束的间隔。髂耻筋膜内侧是股动、静脉和淋巴干，用橡胶管围绕股血管进行保护。在血管神经束下方游离需注意腹壁下动脉或股动脉和闭孔动脉的交通支，必须仔细分离、结扎，避免大出血。如需进一步显露，可在血管的内侧分离直至耻骨联合。将髂腰肌和股血管同时向内侧牵拉，可以显露髂窝和骶髂关节前方，显露髂窝及骶髂关节前方，即外侧窗；向外侧牵拉髂腰肌和股神经，向内侧牵拉股血管可显露方形区，即中间窗；向外侧牵拉股血管，向内侧牵拉精索，可显露耻骨支，即内侧窗；将精索和股血管同时牵向外侧可显露耻骨联合后方，即正中窗。

（二）耻骨联合上方入路（Pfannenstiel 入路）

【适应证】

适用于耻骨联合骨折。

【显露步骤】

1.切口　于耻骨联合上方约 1～2cm 处做切口，长 7～12cm（图 16-4）。

2.显露　切开延伸到耻骨联合的腹直肌间的白线，沿腹白线筋膜纵向切开腹直肌，不要剥离腹直肌止点。用手指轻轻向后侧推开膀胱，放置钝性拉钩置于耻骨后间隙（Retzius 间隙）保护膀胱。小心耻骨联合外侧约 6cm 处为死亡冠血管。骨膜下剥离显露耻骨支。

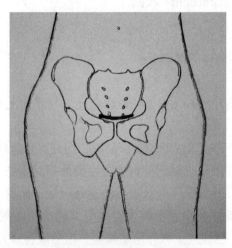

图 16-4　耻骨联合上方入路

（三）改良 Stoppa 入路

【适应证】

适用于髋臼前柱及前壁骨折，尤其适合涉及四边体的髋臼骨折。

【显露步骤】

1.切口　采用 Pfannenstiel 切口，也可做正中的皮肤切口，从耻骨联合下方 1cm 至脐下 2～3cm（图 16-5）。联合髂腹股沟入路的外侧窗，可以避免显露剥离中间窗。术者位于患髋对侧。

2.显露　纵向切开腹白线，劈开腹直肌，腹膜外进入 Retzius 间隙，膀胱推向腹腔侧，予以保护。将患侧腹直肌于耻骨联合和耻骨上支的止点处切断提起，显露耻骨联合和耻骨上支。向前外侧牵开腹直肌和腹壁下血管。术中注意结扎腹壁下动脉或髂外动脉与闭孔动脉之间的吻合支及髂腰动脉的滋养血管，防止误伤大出血。沿着骨盆缘从前向后显露，分离髂耻筋膜并向上提起，向内分离闭孔筋膜，骨膜下剥离显露四边体区域。向后显露骶髂关节，牵开髂肌，显露坐骨壁和骨盆缘后方，轻柔的牵开腰大肌血管，可以显露到骶骨翼。

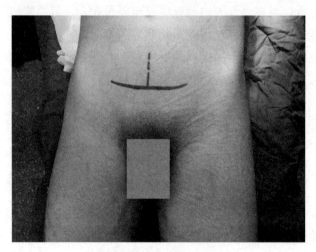

图 16-5　改良 Stoppa 入路

（四）腹直肌旁入路（Pararectus 入路）

【适应证】

主要适用于累及前柱及四边体的髋臼骨折

【显露步骤】

1. 切口　脐与髂前上棘连线的外 1/3 与耻骨联合上方与髂前上棘连线的内 1/3 连线（图 16-6）。

2. 第一窗显露　切开皮肤，显露浅筋膜、深筋膜，切开腹外斜肌腱膜，显露腹直肌外缘、腹内斜肌内缘，沿着腹直肌外缘切开肌层，显露下方腹膜外间隙脂肪。于耻骨结节外侧显露精索，女性为圆韧带拉向外侧，于腹直肌深层向水平方向显露腹壁下血管。于腹膜外间隙进一步解剖，辨认髂外动静脉，分离并用橡皮条绕过血管束以牵引，继续向外侧解剖，分离腰大肌及髂肌周围，同时保护髂腹股沟神经、股神经、股外侧皮神经、生殖股神经及内生殖腺血管，用橡皮条标记髂腰肌及这些血管神经结构。髂腰肌和髂骨之间显露第一窗，此窗可显露到骶髂关节。

3. 第二窗显露　髂腰肌内侧分离显露髂耻筋膜，剪断髂耻筋膜，牵拉髂腰肌，显露髂外血管。髂腰肌拉向外侧，髂外血管拉向内侧，显露第二窗。该窗可以显露骶髂关节前方和耻骨上支。

4. 第三窗显露　髂外血管拉向外侧，输精管拉向内侧，显露第三窗。该窗可以显露耻骨上支，髂耻隆起，真骨盆缘。

5. 第四窗显露　显露输精管内侧窗为第四窗，可以显露耻骨联合。为辅助窗，使用长钢板固定时，有时需显露该窗。

6. 第五窗显露　第三窗向深层可以显露四边体，坐骨棘，此为第五窗。深层辨别并显露闭孔神经血管。

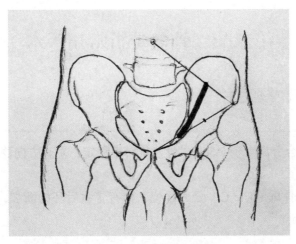

图 16-6 腹直肌旁入路

（五）髋臼后侧手术入路（Kocher-Langenbeck 入路）

【适应证】

1. 髋臼后壁骨折、后柱骨折和横向伴后壁骨折。

2. 髋臼的双柱骨折、T 型骨折可与前路联合使用。

【显露步骤】

1. 切口 切口以大转子顶点为中心。向近端延伸至髂后上棘远端 5cm 处，远端沿着股骨干延伸至大转子下方 8cm 处（图 16-7）。可以从坐骨大切迹到坐骨结节显露整个后柱，直视髋臼后壁。

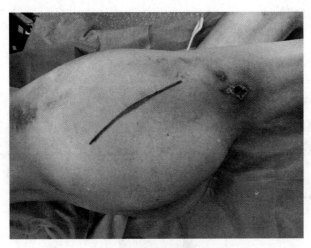

图 16-7 髋臼后侧手术入路

2. 显露 切开皮肤、皮下组织，切开阔筋膜和臀大肌筋膜，顺着肌纤维方向钝性分离臀大肌，近端可能损伤臀上神经、臀上动、静脉。用骨撬拉开臀中肌。若骨折线在近端，则需要更大范围显露，若关节腔内有骨块需行股骨头临时脱位时可行大粗隆截骨。内旋髋关节，将梨状肌从股骨止点丝线标志后切断，留 1～1.5 cm 作为术后重建之用，此时注意保护坐骨神经，尽量避免损伤股方肌，以免损伤旋股内侧动脉。切断梨状肌后，将其牵向后侧，即可显露髋臼后柱上半部分，将闭孔内肌向后牵开，即可显露髋臼后柱下半部分。

第二节　骨盆骨折常用手术

一、耻骨联合分离内固定术

【适应证】

1.Tile B1 型耻骨联合分离大于 2.5cm，骨盆旋转不稳定，垂直方向稳定，可采用耻骨联合钢板固定。

2. 不稳定性型骨盆骨折（Tile C）分离移位，伴有骨盆后环的断裂，固定耻骨联合前环时，需同时进行后环复位固定。

【禁忌证】

1. 患者严重创伤，病情不稳定，不能耐受手术。

2. 严重开放性骨折，碾压伤造成手术切口区域皮肤破坏，软组织损伤严重。

3. 耻骨上膀胱有造瘘。

4. 耻骨后间隙污染。

5. 严重骨质疏松症和严重粉碎性骨折，无法行坚强内固定。

【术前准备】

1. 影像学资料如骨盆前后位片、骨盆出口位片、骨盆入口位 X 线片或三维 CT。

2. 如严重骨盆骨折或内脏损伤，应全面检查，必要时请相关科室会诊。

3. 术前留置导尿，避免膀胱充盈，术中损伤膀胱。如有尿道损伤，给予对症处理。

【麻醉】

全身麻醉或椎管内麻醉

【体位】

仰卧位

【手术步骤】

1. 切口　采用耻骨联合上方入路

2. 复位　对于单纯的外旋移位可通过应用点式复位钳于两侧的耻骨结节上，钳夹复位，临时固定耻骨联合。对于合并前后和垂直移位，则使用骨盆复位钳复位，先将 2 枚皮质骨螺钉分别置于耻骨联合前方两侧，拧入至仅仅露出螺钉头，然后将骨盆复位钳的两个缺口卡入螺钉头下方，利用骨盆复位钳复位后，锁紧作为临时固定（图 16-8）。

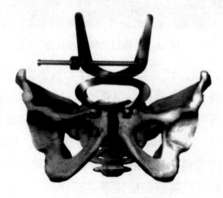

图 16-8　骨盆复位钳复位

3. 固定　选择耻骨联合接骨板或重建接骨板跨耻骨联合放置（图 16-9）。因为该部位通常骨量不充分，固定螺钉的长度要足够，钻孔时手指贴于耻骨联合后部，钻头与手指方向平行。如果垂直方向不稳定，骨盆后环无固定，可以考虑在耻骨联合上方和前方各使用一块接骨板进行固定。在 Retzius 间隙中放置负压引流，有利于减少术后感染发生。

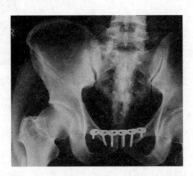

图 16-9　耻骨联合分离接骨板固定术后

【术后处理】

1. 术后预防性使用抗生素，去除骨盆带固定，早期床上活动，避免发生压疮、肺炎。

2. 口服预防静脉血栓的药物。

【注意事项】

1. 首先抗休克，处理内脏损伤，待病情平稳后施行手术。

2. 显露时注意在耻骨联合后方骨膜下剥离，避免损伤膀胱。

3. 术中清理血肿及分离纤维组织时注意辨认膀胱、尿道、精索等解剖结构，以防损伤。

4. 预防下肢深静脉血栓。

二、耻骨支骨折内固定术

【适应证】

1. 耻骨支骨折移位大于 2cm，前环不稳定的骨盆骨折。

2. 耻骨支骨折伴有后环不稳定的骨盆骨折。

【禁忌证】

同耻骨联合分离内固定术

【术前准备】

同耻骨联合分离内固定术

【麻醉】

全身麻醉或椎管内麻醉

【体位】

仰卧位

【手术步骤】

1. 切口　闭孔内侧耻骨支骨折，采用耻骨联合上方入路，切口可偏向患侧。闭孔外侧耻骨支骨折，骨折线靠近髋臼，钢板需跨过髋臼固定，可采用髂腹股沟入路。行耻骨上支骨折闭合复位插入重建锁定钢板内固定可采用耻骨联合上方入路联合髂腹股沟入路第一窗入路（图 16-10）。

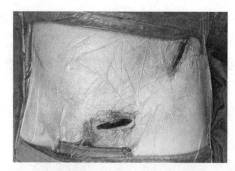

图 16-10 耻骨联合上方入路联合髂腹股沟入路第一窗切口

2. 暴露 耻骨联合上方入路，切开皮肤、皮下筋膜，显露耻骨上支，注意腹壁下动脉或股动脉和闭孔动脉的交通支，即死亡之冠。髂腹股沟入路可仅显露部分解剖窗。

3. 复位与固定 切开复位内固定可直视下显露骨折断端，点式复位钳复位，克氏针临时固定。重接锁定钢板据耻骨支形状预弯、塑形后置于骨折处。如闭合复位，钢板从切口处潜行插入。骨折远、近端旋入 2～3 枚螺钉固定（图 16-11）。

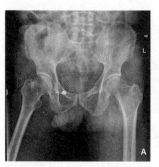
A. 术前 X 线

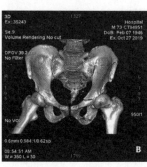
B. 术前三维 CT

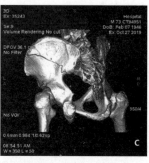
C. 术前三维 CT

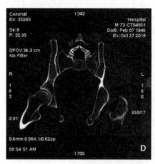
D. 术前 CT 示骶骨骨折

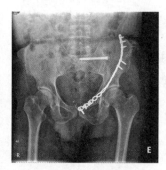
E. 术后 X 线

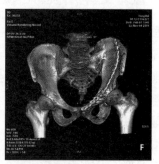
F. 术后三维 CT

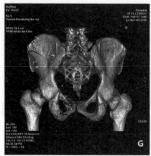
G. 术后三维 CT

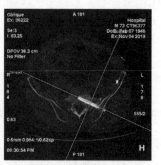
H. 术后骶髂螺钉位置

图 16-11 耻骨支骨折行钢板内固定、骶骨骨折行骶髂螺钉固定

也可行闭合复位经皮前柱螺钉固定。经克氏针置入耻骨支进行旋提、撬拨等操作对耻骨支骨折进行复位。复位后可采用逆行或顺行螺钉固定。逆行耻骨上支螺钉进针点位置表浅，更加容易操作。在耻骨联合处向耻骨上支方向作长 1 ～ 2cm 横切口，钝性分离软组织，显露耻骨结节，以耻骨结节下方为进针点，用直径 2mm 克氏针导针，沿着耻骨上支方向，用低速钻在 C 型臂机闭孔出口位、髂骨入口位透视下逆行置入耻骨上支内，确定导针位置良好后，空心钻顺着导针方向钻孔，旋入直径 6.5mm 或 7.3mm 长度合适的空心螺钉对耻骨支进行固定（图 16-12）。

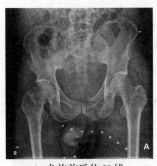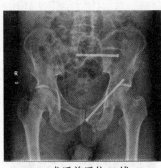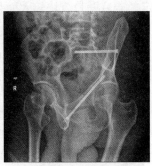

A. 术前前后位 X 线　　　　　　B. 术后前后位 X 线　　　　　　C. 术后闭孔斜位 X 线

图 16-12　耻骨支骨折逆行前柱螺钉内固定

【术后处理】
同耻骨联合分离内固定术

【注意事项】
同耻骨联合分离内固定术

三、髋臼后壁骨折内固定术

【适应证】
1. 髋臼后壁骨折合并髋关节不稳定。
2. 髋臼后壁骨折合并髋关节后脱位。
3. 髋关节内骨块卡压，股骨头、髋臼不匹配。
4. 合并髋臼软骨下骨的压缩或股骨头骨折。

【禁忌证】
1. 患者严重创伤，病情不稳定，不能耐受手术。
2. 严重开放性骨折，碾压伤造成手术切口区域皮肤破坏，软组织损伤严重。
3. 严重骨质疏松症和严重粉碎性骨折，无法行坚强内固定。

【术前准备】
1. 详细神经系统查体以排除神经损伤，如坐骨神经等。
2. 其余同耻骨联合分离内固定术。

【麻醉】
硬膜外麻醉或全身麻醉。

【体位】
侧卧位或俯卧位。术中屈膝 90° 和后伸髋关节可减少坐骨神经的张力。

【手术步骤】
1. 切口　采用髋臼后侧手术入路（Kocher-Langenbeck 入路），切口从髂后上棘的外下

4～6cm 开始，沿臀大肌纤维方向切开臀肌筋膜并分开臀大肌（术中注意保护坐骨神经），有坐骨神经损伤者则行坐骨神经探查。

2. 显露　用骨膜剥离器在关节囊浅层向后柱和髋臼后上方剥离，显露骨折和关节囊。探查骨折的范围，显露骨折部位。

3. 复位与固定　如髋臼关节面塌陷，可撬起抬高与股骨头相匹配，骨缺损处在附近取骨做植骨处理。复位后壁骨块，用带球形尖端的顶棒顶压。如果骨折块较大而且完整，可以使用克氏针临时固定。若后壁骨折块较大而且完整，先用拉力螺钉固定，再用一接骨板进行保护，可选择髋臼后壁钢板（图 16-13）或重建锁定钢板塑性后进行固定。重建锁定板一般选择 6～10 孔，下方螺钉朝向坐骨结节固定，可获得较好的把持力。注意螺钉不要进入关节。后壁骨折片较小时，可用 1/3 管型钢板作为弹簧钢板进行固定。放置负压引流，逐层缝合。

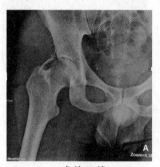
A. 术前 X 线

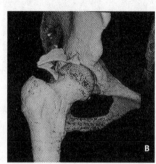
B. 术前三维 CT

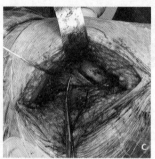
C. 术中行大粗隆截骨

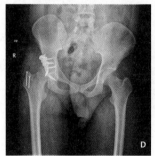
D. 术后前后位 X 线

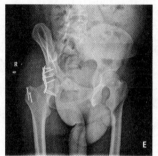
E. 术后髋关节闭孔斜位 X 线

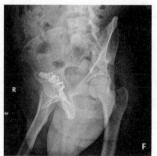
F. 术后髋关节髂骨斜位 X 线

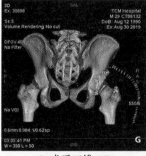
G. 术后三维 CT

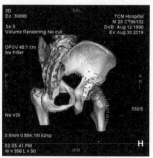
H. 术后三维 CT

图 16-13　髋臼后壁骨折钢板固定

【术后处理】

1. 术后常规置负压引流 24～48 小时。

2. 术后行患侧下肢骨牵引，根据骨折固定的稳定程度和愈合情况确定骨牵引时间。

3. 术后第 1 天即行被动活动及主动肌肉等长收缩锻炼，在牵引状态下早期行髋关节主动功能锻炼，3 个月后逐渐负重。

【注意事项】

1. 手术时首先清理关节腔内小碎骨块及血肿，带关节面的骨块尽量予以保留。

2. 显露骨折端后，尽可能保留后壁骨块上的关节囊和软组织附着以减少坏死吸收的危险，掀开后壁骨块，轴向牵引下肢，详细检查髋臼有无塌陷、股骨头有无骨折、关节内有无碎骨块。

3. 如合并后柱骨折，应先复位后柱骨折再复位髋臼后壁骨折。

4. 复杂粉碎性骨折复位可利用股骨头的同心圆复位，重建髋臼的完整性。

5. 术中应尽量不要剥离与关节囊及臼唇软骨相连的骨块，因其是骨折块血供的主要来源，过多的剥离将影响骨折的愈合，甚至缺血坏死。

四、骨盆骨折外固定术

【适应证】

1. 严重不稳定的骨盆骨折，尤其是合并休克的急诊救治，以控制骨盆出血和临时固定。

2. 多发性损伤患者，前方外固定利于止痛和方便护理。

3. 旋转不稳定型骨盆骨折。

4. 旋转伴垂直不稳定型骨盆骨折，内固定稳定后环后，前方外固定架辅助固定。

5. 软组织损伤严重，不宜行切开复位内固定的患者。

【禁忌证】

1. 穿针处有皮肤感染和皮肤病；患者不能配合外固定治疗；严重骨质疏松。

2. 严重粉碎性骨折无法穿针的髂骨骨折。

【术前准备】

1. 影像学资料如骨盆前后位片、骨盆出口位片、骨盆入口位 X 线片或三维 CT。

2. 如严重骨盆骨折或内脏损伤，应全面检查，必要时相关科室会诊。

【麻醉】

硬膜外麻醉或全麻。

【体位】

取仰卧位。

【手术步骤】

1. 切口 "高位入路"从髂嵴置入 Schanz 螺钉。切口位于髂前上棘上方约 2～4cm 处，这里是髂嵴的宽大部分，体表容易触摸，从此进入螺钉相对简单，行损伤控制，急诊抢救可采用此种术式。"低位入路"从髋臼上方髂前下棘置入 Schanz 螺钉。切口位于髂前上棘向远端延伸 2～3cm 处，该处骨量较多，可以获得比较好的螺钉稳定性。

2. 复位 依靠牵引和手法旋转矫正骨盆垂直与旋转移位。在非紧急情况下，一般宜先行下肢骨牵引，用大重量牵引整复脱位。对无合并半侧骨盆脱位的前环骨折及耻骨联合分离，只用外固定器固定，无须做下肢骨牵引。术中也可以通过顶棒、置入的 Schanz 螺钉、外固定架配合进行复位。

3. 固定 通过固定夹将两侧的 Schanz 螺钉、连接杆锁定组成外固定支架进行外固定（图 16-14、16-15）。针对骨盆"关书样"损伤，可以增大两固定夹之间连接杆的距离对骨盆进行外旋复位固定。对于骨盆"开书样"损伤，应减少两固定夹之间连接杆的距离对骨盆进行内旋复位固定。

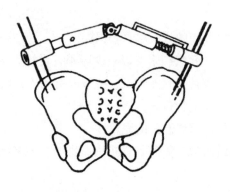

图 16-14 骨盆骨折的外固定示意图

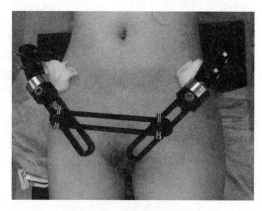

图 16-15 骨盆骨折外固定

【术后处理】

1. 术后常规针孔包扎、护理。

2. 使用抗生素，预防感染。

3. 定期检查，如有移位，及时调整。

4. 术后允许翻身，3～5 天后可自行坐起。垂直不稳定型骨折固定 10～12 周后去除外固定，旋转不稳定型固定 6～8 周。髋部骨折脱位固定时间一般为 6～8 周，必要时可延长至 12 周。

【注意事项】

1. 抢救休克行损伤控制时不要追求良好的复位。包括垂直不稳定型骨折脱位，局部麻醉下，大体复位后予以临时固定。生命体征稳定后再次进行复位调整。复位时不要借助 Schanz 螺钉、连接杆和加压杆，主要靠手法作用在骨盆进行复位。

2. 穿针操作注意髂骨倾斜角度，防止固定螺钉穿出内外板使固定效果下降。穿针时可在外板外用克氏针定位作为参照。钻孔时只钻透髂骨嵴即可，可不进行扩孔。可置入细克氏针于孔内进行探测是否穿出内外板，有经验术者可通过拧入螺钉时的手感，判断螺钉是否穿出内外板。Schanz 螺钉安放完毕后用手摇动检查稳定情况。

3. "低位入路"操作时注意不要损伤股外侧皮神经。

4. 髂前下棘穿针应防止穿针进入髋臼。必要时使用 X 线透视引导。

5. 伴有垂直不稳定的骨折脱位，除在抢救时外，需结合其他方式进行固定，否则会发生再移位。

6. 注意针道的感染和松动。

复习思考题

1. 骨盆骨折常用有哪些手术入路？

2. 简述骨盆骨折髂腹股沟入路显露步骤？

3. 行髋臼后壁骨折切开复位内固定术，常采用哪种手术入路？简述该手术入路的显露步骤？

扫一扫，查阅本章数字资源，含PPT、音视频、图片等

骨与关节结核是发生于全身骨骼系统及关节的一种继发性结核，其中，90%以上患者继发于肺结核，少数继发于消化道结核，结核杆菌多通过血液播散到骨与关节。

本病的主要受累人群为老年人，而在发展中国家，本病在儿童和青少年中发病率较高，30岁以下患者约占患者总人数的80%。骨与关节结核中脊柱结核约占50%，其次为膝关节结核和髋关节结核。

本病的中医病名为"流痰"和"骨痨"。因其病发于骨，消耗气血津液，导致形体虚羸，缠绵难愈而得名。其成脓后，若败絮黏痰，可流窜他处形成寒性脓肿，俗称"流痰"。本病发病缓慢，化脓较迟，易形成窦道，且经久不愈。

一、病因病机

1. 中医病因病机　中医学认为先天不足，肾气不充，或外来损伤致气血失和，风寒痰浊凝于筋骨而发病。本病的形成以先天不足、肾亏髓空为本，痰浊凝滞、风寒侵袭或筋骨伤为标。其变化过程寒热虚实夹杂，当其化脓时寒化为热，肉腐为脓；后期则阴虚火旺，虚火灼津，故以阴虚为主证。又因病久耗伤气血，且由长期窦道不愈，故而气血两虚。脓肿破溃之后，脓水清稀淋漓，必致阴精气更加衰败，虚劳之虚日渐加重，为"本虚标实"之病。

2. 西医病因病理　病原菌主要是人型分枝杆菌。结核杆菌一般不能直接侵入骨或关节的滑膜引起骨与关节结核，主要是继发于原发性肺结核或胃肠道结核，常经血液传播引起。脊柱结核好发于负重大、活动多、血液供应差的椎体。可分为两型：

1）中心型椎体结核　多见于儿童与青少年，病灶起于椎体松质骨，以骨破坏为主，常见死骨形成。死骨吸收后形成空洞，整个椎体被压缩成楔形。本型一般只侵犯一个椎体，也可穿透椎间盘累及邻近椎体（图17-1）。

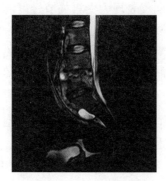

图 17-1　MRI 表现

2）边缘型椎体结核　多见于成年人，病变局限于椎体的上下缘，以溶骨性破坏为主，很快侵及椎间盘及邻近椎体。本型的特征是椎间盘破坏，椎间隙狭窄（图17-2）。

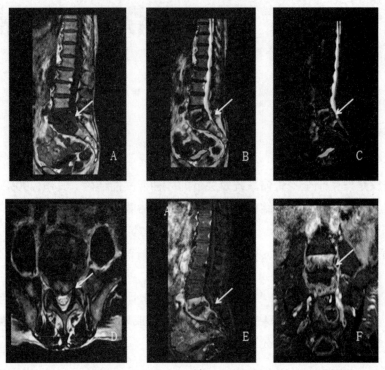

A.TIWI 矢状面；B.T2WI 矢状面；C.STIR 矢状面；D.T2WI 横断面；E. 增强矢状面；F. 增强冠状面

图 17-2　MRI

　　椎体破坏后形成的脓液可以汇集在椎体周围形成椎旁脓肿，椎旁脓肿积聚至一定程度后，压力增高，穿破骨膜，沿着肌筋膜间隙向下方流动，在远离病灶部位出现脓肿即为流注脓肿。

　　骨关节结核的最初病理变化是单纯性骨结核或单纯性滑膜结核。在骨结核的发病初期，病灶局限于长骨干骺端，关节软骨面完好。此时如果治疗及时得当，结核将被很好地控制，关节功能可不受影响。如果病变进一步发展，结核病灶便会波及关节腔，使关节软骨面受到不同程度损害，称为全关节结核。

二、临床表现与诊断

　　1. 全身症状　常起病缓慢，早期全身症状不明显，中后期有低热、盗汗、乏力、消瘦、纳呆、面色无华、脉细数等虚弱证。

　　2. 局部症状　多为单发性，早期仅表现为受累关节轻度疼痛，局部红、肿、热不明显，继而关节活动障碍，动则疼痛加重。病变进展受累部位形成脓肿，脓液也可向附近及远处流注，脓肿破溃，排出稀薄脓液，有时夹有干酪样坏死物，久则疮口凹陷，周围皮色紫黯，形成窦道，不易收口。病变位于四肢关节，可见患肢肌肉萎缩、畸形。发生于脊柱可出现脊柱强直，病灶压迫神经可出现神经功能障碍，甚至瘫痪。

　　3. 实验室检查　患者常轻度贫血，窦道混合感染时白细胞计数增高。病变于活动期时血沉加快，稳定期和恢复期血沉正常。脓肿液或关节腔穿刺液涂片、培养，PPD-IgG、PCR-TB-DNA、结核杆菌素试验阳性有助于诊断。结核感染 T 细胞检测（TSPOT）具有极高的敏感性，但除结核患者外，曾患结核感染者也可表现为阳性。约有 20% 的国人 TSPOT 会呈现出阳性的表现，但是结核患者只是其中非常小的一部分，因此特异性不高。

4. 影像学检查

1）X线检查一般在起病8周后特征性表现为区域性骨质疏松和周围少量钙化的破坏性病灶。周围常有软组织肿胀影。随着病变发展，可出现边界清楚的囊性变并伴有明显硬化反应和骨膜炎。可出现死骨和病理性骨折。若发现脓肿壁萎缩或钙化的倾向，高度提示结核（图17-3）。

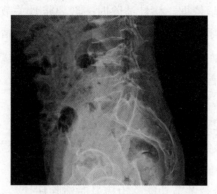

图 17-3　X 线检查

2）CT检查可以发现X线片不能发现的问题，确定病灶的准确位置与软组织病变的程度，死骨的存在对结核诊断有重要意义（图17-4）。

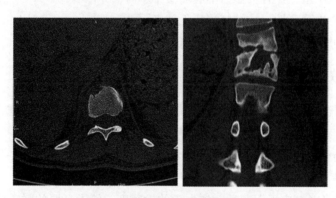

图 17-4　CT 检查

3）MRI可在炎症浸润阶段显示异常信号，有助于早期诊断。可较好的发现脓肿的存在。脊柱结核时，MRI还可以观察脊髓有无受压和变性（图17-5）。

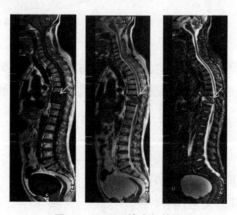

图 17-5　MRI 检查矢状位

4）B超可探测软组织脓肿的大小和位置。

5）关节镜检查及滑膜活检有助于诊断。

三、手术目的与时机

本病的治疗应抓住结核杆菌感染的主要病因，中西药物尽快控制病情发展是主要环节。由于结核病灶周围常发生栓塞性动脉炎，因而造成病灶周围成为无血供区，阻碍抗结核药物进入病灶，这也是病灶清除术的病理学依据。病灶清除时一般要将骨关节结核病灶内的脓液、死骨、结核性肉芽组织和干酪样坏死物质彻底清除。其手术目的是控制病情，清除病灶，重建稳定，恢复功能，缩短疗程和防止复发。而手术时机是经抗结核治疗后症状缓解，表明药物有效，营养支持治疗后体重增加，一般情况改善。

【适应证】

1）有明显死骨、较大脓腔或经久不愈的窦道。

2）单纯滑膜结核或骨结核经非手术治疗无效，即将发展成全关节结核者。

3）脊柱结核合并瘫痪者。

4）早期全关节结核为了抢救关节功能，也应及时清除病灶。

【禁忌证】

1）患者其他脏器有活动性结核或严重疾病。

2）全身中毒症状严重，伴有贫血，不能耐受手术者。

3）抗结核药物产生耐药性，抗结核治疗无效者。

4）年龄过大或过小，体弱不能耐受手术者。

四、围手术期处理及注意事项

1. 由于手术可能造成结核杆菌的血源性播散，因此从手术的安全性考虑，通常在病灶清除手术之前，应进行 4～6 周的全身抗结核药物治疗，最少 3 周。

2. 术后规范抗结核治疗是骨与关节结核最终能否治愈的关键，应遵循"早期、联合、适量、规律、全程"的原则。

3. 对合并继发感染者，应根据菌种对抗生素的敏感度，给予必要的联合抗生素治疗。

4. 根据患者年龄、受累关节的病变情况以及手术方法，术后给予石膏或支具固定。

5. 术后定期影像学检查及生化检查。

6. 加强康复功能锻炼。

五、中医治疗

中医药治疗：初期阶段治宜补气血，益肝肾，活血止痛，散寒解凝。脓肿形成阶段治宜补益气血，行气疏风，活血散瘀，消肿止痛。脓肿溃烂阶段治宜和胃化浊，补益胃气。生肌阶段治宜补养气血，解毒生肌。

六、治愈标准

1. 全身情况良好，体温正常，食欲良好。

2. 局部症状消失，无疼痛，窦道闭合。

3. 术后复查 3 次血沉都正常。

4. 脓肿缩小乃至消失，或已经钙化；无死骨，边缘轮廓清晰。

5. 起床活动达 1 年仍能保持上述 4 项指标。符合标准的可以停止抗结核药物治疗，但仍需定期复查影像学资料及生化指标。

第一节 脊柱结核的常见手术方式

脊椎椎体结核约占所有骨与关节结核的 50% ～ 75%，可见于任何年龄段，多发生于身体负重较大的腰椎、后依次为胸椎下段、胸腰椎、胸椎上段、颈椎及腰骶椎；脊柱有两处椎体存在结核病灶，其间为正常椎体，称之跳跃型脊椎结核，约占脊柱结核的 3% ～ 7%。

一、胸 11 ～ 腰 3 椎体结核病灶清除术

【术前准备】
术前一天清洁灌肠。放入留置尿管。

【麻醉】
气管插管全麻。

【体位】
患者侧卧位，胸腹部平面与手术台成 90°角，躯干两侧用沙袋维持体位，术侧上肢肘关节屈曲悬吊固定在头部横架上，卧侧的下肢伸直，术侧髋、膝关节半屈曲，腰部用肾桥（或称肾脏板）固定，使患侧季肋部与髂骨分开，便于手术显露。

【操作步骤】
1. 切口 自第 10 胸椎棘突旁开 3 ～ 4cm 处起，延伸至第 12 肋横突，然后转向外侧，沿第 12 肋骨至其游离端，止于髂前上棘内上方 3 ～ 4cm 处（图 17-6）。

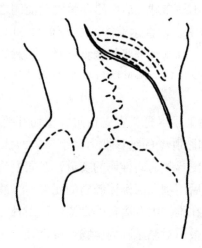

图 17-6 手术切口

2. 显露病灶 切开皮肤、皮下组织和筋膜，并分别将皮瓣向两侧适当游离，保护两侧皮瓣。沿脊柱方向切开斜方肌下部和背阔肌的上部，而后沿第 12 肋骨下缘切开背阔肌和后下锯肌（图 17-7、17-8），将上述肌肉向两侧牵开，显露竖脊肌外侧部分并将其分离。切断后下锯肌，显露第 12 肋骨，骨膜下剥离肋骨，先在横突平面切断第 12 肋骨，显露病灶，再将第 12 肋骨全部切除，注意勿损伤肋下神经、髂腹下神经及髂腹股沟神经，以免术后发生腹壁疝。

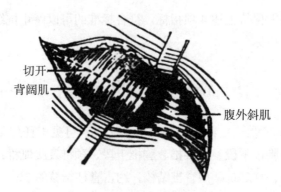

图 17-7 切开背阔肌

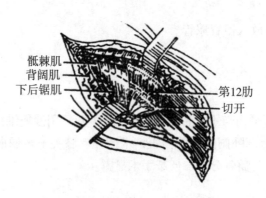

图 17-8 切开后锯肌和肋骨骨膜

沿第 12 肋远端下缘和髂前上棘之间，切开腹外、腹内斜肌和腹横肌后，将肌瓣分别向前后牵开，即见腹膜后脂肪和腹膜。用纱布球在后腹膜和脓肿壁前侧之间进行分离，并将腹膜和腹腔内容物、肾脏和输尿管一并推向中线，直达椎体。取出第 11 和 12 肋骨头颈，随后沿第 12 肋骨床作骨膜下部分切开，将肋骨床、胸壁和膈肌与胸膜分开。注意如果不慎撕破胸膜，缝合裂口之前应嘱麻醉师加压皮球使肺膨胀排出进入胸腔的气体和液体，如无法修补，术毕放置胸腔闭式引流管。

3. 清除病灶　为防止脓液污染手术野，宜先在脓肿壁切开一小口，吸尽脓液，随后延长切口，刮除脓腔内的干酪样物质和脓肿壁的结核性肉芽组织。冲洗脓腔后用生理盐水纱布压迫止血。对上腰椎病灶可从脓肿壁内侧寻找通向椎体的窦道，在向上延长脓肿壁切口前，应先找出和结扎腰动、静脉，以防出血。而后用刮匙刮椎体腔内的死骨、干酪样物质和肉芽组织及坏死椎间盘组织。为了彻底清除病灶，如在椎体内有潜行的窦道，可用骨刀将其凿开并彻底刮除。仔细检查病灶，适当剥离前纵韧带，并吸出对侧脓肿内容物。可轻轻扩大其脓腔口，助手用手自患者下腹向上挤压，以利吸出脓液。而后刮除病变和脓腔内干酪样坏死物质。如患者全身情况好，则根据椎骨和椎间隙缺损的长度和宽度切取一块髂骨嵌入缺损处，一期完成椎体间植骨内固定融合术或延期行植骨内固定融合术。值得注意的是第 1～4 对腰动脉都以总干起于腹主动脉的背侧，越过椎体前方，而第 1、2 对腰动脉较粗，位于膈肌脚的深处，行椎体侧方切开显露病灶时应避免其损伤，可事先找出将其切断结扎。

4. 缝合　用生理盐水冲洗病灶，放注射用链霉素 1g 和异烟肼 200mg 于病灶处，逐层缝合。

【注意事项】
胸腰结核患者，椎体破坏严重并有后凸畸形者，该段脊柱潜在不稳定，因此术中应采取防范措施，术后翻身时要保持平稳。

二、腰 3～5 椎体结核病灶清除术

【术前准备】

术前一天清洁灌肠。放入留置尿管。

【麻醉】

气管插管全麻或连续硬膜外麻醉。

【体位】

患者仰卧位，两腿用约束带制动，腰椎病灶中心对准肾桥，清除病灶时升高肾桥便于显露病灶。选择左侧或右侧手术途径，以骨病灶破坏严重和髂腰肌脓肿较大的一侧为重点，如对侧仅有较小脓肿可在同期或二期做简单脓肿清除。

【操作步骤】

1. 切口　以第 11 肋骨的游离端向下画一止于耻骨结节上 5～7cm 处的斜线或弧线，切开皮肤皮下组织，适当向左右分离（图 17-9）。

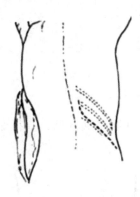

图 17-9　手术切口

L3～L4 节段合并双侧髂腰肌脓肿者，也可采取腹部脐下沿皮纹的一个横切口，同时显露双侧病灶，愈合后瘢痕小且美观。

2. 显露病灶　皮瓣充分向上下剥离的范围约等于横向切口的长度，否则影响椎体病灶的显露。腹外斜肌、腹内斜肌和腹横肌仍按肌纤维方向切开，其切开的长度与一般斜切口相仿，分开腹横筋膜，用盐水纱布裹住手指小心将腹膜向内侧分开，后腹膜常与腰大肌粘连，应小心做钝性分离，并向内侧牵开，显露输尿管、精索内动静脉（或卵巢）静脉、腹主动脉（左）、或下腔静脉（右）、髂外动静脉，以免误伤。用深拉钩将腹膜和输尿管一并向中线牵开，显露脓肿，穿刺吸引脓液时如有腹膜有损伤，应立即修复。

3. 清除病灶　沿脓肿长轴，在没有大血管或腰神经干通过的部位切开脓肿壁。吸尽脓液，然后根据需要延长脓肿壁切口，用刮匙割除干酪样物质和死骨。对脓肿壁和脓腔内束状物应仔细检查，以免损伤腰神经干或股神经。如有较大血管横向经过脓腔，应予以结扎切断。从脓肿内侧即椎体侧缘找出通向病椎的窦道。如窦道通向病椎前、中部，可用刮匙和骨凿扩大，在直视下清除病椎内的脓液、结核性肉芽组织、干酪样物质和死骨及坏死脱落的椎间盘。

如窦道通向椎体后侧（即椎间孔部位），应先查清椎旁有无血管。对较大者应予结扎切断，较小者可用电凝止血。随后仔细检查脓肿前壁有无腰神经根（干）通过，如有应予以保护。然后在窦道平面切开脓肿壁，直选病椎病灶。在确定牵开和保护腹主动脉及下腔静脉后，以椎体病灶

为中心切开，向上、向下及前侧剥离骨膜，在直视下刮除干酪样物质、死骨和脱落的椎间盘。用咬骨钳咬除硬化骨，即可达到对侧椎旁，如有脓肿，采用上述同法清除。

植骨融合与否主要依据病灶清除是否彻底和病椎破坏缺损的程度及脊柱的稳定性而定。如病灶清除彻底，椎体破坏缺损较宽大，则宜用自体髂骨行椎体间植骨内固定融合或可待二期行脊椎后侧植骨内固定融合术。

4. 缝合　生理盐水冲洗病灶，放注射用链霉素 1g 和异烟肼 200mg 于病灶，逐层缝合。

【注意事项】

因髂总动、静脉的分支较多，如从侧方途径清除腰椎 5 至骶椎结核病灶，首先应显露游离髂总动、静脉和髂外动、静脉。找出腰上升静脉和髂静脉后，分别予以结扎切断。若髂总或髂外动、静脉壁和脓肿壁粘连，在剥离过程中被撕裂，会引起难以控制的大出血。

三、腰 5 ～骶 1 结核病灶清除术

【术前准备】

术前一天清洁灌肠。放入留置尿管。

【麻醉】

气管插管全麻或连续硬膜外麻醉。

【体位】

患者取头低脚高仰卧位。

【操作步骤】

1. 切口　左侧下腹中线旁切口，从脐平面开始，直抵耻骨。沿切口方向切开腹膜（图 17-10）。

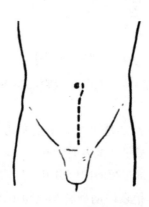

图 17-10　手术切口

2. 显露病灶　将大网膜翻向上腹腔，用三块方纱布垫分别将小肠和大肠推向上方和左右两侧，并用牵开器维持其位置。将膀胱（和子宫）牵向下方。找到腹主动脉和下腔静脉及其分出的髂总动、静脉和骶骨岬。妥善保护髂总动、静脉。结扎骶前动、静脉。纵向切开后腹膜和前纵韧带（脓肿壁），即有脓液流出。如脓肿较大，则切开一小口，即刻吸尽脓液，并妥善防止脓液污染腹腔。为防止脓液污染腹腔，可暂时将切口的前腹膜缘缝于后腹膜下脓肿壁周边，而后结扎髂前动、静脉。结合需要可延长前纵韧带切口。

3. 清除病灶　刮匙刮除干酪样物质，肉芽组织、死骨和坏死的椎间盘。椎骨内若有骨腔，应充分显露和刮除，硬化的骨用咬骨钳咬除。冲洗创面，吸尽冲洗液，压迫创面止血后，在骨腔内和病灶内放入注射用链霉素 1g 和异烟肼 200mg，切取自体髂骨块嵌入腰椎与骶椎之间，上内固

定器使之融合。

4.缝合　冲洗伤口，即刻吸尽，取出阻挡覆盖大小肠的纱布，使大小肠回到原位，并将大网膜拉入盆腔。分层缝合切口。

【注意事项】

卧硬板床，继续抗结核药物治疗。待伤口愈合，拆除缝线 2～3 日后，患者即可开始坐起，随着全身情况好转，患者可逐渐开始短时间站立，但须待植骨愈合后，方可开始做伸腰活动。

第二节　关节结核的常见手术方式

一、肩关节结核病灶清除术

肩部肌肉丰富、血供好，结核的发生率低。肱骨头或肱骨大结节的中心型和边缘型骨结核虽较肩部其他各骨多见，但有丰富的肌肉和良好的血供，结核病变易被控制，分泌物和脓液等也易被吸收。若结核病灶未被控制，可扩展到肩关节，引起肩关节结核，或向外破溃流脓，发生混合感染和形成窦道，长期不愈，导致肩关节肌肉萎缩和关节功能障碍。

【适应证】

1.肩关节滑膜结核。

2.早期全肩关节结核。

3.儿童和老年的肩关节结核。

【麻醉】

气管插管全麻。

【体位】

患侧肩胛骨下垫一方形垫或 5cm 厚的方沙袋，使肩后侧离开手术台面。

【操作步骤】

1.切口　由肩峰前侧向内沿锁骨下缘切开皮肤至锁骨外 1/3 处，再沿三角肌前缘转向其远端，并延伸至三角肌止点以上 3～4cm 处（图 17-11）。

2.显露病灶　沿切口方向切开皮下组织和筋膜，并牵向外侧，显露三角肌和它的锁骨起点，明确胸大肌和三角肌肌间隙所在处。保护头静脉（图 17-12）。自锁骨下缘 1cm 处切断部分三角肌纤维。沿三角肌前缘分离胸大肌，结扎切断胸肩峰动脉的三角肌肌支，再将三角肌翻向外侧，胸大肌牵向内侧。为了充分显露肩内侧，可将胸大肌的上部横向切断 1cm。

自喙突下 1cm 处切断由肱二头肌短头与喙肱肌形成的联合肌，并将其翻向远侧。注意不可用力牵拉该联合肌腱，以免伤及由喙肱肌中上部进入该肌肉的肌皮神经。

将肱骨外旋，充分显露肩胛下肌，夹、切断、结扎横向于肩胛下肌下缘的动、静脉。

用剥离器自肩胛下肌下缘及其深面向近端分离，使之与前侧肩关节囊分开，并在距肩胛下肌止点 1cm 处切断该肌腱（图 17-13），而后向内侧剥离和翻开该肌腹，即可充分显露肩关节囊前部。

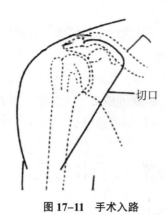

图 17-11 手术入路

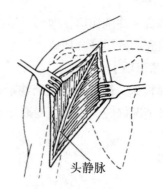

头静脉

图 17-12 暴露头静脉

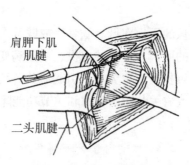

肩胛下肌
肌腱

二头肌腱

图 17-13 暴露肩胛下肌

3. 清除病灶　注意观察关节囊是否膨胀，肱二头肌肌腱沟内有无结核病灶。如关节囊已膨胀，则先吸尽关节腔内脓液，然后沿肩胛盂前缘切开关节囊与滑膜。如有脓液溢出，迅速吸尽，防止污染伤口。除在必要时切开肱二头肌腱鞘和其沟内的纤维组织外，一般须沿肩胛盂的远、近端扩大关节切口，充分显露肩关节或关节腔内病变，先用刮匙刮除关节腔内与肱二头肌腱沟的结核性肉芽组织，干酪样物质等。然后外旋肱骨，并将肱骨外科颈牵向前侧，使之向前脱位，清除关节后侧的病变。冲洗伤口，切除已被侵蚀破坏的软骨和刮除骨腔内结核性病变，最后切除有病变的滑膜和关节囊。

4. 缝合　冲洗伤口，彻底止血。将注射用链霉素 1g 和异烟肼 200mg 放入伤口内，严密缝合关节囊。缝合切断的肱二头肌短头与喙肱肌的联合肌腱、三角肌。最后分层缝合切口。

【注意事项】

肩关节需用外展架固定，3 周后开始练习肩关节活动。继续用抗结核药物治疗 3 ～ 6 月。

二、肘关节结核病灶清除术

在上肢肘关节结核的发生率较高，而骨型结核较滑膜结核多见，其比例 2：1，且鹰嘴结核较肱骨内、外结核又为常见。肘关节的主要功能为屈、伸活动，并对前臂的旋转活动起着很重要作用。因此，对肘关节结核的治疗原则应是争取恢复其活动功能，如体力劳动者或对力量有要求的患者，可行关节融合手术。

【适应证】

1. 单纯肘关节滑膜结核。

2. 儿童肘关节全关节结核。

【麻醉】

气管插管全麻。

【体位】

半斜卧位，将沙袋垫于躯干背侧。患肘置于胸前，肩关节内旋，使肘关节后侧向上。在上臂近端上好气囊止血带。

【操作步骤】

1. 切口　自上臂后侧中线鹰嘴尖以上 10cm 处，纵向切至鹰嘴突顶，随即绕向桡侧，经鹰嘴突与肱骨外髁之间下行 5cm，切开皮肤、皮下组织和筋膜（图 17-14）。

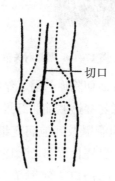

图 17-14　手术入路

2. 显露病灶　分别向两侧剥离皮瓣，充分显露肱三头肌腱及肱骨内、外髁，以及鹰嘴突和尺骨干近心端。纵向切开肱骨内髁与鹰嘴之间深筋膜，显露和游离尺神经后，用橡皮条将其轻轻牵向尺侧并注意保护。

自三头肌腱膜顶部开始沿其两侧做 V 形切口，形成一个舌形瓣，舌尖为腱膜起点，其底部位于肱骨内、外两髁平面（图 17-15），将舌形三头肌膜瓣翻向肘关节远侧，纵向切开肱骨后侧骨膜，并自骨膜下剥离至肱骨内、外两髁上部。然后向两侧锐性剥离，完整地将附着于髁部的伸、屈肌总肌腱与两侧副韧带剥离，充分显露肱骨下端（图 17-16）。为了显露和清除关节内病灶，可使肘关节脱位。一手握前臂上部慢慢屈肘，并轻轻推向后上方；另一手握上臂中部使肱骨下端移向前方。同时横向切开肘关节囊后侧，吸尽脓液，而后使之脱位。若关节内粘连较多或已部分融合，则须切开或凿开，然后使肘关节脱位。

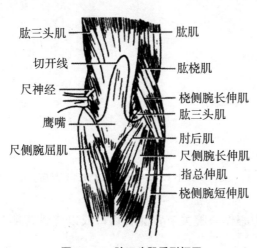

肱三头肌　　　　　　肱肌

切开线　　　　　　肱桡肌

尺神经　　　　　　桡侧腕长伸肌

　　　　　　　　肱三头肌

鹰嘴　　　　　　肘后肌

尺侧腕屈肌　　　　尺侧腕长伸肌

　　　　　　　　指总伸肌

　　　　　　　　桡侧腕短伸肌

图 17-15　肱三头肌舌形切开

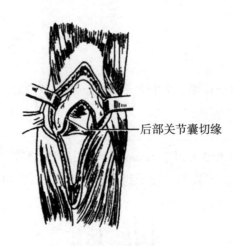

后部关节囊切缘

图 17-16　暴露肘关节

3. 清除病灶　沿肱骨下端关节软骨面切除血管翳、结核性肉芽组织、肥厚的骨膜与干酪样物质。切除前关节囊的病变组织时，注意勿穿透肱前肌纤维，以免损伤正中神经与肱动、静脉，将半月切迹、桡骨小头、鹰嘴窝等处的血管翳及其他病变组织切除。用锐骨刀切除软化的软骨面，并彻底刮除骨内的或潜在的结核病灶。自桡骨颈部切除桡骨小头。

4. 缝合　放松止血带，止血。冲洗伤口。使肘关节复位。将注射用链霉素 1g 和异烟肼 200mg 放入伤口内，严密缝合关节囊，根据三头肌挛缩的程度，可将三头肌腱膜舌状瓣的舌尖缝于原位或做适当的下移，然后缝合两侧。分层缝合切口。用长臂后侧石膏托或支具固定于 100°～110°屈曲位。

【注意事项】

鼓励患者早期活动手指关节。3～4 周后解除石膏或支具，改用三角巾悬吊前臂，逐渐开始练习肘关节屈曲活动。

三、腕关节结核病灶清除术

桡骨下端骨结核或桡腕关节滑膜结核，较其他腕骨或其关节滑膜结核多见。因位置浅在，软组织和肌肉少，虽应用包括抗结核药在内的全身治疗，其病变仍可蔓延。因此，腕关节结核不宜长时间保守治疗，而应早期施行手术治疗。

【适应证】

1. 单纯滑膜结核。

2. 早期全腕关节结核。

3. 桡骨远端骨结核。

【麻醉】

臂丛麻醉。

【体位】

仰卧位，患肢外展、旋前，放在手术台旁小桌上。上臂中部固定气压止血带。

【操作步骤】

1. 切口　以腕关节为中心作一腕关节背侧直切口或以桡骨背侧 Lister 结节为中心作一"S"形切口（图 17-17）。

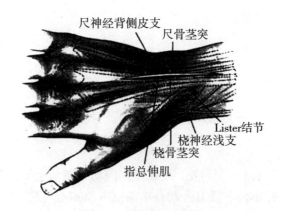

尺神经背侧皮支　尺骨茎突

Lister结节
桡神经浅支
桡骨茎突
指总伸肌

图 17-17　腕部手术入路

2. 显露病灶　沿切口方向切开皮下组织。纵向切开背侧韧带。分别将桡侧腕伸肌腱和拇长肌伸肌腱牵向桡侧，指总伸肌腱牵向尺侧，显露腕关节囊。

3. 清除病灶　腕关节结核多"原发"于桡腕关节滑膜和桡骨下端，较少见于腕骨和腕骨间关节，为探查和清除"原发"病灶，并防止感染桡腕关节以外的组织或关节腔，应先横向切开桡腕关节囊，显露病灶。吸尽脓液，进行探查和清除病灶，并矫正腕关节掌侧屈曲畸形。

对滑膜结核，除应自滑膜和关节囊附着处切除外，必须注意切除桡骨远端掌侧和尺骨茎突及尺骨桡侧的滑膜憩室。

如腕关节结核已穿破软骨或皮质骨，则用骨凿将破口扩大，用刮匙刮除骨腔内结核病灶。如关节软骨无破口或未被穿破，但在软骨表面有局限性光泽消失、变薄、变软等变化，则为关节软骨下有潜在的骨内病灶，应切除该处软骨，用刮匙刮除骨腔内的结核病灶。若骨内结核病灶如桡骨下端结核仍属局限，则将桡骨下端背侧膜纵向切开，自骨膜下剥离，即可显露病变区。凿开处皮质骨后，即可清除病灶。对腕关节结核，自腕骨关节囊背侧纵向切开，首先不用有结核病变的腕骨，而后刮除其病灶。如肉眼观察不能确定某一腕骨有结核病灶时，则应在术中摄带有金属标记的定位 X 线片，而后清除病灶。对桡骨下端结核病灶清除后遗留的较大骨腔或切除了整个腕骨，可用松质骨填充缺损处。

4. 缝合和固定　放松止血带，冲洗伤口，止血。将注射用链霉素 1g 和异烟肼 200mg 放入伤口内，严密缝合关节囊，分层缝合切口。前臂掌侧石膏托或支具固定 3～4 周后开始练习腕关节主动屈伸活动。

四、髋关节结核病灶清除术

髋关节结核的发病率仅次于脊柱结核，可分为"原发"于滑膜和"原发"于骨结核。骨结核好发部位的顺序是髋臼上缘和后缘、股骨颈、股骨头。滑膜结核和骨结核均可发展为全髋结核。由于髋部肌肉丰富、关节深在，单纯滑膜结核或骨结核的早期症状较轻，特别是儿童不易确诊，临床所见大多是全髋结核，其中一部分有混合感染，故早期诊断尤为重要。

为控制病变，缩短疗程，恢复髋关节功能，对早期单纯滑膜结核而无死骨者，可在密切观察病情变化和定期 X 线检查下，采用包括抗结核药物在内的全身疗法 1～2 个月。如病情未见好转，则应及时行病灶清除术。

【适应证】

1. 髋关节单纯滑膜结核。

2. 单纯股骨头和股骨颈结核。

3. 早期全髋结核。

【麻醉】

全麻或持续硬膜外麻醉。

【体位】

仰卧位，患者臀下垫一软枕。

【操作步骤】

1. 切口　自髂骨嵴前、中 1/3 交界处，沿髂嵴向前切至髂前上棘，沿阔筋膜张肌内侧缘切开大腿上段前外侧，止于股骨小转子或耻骨联合平面以下 5cm 处（图 17-18）。沿皮肤切口方向切开皮下组织和筋膜，分别向内、外侧皮下分离，即可暴露于髂前上棘下外侧的股外侧皮神经，加以保护。

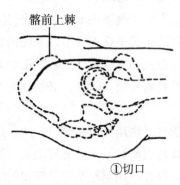

图 17-18　手术入路

2. 显露病灶　自切口下部沿阔筋膜张肌内侧缘，经脂肪组织向近端分离至髂前上棘和缝匠肌的起点，分别将缝匠肌和阔筋膜张肌牵向内、外两侧，即可显露骨直肌肌腱及其肌腹。在切口近端沿髂前上棘切断阔筋膜张肌、臀小肌和部分臀中肌的起点（图 17-19）。而后自髂骨外板进行骨膜下剥离，即可将上述诸肌瓣翻向外侧。

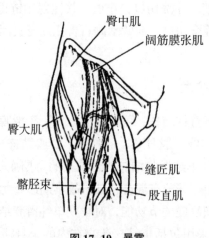

图 17-19　暴露

自髂前上棘切断缝匠肌起点，并将其牵向内侧，即可见股直肌肌腱的内、外缘。注意钳夹和结扎旋股外动、静脉的升支。

沿股直肌肌腱内侧纵向切开髂深筋膜后，自髂骨内板骨膜下剥离腹内、外斜肌，并显露髂前下棘。分别切断股直肌的直头和反折头后，将股直肌翻向远侧。注意勿损伤支配股直肌的股神经运动支和股深动脉第一交通支。

3. 清除病灶　分别向内、外侧牵开髂腰肌、阔筋膜张肌以及臀中肌、臀小肌后，即可显露髋关节囊的前、内、外侧。如关节囊膨胀，先纵向切开一小口，吸出脓液，进行病灶清除。

4. 缝合　冲洗伤口，止血。将注射用链霉素 1g 和异烟肼 200mg 放入切口内，严密缝合关节囊，先将股直肌的直头缝于其起点，而后分层缝合切口。

【注意事项】

儿童可用支具固定患侧下肢，对青春期以上的患者可采用皮套牵引固定。常须维持 4 ～ 10 周。然后佩戴支具步行，半年至 1 年后可去除支具。

五、膝关节结核病灶清除术

膝关节滑膜结核的发生率较其他关节者高，且原发于膝关节滑膜的全膝结核远较原发于骨的全膝关节结核较多。

【适应证】

1. 膝关节单纯滑膜结核。

2. 儿童早期全关节结核。

【麻醉】

全麻或持续硬膜外麻醉。

【体位】

仰卧位，下肢伸直，患侧大腿上部上气压止血带。

【操作步骤】

1. 切口　在膝关节上约 8 ～ 10cm 处，沿股四头肌肌腱内侧切开至距髌骨上缘 3cm 处，呈弧形绕髌骨内缘，止于胫骨结节内侧（图 17-20）。沿切口方向切开皮下组织和筋膜。

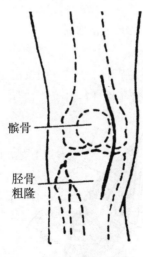

髌骨

胫骨
粗隆

图 17-20　手术切口

2. 显露病灶　分别向内、外侧牵开皮瓣。沿股内侧肌和股直肌肌腱切开至髌骨内上方，而后在距髌骨内缘 1cm 处切开腱膜、关节囊与滑膜，并下行至胫骨结节内侧。吸出关节内脓性分泌物或脓液，以免污染切口。在关节囊切口上端，沿髌上囊表面向两侧作较广泛的钝性分离后，即可将髌骨向膝外侧翻转牵开，轻稳地将膝关节屈曲 90°，即可显露关节腔前部与髌上滑囊。

3. 清除病灶 早期单纯膝关节滑膜结核，可行滑膜切除术。若波及股骨、胫骨髁软骨面及其边缘以及髌骨软骨面片状或点状侵蚀破坏时，可用锐刀切除，并刮除软骨下骨内病变。如关节软骨面呈局限性光泽消失、变软、变薄，且压之有弹性感时，则为骨内有潜在结核病变的特征，应切除该处软骨、刮除其病灶。对变形或破裂的半月板应切除。

4. 缝合 放松止血带。用温盐水纱布压迫关节腔 3 ～ 5 分钟，使创面停止渗血。用电凝止血。冲洗关节腔和切口后，放入两根硅胶管进行闭式冲洗吸引，将注射用链霉素 1g 和异烟肼 200mg 放入切口内。伸直膝关节，严密缝合关节囊，逐层缝合切口，关节外用棉垫及弹力绷带加压包扎。

【注意事项】

术后下肢持续牵引，48 ～ 72 小时后解除加压包扎，拔除引流管练习股四头肌收缩，2 周后拆线，3 ～ 4 周后持续牵引下练习自主屈伸活动或关节置于 CPM 架上进行被动屈伸功能锻炼，6 周后逐渐下地练习行走。

六、踝关节结核病灶清除和关节融合术

踝关节结核可分为原发于滑膜和原发于骨的结核。前者较后者发生率较高，且单纯滑膜结核比单纯骨结核更易发展为全关节结核。

【适应证】

1. 踝关节结核病灶清除术适应证：踝关节单纯滑膜结核、踝关节单纯骨结核或踝关节早期全关节结核。

2. 踝关节结核植骨融合术适应证：成人或 14 岁以上儿童晚期全踝关节结核、病变静止或踝关节结核已治愈，因纤维强直不能行走者或踝关节强直非功能位行走困难者。

【麻醉】

全麻或持续硬膜外麻醉。

【体位】

仰卧位，下肢伸直，患侧大腿上部上气压止血带。

【操作步骤】

1. 切口 踝关节前外侧切口。自踝关节前上方 7 ～ 10cm 处开始，经踝关节至其下方 5cm 处切开皮下组织、筋膜、踝韧带和十字韧带（图 17–21）。

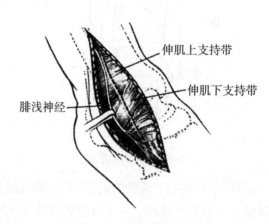

伸肌上支持带

伸肌下支持带

腓浅神经

图 17–21 踝关节手术入路

2. 显露病灶 将胫前神经血管束连同伸拇长肌腱牵向内侧，伸趾长肌腱牵向外侧。横向切开

踝关节囊（图 17-22），尽可能吸出踝关节内脓液。对距骨颈前侧的组织予以适当的剥离。

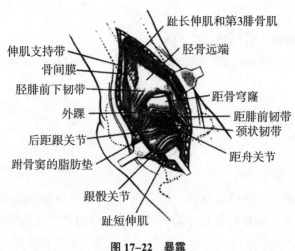

图 17-22 暴露

3. 清除病灶 切除关节囊和滑膜，刮除关节内肉芽组织、干酪样物质和死骨等。用骨刀凿除胫骨下和距骨关节面软骨至正常松质骨。注意彻底清除距骨与内、外踝之间的病灶，并应凿除该处的关节面软骨，冲洗伤口。

儿童不可剥离胫骨下端的骨膜取骨，以免影响骨骺生长。但须在关节间隙内填入松质骨块，以利融合。成人在清除病灶后，纵向切开胫骨下端前侧骨膜，进行骨膜下剥离。自胫骨下段近关节面处取长 5cm、宽 2～2.5cm 全厚层的皮质骨骨块，并在距骨体凿成一相应的骨槽。使胫骨下端与距骨体骨面吻对，踝关节维持在 100°～90°背屈位，将取自胫骨下段的皮质骨骨块向下滑动，并垂直进到距骨骨槽内，关节间隙及骨缝处填入松质骨，促进融合。

4. 缝合 放松止血带，止血。冲洗切口。将注射用链霉素 1g 和异烟肼 200mg 放入切口内，严密缝合关节囊，分层缝合切口。术后需用短腿管型石膏固定踝关节 90°～95°背伸位。

【注意事项】

患肢抬高。植骨融合 4 周后更换短腿石膏或支具，可允许扶拐逐渐承重。骨性融合一般需 3 月。

复习思考题

1. 简述骨与关节结核的临床表现与诊断。
2. 简述骨与关节结核围手术期的调护措施。
3. 简述骨与结核的手术时机及治疗原则。

第十八章
化脓性骨髓炎的手术

化脓性骨髓炎中医称为"附骨痈"或"附骨疽"，它是由细菌引起的骨膜、骨质和骨髓的化脓性炎症。常见致病菌多为金黄色葡萄球菌、溶血性链球菌或白色葡萄球菌，偶见有大肠杆菌、绿脓杆菌及肺炎双球菌。其感染途径可有：①血源性感染，即病菌从体内其他部位感染灶经血液循环到达骨组织而发病的，此种最为常见，约占急性骨髓炎的80%。②开放性损伤后感染，即病菌从伤口侵入骨组织引起感染。③蔓延性感染，即病菌从邻近软组织蔓延而来，引起骨组织感染，形成骨髓炎。多侵犯胫骨与股骨，其次为肱骨、桡骨或髂骨等，儿童和少年多在骨骺与干骺端发病。早期以骨质破坏及坏死为主，后期以骨质增生（修复反应）为主，故骨质破坏与增生可同时存在。

急性血源性骨髓炎最多见于3～15岁儿童与少年，男多于女。其起病急，开始即有明显的全身中毒症状，如弛张性高热，伴有寒战、头痛、脉搏快、口干呕吐等；严重者可有谵妄、昏迷等败血症表现。血化验白细胞总数及中性粒细胞均明显升高。X线检查在2周内多无明显异常，2周后，骨髓腔内脓肿形成，骨松质内可见微小的斑片状骨质破坏区，进而累及骨皮质与整个骨干，骨膜被掀起，可出现骨膜反应及层状新骨形成、骨皮质有虫蚀样改变等。该病在早期若能及时恰当地治疗，症状可消退，病变吸收痊愈。急性期若得不到正确治疗或病菌毒力大，可引起严重的败血症或脓毒血症，甚者危及生命。治疗不彻底，亦可转为慢性骨髓炎，病灶不能彻底根除，常有反复发作。

第一节 急性骨髓炎穿刺吸引术

急性骨髓炎局部病灶穿刺吸引术方法简便、安全，可早期明确诊断，又能减轻骨髓内压力，缓解疼痛，防止炎症继续扩散，亦可同时向病灶内注入有效抗生素，增强治疗效果。

【适应证】

1.患者高热寒战、局部红肿热痛，经2～3日抗生素治疗，病情无明显好转，高度怀疑骨髓炎者。

2.病情需要进行病灶切开引流术者，也应先行穿刺吸引，以明确诊断与切开引流的位置。

3.骨髓炎患者因身体极度衰弱等情况，暂不能切开引流者，可先行穿刺吸引术、注入抗生素，待条件允许时，再行切开引流术。

【麻醉】

常用局部浸润麻醉。

【体位】

根据不同穿刺部位，可选择仰卧位、俯卧位或侧卧位，以便于操作。

【手术步骤】

1.穿刺部位常规消毒，铺无菌洞巾。

2.在进针部位行局部麻醉，针头可深至骨膜下。

3.用穿刺针头刺至骨膜下试行抽吸，若未发现脓肿或积液，则将针头刺入干骺部骨髓腔内（图18-1）。

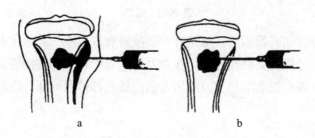

图 18-1　穿刺部位

4.若抽出脓血性液体，尽量抽吸干净。

5.最后将伤口无菌包扎。

【术后处理】

抽吸的积液送做显微镜检查、细菌培养与药物敏感试验。术后继续敏感抗生素治疗、支持疗法与局部固定。

【注意事项】

本病早期病变部位可能只抽出浆液血性液体，脓液不明显。必要时可重复穿刺，病情较重者酌情行切开引流术。

第二节　急性骨髓炎切开引流术

【适应证】

急性血源性骨髓炎经药物治疗及穿刺吸引，病情无明显好转者。经穿刺证实骨髓腔内脓液。X线片显示有骨质破坏及骨膜阴影增宽者。

【麻醉】

根据病变部位采取不同的麻醉方式，上肢可用静脉或臂丛麻醉，下肢选用硬膜外麻醉或腰麻。

【体位】

仰卧位。

【手术步骤】

本节以胫骨上段骨髓炎为例叙述。

1.切口与暴露　于肢体肿胀最明显的部位纵向切开皮肤、皮下组织。向两侧牵开皮肤，妥善保护皮缘，按切口方向切开因炎症而增厚的骨膜，用骨膜剥离器将骨膜稍向两侧剥离，即可显露病变的骨质（图18-2）。

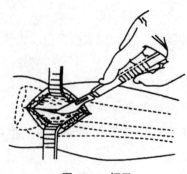

图 18-2 切口

2. 钻孔与开窗 有时切开骨膜后，可见有少量脓液和渗出液，亦可见有骨面粗糙和失去正常光泽的骨皮质。即于此处用骨钻钻孔开窗，注意勿伤及骨骺板。彻底冲洗后，做单层缝合。若该处骨质疏松，自钻孔中流出的脓液较多，即用骨凿沿钻孔部位凿除部分骨质，形成一骨窗，以利引流（图 18-3）。

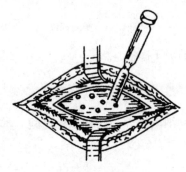

图 18-3 减压

3. 清除病灶 处理脓液开骨窗后，吸出骨髓腔内的脓液及坏死组织。切不可搔刮，以免炎症扩散：①如脓液较少，可向骨窗内放入敏感抗生素，并放置橡胶片引流条引流。②如脓液较多，需开窗较大者，可于骨窗上下放入两根多功能引流管，入口管作为抗生素冲洗液注入管，出口管作为引流管。③亦可用凡士林纱布块松松地填放在骨髓腔内引流。

4. 缝合与固定 除在骨髓腔填塞凡士林纱布者外，可缝合切口，引流管用缝线固定于邻近皮肤上。把患肢包扎后，皆用石膏托固定于功能位，以防止关节挛缩和病理性骨折。

【术后处理】

抬高患肢，以利血液回流。继续应用敏感抗生素。C- 反应蛋白、细菌培养等指标正常及冲洗出的液体颜色正常后停止冲洗拔管。留置引流管者，可持续滴入较敏感的抗生素溶液，或一管滴入，一管连接负压瓶上，行闭式灌洗引流术。

【注意事项】

1. 感染严重且体质虚弱者，其中毒、脱水、败血症及局部症状均较明显，应及时应用中药及抗生素，并给予补液、输血，必要时给予血浆、人血白蛋白，以挽救患者生命。当全身情况允许时立即行穿刺术或切开引流术。

2. 术中若在切开深筋膜时发现脓液流出，则应先彻底清除脓液，用生理盐水冲洗，并仔细查找有无与骨骼相通的窦道。如未发现窦道，则不可盲目地进行钻孔，以免将脓液引入骨髓腔。若确为骨髓炎所引起，则需钻孔开窗引流。开窗的大小与形状，可根据病变情况而定，但不宜过大开窗，否则易造成骨折。

3.在骨髓炎的早期，有时虽经钻孔，亦无脓液流出时，或仅有少量渗出液，可不必开窗，因钻孔后即足以达到引流和减压的目的。

4.钻孔与凿骨时，须注意勿损伤关节囊和骨骺，否则可引起关节感染或影响肢体发育。

5.行闭式灌洗，一般持续 7 ～ 10 天，拔管前 3 天连续吸出的液体清晰透明及细菌学检查阴性，即可停止灌洗 1 天，全身与局部情况无异常时，方可拔管。

第三节　慢性骨髓炎的病灶清除术

大多数慢性骨髓炎是由急性骨髓炎治疗不当或治疗不及时而发展的结果，亦可因开放性骨折所引起。但如血源性骨髓炎的致病菌毒性较低，患者抵抗力强，也可能开始即为亚急性或慢性骨髓炎。

其病理变化较复杂，诸如有经久不愈的窦道，死骨的形成，周围包壳骨并伴有无效腔，感染的肉芽组织及蜂窝织炎等。当遇有创伤或抵抗力低下时即可急性发作，经中药或抗生素治疗可缓解或少数治愈，大多数慢性骨髓炎除需改善全身条件外，应施行手术清除死骨、切除窦道、敞开无效腔等，并配合其他术式及疗法。

【适应证】

1.急性骨髓炎未能治愈，在其急性后 3 ～ 6 月，X 线片见有死骨形成者。如死骨较大，应于包壳骨连接较稳固后进行，避免形成病理性骨折。

2.开放性骨折引起慢性骨髓炎，骨折虽已愈合，但有死骨形成和久不愈合的窦道者。

【麻醉】

根据病变部位采取不同的麻醉方式，上肢可用静脉或臂丛麻醉，下肢选用硬膜外麻醉或腰麻。

【体位】

仰卧位。

【手术步骤】

为防止术中出血过多，手术时可选择气囊止血带。可先自窦道注入甲紫液，尽量染及所有窦道分支，以利于指示切除范围。亦可先用探针探查窦道的方向和深度。

1.切口与暴露　以利于取出死骨的适当部位为中心，沿肢体纵轴做切口。切开皮肤后，尽量沿肌间隔进行分离，或沿窦道寻找死骨所在部位，并切除窦道与周围瘢痕组织（图 18-4）。

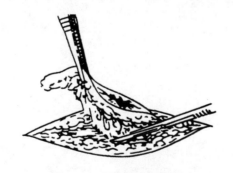

图 18-4　切除周围瘢痕组织

2.切开骨膜与开窗　向两侧拉开软组织，显露并纵向切开骨膜，其长度与剥离的范围视骨病变大小而定。避免过多剥离骨膜，影响骨的血液供给，否则易引起感染复发或新死骨形成。用咬骨钳或骨凿咬除或凿掉窦道周围的硬化骨，或用骨钻沿开窗的轮廓钻孔，再用骨凿开窗，以充分显露病灶骨腔。

3. 病灶清除　骨腔充分暴露后清除骨腔死骨，刮除脓腔壁及炎性肉芽组织，使其骨腔周围成为有出血的骨面。对包壳骨内的无效腔、瘘孔亦须仔细清理，冲洗干净，松开止血带，用温热生理盐水纱布压迫骨腔及创面止血，可放入抗生素链珠。骨腔较小，病灶清除彻底者，可放置 2 根塑料管，以备灌洗引流。缝合切口。术后用石膏托或支具固定。

【术后处理】

抬高患肢，以利血液循环，减少水肿。并注意肢体末端循环、感觉、运动等情况。加强营养，继续应用抗生素。

【注意事项】

1. 当皮肤窦道较多，应将主要窦道切除，较小的窦道可用刮匙彻底刮除，术后常可自愈。

2. 整个手术过程的操作，特别是分离和切除瘢痕时，注意勿损伤神经干与血管。

3. 手术切口、开窗及切除病灶时防止进入关节腔及破坏骨骺板。对于骨膜，不宜过分剥离。

4. 在切开骨窗时，尽量用咬骨钳咬除骨质，或先钻几个骨孔再行切骨。切骨亦不可过多，避免发生病理性骨折。

5. 若股骨下端的骨髓炎，其病变已侵及膝关节时，也应延长切口，同时切开关节囊，清除关节内脓液、肉芽组织及坏死的骨质，彻底冲洗干净，放置引流条，逐层或单层缝合。

6. 对无负重和无重要功能的骨骼，如腓骨上段、尺骨下端等处的骨髓炎，久治不愈、已明显硬化者，可行病灶骨大块切除。

复习思考题

1. 简述化脓性骨髓炎的感染途径。其最常见的感染途径是什么？

2. 急性骨髓炎穿刺吸引术的适应证是什么？

3. 什么是慢性骨髓炎？慢性骨髓炎的手术适应证是什么？

第十九章
骨肿瘤的手术治疗

扫一扫，查阅本章数字资源，含 PPT、音视频、图片等

　　骨肿瘤是发生于骨骼或其附属组织（血管、神经、骨髓、脂肪等）的肿瘤，有良性、恶性之分。良性骨肿瘤发展相对较慢，大部分能根治，预后良好；恶性骨肿瘤发展迅速，易于扩散和转移，预后不佳，死亡率高，至今尚无满意的治疗方法。恶性骨肿瘤可以是原发的，也可以是继发的，即从体内其他组织或器官的恶性肿瘤经血液循环、淋巴系统转移至骨骼或直接侵犯骨骼。还有一类病损称肿瘤样病变，肿瘤样病变的组织不具有肿瘤细胞形态的特点，但其生态和行为都具有肿瘤的破坏性。

　　Enneking 等于 1980 年正式发表良、恶性骨肿瘤外科分期系统，对于指导治疗，判断预后等有较好的指导价值（表 19-1）。良性肿瘤的分期指定用阿拉伯数字，恶性肿瘤使用罗马数字。恶性肿瘤基于外科等级（grade，G）、部位（territory，T）、转移（metastasis，M）分为 I、II、III期，又依据解剖学间室将肿瘤分为间室内（T1）和间室外（T2）。解剖学间室是肿瘤生长的天然屏障，对肿瘤的生长有一定的阻挡作用，如骨皮质、关节软骨、关节囊等。外科等级反映生物学行为及侵袭性程度，它表明肿瘤向囊外扩伸以及卫星灶形成、区域性转移和远隔转移的危险性。这些危险性具体反映在手术后的局部复发和转移，决定于组织学的形态、放射线的表现和临床的病程以及生化的检验和活组织检查。

表 19-1　Enneking 骨与软组织肿瘤外科分期

类别	分期	分级	部位	转移	代号	性质
	1	G0	T0	M0	G0T0M0	自限性
良性	2	G0	T0	M0	G0T0M0	活跃性
	3	G0	T1～2	M0-1	G0T0M0～1	侵袭性
	IA	G1	T1	M0	G1T1M0	低度恶性，无转移，间室内
	IB	G1	T2	M0	G1T2M0	低度恶性，无转移，间室外
	IIA	G2	T1	M0	G2T1M0	高度恶性，无转移，间室内
恶性	IIB	G2	T2	M0	G2T2M0	高度恶性，无转移，间室外
	IIIA	G1～2	T1	M1	G1～2T1M1	低/高度恶性，有转移，间室内
	IIIB	G1～2	T2	M1	G1～2T2M1	低/高度恶性，有转移，间室外

　　注：G0 良性，G1 低度恶性，G2 高度恶性；T1 间室内，T2 间室外；M0 无远处转移，M1 有远处转移

　　外科分期是为了更好地选择手术方式，治疗的关键在于选择适当的手术边界。复发率决定于手术的切除的边界是否位于外科边界外，而不决定于是局部切除还是截肢，外科边界内的截肢复发率不低于局部切除。

　　在骨肿瘤学中，描述手术边界的术语有以下四种：囊内、边缘、广泛、根治（图 19-1）。囊内手术边界指切除平面在肿瘤内；边缘手术边界指切除范围的最内缘超过假包膜；广泛手术边界指切除平面完全在正常组织内；当肿瘤所在间室均整块切除时，称为根治性手术边界。

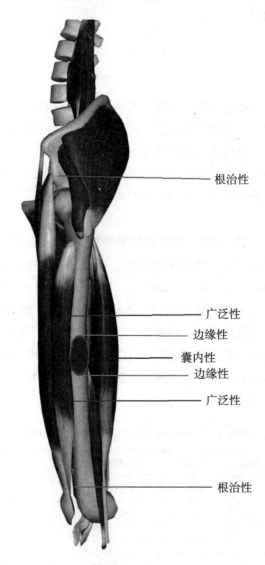

根治性

广泛性
边缘性
囊内性
边缘性
广泛性

根治性

图 19-1　局部术式的 Enneking 分类

第一节　良性骨肿瘤的手术原则

　　对于自限性良性骨肿瘤，多在外伤或做其他检查时发现，在病变停止发展以前，以预防发生病理性骨折为主，如果有骨折的风险，可以考虑手术治疗，行囊内切除植骨。

　　对于活跃性良性肿瘤，则可以考虑手术，防止病变进展，切除难度增加；或为防止病变进展而出现病理性骨折，也可以手术切除；手术方式以边缘性切除为主，当切除后有骨折风险时，应当重建。

　　对于侵袭性肿瘤，手术应尽早而不宜延误，以边缘性切除为主，可以采用灭活手段，进一步扩大切除的范围，必要时重建以防止术后骨折发生。

　　对于良性骨肿瘤合并病理性骨折的，如果病变范围较小，可以刮除植骨，如果病变范围较大，可以考虑外固定，等骨折愈合后再考虑是否切除。

　　如果病理性骨折畸形愈合严重者，可行截骨术矫形，病灶切除加植骨和内固定。

　　对长管骨的广泛病灶，易于复发且难以彻底切除，侵袭性较高的也可以采用局部整块切除重建术或者截肢术，骨关节端的缺损区可用大块骨移植或用人工关节置换术。

　　多发性良性骨肿瘤应严密观察变化，对其有症状的尤其是对已发生畸形和骨折的部位可采用手术治疗。

第二节　四肢骨肿瘤的手术治疗

　　根据骨肿瘤切除平面与肿瘤和假包膜之间的关系，共有 4 种基本的手术切除方式，即：

　　1. 病灶内切除又叫囊内切除　是在肿瘤内进行，分块切除部分或全部肿瘤，容易残留瘤块和假包膜。

　　2. 边缘切除　切除平面经过肿瘤的假包膜，可能会残留微小病灶。

　　3. 广泛切除　需要切除肿瘤、假包膜和肿瘤四周的一圈正常组织。

　　4. 根治性切除　不仅要切除肿瘤，而且还要切除肿瘤所在的整个解剖间室。

一、骨肿瘤刮除术

　　骨肿瘤刮除术属病灶内切除，即外科切除平面在肿瘤内，将其中的肿瘤组织刮除干净，常被描述为"分块切除"。一般来说，根据 Enneking 描述的良性骨肿瘤的分期方法，归为 2 期活跃的良性骨肿瘤和部分 3 期侵袭的良性骨肿瘤以及转移性肿瘤的姑息性手术应用这种术式。

　　【适应证】

　　1. 局限于骨内的良性肿瘤或瘤样病变，如骨囊肿、动脉瘤样骨囊肿、良性内生软骨瘤等。

　　2. 四肢长骨邻近大关节骨端的Ⅰ、Ⅱ级骨巨细胞瘤；或 X 线片显示溶骨性破坏虽然较广泛，但仍有完整的骨包壳；或虽然在 X 线片上显示有骨膜反应和骨皮质突破，甚至已发生病理性骨折等恶变征象，但活检病理报告仍属Ⅰ～Ⅱ级肿瘤。

　　3. 残留骨量可以保证刮除手术后骨的强度，或残余骨量可以进行内固定预防病理性骨折。

　　4. 肿瘤未累及关节。

　　5. 某些转移瘤姑息性治疗，可结合微波或射频灭活技术进行刮除治疗，术后再结合放疗治疗。

　　【禁忌证】

　　1. 骨巨细胞瘤 x 线片显示已有广泛骨皮质的破坏，骨包壳已不完整，肿瘤已穿入邻近软组织中者。

　　2. 活检报告已证实为恶性肿瘤，X 线片影像显示骨皮质已被穿破，并侵犯邻近软组织者。

　　【术前准备】

　　1. 复习 X 线片以及 CT、MRI、ECT 检查，重点在明确有无恶变迹象以及刮除范围。

　　2. 查对手术或穿刺活检的病理报告，确定病变是否良性，或侵袭性的良性骨肿瘤特别是骨巨细胞瘤为Ⅰ～Ⅱ级无误。

3.准备必要的手术器械,如各型骨锉、刮匙以及烧灼剂等,还有填充骨腔的异体骨或骨水泥(HA)和预防病理性骨折的内固定材料等。

【麻醉】上肢病变以臂丛阻滞麻醉或全麻为佳,下肢病变宜采用腰硬联合麻醉或全身麻醉。

【体位】根据手术部位,多采用仰卧位或侧卧位。

【手术入路】

切口多选该部位手术常规直切口或典型入路切口。如肩关节的前方切口(图 19-2),上臂的前外侧切口,前臂的背侧或尺、桡侧切口,髋及大腿的前外侧切口(图 19-3),胫骨的前内侧或前外侧切口等。

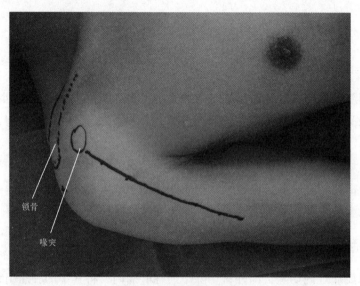

锁骨

喙突

图 19-2 肩关节的前方切口

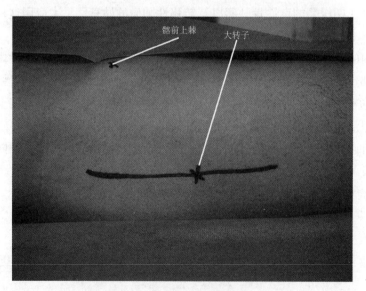

髂前上棘   大转子

图 19-3 髋及大腿的前外侧切口

1.肱骨近端

(1)患者仰卧位,患侧肩部可稍垫高或不垫高。切口采用常规肩关节前方手术入路,切口自肩锁关节前方起始,沿三角肌与胸大肌之间间隙向下,达到三角肌中下 1/3 交界处。

(2)切开皮肤、皮下组织,显露三角肌、胸大肌以及走行于三角肌沟中的头静脉。

（3）从三角肌间沟向两侧分离，分离保护头静脉，并将其与三角肌一同向外侧牵开。

（4）轻轻将肱骨内旋，找到结节间沟后缘，在其后外方切开骨膜显露肱骨上端病灶。

2. 胫骨远端

（1）患者仰卧位，采用腰麻或神经阻滞麻醉，切口从踝管前方正中至小腿下端，沿胫前肌外缘切开皮肤。

（2）切开皮肤及皮下组织，保护腓浅神经，切开深筋膜，显露胫前肌、拇长伸肌和趾长伸肌。

（3）在拇长伸肌和趾长伸肌之间进入，把胫前动、静脉及腓深神经牵向外侧，显露胫骨下端。

（4）胫骨前方沿病灶上缘和下缘之间开窗．

3. 胫骨近端

（1）患者腰麻满意后取平卧位，在止血带下进行手术，以减少出血。

（2）取小腿近端前外侧切口，始于膝关节外侧间隙下1cm，向前弧形切口至胫骨嵴外缘，切开皮肤、皮下组织及深筋膜。

（3）钝性剥离胫前肌，显露胫骨近端外侧骨皮质，透视或拍摄X线片，确定胫骨前外侧开窗位置。

4. 股骨近端

（1）麻醉满意后患者侧卧位，取髋关节后外侧入路，逐层切开皮肤及皮下组织，切口经过活检通道并梭形切除活检通道。

（2）切开深筋膜，显露大粗隆、股外侧肌及臀大肌止点。

（3）切断部分股外侧肌起点及臀大肌止点，向前后侧牵开，显露股骨上段粗隆部。

（4）在靠近外旋肌止点处切断该肌群翻向内侧显露粗隆后侧皮质，透视或X线拍片明确开窗部位。

5. 股骨远端

（1）沿股骨远端内侧做纵切口，切口近端起于股骨病变上缘5cm，远端止于膝关节水平，必要时可弧形转向胫骨上端内侧。

（2）切开皮肤、皮下、深筋膜，显露股内侧肌和缝匠肌。

（3）经股内侧肌后缘锐性分离，向内侧牵开股内侧肌，显露股骨远端内侧，远端至膝关节面上1cm。后方至大收肌腱止点，远端需切开部分髌骨内侧支持带，显露关节囊和内侧副韧带起点。

（4）蒸馏水纱布保护周围软组织，透视或拍片确定病灶部位，在股骨远端内侧沿病灶上缘和下缘之间开窗。

【手术步骤】

1. 根据病骨段的范围，用钻孔法或用磨钻开窗，注意勿用暴力敲打，以免造成骨折。骨开窗的范围应适应病变的范围，暴露病变的全长，充分显露瘤腔，能观察到瘤腔的任何范围而无死角。但也不宜过大，以免造成过多骨缺损而发生病理性骨折。在骨开窗之前应先用蒸馏水纱布将周围组织保护好，避免受到刮除组织或瘤细胞的污染。

2. 开窗后，如为骨囊肿，多伴有黄褐色或黄绿色的黏稠液体溢出，应立即用吸引器吸净；如为动脉瘤样骨囊肿，内含物为全血及血管化的松软组织；嗜酸性肉芽肿则为米白色的纤维结缔肉芽样组织。在刮除骨囊腔内容物时，一般先用大刮匙大量刮除内容物后，再用小刮匙刮除残余囊壁组织，特别是有的骨嵴的沟缝中易被忽略和残留部分组织。囊腔两端刮除的范围是：近关节刮至正常松质骨，骨干端刮至正常的骨髓组织。骨周围或骨腔内的反应性骨增生与髓腔内的骨嵴虽然不是病变或瘤组织本身，但如有可疑也可用骨锉凿除，刮除后，用高速磨钻在骨腔的各方向研磨扩大 1～2mm，如果是良性侵袭性肿瘤，瘤体离关节面不足 1cm，则应磨至仅剩关节软骨。磨钻打磨时应有序进行，避免遗漏，此为骨肿瘤刮除术必需步骤，以彻底清除骨肿瘤细胞。

3. 病灶经刮除至外观确实已干净后，用生理盐水反复冲洗、吸净，然后用无菌纱布暂时填塞囊腔压迫止血。

4. 刮除术中病灶骨壁处理是否彻底与肿瘤是否复发关系密切，以往单纯刮除术复发率可高达50%～90%，病灶周边骨壁的灭活可以降低复发率是刮除术必不可少的步骤，常用的方法有：①石炭酸甘油（12.5%～50%）涂擦烧灼囊壁约 1 分钟，然后用 75% 乙醇稀释涂擦 1～2 遍，再用生理盐水冲洗。② 0.1% 柳汞或 10% 甲醛涂擦囊壁灭活 1～3 次，然后用 75% 乙醇擦净，生理盐水冲洗。③液氮冷冻，使瘤腔内温度降至 –20℃～ –140℃灭活瘤壁。④用浸润有无水酒精的纱布块填塞空腔，每次 3 分钟，共 3 次。⑤ 50% 氯化锌烧灼囊壁灭活等，灭活完成后，用生理盐水冲洗空腔。

5. 瘤腔灭活和冲洗后，腔内骨缺损可植自体骨、异体骨、人工骨或填塞骨水泥等，填入时可加入适量抗生素，囊腔均应填满，原开窗所取的骨盖也不必盖回，令其开放有利于骨外软组织或骨膜的新生血管长入成骨。如果瘤腔近关节处仅剩关节软骨，建议在邻近关节面区域植入至少1cm 厚的松质骨，其余空腔再填充其他材料，这样有利于降低早期关节退变的风险。

6. 缝合伤口时内层应严密，以防止骨腔内渗血和抗生素的流失，在骨外软组织中或皮下可酌情放置引流。

【术后处理】

1. 如瘤腔病变骨质术后缺损较多并进行了植骨，术后肢体应予石膏固定 1～2 个月，待复查拍片证实骨质已有较好的修复，无骨折危险，方可停止固定。下肢能否负重必须参考复查时 X线片情况决定。

2. 术后应酌情使用抗生素，密切观察体温、血常规和切口愈合情况，引流需要结合实际引流情况，一般 24 小时引流量小于 20mL 时拔除，如发现伤口中有积血应尽早用注射器抽净，防止伤口感染。

3. 如果复查时 X 线片显示骨缺损植骨处已有一定骨质恢复，应予以拆除石膏，尽快进行康复性功能锻炼，恢复劳动能力。

【注意事项】

1. 手术在止血带控制下施行，要严格掌握止血带放置部位、压力、时间，防止止血带损伤。

2. 囊腔的开窗要够宽够长，刮除灭活一定要彻底。

3. 采用冷冻或化学药物烧灼瘤壁灭活时，要保护好周围软组织，防止组织冻伤或烧灼坏死。

4. 骨腔内如骨质缺损较多时应争取植自体骨或异体骨等，有利于骨重建和功能的恢复，同时应行内固定以重建力学稳定性，预防骨折。

二、骨肿瘤切除术

切除术是将骨外突出生长的肿瘤自其基底部切除的手术，常用于骨软骨瘤治疗。

【适应证】多用于骨软骨瘤及一些软组织良性肿瘤如脂肪瘤等的手术治疗。

【禁忌证】

1. 术区周围有感染、坏死者。

2. 部分骨软骨瘤基底范围较大，肿瘤范围加大者，肿瘤病变侵犯骨质，合并骨质破坏、骨折者。

3. 已明确为恶性肿瘤，或者骨软骨瘤恶变者。

【术前准备】常规拍摄正侧位 X 线片，必要时还需要 CT、MRI 检查，了解肿瘤与周围组织的关系，明确是否有恶变。

【麻醉】上肢病变以臂丛组织麻醉为佳，下肢病变宜采用腰硬联合麻醉或全身麻醉。

【体位】体位根据手术部位，多用仰卧或侧卧位。

【手术步骤】以股骨远端骨软骨瘤切除术为例。

1. 切口 以肿瘤为中心，沿肢体纵轴切开皮肤、皮下及深筋膜。按肌纤维方向钝性分开瘤体浅面覆盖的肌肉，并向两侧牵开，显露覆盖在瘤体表面的滑囊和骨膜。

2. 切除肿瘤 在距离肿瘤基底部至少 1cm 以上的正常骨膜处，做环形切开。然后用骨刀或骨凿在正常皮质处做环形切骨，使肿瘤和其表面的骨膜、滑囊完整切除。在肿瘤基底部用骨刀或者骨凿将突出部分完全切除，直至见到正常骨质面。

3. 骨面处理 切除后骨面渗血严重者，可用少量骨蜡涂于表面止血，骨蜡不易太多，否则易感染。

4. 缝合伤口 反复冲洗伤口干净后，检查有无活动性出血，逐层缝合伤口，必要时放置伤口引流管。

【术后处理】

1. 肿瘤范围小，骨质破坏小者术后可以早期下床活动。

2. 定期复查 X 线片，观察肿瘤是否复发。

3. 若放置有引流，则需要结合实际引流情况，一般 24 小时引流量小于 20mL 时拔除，如发现伤口中有积血应尽早用注射器抽净，防止伤口感染。

【注意事项】

1. 手术在止血带控制下施行，要严格掌握止血带放置部位、压力、时间，防止止血带损伤。

2. 术中应将肿瘤充分显露，将骨膜、软骨帽盖、骨皮质及基底周围正常骨质一并切除，肿瘤基底切除范围要稍大一些。术中容易出现将肿瘤表面骨膜剥离不干净和肿瘤基底周围正常骨质切除过少，而遗留有骨的突起。

3. 骨软骨瘤有恶变的可能，应及时做相应的检查如核素扫描、CT 等检查，但这些检查常难以做出定性诊断，故应早期做彻底切除，最后根据病理学确定诊断。

4. 对于骨软骨瘤骺板和骨生长板很近者，不必急于手术切除，而应定期拍摄 X 线片观察，待骨骺发育成熟后再考虑择期手术切除。

5. 定期复查。

三、骨肿瘤骨段截除术

骨段截除术是将肿瘤所在的一段骨干整段切除，要尽可能达到广泛的外科手术边缘，避免复发和转移。

【适应证】

1. 原发恶性肿瘤，Enneking 分期 Ⅰ A、Ⅰ B、Ⅱ A 以及化疗反应好的 Ⅱ B、Ⅲ B 肿瘤。

2. 原发良性侵袭性肿瘤，不适合刮除手术的患者，如部分 3 期骨巨细胞瘤患者，骨破坏严重、软组织包块较大，无法行刮除手术。

3. 主要神经血管束未受侵袭，位于肿瘤间室外或反应区外，术中可疏松分离，无病理性骨折和弥漫性皮肤浸润的恶性骨肿瘤以及局部感染。

4. 全身情况和局部软组织条件良好，关节外肿瘤；或者关节内肿瘤但能达到根治性或广泛性切除的外科边界，预计局部复发率不高于截肢者。

5. 有良好的重建技术和重建条件，预计保留肢体的功能好于截肢后安装的假体。

【术前准备】

1. 常规行正侧位 X 线片、CT、MRI、ECT 以及血管造影等检查，X 线、CT、MRI 结合可明确骨皮质的变化，了解肿瘤与周围组织的关系，ECT 与 MRI 相互补充可确定骨切除的长度以及明确有无跳跃灶；血管造影非常有助于检查肿瘤血管情况和对新辅助化疗的反应，它是确定主要血管与肿瘤的关系，有无血管变异的必要检查方法。

2. 进行活检，包括穿刺活检和切开活检，活检之前应当明确病灶的哪一部分最具有代表性，这一部分病灶必须要活检；活检穿刺口或切口需要包含在计划的最后切除手术的切口中，通往病灶的活检途径应当是最短的，它不能穿越一个以上的解剖功能空间，也必须尽可能远离神经血管的主干；活检必须取得足够量的组织，这样才能更准确的了解肿瘤病变性质，有利于选择适当的手术方式。

3. 对于恶性肿瘤，需要进行新辅助化疗。对于需要术后放疗的患者，需要术前做好相关准备。

【麻醉】上肢病变以臂丛组织麻醉为佳，下肢病变宜采用腰硬联合麻醉或全身麻醉。

【体位】体位根据手术部位，多用仰卧或侧卧位。

【手术步骤】

以肱骨近端恶性肿瘤广泛切除术为例：

1. 患者麻醉后取平卧位，患侧肩部垫高或不垫。

2. 通常肱骨近端活检经上臂前外侧经三角肌前缘进行，故手术切口多采用 Henry 切口，切口长度应超过预计的截骨水平，近端超过肩关节水平。切口经过活检通道并梭形切除活检通道（图 19-4）。

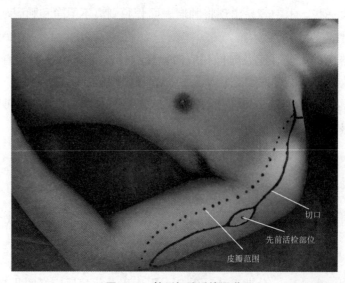

图 19-4 梭形切除活检通道

3. 从三角肌胸大肌间沟进入，结扎头静脉，向两侧游离，将活检通道经过的三角肌全层连同肿瘤一并切除。

4. 在肱骨中上段前侧游离，显露前侧的肱二头肌长、短头并离断肱二头肌长头，在反应区外游离上方的喙肱肌及下方的肱肌，并距离肱骨附着点 1cm 切断，向肱骨内后侧方向逐渐游离。

5. 显露肱骨近端至肩关节，依次显露肱骨近端附着的胸大肌、背阔肌及大圆肌附着点，距止点 1cm 处切断。

6. 依次显露并切断肩关节周围的肩袖肌肉（冈上肌、冈下肌、肩胛下肌、小圆肌），同时切断肱二头肌长头近端肌腱起点，于肩盂侧切断肩关节囊。

7. 离断肩关节囊后，游离后侧残留的肌肉附着，注意保护桡神经血管束，完全游离肱骨上段，依据术前 X 线、CT、MRI 及 ECT 检查确定受累骨髓的最近端做参考点，再向远端延长 3cm，环形切断骨膜，用线锯行肱骨截骨，截骨前在截骨部位做标记，有利于帮助重建旋转力线。

8. 取下肱骨上段后在截骨远端的肱骨髓腔取骨髓组织送病检确认截骨处髓腔正常，未受肿瘤侵及。

9. 瘤段骨切除后，骨缺损的处理详见保肢手术中骨缺损的重建方法。

10. 反复冲洗伤口干净后，检查有无活动性出血，放置引流，逐层缝合伤口，尽量避免空腔，加压包扎，肩关节外展支架固定。

【术后处理】

1. 放置的负压引流管 24 小时引流量小于 20mL 时拔除，术后应用抗生素至引流管拔除，根据术后切口愈合情况、患者体温以及实验室检查择期停用。

2. 术后使用外展支架固定 6～8 周，卧床期间即可开始肌肉等长收缩训练，拆除外展支架后在专业医生的指导下进行功能锻炼。

3. 需要术后化疗的患者，如实验室检查无异常，可从术后 2 周（伤口愈合拆线后）开始化疗，如伤口延迟愈合，一般应等到伤口愈合后再开始化疗，因为化疗对于伤口愈合有一定影响。

4. 术后患者应长期随诊，除肿瘤本身的随诊要求外，骨缺损部位重建后的感染、瘤段骨灭活再植和同种异体骨重建发生的不愈合、骨折，假体长期使用后的关节脱位、半脱位、松动、下沉、疲劳性损坏等均需通过随诊及时发现和处理。

【注意事项】

1. 手术在止血带控制下施行，应严格掌握止血带放置部位、压力、时间、防止止血带合并伤。

2. 合理使用抗生素，避免感染。

3. 引流管需要待引流较少时拔出，及时更换引流瓶。

4. 术后逐渐进行肢体功能锻炼，下肢手术应在助行器协助下下地活动。

5. 术后定期复查。

第三节　恶性骨肿瘤的手术原则

实施骨肿瘤外科手术除遵循外科学一般原则（如无菌原则）外，还应遵循肿瘤外科的基本原则。肿瘤手术必须遵循无瘤原则，采用无瘤技术。恶性肿瘤的生物学特性决定了肿瘤手术不同于一般外科手术，任何检查或不当的操作都有可能造成肿瘤的扩散。医源性肿瘤扩散和转移是造成手术失败的一个重要环节，如术前皮肤准备时的摩擦、手术时的挤压、触摸肿瘤均可以使肿瘤细胞转移和污染手术创面。因此，人们提出了无瘤技术的观念，自 1894 年 Halsted 发明经典的乳腺癌根治术以来就已奠定，逐渐发展为"无瘤原则"和"无瘤技术"。肿瘤外科手术的基本原则有：

一、不切割原则

手术中不直接切割癌肿组织，由四周向中央解剖，一切操作均应在远离肿瘤的正常组织中进行，同时尽可能先结扎进出肿瘤组织的血管。

二、整块切除原则

将原发灶和所属区域淋巴结作连续性的整块切除，而不应将其分别切除。

三、无瘤技术原则

目的是防止术前和术中肿瘤细胞的种植和转移，包括防止肿瘤细胞扩散和防止肿瘤细胞种植两个方面。

（一）防止肿瘤细胞扩散的措施

1. 术前检查应轻柔，尽量减少检查次数。
2. 尽量缩短活检手术与治疗性手术的时间间隔。
3. 术前皮肤准备应轻柔，尽量减少局部摩擦。
4. 手术中尽量避免使用局部麻醉。
5. 手术切口要充分，暴露要清楚，以利于手术操作。
6. 手术时应尽量采用锐性分离、少用钝性分离。
7. 手术时先结扎静脉，再结扎动脉，可减少癌细胞的扩散。
8. 先处理区域引流淋巴结，再处理邻近淋巴结；先处理手术切除的周围部分，再处理肿瘤的邻近部分，一般与原发灶一起作整块切除。
9. 手术操作要稳、准、轻、巧，避免挤、压、轧、损坏。
10. 需要截肢者不采用抬高患肢以减少出血的办法。

（二）防止肿瘤细胞种植的措施

1. 合理、规范的进行活检手术。
2. 术中应保护好创面、切缘及正常脏器。
3. 肿瘤如有溃疡，使其与正常组织及创面隔离。
4. 术中如有肿瘤破裂，应及时更换手套、器械等。

尽管严格遵循无瘤原则但仍然有肿瘤的转移，这主要取决于肿瘤的扩散途径和生物学特性，也与机体的免疫状况有关。

第四节　肢体恶性骨肿瘤的保肢治疗

恶性骨肿瘤一般可分为原发性恶性骨肿瘤、继发性恶性骨肿瘤与转移性恶性骨肿瘤三种。恶性骨肿瘤的治疗已进入一个比较成熟的阶段，手术治疗是综合治疗方法中用的最多也是最重要的方法。就肢体恶性骨肿瘤而言，20 世纪 70 年代末、80 年代初以前的常用方式是截肢。自 80 年代以来，骨肿瘤外科的治疗有了根本的变化，治疗标准是不但要提高患者的生存率，而且要保存良好的肢体功能。手术要力求彻底，以免复发，但应尽量保留肢体功能。对于恶性肿瘤应以抢救生命为主，只有在不降低生存率的前提下，才可考虑保留肢体的问题。保肢手术的第一个目的是避免局部复发，第二个目的是尽可能多地保留功能。目前随着对肿瘤生物学行为的认识，术前化疗的普遍开展，手术技术和术后康复的发展，关节运动学和材料工程学的兴起，尤其是大量临床证据证明，对于肢体的恶性骨肿瘤，在严格按照手术指征和采取正确的辅助治疗的前提下，接受保肢手术的患者 5 年生存率与相同条件下接受截肢治疗的患者相同。因此，保肢治疗已成为肢体恶性骨肿瘤的最主要外科治疗方式。

1. 四肢、髋部和肩部 Enneking 分期 IA、IB、ⅡA 和对化疗反应较好的 ⅡB 期肿瘤。

2. 无主要神经、血管受累，无病理性骨折、弥漫性皮肤浸润的恶性骨肿瘤以及局部感染。

3. 全身情况和局部软组织条件良好，能达到根治性或广泛性切除的外科边界，预计局部复发率不高于截肢者。

4. 有良好的重建技术和重建条件，预计保留下的肢体功能好于截肢后安装的假肢。

5. 无转移灶或单发转移灶经全身化疗后可以广泛切除者。

6. 患者与家属均有保肢的强烈愿望。

【禁忌证】

1. 肿瘤范围广泛，无法达到广泛或边缘性（化疗敏感患者除外）切除。

2. 肿瘤已出现晚期广泛转移，预计存活时间不长者。

3. 有重要的血管、神经受侵犯。

4. 放疗或反复手术致局部皮肤、软组织和血供条件差，术后可导致切口闭合困难或皮肤软组织坏死者。

5. 肿瘤局部或其他部位尚有活动性感染存在者。

6. 全身情况差，难以耐受较大手术者。

【手术方法】

随着组织工程学、生物材料学和手术技术的发展，保肢手段也日渐丰富。在目前常用的四肢恶性骨肿瘤保肢术中，瘤段切除肿瘤型假体置换术和大段异体骨移植术是最常用的技术，而关节融合术、瘤段骨灭活再植术、甚至旷置术也仍是目前经常会使用的保肢手段。

【术前准备】

1. 新辅助化疗除了"术前化疗、手术、术后化疗"外，还包括术前化疗后对患者及肿瘤的全面评估：要注意疼痛的减轻、肿块的缩小程度，以及影像学上病灶边界是否变得清晰、骨硬化是否增多、肿瘤的新生血管是否减少以及肿瘤坏死率，术后需要结合术前化疗相关指标进行化疗方案调整。

2. 影像学检查术前明确肿瘤的浸润范围、肿瘤大小、肿瘤周围解剖结构。

3. 术前活检主要方法包括穿刺活检和切开活检。活检操作会引起出血，因此在活检中要避免出血引起肿瘤向周围组织内及通道周围扩散。因为活检后的检查常发现血肿形成范围较大，并常污染先前未受侵犯的结构，如果血肿形成过大，则往往不能保证完整切除，而需要对血肿区域追加放疗。

【手术步骤】

以人工关节肿瘤型假体置换治疗股骨远端骨肉瘤为例。

1. 手术切口及肿瘤切除参考骨肿瘤骨段截除术中股骨远端骨肉瘤切除术。

2. 在手术取出切除的肿瘤之前，测量其长度。在成人，此长度应与假体等长；对骨骼发育未成熟者，假体长度应比切除的肿瘤长 1cm，有助于补偿将来的骨骼生长长度。

3. 使用胫骨力线导向器，使胫骨近端截骨面垂直于胫骨干，行胫骨面截骨。

4. 以尽可能地容纳最大直径的假体进行股骨扩髓，假体柄最少长 12cm。

5. 放置试模并最大范围活动膝关节，确定正确力线后，用骨水泥固定股骨和胫骨假体。

6. 反复冲洗伤口干净后，检查有无活动性出血，逐层缝合伤口，尽量避免形成空腔，放置伤口引流管。

【注意事项】

1. 务必做到对肿瘤组织的彻底清除。

2. 对于临近重要血管、神经的骨肿瘤清除时应仔细操作，以免损伤血管、神经，安装假体时应注意骨劈裂等情况。

3. 肿瘤假体置换术后容易出现伤口迟缓愈合或不愈合，应注意伤口愈合情况。

4. 骨肿瘤假体置换不同于人工膝关节表面置换，患者大多较年轻，活动量大，负荷量大，要注意早期假体松动、脱位、折断等并发症，因此应适当限制患者做负重量大的活动。

第五节　保肢手术中骨缺损的重建方法

理想的重建是在不增加复发率的前提下，恢复肢体功能和稳定性，并且不增加感染、松动、疲劳折断等的发生率，同时不影响后续治疗。但目前所有的重建方法中没有一个可以全部满足上述条件。

【重建方法】

目前常用的重建技术有以下几种：

1. 人工假体置换术　骨肿瘤的假体置换手术最早施行于 20 世纪 40 年代初，以钴铬合金（CoCrMo）假体对股骨近端的骨巨细胞瘤进行切除重建。之后，一系列应用定制型假体的骨肿瘤切除重建手术相继展开。手术过程主要包括肿瘤瘤段骨切除、置入人工假体、重建骨关节缺损、重建周围缺损软组织。传统的肿瘤假体没有延长功能，对成人的疗效较为肯定，而儿童植入后随时间的推移会出现明显的肢体不等长，因此只适合于大年龄的儿童（骨骺临近闭合或已经闭合）。

2. 牵张成骨及骨搬运技术　最早由 Ilizarov 于 1989 年提出，其原理是在骨缺损残端低能量截骨，以外支架固定长骨两端和截骨块并逐渐牵引截骨块，借助膜内成骨逐渐修复骨缺损。是利用"张力 - 应力法则"，利用缓慢、持续牵伸产生的张力，使截骨端弹性连接；持续的牵拉加压和短缩加压等，使骨皮质形成并贯通骨髓腔。Tsuchiya 等最早将其应用于骨肿瘤切除术后的保肢治疗。根据骨搬运方向可分为单向、双向及横向骨搬运。

3. 自体骨移植术　多应用于肱骨恶性肿瘤的治疗，使用最多的是腓骨植骨，可用于肿瘤切除后大的骨缺损，带蒂的腓骨植骨重建则是较好的方法和手段。与异体骨相比，自体骨带血管移植的优点是存活率高、无免疫反应、腓骨骺板可继续生长发育、植骨可用接骨板固定。该方法尤其适用于儿童和年轻人，以后基本不需再翻修；缺点是手术时间较长，而且腓骨较细，使其应用受到限制，尤其在下肢重建时更为突出。

4. 人工肿瘤干假体　是一种非生物重建方式，按照术前规划，广泛切除瘤段后扩髓，使用脉冲冲洗髓腔，按照要求将髓内柄植入髓腔，装配假体。

5. 关节融合术　是肢体恶性骨肿瘤切除后为重建保留的肢体进行的一种手术，主要用于股骨下端或胫骨上端肿瘤切除后的膝关节融合。该术式适用于肿瘤切除时维持关节稳定和运动的肌肉也被切除、已不适合重建功能的青壮年患者。对于胫骨远端肿瘤切除边缘距关节面小于2.5cm、关节面被破坏的患者，可选择踝关节融合。

6. 旋转成形术　利用功能良好的小腿代替大腿，用向后旋转180°的踝关节代替膝关节，术后装配小腿假肢；踝关节轻度跖屈时小腿假肢伸直而负重，踝关节背伸时如同重建的膝关节屈曲。它通常适用于肿瘤位于股骨远端1/2和胫骨近侧1/3处坐骨神经无损伤、足和踝关节功能正常、骨骼尚未发育成熟的10岁以下患儿，因为他们还有生长发育的空间，可获得肢体长度不同程度的代偿。该手术的优点是保持了肢体的生长和"膝关节"的功能，明显改善了步态，避免了截肢后易跌跤的问题；缺点是重建后肢体外观难看，易产生心理问题。旋转成形术多用于骨骼尚未成熟的患者，手术后并发症的发生率较低，保留的功能往往较为满意。目前有人将旋转成形术应用于其他保肢手术失败的再手术患者。

7. 异体骨移植术　是在骨库中挑选所需的超低温冻存的同种异体同侧同名骨，经快速复温后截取与瘤骨段等长或略短（0.5cm）的一段，移植到切除肿瘤的部位，用接骨板螺丝钉或髓内钉内固定。应用较多的是异体骨半关节移植术。该手术的优点在于它是生物性的重建，保留了对侧未受累的关节部分，但是术后不能早期负重，异体骨与宿主骨愈合（有坚固外骨痂）通常要4～6个月，少数需半年以上，偶有不愈合者。术后可发生感染、排异、骨折、迟发窦道等并发症。

8. 瘤段骨灭活术　方法操作简单、经济，但骨爬行替代再活化的过程较长，部分病例发生感染或灭活骨骨折等并发症。其种类如下：

（1）高压灭活　瘤段切除后，离体彻底清除病灶，然后置于容器内，温度135℃，压力6.8kPa，持续12分钟，原位置回，瘤细胞百分之百死亡。同时使用内固定或假体。

（2）化学药液浸泡灭活　报道过的药液有酒精、福尔马林、石炭酸、过氧化氢、氯化锌。多数认为95%酒精是较好的。

（3）冷冻灭活　液氮法冷冻治疗骨肿瘤可使囊壁2mm厚度以内的瘤细胞坏死。

（4）照射灭活　切下的瘤段骨用直线加速器照射，最少剂量为30000Gy，然后回植。

（5）微波灭活　将瘤段骨用微波处理（50℃、30分钟），系近年国内部分医院开展的瘤段骨灭活方法。

【术后处理】

1. 术后定期复查，以了解肿瘤是否复发、转移。

2. 术后根据肿瘤病理学检查结果确定辅助化疗和（或）放疗方案，可采用中药辅助，以降低放化疗过程中患者的不良反应，增强免疫力。

3. 其余处理方法参照良性骨肿瘤术后处理方案。

【注意事项】

1. 活检通道可成为肿瘤扩散通道，因而所有的穿刺活检通道和切开活检通道都必须在之后的手术中予以切除。

2. 保肢手术应综合考虑患者的年龄、性别、期望和生活方式，外科分期、手术的目的性，医生的技巧、经验和能获得何种的辅助治疗。

3. 重视患者的长期随访，这对评价手术效果具有重大意义。

【并发症】

1. 早期并发症主要为伤口感染。

2. 后期并发症有移植物宿主界面不愈合、异体植骨骨折、下肢肢体不等长、迟发感染、关节僵硬、无菌性的假体松动、假体折断及假体周围骨折、肢体功能丧失、肿瘤复发及转移等。

第六节　四肢长骨肿瘤性病理性骨折手术原则

手术治疗肢体长骨肿瘤性病理性骨折的目的是在患者有限生存期内尽可能提供坚强的内固定，恢复或改善肢体功能。但临床对长骨病理性骨折采取何种内固定方式，需根据肿瘤性质、患者全身情况、患者预计生存期、骨折部位等情况综合考虑。手术治疗包括囊内切除、边缘切除、广泛切除、根治性切除等切除方式，并重建肢体功能，降低局部复发率。

一、良性骨肿瘤性病理性骨折

一般良性骨肿瘤多由外力引起病理性骨折，侵袭性良性骨肿瘤在没有外力的作用下也可发生病理性骨折。治疗方面以外科手术治疗为主，在治疗良性肿瘤性病变的基础上（详见良性肿瘤的手术原则），为重建肢体功能，再进行相应的固定，包括外固定、内固定；也可根据病情，采用骨搬移治疗良性骨肿瘤性病理性骨折。

二、恶性骨肿瘤性病理性骨折

恶性骨肿瘤性病理性骨折以骨转移癌引起的病理性骨折为主，原发恶性骨肿瘤性病理性骨折少见。恶性骨肿瘤性病理性骨折由于无法自然愈合而需要手术治疗。手术目的是减少疼痛、改善功能和行走能力、利于医疗和护理、提高患者生活质量和战胜疾病信心。四肢骨转移癌病理性骨折是肿瘤患者晚期较为常见的并发症之一，手术治疗是此类患者的一种积极选择，只要掌握好手术适应证，选择合适的术式，就能减轻患者痛苦、稳定肢体、改善患者生存质量。对于那些生存时间很短且身体状况较差者、上肢非负重骨的孤立性病理骨折，可以采用姑息性的放疗结合石膏或支具外固定。

【术前准备】

详细询问病史（特别是系统疾病史及肿瘤疾病相关病史），仔细的全身体格检查，详尽的辅助检查，请内科、麻醉科等相关科室会诊，开展多学科综合诊疗模式（multi-disciplinary team，MDT），协助明确相关疾病情况，病情程度，是否有手术禁忌证，评估手术耐受情况，协助治疗。

【适应证】

1. 患者一般情况良好，预期生存期＞12 周。

2. 术前评估确定手术治疗可以使患者获益（术后患者可以早期开始活动或便于护理）。

【手术原则】

恶性骨肿瘤性病理性骨折实施手术治疗时，有一些应遵循的原则：

1. 对于有望治愈或长期存活的患者，转移灶需行广泛切除。

2. 多发转移者局部应以恢复功能为主，去除肿瘤为辅。刮除病灶，必要时术后辅以放疗。

3. 采用尽快恢复功能的重建方法，避免使用植骨等需等待骨愈合的手段。

4. 骨转移瘤患者应急状态较差，尽量采用对全身影响小的手术方式。

5. 应尽量采用术后有利于患者活动和护理的内固定方式。

6. 手术对于肿瘤局部控制时间、内固定有效时间尽量与患者存活时间相匹配。

【手术方式】

1. 肱骨近端骨折　在肱骨近端，根据病变破坏范围不同，通常可采用骨水泥填充及钢板内固定或半肩关节置换的手术方式。

2. 肱骨干骨折　位于肱骨干部位的转移癌目前共识是使用闭合或开放带锁髓内钉固定，其可以固定从肱骨外科颈至肱骨髁上 5 ～ 6cm 的区域，对于骨质破坏区可以辅以骨水泥。钉板系统配合骨水泥同样可用于肱骨固定，两者固定效果无显著差异，但钢板固定对骨质强度要求较高，需要更广泛的显露，创伤较大，患者耐受性差。如果病灶长度不超过 3 ～ 4cm，还可选择肱骨中段截除后短缩。如果骨破坏较为广泛，缺乏完整皮质，可采用骨干假体修复肱骨中段的大段骨缺损，同时保留肱骨近端和远端的关节面。

3. 肱骨远端和肘关节附近骨折　肱骨远端的解剖结构限制了在这一区域的固定方法的可选择性。全肘关节置换在重建肱骨远端关节面和填充肱骨远端缺损方面具有优势。

4. 尺、桡骨骨折　发生在尺、桡骨的转移瘤比较少见，最近几年较多使用锁定钢板＋骨水泥。如骨破坏非常严重，可行瘤骨截除，尺骨病变累及肘关节面可行全肘关节置换，桡骨病变累及腕关节可行带血管腓骨近端移植重建腕关节。

5. 上肢带骨骨折　肩胛骨和锁骨同样是骨转移癌的好发部位，一般认为如果没有发生病理性骨折且未累及肩关节一般无须手术。治疗方法以外照射放疗为主。邻近肩关节的病变如果造成肱骨头的侵犯，可行半肩关节置换术。锁骨骨折可行病灶清除钢板固定加骨水泥填充。对于放疗无法控制或疼痛剧烈的病变可行局部切除。

6. 股骨颈和股骨头骨折　由于解剖的原因，对股骨头、颈部发生病理性骨折的病例进行内固定，失败率较高，最好采取骨水泥型半髋关节置换术。术前应对整个股骨进行相关检查，评估有无股骨远端存在病变。如果股骨远端存在病变，可应用长柄假体。

7. 股骨转子间骨折　传统治疗方法是病灶刮除、骨水泥填充、动态加压髋部螺钉（DHS）内固定。目前可采用闭合髓内钉固定，也可进行开放固定及骨水泥填充。可应用骨水泥型长柄假体。

8. 股骨转子下骨折　治疗转子下病理性骨折的方法通常有髓内钉固定和股骨近端假体置换。

9. 股骨干骨折　股骨转移癌并病理性骨折手术最常用的方法是带锁髓内钉内固定，特别是重建髓内钉可以起到对股骨颈的保护作用，并用骨水泥在髓内钉周围填充缺损。也可采用股骨近端假体置换和（或）股骨干假体置换。

10. 股骨髁上骨折　对于局限的破坏不重的病例可选择病灶刮除、髁钢板配合骨水泥固定。当关节面受损严重者可行人工膝关节置换，以获得早期稳定和良好功能。逆行髓内钉适用于股骨髁间和股骨髁上同时存在转移的病例。

11. 胫骨骨折　发生率较低，占全身骨转移 5% 以下。胫骨干多选用病变刮除加骨水泥填充髓内钉固定，胫骨平台骨折累及关节面可行人工膝关节置换。

【术后处理】

术后 24 ～ 48 小时行心电、血压、血氧饱和度监测，密切观察生命体征变化。抗生素预防感染。超声雾化吸入化痰药物治疗 5 ～ 7 天，鼓励患者咳嗽、排痰，预防肺炎发生。下肢疾患的患者皮下注射低分子肝素抗凝治疗，配合应用下肢静脉循环驱动泵，预防下肢深静脉血栓形成。术后尽早拔除导尿管，需长期留置者每日行膀胱冲洗，嘱患者多饮水，防止发生泌尿系感染。定期复查血常规及血生化，发现贫血、低蛋白血症及电解质异常及时纠正。有消化道溃疡病史者，应用抑酸药物 7 ～ 10 天，防止发生应激性溃疡。术后 24 ～ 72 小时内拔除引流管，2 周拆线。术后康复训练：生命体征平稳者，术后第 1 天可半卧位坐起，进行股四头肌等长收缩锻炼，踝泵运动。行钢板或髓内钉内固定＋骨水泥重建者，术后 1 周开始进行床上主动肌力训练，2 周借助助行器或拐杖练习非负重行走，术后 4 ～ 6 周开始下床。行骨水泥型人工半髋或全髋关节置换者，术后第 1 天进行股四头肌等长收缩锻炼，踝泵运动。拔除引流管后借助拐杖或助行器练习部分负重行走，2 周扶拐负重行走，3 周后可弃拐负重行走。术后 4 周按原肿瘤放、化疗方案继续治疗。

【并发症及处理措施】

表 19-2　并发症及处理措施

并发症	处理措施
急性呼吸窘迫症	呼吸机辅助呼吸，抗感染治疗
应激性溃疡	止血抑酸保护胃黏膜
脑梗死	活血对症治疗
深静脉血栓	监测凝血时间下抗凝治疗
急性肾衰	透析，保护肾功能治疗
伤口感染	清创 +VSD/VAC 引流
髋关节脱位	麻醉下手法复位 / 切开复位，皮牵引治疗

复习思考题

1. 骨肿瘤骨质破坏的类型有哪些？
2. 简述恶性骨肿瘤的手术原则。

扫一扫，查阅本章数字资源，含PPT、音视频、图片等

第一节 关节镜的发展概述

关节镜是一种用于关节检查与治疗的内镜，将其用于诊治人体关节疾病的技术称为关节镜术。关节镜起源于19世纪，其发展与体腔内镜的发展密不可分。1806年，德国的Botzini（1773—1809）首先以蜡烛为光源，用两根管子对膀胱内部进行观察。随着电灯的发明，内窥镜光源的难题得以解决，从而膀胱镜得以迅速发展；在此基础上关节镜也随之发展而来。

1915年，日本东京大学的高木宪次（1988—1963）首次在尸体上对关节进行了观察，并于1919年利用膀胱镜对患者进行膝关节检查。1921年，Eugen Bricher首先应用雅格贝乌斯腹腔镜（Jacobaeus Laparoscope）对膝关节进行检查，并将其作为关节内镜，对半月板做出了精确的病理诊断。1930年，美国纽约关节病医院的Michael Burman（1901—1975）利用直径4mm的关节镜在尸体上对人体各个关节进行了检查，随后发表了许多有关介绍关节镜的文章。

第二次世界大战期间，关节镜的研究与发展基本停滞。二战结束后，高木教授的学生渡边正义（1921—1994）继续从事关节镜研究，不断改进设备，使关节镜的直径不断缩小，观察视角逐渐增大，使关节镜不断发展。随着冷光源和光导纤维的出现、关节镜配套器械的发展推动了关节镜外科的进步。1955年，他在关节镜协助下切除了膝关节黄色素巨细胞瘤，1957年出版了第一部关节镜手术图谱，1962年进行了镜下半月板切除术。此后，美国、英国、墨西哥的学者陆续应用关节镜进行关节疾病的诊断与治疗，关节镜在欧美得到迅速发展。

20世纪70年代末至80年代初，关节镜技术和设备引入了中国，首先在北京、上海、广州等地开展膝关节镜外科技术的临床应用。20世纪90年代，随着国内外医生的学术交流日益广泛，关节镜在中国进入了快速发展阶段，国际上现代新型高精密、高清晰电视关节镜设备与先进手术器械的引进，以及关节镜外科手术技术的学习与应用，使我国关节镜技术飞速发展，与国外的技术差距日益缩小。

目前，随着关节镜技术的不断推广和学术交流的深入，关节镜技术已逐渐发展成熟；同时关节镜器械、设备的完善，使得关节镜技术已在全世界范围内开展。关节镜应用的范围由膝关节发展到肢体其他关节，关节镜手术由最初的检查发展到完成许多关节内复杂的手术甚至关节外手术，如膝关节交叉韧带重建、肩袖损伤的修复缝合、关节镜下臀肌松解等，已经彻底改变了传统关节镜术的概念，已发展成一门专科，成为现代微创外科的重要组成部分，在运动损伤及骨科领域发挥着重要作用。

第二节　关节镜的基本知识

现代关节镜设备主要包括关节内镜与冷光源，灌注部分、摄像监视系统、动力系统、低温等离子消融系统、专用手术器械与设备。

一、关节内镜

关节内镜基本上由光学系统、附属部件与照明三部分组成。

1. 光学系统

包括光镜和光导纤维，远端为镜头，近端分别为接光源与摄像监视系统（图 20-1）。

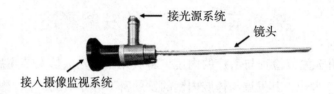

图 20-1　关节镜

2. 附属部件：工作套管和穿戳器

（1）工作套管（金属外鞘）：用于置入和保护镜管，其长度和直径与镜管准确配合，恰能容纳和包住镜管。套管尾部附设进水和出水装置，用于灌注、冲洗及抽吸（图 20-2）。

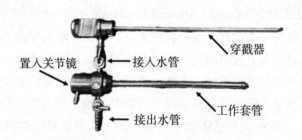

图 20-2　工作套管与穿戳器

（2）穿戳器：分锐性和钝性两种，锐性用于穿刺皮下组织至深筋膜（临床工作中常用尖刀直接切开皮肤至关节囊），钝性作为工作套管的管芯用于突破关节囊进入关节腔，每次更换入口时重新放置工作套管。钝性穿戳器可以最低限度避免损伤关节内结构（图 20-2）。

3. 照明：冷光源

现代关节镜的光源系统由光源主机（图 20-3）和光导纤维组成。光源主机产生的冷光经光导纤维传到关节镜的导光束后，传送至关节腔内照亮手术视野区域。

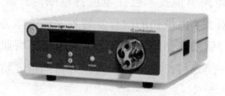

图 20-3　光源主机

二、关节镜附属设备

1. 灌注、冲洗及吸引系统

本系统主要包括灌注器、吸引器及吸引管。用于向关节内灌注液体，以达到充填和扩张关节腔便于进行镜检及治疗的目的。同时，也可用于冲洗和抽出关节内积存的液体、气体、组织碎屑，作为关节内清创治疗的工具。

灌注系统通常将 2 个 3L 的灌注液用 Y 型接头相连，升高悬挂高于床面 1.5m 即可。常用的灌注液有生理盐水和复方氯化钠，为了减少出血，可每 3000mL 液体加入 1mg 肾上腺素。

2. 摄像监视系统

基本由摄像接驳器、摄像主机（图 20-4）和监视器（图 20-5）组成。随着关节镜图像技术的发展，图像更加清晰，并且可以随时进行拍照和视频录像，便于临床资料的搜集、整理。

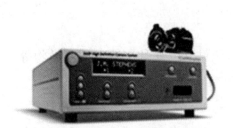
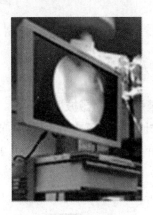

图 20-4　摄像主机　　　　　　　　　　图 20-5　监视器

三、电动刨削系统

电动刨削系统是关节内镜必不可少的重要组成部分，通过固定不动的外套管与旋转的内芯在其尖端的创口起到对组织的切削、打磨作用，并通过吸引装置将组织吸入刀内有利于切削，同时将切削或打磨的碎屑向外吸出。

电动刨削系统包括刨削切割系列与打磨系列，前者用于滑膜、半月板的切削与清理，后者用于骨性结构的处理，如髁间窝成形、骨赘切除等（图 20-6）。

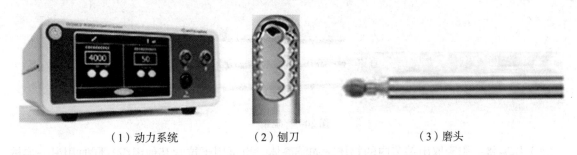

（1）动力系统　　　　　（2）刨刀　　　　　　　（3）磨头

图 20-6　电动刨削系统

四、低温等离子消融系统

低温等离子消融系统的作用原理是使电极和组织间形成等离子薄层，层中离子被电场加速，并将能量传递给组织，在低温下（40～70℃）打开细胞间分子结合键，使靶组织中的细胞分解为碳水化合物和氧化物造成组织凝固性坏死，称为低温等离子消融术。目前临床上以美国杰西公司生产的低温等离子手术系统为代表，可进行关节内的组织切割、止血、消融、紧缩等处理，广泛用于滑膜切除、病变软骨成形、半月板切除等手术（图20-7）。

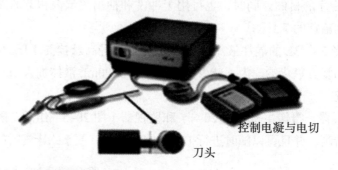

控制电凝与电切

刀头

图 20-7 低温等离子消融系统

五、手术器械

1. 关节镜手术常用器械

（1）探针：用于探查和拨动关节内的组织结构、病灶、游离体或异物等。一般为直径2～3mm，针头圆钝，呈直钩状（图20-8）。

图 20-8 探针

（2）手术刀：用于切断关节内粘连或切除损伤半月板的碎裂部分及其他病损。有不同形状和弯度。

（3）手术剪：用于剪断关节内软组织，直径常为3mm、4mm。

（4）篮钳：标准的篮钳底部开口，可以使咬下的组织自动掉入关节内，不需要每次从关节里退出器械来清理。篮钳的尺寸为3～5mm，有直柄与弯柄，用于修整半月板（图20-9）。

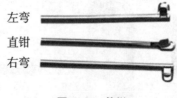

左弯

直钳

右弯

图 20-9 篮钳

（5）抓取钳：用于取出关节内的物体，如游离体。也可用于拉紧其他组织，同时用另一器械进行切割。

（6）髓核钳：直径4～5mm的髓核钳在膝关节中很适用，可用于取出关节内的游离体或切除的半月板，钳取病灶组织（图20-10）。

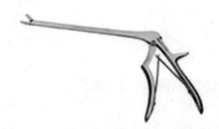

图 20-10　髓核钳

2. 特殊专用器械

　　指用于特定手术时必须使用的器械。如膝关节交叉韧带重建所需器械（图 20-11）、半月板缝合的专用器械（图 20-12）、关节骨软骨移植切削、肩关节肩袖损伤修复的器械等。

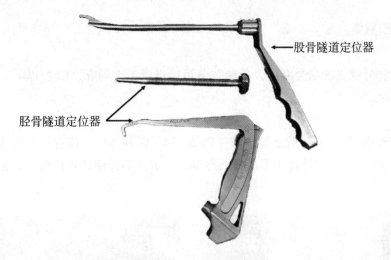

股骨隧道定位器

胫骨隧道定位器

图 20-11　交叉韧带定位器

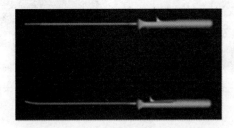

图 20-12　半月板缝合器（fast-fix）

第三节　膝关节镜手术

一、膝关节镜手术基础

　　膝关节是关节镜技术使用最早、开展最为广泛的部位，由于其浅表、关节腔空间大，为关节镜的操作提供了便利条件。膝关节镜技术是所有关节镜的基础，必须充分了解与重视。

　　【适应证】

　　1. 无法解释的膝关节疼痛、交锁，反复、持续渗出，滑膜组织活检。主要目的为明确诊断。

　　2. 膝骨关节炎关节清理术。

3. 滑膜炎滑膜切除术。

4. 滑膜皱襞切除术。

5. 关节游离体取出术。

6. 半月板撕裂手术（部分或次全切除术、半月板缝合）。

7. 盘状半月板成形术。

8. 膝关节骨与软骨损伤的镜下手术。

9. 前交叉韧带重建术。

10. 后交叉韧带重建术。

11. 前后交叉韧带胫骨止点撕脱骨折固定术。

【禁忌证】

1. 强直膝。

2. 局部软组织感染。

【麻醉】

常用硬膜外麻醉或腰硬联合麻醉，单纯关节镜检查可考虑局麻，12岁以下儿童或不适合上述麻醉时选择全麻。

【体位】

有平卧位（图20-13）和下肢下垂体位（图20-14）两种体位。前者双下肢伸直平放于手术台上；后者屈膝90°位，小腿悬垂于手术台的尾端，大腿近端外侧放置挡板，防止下肢侧滑，有利于术中操作。

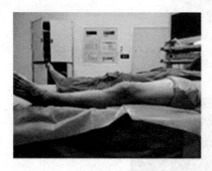
图 20-13　平卧位

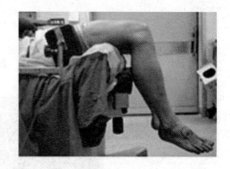
图 20-14　下肢下垂体位

【消毒与铺巾】

消毒范围由足趾至大腿根部止血带下缘，碘酒、酒精依次消毒，铺完无菌单后在外层铺一层防水洞巾。

【入口】

膝关节镜手术入口较多，根据其特点和使用频率可分为标准入口和可选择入口（图20-15）。

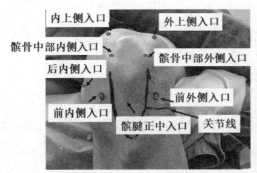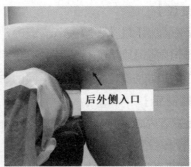

图 20-15 常用膝关节镜入口

1. 标准入口

诊断性关节镜手术的标准入口包括前外侧、前内侧、后内侧、外上侧入口。

（1）前外侧入口 该入口是最常用的诊断性关节镜入口，可以观察膝关节内所有的结构。该入口位于外侧关节线上方 1cm，髌韧带外缘外侧 1cm、髌下 1cm 处。体表定位于屈膝 90°，股骨外髁、胫骨平台外侧缘和髌韧带外缘之间三角形区域的中心，拇指按压可扪及凹陷（外侧膝眼）。

（2）前内侧入口 本入口最常用于对外侧间室做进一步观察，和插入探针以探查内外侧间室，位置与前外侧入口对应，位于内侧关节线上方 1cm，髌韧带内边缘内侧 1cm、髌下 1cm 处。体表定位于屈膝 90°，股骨内髁、胫骨平台内侧缘和髌韧带内缘之间三角形区域的中心，拇指按压可扪及凹陷（内侧膝眼）。

（3）后内侧入口 位于股骨后髁后内缘和胫骨后内缘形成的小三角形软组织区内，后内侧关节线上 1cm、股骨髁后内侧缘后侧 1cm。在扩张关节前，屈膝 90°时容易触及，因此，术前需做好皮肤标记。

（4）外上侧入口 位于股直肌外侧，髌骨外上角上方 2.5cm 处。多用于观察髌股关节的关节面、运动轨迹，切除内侧滑膜皱襞、取出髌上囊游离体及切除髌上囊滑膜组织。

2. 可选择入口

（1）后外侧入口 此入口位于沿股骨干后缘线和腓骨后方线的交叉点上，在髂胫束的后缘和股二头肌前缘之间。在定位前，膝关节必须屈曲 90°和关节扩张到最大程度。用于后方间室的观察及手术。

（2）内上侧入口 此入口位于髌骨上缘水平，髌骨内上角上方 2.5cm。多用于观察髌股关节的关节面、运动轨迹，取出髌上囊游离体及切除髌上囊滑膜组织。

（3）髌骨中部内、外侧入口 位于髌骨中部最宽部的内侧和外侧，经此入口可观察髌前脂肪垫、内外侧半月板的前角等结构。

（4）经髌韧带正中入口 位于髌骨下极下方 1.0cm 的髌韧带正中。通过髁间窝可达关节后部，直接观察关节内侧半月板后角及后交叉韧带。也可将关节镜置于中间，同时在前室内进 2 个手术器械进行操作。

【术前注意事项】

1. 为了将膝关节腔完成扩张，灌注液体（林格氏液或 0.9%NS）的位置必须高于患者 1.5 ～ 2m。每 3000mL 液体中可加入肾上腺素 1mg，减少出血。

2. 消毒完成、连接好关节镜后再止血带充气。

3. 无植入物的手术可不用预防性抗生素，有植入物的手术可预防性使用抗生素。

【术后处理】

1.术后患肢加压包扎、膝关节周围冷敷减少关节腔出血。

2.麻醉作用消退后可进行股四头肌收缩锻炼。

3.膝关节活动及下地负重根据不同的手术而异,见关节镜检查与手术。

【术后并发症】

1.术后关节内血肿 这是常见并发症,常为术中滑膜或脂肪垫损伤引起,表现为膝关节疼痛、肿胀,浮髌试验(+),局部皮温、肤色正常,关节穿刺为血性液体。少量积血可自行吸收,大量积血需关节穿刺加压包扎。

2.关节软骨面损伤 多因关节镜器械划伤,避免暴力操作,注意预防,不需处理。

3.感染 发病率低,一旦发生即引起化脓性关节炎,导致关节功能不同程度的障碍。处理见关节镜手术化脓性关节炎的处理。

4.器械断裂 关节镜器械细长、尖锐,术中可能发生折断或损坏,若有残端遗留关节内必须镜下或切开取出。

5.静脉血栓栓塞症 多为下肢深静脉血栓形成(DVT),肺栓塞(PE)少见。

6.止血带损伤 止血带压力过大、时间过长,可引起暂时性神经麻痹或止血带压迫处软组织疼痛。

7.灌注液外溢 灌注液可能渗漏到周围皮下组织,引起局部肿胀,严重者可导致骨筋膜室综合征。

8.神经、血管损伤 采用后内侧或后外侧入口时可发生腘窝神经、血管损伤。

二、膝关节镜检查与手术

1.膝关节镜检查

为了准确且全面的膝关节镜检查,通常按照一定的检查顺序:髌上囊→内侧沟→内侧间室→髁间窝→外侧间室→外侧沟→髌上囊→髌股关节(图20-16)。必要时检查后内侧间室和后外侧间室。为了清晰观察关节内结构,需根据检查的部位调整膝关节姿势。

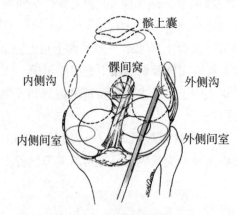

图20-16 膝关节镜检查顺序

2.膝关节镜手术

(1)膝骨关节炎关节清理术

【适应证】症状严重、经药物和理疗等治疗无效,且尚无截骨矫形或关节置换手术指征,伴随半月板撕裂或游离体发生交锁者。

【操作步骤】

首先进行全面的膝关节镜检查，再根据具体病理改变进行相应处理。

①刨削切除增生滑膜组织。

②刨削清理松散的软骨纤维组织。

③咬除引起关节内机械障碍的骨赘、取出游离体。

④部分切除退变性撕裂的半月板。

⑤股骨髁间窝扩大成形术。

（2）膝关节滑膜皱襞镜下切除术

【适应证】滑膜皱襞导致慢性膝前痛，非手术治疗无效。

【操作步骤】

①首先经前外侧入口进行全面的膝关节镜检查，尤其是髌上囊（图20-17）。

②经外上侧入口插入篮钳剪短滑膜皱襞，然后用刨刀从皱襞的上开始切除 1～2cm，碟形切除皱襞直到滑膜侧壁。

③彻底冲洗和吸引关节，去除所有残余碎屑。

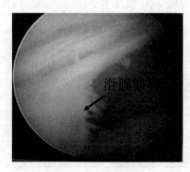

图 20-17 滑膜皱襞

（3）半月板手术

【适应证】

①半月板切除术：有症状的半月板损伤。

②半月板缝合术：半月板红区撕裂，且撕裂半月板的内侧部分是完整的。

【操作步骤】

①首先经前外侧入口进行全面的膝关节镜检查，明确半月板损伤的部位和形态分类。

②进行半月板切除术（图20-18）或半月板缝合（图20-19），尽可能保留完整的半月板。

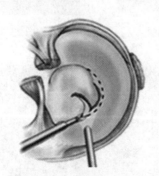

图 20-18 半月板部分切除

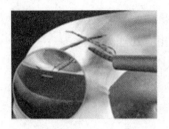
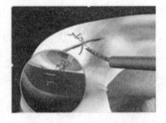
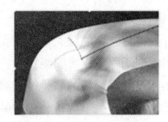

图 20-19 半月板缝合

（4）交叉韧带重建术

【适应证】新鲜或陈旧交叉韧带断裂。

【操作步骤】

①首先经前外侧入口进行全面的膝关节镜检查，确定交叉韧带完整性及张力。

②移植物的选择：可选择自体肌腱，如自体股薄肌与半腱肌（图 20-20）、骨-髌腱-骨，同种异体肌腱（图 20-21），人工韧带等（图 20-22）。

③建立股骨与胫骨骨隧道（图 20-23）。

④将移植物拉紧股骨与胫骨隧道，并使用专用器材固定（图 20-24）。

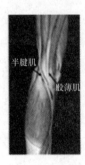
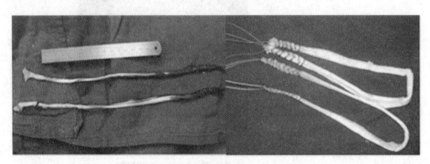

图 20-20 自体股薄肌与半腱肌

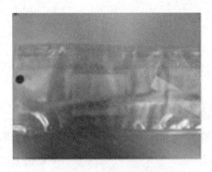
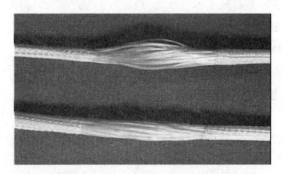

图 20-21 同种异体肌腱　　　　**图 20-22 人工韧带（法国 LARS 韧带）**

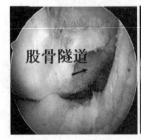
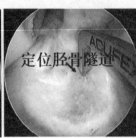
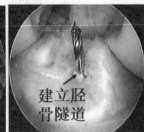
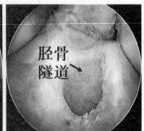

图 20-23 股骨与胫骨骨隧道

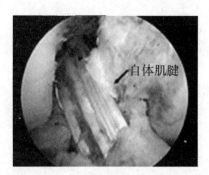

图 20-24　置入自体肌腱

（5）滑膜切除术

【适应证】类风湿性关节炎或其他慢性炎症性疾病。

【操作步骤】

①首先经前外侧入口进行全面的膝关节镜检查，切取滑膜组织送病理检查。

②置入电动刨刀清理滑膜组织（图 20-25）。

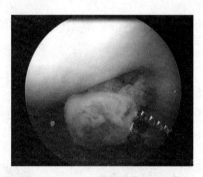

图 20-25　清理滑膜组织

（6）化脓性关节炎清创和引流术

【适应证】化脓性关节炎。

【操作步骤】

①首先经前外侧入口进行全面的膝关节镜检查，切取滑膜组织送病理检查及病原学检查。

②置入电动刨刀清理关节腔内纤维组织及滑膜组织。

③在髌上囊放置入水管，外侧关节镜入口或重建引流管口放置出水管，水管与皮肤接触处荷包缝合，避免液体渗漏。

第四节　肩关节镜手术

肩关节镜作为肩关节疾患的诊断和治疗已广泛运用于临床。肩关节疾病的诊断依赖于详细的病史询问、充分的体格检查，以及各类影像学检查。对于不能确诊的病例，采用肩关节镜可在直视下观察肩关节内的病理变化，有助于疾病的早期诊断。此外，相对于传统的开放手术治疗方法，肩关节镜手术具有创伤小、恢复快等优势。

【适应证】

1. 关节游离体取出术。

2. 滑膜切除术。

3. 肩关节引流与清创术。

4. 盂唇撕裂伤的修复。

5. 肱二头肌腱损伤修复术。

6. 肩关节前侧不稳的修复术。

7. 肩关节撞击综合征。

8. 肩峰骨与肩关节撞击。

9. 肩锁关节清创术。

10. 肩袖钙化性肌腱炎。

11. 骨关节炎的关节镜下清创术。

【禁忌证】

1. 局部软组织感染。

2. 能播散至关节的远端感染。

3. 患者全身状况不耐受手术者。

【麻醉】

患者取侧卧位时，常选用全身或局部麻醉；取躺椅位时，可采用全麻或斜角肌间沟的阻滞麻醉。

【体位】

主要采用侧卧位（图 20-26）。患者侧卧，患肩在上。身体下方放置塑形体位垫及肾形托，并确保腋窝处血管神经免受压迫，患者下肢所有骨性突起的部位用垫子保护，上肢皮肤牵引重量 10 ～ 15 磅，常采用上肢外展 45°～ 70°和前屈 20°～ 30°位。

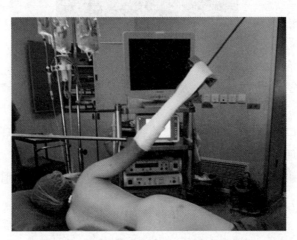

图 20-26　肩关节侧卧位

【消毒与铺巾】

消毒范围：上界的前方平甲状软骨，后方平乳突，下界平肋弓最低点，在臂部向下超过肘关节，前后界均须超过躯干中线。碘酒、酒精依次消毒，铺完无菌单后在外层铺一层防水洞巾。

【入口】

肩关节镜手术入口较多，其中肩关节镜前入口和后入口恰位于肩锁上韧带的前方和后方而保存了该韧带结构，是肩锁关节镜手术的两个主要入口；其次为上入口和外侧入口（图 20-27）。

1. 后入口　后入口是肩关节镜的主要入口，经此口可检查肩关节的绝大多数部位，也可有利于安排其他入口。后入口位于肩峰的后外侧端下方约 2 ～ 3cm、内侧 1cm 处，也有一些医生置后入口在肩峰的后外侧角下面 1.5cm、内侧 1cm 处。以上两种位置均穿过冈下肌与小圆肌之间后方"软点"。

2. 前入口 通过前入口可以行整个肩关节的诊断性检查，观察后关节囊、肩关节旋转套、盂肱韧带以及肩胛下肌腱的前方。最常用的前入口位于肩峰的前外侧顶端与喙突之间连线的中点稍外侧。另一些肩关节镜前入口位于上述入口的上方或下方及喙突到肩峰的前外侧缘连线之外侧。

3. 上入口和外侧入口 肩关节镜上入口，又称作锁骨上或肩胛上入口，这一入口作为进水口最为有用，但只能有限地观察后盂唇、肱骨头后部和肩关节旋转套的后面。该入口定位为距肩峰中点 1cm 处，与皮肤呈 30°～ 45°刺入，向后倾斜 10°恰于肩胛盂的上缘、肱二头肌长头附着点的后方进入关节。外侧入口是进行肩峰下手术的主要入口，此入口位于肩峰外缘外侧 3cm，并且穿过三角肌。

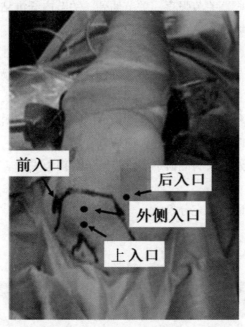

图 20-27 肩关节镜常用入口

【术后并发症】

1. 肩关节内软骨、肌腱等结构损伤 关节内软组织损伤这是所有关节镜手术的共有并发症。多因关节镜器械划伤，避免暴力操作，注意预防。

2. 肩关节外周组织结构损伤 一般是由解剖不熟悉、切口位置过低、盲目操作等引起。所以需要合理的手术入口和手术操作，减少副损伤。

3. 关节内出血 需要注意在结束关节镜手术所有操作之前，仔细探查，除外遗漏明显的出血点。如创伤较大，不除外出血较多者，可以放置引流。

4. 感染 一般肩关节镜手术的感染率非常低，但需要注意手术的无菌原则和操作，避免感染的发生。

5. 术后关节粘连 通常由于手术后疼痛，患者功能康复练习不足引起。建议术后使用比较充分而有效的止痛治疗，如臂丛麻醉置管，口服消炎止痛药，合理的冰敷等，来减少患者的痛感。

第五节 髋关节镜手术

髋关节是关节镜技术使用较广泛的部位。然而，髋关节镜是一种技术要求苛刻的手术，因为股骨头的球面形状以及髋关节包绕着致密的关节囊和肌肉组织。

【适应证】

髋关节镜手术指征有：盂唇撕裂、滑膜活检、滑膜次全切除、股骨—髋臼撞击、滑膜异常、剥脱性骨软骨炎、滑膜软骨瘤病、游离体取出、软骨病变、髋关节化脓性感染以及长期不明原因的髋关节持续性疼痛可作为诊断性检查手段。

【禁忌证】

1. 髋关节周围异位骨形成、关节强直、关节僵硬、关节内纤维粘连、关节囊挛缩、严重的骨性关节炎和髋关节进行性破坏者。

2. 由于股骨颈应力骨折、坐骨支和耻骨支不全骨折以及严重的骨质疏松者。

3. 严重的髋臼内凸，关节无法牵开或充盈，创伤或手术造成的髋关节骨与软组织明显的解剖异常，关节牵开受限者。

4. 病态肥胖，关节内镜和手术器械难以达到关节内，手术操作困难者。

5. 髋关节脓肿伴骨髓炎或败血症的患者，应切开手术。

6. 髋关节内镜入口邻近处皮肤病或溃疡不宜进行关节内镜手术。

【麻醉】

全麻或硬膜外麻醉，保证肌肉充分松弛。

【体位】

通常选择仰卧位（图 20-28）。

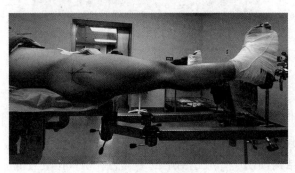

图 20-28 髋关节镜仰卧位

【消毒与铺巾】

1. 仔细消毒髋关节和下肢。

2. 围绕手术区域铺 4 块防水无菌巾（图 20-29）。

3. 再铺 1 块防水大单防止液体外渗。

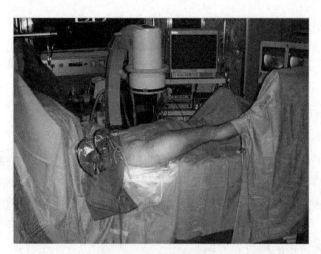

图 20-29　髋关节镜铺巾

【入口】

仰卧位是一种医生比较熟悉，患者比较舒适的体位。仰卧位关节镜手术使用三个标准入口：前外侧入口、前方入口、后外侧入口。

1. 前外侧入口　前外侧入口通常在透视辅助下首先建立，这一入口位于大转子前缘的前上方约 1cm（图 20-30）。前外侧入口穿透臀中肌和关节囊，其最为接近的神经血管结构为臀上神经和坐骨神经。

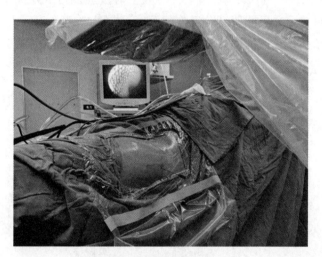

图 20-30　髋关节镜前外侧入口

2. 前方入口　前方入口位于大转子尖端切线和髂前上棘下方延长线的交点。前方入口经过缝匠肌和股直肌，向下经过髋关节囊，该入口靠近股外侧皮神经和旋股外侧动脉升支

3. 后外侧入口　后外侧入口在到达外侧关节囊后缘之前要穿过臀中肌和臀小肌。行走于梨状肌的前上方，在关节囊水平与坐骨神经毗邻，与神经外侧缘的距离平均为 2.9cm，一般较少应用。

【一般准备】

1. 牵引

髋关节镜术中需有效的牵引，使关节镜到达髋关节深部。通常使用骨科牵引床，将包裹良好的大尺寸会阴柱放置于大腿内侧。使用会阴柱能够增加牵引力的矢量，同时降低神经失用的风险。置入 4.5 ～ 5.5mm 的套管需要 10 ～ 12mm 的下肢牵引。使用带有刻度的设备，需要施加约

22.5kg 的牵引力。牵引时间应当限制在 2h 之内,以减少牵引造成的神经损伤。通常在进入关节腔之后,可以减少牵引力,释放负压。在完成中央间室手术后,去除牵引,屈曲髋关节这一动作能够松弛关节囊,增大外周间室。

2. 设备

(1)骨科牵引床或髋关节牵引器帮助牵开髋关节。

(2)C 臂 X 光机。

(3)髋关节镜专用设备:30°和 70°关节镜都可用于获得足够的视野,可以使用市场上有售的髋关节镜器械,髋关节镜器械通常较标准关节镜器械更长。多种扩张器和带槽套筒有助于建立入路并在入路内更换器械。加长的套管可以通过柔韧的导丝;有弹性的、开槽的套管和与之相配的有弹性、弯曲的器械。

(4)加长的直形和弯形的刨刀和磨钻。

(5)有弹性的射频探头以便于操作。

(6)缝合用的一次性加长套管。

(7)水流控制系统。

【手术技术】

1. 患者仰卧于骨科牵引床上。

2. 用一有厚垫的会阴柱于患侧大腿内侧将其顶向外侧。

3. 患侧髋关节屈曲 10°、外展 25°、旋转中立位。轻度屈曲可放松关节囊并利于牵引,但可能增加对坐骨神经的牵拉。并可能使其贴近关节而易于损伤。

4. 施加术侧下肢牵引,并透视确认关节已牵开,见真空征(图 20-31)。

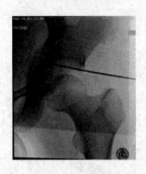

图 20-31 真空征

5. 该术式需三个标准入口:前方入口、前外侧入口、后外侧入口。

6. 首先在透视下用 1 根 15cm 长,17 号的硬外针建立前外侧入口,入口位于安全区。

7. 注意建立所有入口时不要穿过盂唇。如果进针时阻力过大,应在透视下调整方向,离开髋臼缘、平行于股骨头指向关节腔。用生理盐水扩张关节,经针头插入导针后取出针头,沿导针将扩张套管依次插入关节。在插入扩张管时避免损伤股骨头表面软骨或穿入盂唇。

8. 为建立前入口和后外侧入口,在 70°关节镜监视下,将腰穿针插入关节内,透视下确认位置正确。

9. 自髂前上棘做一垂线,经股骨大粗隆上缘做一水平线,两线交点即为前入口位置。经此入口穿过缝匠肌和股直肌后进入前关节囊。为避免损伤股外侧皮神经,切口仅切开皮肤。

10. 向后旋转 70°关节镜,在关节镜和透视监视下在股骨粗隆后上缘做后外侧入口。入口应稍指向头侧和前侧,向前外侧入口会合。做此入口时应保持髋关节中立位,避免损伤坐骨神经。

11. 三个入口建立后，将后外侧入口作为灌注通道。

12. 为了从三个入口观察髋臼、盂唇和股骨头，在前外侧和前侧入口交替使用70°和30°关节镜。旋转镜头，并内、外旋转髋关节。用70°关节镜可以更好地观察盂唇、髋臼和股骨头的周边。用30°关节镜可观察股骨头和髋臼的中央部及髋臼窝的上部。

13. 通过套管，置入关节镜切割刀，轻微横向切割关节囊，以增加器械的操作空间。

14. 用可交换器械的软套管将弧形器械送达股骨头、髋臼的大部分区域。也可用加长器械取出盂唇和软骨碎片。

15. 大的游离体可咬碎取出，仔细将碎块从套管中取出。

16. 中央间室的关节镜手术完成后，患肢放松牵引并屈曲45°。这样可使关节囊松弛以便进一步检查外周间室。

17. 将原先的前侧和前外侧入口调整至股骨颈。或者于前外入口远端4～5cm处建立一辅助入口，透视下引导定位至股骨颈。

第六节 腕关节镜技术

随着小关节镜器械的发展和更新，腕关节镜已经从单纯的检查发展到兼有诊断和治疗的新技术，成为腕关节外科常用的一种微创技术。关节镜下观察腕部骨、韧带、滑膜、关节软骨和三角纤维软骨等组织的变化，能确切了解损伤的部位和大小，评估关节内结构的病理改变及稳定性。更重要的是，它能同时对所发现的病变进行微创治疗，术后康复快病残率低。

【适应证】

1. 明确腕部的可疑病变，或不明原因且病程超过3个月的慢性腕痛。

2. 对腕关节病变范围和程度进行评估。

3. 明确诊断，在镜下作出评估后，制定治疗方案。

【禁忌证】

1. 腕关节感染。

2. 腕关节融合术后，或关节间隙狭小难以置入器械。

3. 腕关节囊撕裂，神经血管损伤、凝血功能障碍者。

【麻醉】

常用臂丛麻醉。

【体位】

手术时患者仰卧位，肩关节外展60°～90°，手臂置于侧方手台上。可安装牵引横杆和指套以利于牵引。

【消毒与铺巾】

消毒范围由上臂中部下达全手，碘酒、酒精依次消毒，铺完无菌单后在外层铺一层防水洞巾。

【入口】

腕关节镜手术入口较多，分为背侧入口、掌侧入口。

1. 背侧入口

（1）1～2入口

先在桡腕关节处找到桡骨远端，然后确定背侧的拇长伸肌腱，拇长展和拇短伸肌腱束。该入口则位于这些结构之间。

（2）3～4入口

3～4入口和6R入口是桡腕关节镜中最常用的手术入口。该入口位于Lister结节远端1cm的腕部凹陷处，其两侧分别为桡侧腕长伸肌腱的尺侧缘和指总伸肌腱的桡侧缘。

（3）4～5入口

4～5入口位于桡骨远侧缘，指总伸肌腱尺侧缘和小指伸肌腱之间。

（4）6R入口

6R入口用于观察尺侧腕关节。位于尺骨头和三角纤维软骨远侧缘，小指伸肌腱和尺侧腕伸肌腱之间。手术时先触摸三角骨，在三角骨的近端建立入口。

（5）6U入口

6U入口正好位于尺骨茎突远端，尺侧腕伸肌腱的尺侧缘。

2. 掌侧入口

（1）舟大多角小多角关节掌侧入口　此入口位于拇长展肌腱的掌面尺侧3mm、舟骨结节的桡侧6mm处，在第一掌骨基地和桡骨茎突连线的中点上。

（2）桡侧掌侧入口　建立该入口时应先扪及桡侧腕屈肌腱，在近腕横纹该肌腱部位作1～2cm长的横向皮肤切口，保护桡动脉，切开腱鞘，顺着纤维方向进入关节。

（3）尺侧掌侧入口　腕横纹的中心处，在指浅屈肌腱尺侧缘作2cm的皮肤纵向切口，将指浅屈肌腱牵向桡侧，可以保护正中神经掌皮支。

【术后处理】

术后可在关节内注射丁哌卡因进行镇痛。伤口可不缝合，也可用5-0可吸收缝线进行皮下缝合，但不要过紧，以利于关节间隙内的液体渗出。肘下用无菌敷料加压包扎。术后7天即可早期主动功能锻炼。

【术后并发症】

1. 关节软骨损伤　是腕关节镜术后最常见的并发症。通常发生于向桡腕关节或腕骨间关节插入套管时。腕关节施予足够的牵引，重量为2.5～5kg，正确地置入器械可以避免其发生。

2. 肌腱损伤　多因切皮刀垂直于肌腱切入或穿刺器从肌腱实质部插入时最可能造成肌腱损伤，大多数损伤为部分断裂。

3. 感染　发病率低，但严格无菌操作是每个关节镜手术的基础。

4. 器械断裂　关节镜器械细长、尖锐，术中容易折断，一旦发生应及时冲洗清除碎屑。

5. 神经、血管损伤　术中应仔细操作，避免神经和血管损伤。

6. 反射性交感神经性营养不良　是由于腕部手术或外伤后某一神经损伤引起，表现为剧烈疼痛，常呈烧灼样痛，腕部功能障碍，僵直和营养性改变。

第七节　踝关节镜技术

一、踝关节镜手术基础

1931年，Burman首次在尸体上进行踝关节镜检查。随着关节镜设备的迅速发展，关节镜技术在足踝外科的应用越来越广泛，越来越显示出其创伤小、患者痛苦少、术后康复快的优点，也更加受到骨科和运动医学医生和患者的欢迎。据统计，踝关节镜手术仅次于膝、肩关节，而居第三位。

【适应证】

1. 踝关节软组织病变。

2. 关节软骨损伤。

3. 滑膜软骨瘤病及游离体。

4. 早期和中期骨关节病。

5. 急慢性踝关节骨折、关节监视下复位。

6. 急慢性下胫腓联合分离。

7. 距下关节和距舟关节及跟骰关节等足部的小关节病变，如滑膜炎、软骨损伤等。

【禁忌证】

1. 踝关节周围皮肤的感染或污染。

2. 重度骨关节病，关节间隙狭小者。

3. 关节囊广泛破裂者。

4. 全身情况较差，不耐受手术者。

【麻醉】

一般情况下选用腰椎管内阻滞麻醉或硬脊膜外阻滞麻醉。特殊情况下也可选用全麻或局部浸润麻醉。

【体位】

患者一般采用仰卧位，患肢置于手术台上，自然休息位，或膝关节垂于手术台尾，踝关节自然下垂。如果采用后方入口，则患者采取俯卧位。

【消毒与铺巾】

消毒范围为上部超过膝关节，下达全足，碘酒、酒精依次消毒，铺完无菌单后在外层铺一层防水洞巾。

【入口】

踝关节镜手术主要入口有8个，前方3个（前外侧入口、前中央入口和前内侧入口），后方3个（后内侧入口、后外侧入口和后正中入口），经内、外踝各1个。较为常用和安全的是前内侧、前外侧和后外侧入口。

1. 前内侧入口　位于胫距关节水平，内踝前方，胫前肌腱内侧，因大隐静脉也位于内踝正前方，所以最好在前外侧置镜后，在关节镜透光下避开上述结构，选择适当入口，避免损伤；

2. 前外侧入口　位于胫距关节水平，外踝前方，第三腓骨肌和趾总伸肌之间。因腓浅神经的背侧皮支正好从外踝前方通过，选择该入口时尽量避免损伤；

3. 后外侧入口　位于后关节线水平，在跟腱外侧，相对较安全。切口时应紧贴跟腱外侧。

【术后处理】

一般踝关节镜手术后需用棉花垫包裹用普通绷带加压包扎。是否放置引流应根据术中滑膜刨削的程度和术中观察到的出血情况而定。引流管应在24h内拔出，建议不超过48h，以免造成关节感染。拔除引流管后1～2天，嘱咐患者不要活动过多，也避免将小腿和踝关节下垂时间过长。可配合冰敷，每日2次，每次20～30min。

【术后并发症】

1. 踝关节周围神经血管损伤。

2. 皮肤切口或关节内感染。

3. 关节粘连。

4. 关节内结构损伤及入口周围肌腱损伤。

5. 器械断裂或软骨碎片遗留关节内。

6. 深静脉血栓和脂肪栓塞。

二、踝关节镜检查与手术

【踝关节镜检查】

在标记好的前内、前外（或后内、后外）入口处切开皮肤 5mm。钝性分离至关节囊，注入生理盐水 20～30mL 至关节腔内，再用钝性穿透器带套管对准关节前侧腔室穿透关节囊，后接关节。将关节镜推向前侧，在关节镜透光下，观察前内侧血管和肌腱走行，并在术前标记处适当位置切开皮肤 5mm，探钩由此进入关节腔内。在探查中，应缓慢屈伸活动踝关节，以便观察距骨的不同部位和胫骨与距骨之间的关系以及在踝关节活动中，有无滑膜和韧带断裂端在前内侧和前外侧沟内受到挤压和撞击，胫骨前缘与距骨颈部是否撞击。还可以观察到软骨的性质和较小的关节鼠。

【踝关节镜手术】

1. 踝关节滑膜切除术

患者仰卧位，进行前踝关节滑膜切除。取常规踝关节前内和前外入口，观察病变范围，局限型仅需切除病变区域滑膜即可，弥漫性则需用大口径刨削器将前踝关节滑膜完全切除，直到显露清晰的纤维结构，切勿遗漏病变滑膜。对于踝内侧和外侧间隙，应附加内侧及外侧入口，清楚显露内外踝，必要时加用小口径刨刀，将两间隙内及内外踝周围增生滑膜切除。

2. 距骨骨软骨损伤

（1）关节镜下病灶清理术　目前关节镜下病灶清理术、钻孔术以及微骨折术已成为治疗距骨骨软骨损伤主要手术方法。通常采用踝关节前内侧及前外侧入口，先切除炎性增生的滑膜，然后探查整个踝关节及其骨软骨情况，尤其要注意距骨滑车后内侧及前外侧部。

（2）关节镜下钻孔及微骨折术　钻孔术是在关节镜下病灶清理术的基础上用直径 2.0mm 克氏针在骨床上垂直钻孔，深度 3mm，孔间距 3mm。微骨折术与钻孔术相似，还具有多种优势，包括微骨折器械的尖端具有多个角度以方便打孔，热损伤小及利于松质骨中具有分化潜能的干细胞释放。

3. 踝关节撞击综合征

踝关节撞击综合征是踝关节常见的病变之一，指各种原因引起关节内或关节周围组织间发生摩擦、挤压和撞击产生疼痛的一组疾患。根据撞击的发生部位又可以将本病划分为前外撞击、前方撞击、前内撞击和后方撞击 4 类。踝关节撞击综合征包括骨性撞击和软组织撞击两大类。其中软组织撞击是在关节镜应用于临床之后才被发现。

4. 关节镜辅助下踝关节骨折的治疗

关节镜辅助下进行踝关节骨折的治疗，使骨折复位更准确，然后再行内固定，从而达到解剖复位。通常采用常规前内、前外侧入口，进入关节内，先适当清理影响术者探查的血块和增生滑膜。对关节内结构进行常规检查，主要是关节软骨和韧带，最后详细检查骨折端。视情况决定是直接复位拧入空心螺钉固定骨块，还是先用探钩适当清理骨折端并使其复位，再用克氏针固定骨块后拧入空心螺钉。

复习思考题

1. 进行膝关节镜检查时，检查的顺序是什么？
2. 关节镜下前交叉韧带重建术，不同植入物的优缺点是什么？
3. 距骨骨软骨损伤，关节镜下微骨折治疗的要点是什么？

扫一扫，查阅本章数字资源，含PPT、音视频、图片等

第二十一章
保髋和保膝手术

第一节　股骨头坏死的保髋手术

股骨头坏死是一种股骨头血供受损导致的疾病，最终导致骨细胞死亡，股骨头的前外侧部分最易受累。30～50岁左右最易发病。股骨头坏死分为创伤性和非创伤性，创伤性股骨头无菌性坏死主要由于股骨头脱位和有移位的股骨颈骨折；非创伤性分为特发性骨坏死和已知危险因素骨坏死，特发性可能与某些容易引起微血栓的基因有关。股骨头坏死明确的危险因素包括：激素使用，过度酒精摄入，大量研究表明股骨头坏死进展与剂量成正相关。

因为多数股骨头坏死的患者是年轻人，要求恢复高强度的运动，治疗的目的是早期发现，防止股骨头塌陷，保证股骨头的完整性。有多个分类方法来评估股骨头坏死发展分期。目的是判断预后和指导合理的治疗方案。推荐使用Fica和Arlet分类，通过标准的X线片来评估，Steinberg进行改良后用于病变大小的定量。Ⅰ、Ⅱ期归入塌陷前期，病变早期；Ⅲ、Ⅳ期归于已塌陷病变，细分：轻度（小于15%股骨头），中度（15%～30%），重度（大于30%），治疗方案主要取决于股骨头是未塌陷还是已塌陷，其他决定是保髋还是关节置换的因素是患者的年龄、活动强度、髋臼是否受累、病变的大小部位和患者本身的危险因素。未塌陷和塌陷早期，治疗的策略是保留股骨头得完整性，延迟或避免股骨头塌陷和接下来的关节置换。股骨头坏死的保髋手术包括髓芯钻孔减压，股骨头单纯植骨，带血管蒂的腓骨移植。

股骨头坏死的保髋术式相对禁忌证包括股骨头关节面塌陷大于2mm，髋臼受累，病变部位和大小，股骨头已塌陷（Fica，Arlet分类Ⅲ、Ⅳ期），一般预后不良；同样股骨头外侧病变和范围大于30%，预后明显差于股骨头内侧病变和范围小于30%的患者。大面积坏死被视为股骨头保髋禁忌证，如果髋臼软骨明显退变，全髋置换是最佳选择。

一、股骨头钻孔减压

【适应证】

1.股骨头未塌陷（Ⅰ、Ⅱ期）。

2.轻度至中度大小病变（小于30%股骨头面积，Kerboul角小于200°）。

3.已塌陷患者不能耐受更广泛的股骨头保髋手术。

【禁忌证】

1.已塌陷（Ⅲ、Ⅳ期）。

2.股骨头塌陷大于2mm。

3. 大面积损伤大于股骨头 30%。

4. 髋臼受累。

5. 患者不能配合术后的负重限制。

（三）术前准备

必须考虑年龄，活动量，并存病和危险因素。深部腹股沟痛是主要的表现，影像学资料包括：平片，MRI，CT（评估塌陷），术前术中便于精确定位。因为股骨头坏死大多由骨科医师初次诊断，对侧隐匿性的股骨头坏死需要同时评估。

（四）技术

髓芯减压基本原理是降低股骨头内过高的骨内压，传统用直径 8 ～ 10mm 的环锯（图 21-1）髓芯减压，同时使用单纯皮质骨进行结构植骨或带血管蒂的骨移植，植骨即可用皮质骨或松质骨，也可用自体骨或异体骨。这种技术不但降低了骨内压，去除坏死骨（图 21-2），同时提供另外的结构植骨防止塌陷，通过不同植骨材料提供骨传导和骨诱导。

提倡使用斯氏针经皮技术，根据平片和 MRI 影像判断病变的大小，使用单次或多次穿刺，小的病变穿 1 ～ 2 次，大的穿 2 ～ 3 次（图 21-3）。在手术室，患者仰卧于可透射线的骨折床上。术前常规使用预防性抗生素。我们使用镇静剂而不用全麻。透视患髋的正位和轴位。消毒铺单。助手轻度内旋下肢，使自然前倾的股骨头处于中立位，开口位于近端股骨外侧皮质中线，干骺段与骨干的移行部，斯氏针经皮插入预定的水平。在 C 臂机的引导下，斯氏针逐渐打入近端股骨颈的预设部位，为防止斯氏针经皮时产生的热效应，建议使用盐水纱布降温。透视确认针道轨迹满意后，斯氏针通过股骨颈逐渐钻入病变区，斯氏针逐渐打入软骨下骨，注意不要穿透关节面。

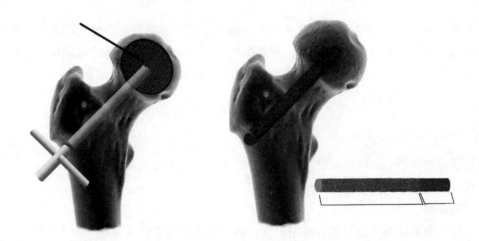

图 21-1　8 ～ 10mm 环锯钻入股骨头的坏死骨　　**图 21-2　股骨头的坏死骨通过髓芯减压去除**

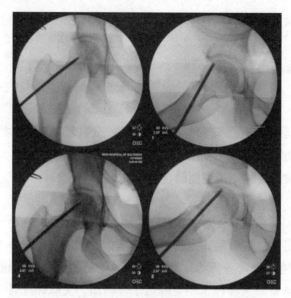

图 21-3 正位和侧位 X 片显示第 1，2 次穿刺路径

（五）要点和陷阱

1. 入针点高于小粗隆水平以防粗隆下应力骨折。
2. 防止经皮斯氏针导致皮缘坏死，操作时用盐水纱布降温。
3. 当调整针道时，尽量还是用一个骨的入针点，防止骨孔较多导致应力骨折。
4. 当钻坚硬的死骨区时，防止推进用力过大，突然突破穿透关节面。

（六）术后处理

患者当天出院，挂拐 50% 部分负重 6 周。早期活动而不常规预防性使用抗深静脉血栓药物，患者术后 6 周，12 周，6 月，12 月随访，然后每年定期随访。患髋拍平片来确定股骨头无塌陷，6 周后患者逐渐开始不用拐杖完全负重。指导患者进行髋部外展肌群力量训练。第一年避免高强度撞击活动。

（七）并发症

1. **粗隆下应力骨折** 斯氏针入针入口多孔，或在小粗隆下皮质骨上打孔。
2. **斯氏针穿透股骨头** 使用电钻用力过大。
3. **皮缘热坏死**
4. **医源性股骨头颈部强度削弱** 使用大直径的环锯或用斯氏针开多孔。

（八）结果

主要使用这种技术来治疗 I、II、III 期病变，对股骨头塌陷的 III、IV 期成功率较低。大面积病变（大于 50%）成功率低。Mont 等报道了 2000 例髓芯钻孔减压术成功率 63.5%，而非手术治疗成功率仅 22.7%。I 期的股骨头生存率 84% 比 II 期的 65% 和 III 期的 47% 要高。

（九）小结

髓芯钻孔减压是股骨头坏死早期的伤害性小的治疗方法，对未塌陷和轻、中度（I，II 期）

成功率为 70% 左右。

二、非血管化骨移植

术前准备：坏死病变的大小、部位术前需要通过平片和 CT、MRI 评估，术前推荐使用髋关节镜精确的评估股骨头和髋臼软骨面。

技术：（前外侧入路显露）患者行侧卧位，患侧在上，侧卧位髋部固定架放置：保持骨盆垂直地面，患髋至少屈曲 90 度使显露足够并容易脱位。

手术切口解剖标志包括髂前上棘，大转子，股骨近端的前后分界，经大转子中心，股骨外侧行 10cm 长直切口，皮下剥离至阔筋膜，通过触摸分辨大转子前后界，阔筋膜用刀片切开 1cm，然后用组织剪头尾延长切口，一把钝的 hohmann 拉钩至于大粗隆后方，一把钝的 hohmann 拉钩放置股骨颈内侧、臀中肌和股外肌前方，显露外展复合体，一把直角的 Meyerding 拉钩把牵开阔筋膜前上方显露外展肌群，通过切开大粗隆上的臀中肌前 1/4 来展开近端的外展肌袖，远端外展肌袖从大粗隆附着处的腱性部分切开，以便术后缝合。臀中肌和臀小肌复合体在髋臼水平从前关节囊上剥离下来。助手用直角 Meyerding 拉钩辅助剥离外展肌袖的前方。Hohmann 拉钩放置股骨颈的上下方，Cobb 骨膜剥离器剥离股直肌的反折头扩大显露髋关节囊前内侧。

一旦前关节囊足够显露，沿股骨颈纵轴切开前关节囊分为上下瓣，注意不要损伤盂唇的完整性。股骨颈前方、头颈结合处充分暴露，纵向牵引并旋转股骨来观察股骨头情况，软骨面和软骨下骨塌陷可以直视观察和触诊，如果髋臼软骨破坏，股骨头塌陷大于 2mm，股骨头软骨浮动视为这种手术禁忌证。

（一）灯泡植骨技术

在股骨头颈交界处用电刀标记大约 2*2cm 皮质骨窗（图 21-4），用微型摆锯开窗，开窗边界成斜坡状利于后期的修复，使用 1/4 英寸骨刀防止骨窗劈裂，同时完成截骨，骨窗盖取下用盐水纱布保护以备后期回植。使用弯柄刮匙和 6mm 球形磨头行死骨清创挖除（图 21-5）。注意不要刮穿或磨穿股骨头。清创后用关节镜在腔内直视下评估，缺损处植入自体或异体的皮质骨和松质骨，用骨冲夯实（图 21-6）。推荐使用 bmp 异体骨。股骨头填塞完毕后，骨窗盖复原，用 2～3 枚可吸收钉固定。

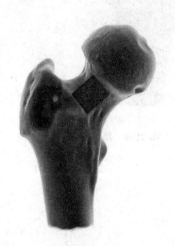

图 21-4　头颈交界处开 2cm×2cm 骨窗

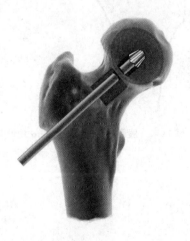

图 21-5　从开窗处用磨钻插入股骨头磨除死骨

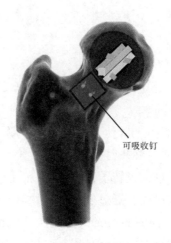

图 21-6 2cm×2cm 骨窗内植骨

（二）开门技术

入路与灯泡技术相同，只是股骨头需要前脱位，股骨头和髋臼暴露清楚，锁定病变部位，用 15 号刀片和 1/4 英寸骨刀开 2*2cm 骨软骨窗，骨软骨瓣带蒂翻开以备后期修复（图 21-7），用弯柄刮匙和 6mm 球形磨头清创取出死骨直到遇到正常骨面渗血（图 21-8）。与灯泡技术类似，骨缺损用自体骨或异体皮质骨和松质骨填塞夯实（图 21-9），如果使用皮质骨条，建议垂直关节面放置以提供结构性支撑，所有的结构性植骨之间的无效腔需要用自体或异体松质骨填充，推荐使用 bmp 异体骨。骨软骨门轴复位，用 2～3 枚可吸收钉固定。关节复位，关节周围多余的关节囊切除防止关节囊增生和粘连。伤口关闭：臀中肌与臀小肌分开用于修补，用不可吸收线把臀小肌肌腱通过骨隧道缝回止点，使用可吸收线修补臀中肌肌腱肌袖于大粗隆止点。

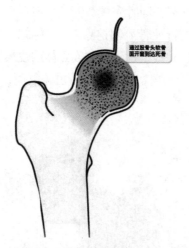

图 21-7 股骨头打开 2cm×2cm 软骨下瓣

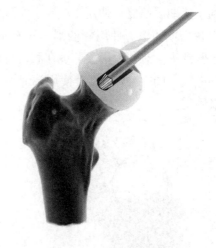

图 21-8 磨钻去除死骨

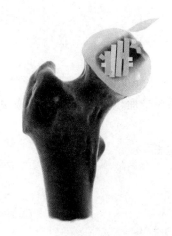

图 21-9　股骨头植骨及软骨瓣复位

（三）技巧和陷阱

1. 注意在切开前关节囊时，不要损伤髋臼盂唇，防止术后出现关节不稳和疼痛。
2. 使用灯泡技术时，骨窗截骨容易造成应力劈裂导致股骨颈骨折。
3. 灯泡技术：使用刮匙和磨钻时，由于疏忽导致股骨头穿透需要避免，一旦发生需要改为开放手术
4. 开门手术：扩大清创仍无正常骨面渗血，改为关节置换是必要的。
5. 外展复合体必须严格修补以达到关节的生物力学稳定。
6. 时刻需要准备全髋置换工具，以防术中发现禁忌证。

（四）术后处理

患者需要进行抗深静脉血栓的治疗，抗生素术后 24 小时停用。术后当天开始拐杖辅助下足尖点地的早期活动，持续 6 周，12 周后可以完全负重，康复出院后鼓励患者坚持做髋部外展肌训练。进行 6 周、12 周，6 个月，12 个月随访，然后逐年随访。

（五）并发症

1. 医源性髋臼盂唇损伤导致术后疼痛，关节不稳，造成髋臼关节软骨剥脱。
2. 外展复合体修补不全，导致髋部生物力学改变，步态不稳。
3. 灯泡技术：用骨刀完整完成骨窗的转角，以免开窗引起股骨颈骨折。
4. 疏忽导致股骨头穿透。

（六）结果

灯泡技术对于塌陷前和塌陷早期可获得 68% ～ 87% 成功率。推荐使用 bmp 异体骨防止自体植骨供区的损伤。

（七）小结

开门技术：开门技术成功率 71% ～ 89%。延迟了股骨头坏死的换髋时间。开门技术中，股骨头游离骨移植是治疗股骨头塌陷前期和早期股骨头塌陷的有效方法。

三、带血供蒂的腓骨移植

【适应证】

1. 有症状的股骨头坏死未塌陷（Ⅰ、Ⅱ期）的患者。

2. 股骨头早期塌陷（Ⅲ期）选择带血供的腓骨移植，取决于年龄，活动量，坏死的危险因素，病损的进展速度。

3. 小于 50 岁活动量大的年轻患者。

4. 钻孔减压失败的患者。

【禁忌证】

1 无症状的塌陷前期。

2. Ⅳ期的股骨头坏死。

3. 股骨头早期塌陷（相对禁忌证）。

4. 年龄大于 50 岁。

5. 髋臼受累。

6. 股骨头软骨凹陷大于 2mm。

7. 患者不能配合术后指导。

8. 股骨头大面积病损。

9. 严重的周围血管病。

10. 患者有血友病、血红蛋白病。

11. 抽烟，酗酒。

（三）术前准备

坏死的大小，部位必须通过平片或 CT、MRI 影像手段精确定位。带血管蒂的腓骨的获取和受区血管蒂的吻合需要显微外科医生的参与。

（四）技术

患者侧卧位，患侧在上，固定保证骨盆垂直地面，放置腋垫。整个手术侧从脚趾到髂棘消毒，两组医生同时开始手术。显微组供区取腓骨，骨科组股骨近端显露。

1. 取带血管的游离腓骨 显微外科医生辅助，膝上无菌止血带，压力 300mmHg，外踝上 10cm 至腓骨头下 10cm 标记线切开 15cm 外侧直切口，皮下组织从外侧间室的筋膜上分开，切开筋膜，腓骨肌从腓骨表面从后向前剥离，保证取骨段骨膜完整，继续剥离掀开前间室肌肉，前血管神经束（腓深神经和胫前动脉）从骨间膜上显露出来，骨间膜和后肌间膜从腓骨止点上纵向分离，以免临近的血管神经结构损伤，腓骨的血管蒂的近端在腓肠肌深面，远端在蹰长屈肌深面显露，用摆锯截骨，截骨时用可塑形的宽拉钩保护 15cm 长的血管蒂。注意保护腓骨长肌深面的腓浅神经，截骨完成后用持骨器持骨，附着的肌肉和软组织从骨和血管蒂上分离，远端血管蒂结扎切断，近端血管蒂确认保留 4 ~ 5cm 长度后，从胫后动脉分支处结扎切断。松止血带彻底止血。

腓骨准备：测量取下的腓骨的直径，已便准备股骨颈隧道的直径，血管蒂注射带肝素的乳酸林格氏液评估血管是否渗漏，如果有渗漏用 8/0 尼龙线缝合。血管蒂的一根最粗静脉用于吻合，其他小静脉结扎，骨膜下分离找到腓骨的滋养血管入骨孔，滋养血管近端用摆锯去除，最后的腓骨长度由隧道的长度决定，腓骨远端多留 1cm，然后远端骨膜下掀起 1cm，截除远端 1cm，掀起的骨膜在远端做荷包缝合，防止腓骨插入股骨颈隧道时，骨膜被摩擦分离。

2. 髋部显露 / 近端股骨准备　皮肤切口从髂前上棘、大粗隆到股骨外侧。大粗隆前方，股骨外侧行 10cm 长的直切口，皮下分离至阔筋膜张肌。在臀中肌和阔筋膜张肌联合处阔筋膜切 1cm 口，然后向头尾延伸切口阔筋膜，辨明臀中肌和阔筋膜间隙。旋股外侧动静脉升支，辨明主要走行于股直肌和骨中间肌之间，至少留 4cm 长保证无张力吻合，近端股骨充分暴露，在近端股骨外侧透视下，用 3mm 导针开口打入股骨颈，进针点在小粗隆上防止粗隆下应力骨折，如果导针方向正位，轴位正确，将导针进一步打入坏死的中心，用 16 ~ 21mm 的空心钻逐级扩大隧道，最终隧道直径取决于取下腓骨的直径。隧道既起到了股骨头坏死减压的作用，又为获得足够大小的植骨空间（图 21-10），最后隧道直径必须比取下的腓骨大 1 ~ 2mm，让血管蒂血运不受影响，髓腔锉要深到软骨下骨，大约离关节面 3 ~ 5mm，用直锉磨完后，用球头锉进一步去除死骨，骨锉磨下的健康骨保留作死骨空腔植骨用。从自体大粗隆取松质骨用于股骨头空腔植骨。

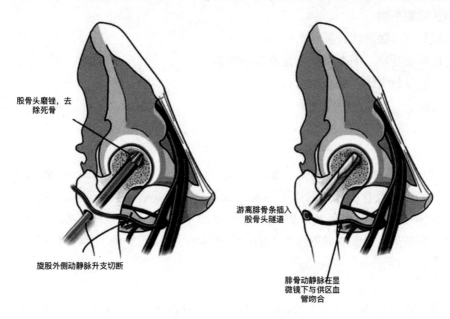

股骨头磨锉，去除死骨

游离腓骨条插入股骨头隧道

旋股外侧动静脉升支切断

腓骨动静脉在显微镜下与供区血管吻合

图 21-10　磨股骨头髓腔及带血管蒂的腓骨植入

3. 腓骨准备和置入　松质骨压配至股骨头软骨下骨，腓骨插入保证血管蒂朝前上，置入合适的位置，行腓骨血管蒂与旋股外侧动静脉升支用 8/0、9/0 吻合，腓骨最后用细的克氏针固定于股骨近端。克氏针固定时防止损伤血管蒂，逐层缝合伤口，股中间肌和股外侧肌起点不做修补防止血管蒂受压。

（五）要点和陷阱

1. 避免髓腔锉入针点低于小粗隆，以免粗隆下骨折。

2. 髓腔的直径必须比植入的腓骨粗 1 ~ 2mm，以免置入腓骨时血管蒂受压。

3. 取腓骨足够长（13cm），离膝、踝关节至少 10cm。

4. 防止固定的细克氏针尾端刺激皮肤。

5. 切开的股中间肌和骨外侧肌起点不做修补，以免血管蒂损伤。双侧游离腓骨移植至少相隔 12 周。

（六）术后处理

手术肢体用短腿夹板固定，术后 2 天换药。患者使用药物或物理方法防止 DVT 产生，术后当天开始物理治疗，使用助步器不负重行走 6 周，指导患者进行足趾和踝关节活动训练。术后 5 天减数造影观察血管吻合的情况，避免抽烟、喝咖啡以免血管收缩，计划术后 6 周、12 周、6 月、12 月随访，然后每年评估植骨和股骨头的塌陷。术后 6 周开始足趾点地部分负重，12 周 50% 的负重，6 个月植骨融合开始完全负重。一旦开始完全负重便开始正规物理治疗。

（七）并发症

1. 切除腓骨导致肌力下降，感觉异常。
2. 持续供区疼痛。
3. 大踇趾屈曲挛缩。
4. 术后股骨近端医源性骨折。
5. 股骨近端植骨给二期全髋关节置换带来困难。
6. 外侧凸起导致大转子滑囊炎。
7. 固定移位。

（八）结果

游离腓骨移植的成活率 61% ～ 96%，各期股骨头坏死术后 harris 评分都有改善（$p < 0.001$），平片提示股骨头坏死的进展表现为股骨头逐渐变扁，关节间隙消失，Yoo 报道 Ⅱ 期、Ⅲ 期的股骨头坏死 10 年的生存率为 93%，20 年为 83%。Ⅱ 期和 Ⅲ 期的坏死，作者认为带血管蒂的游离腓骨长期结果好，病变靠近股骨头的外侧和年龄大于 36 岁是不利因素。

（九）小结

早期诊断对成功保髋是非常重要的，一旦发现股骨头坏死，治疗的方法取决于坏死的分期，虽然有多种分类方法，但总体上分为塌陷前和塌陷后。塌陷前期和早期塌陷期是主要讨论的保髋术式，除了分期，在选择合适的病例时还要考虑年龄、活动量等患者相关的因素。坏死的部位，大小也要考虑在内，大范围、靠外侧的坏死预后不良。保髋手术的目的降低股骨头坏死导致的骨内压增高，清除死骨，提供结构植骨，诱导骨再生，多种技术结合起来效果更好。

第二节　保膝手术

膝关节是人体结构最复杂的关节，也是对活动能力要求最高的关节。一旦出现膝关节的骨关节炎（osteoarthritis，OA）将严重影响患者运动能力及生活质量。传统治疗方法为全膝关节置换术和单髁置换术，两种术式均得到了广大骨科同仁的认可并在临床中广泛应用。但大量研究表明传统手术创伤较大，严重影响膝关节周围软组织的生物活性及生理特性，导致术后并发症发生率较高，不利于患者早期康复。尤其是对于一些年纪相对较轻的骨关节炎患者，较早接受膝关节置换手术将意味着他们年老的时候可能需要接受第二次膝关节置换手术。近年来，随着对骨关节炎病理生理和发病机制研究的深入，"保膝"的治疗理念逐渐被重视和采用，即在不破坏软组织生物活性及生理特性的情况下，采用微创手段治疗膝关节周围疾病。现就"保膝"手术治疗的研究进展做以下总结。

一、"保膝"治疗理论依据

张英泽等和郑占乐等根据临床实践结合系统的解剖学、影像学、生物力学研究提出"不均匀沉降"理论,该理论认为由于胫骨平台周围无坚强软组织包绕,内侧间室压力大,受力分布不均匀,加之骨质疏松,骨小梁变薄、数量减少,应力的传递与分散功能减弱,骨质难以承受巨大的压力,骨小梁发生微骨折,从而导致沉降现象的发生;而胫骨外侧平台由于本身受力较小并且伴有腓骨的支撑,沉降不明显。该理论指出,膝关节不均匀沉降是膝关节骨关节炎发生的重要始动因素,也是促进骨关节炎发展的关键因素。"不均匀沉降"理论解释了膝关节骨关节炎患者关节疼痛、畸形的机制,并且已获得影像学及生物力学等多方面的支持。在"不均匀沉降"理论指导下,诞生治疗膝关节骨关节炎的新思路——"保膝"手术治疗,即一方面通过纠正膝关节胫骨关节面上的受力不均衡,重新恢复下肢力线,使膝关节重力点外移;另一方面,减轻内侧关节面的负重,防止不均匀沉降的进行性发生,同时缓解外侧软组织张力,减轻关节疼痛,并矫正内翻畸形。

二、保膝治疗的手术方式

保膝治疗手术根据"不均匀沉降"理论,"保膝"治疗主要是通过纠正患者膝关节的力学因素,恢复下肢力线,达到缓解疼痛、恢复膝关节功能的治疗目的。其在改善影像学特征、缓解疼痛等方面已获得广泛认可,并且在推迟膝关节置换时间上也获得肯定。近年来,各国学者均试图寻找一种既可以有效复位固定骨折又可以减少破坏膝关节周围软组织的方法,目前常用的保膝手术方式有胫骨高位截骨术(High tibial osteotomy,HTO)、腓骨截骨术(Proximal fibularosteotomy,PFO)和股骨远端截骨(Distal femur osteotomy,DFO)。

三、胫骨高位截骨术

胫骨高位截骨术是"保膝"理念的一个载体,是一种传统的"保膝"手术,HTO保留了骨关节炎患者自然的膝关节,最大限度地保留了关节的运动功能和舒适性,并且更符合我国患者的传统文化理念,相对于关节置换具有固有的优势。

(一)手术指征

内侧关节炎。患者有内侧间室的疼痛症状,既往常有部分或全部内侧半月板切除史,或者有慢性前交叉韧带(ACL)缺损导致的软骨损害。内侧间室负荷过重也可能由关节外骨折畸形愈合所致的力线不良引起。患者经常诉膝关节局部疼痛,与活动有关,疼痛通常在膝关节内侧,并向下放散至胫骨内侧。患者一般没有髌股关节症状,关节活动度良好。这组患者理想的截骨术指征如下:①年龄 < 60 岁;②屈膝大于 100°,无明显伸膝角度丧失;③体重指数 < 25。

(二)手术方式

Jackson 等于 1961 年首次报道应用 HTO 治疗膝关节骨关节炎,发展至今,手术方法亦经过改良和演变,较常用的术式为外侧闭口楔形截骨术和内侧开放楔形截骨术。Aglietti 等分别应用外侧截骨内固定、内侧截骨螺钉固定和外侧闭合截骨无内固定三种手术方法治疗膝关节骨关节炎 139 例,随访 2 ~ 5 年,满意率达 87%,并认为第三种方法能够得到更好的预后。Asik 等应用内侧开放截骨治疗 65 例骨关节炎患者，平均随访 34 个月，术后疼痛及功能均得到明显改善。对于内、外侧截骨术的选择始终存在争议。Brouwer 等在一项应用两种术式治疗骨关节炎的随机对照研究中表明，内、外侧截骨术在患者膝关节功能恢复和疼痛缓解方面没有明显差异；也有许多学者认为闭合楔形截骨术从胫骨干骺端的外侧面移除楔形骨块，需从两个平面进行截骨，同时要行腓骨的短缩，除了会导致肢体短缩，近 27% 的患者可能会出现神经并发症。且存在术中畸形矫正程度难于控制，术后可能出现持续的韧带不稳定，以及术后胫骨近端解剖形态改变，增加晚期人工关节置换时的手术难度等问题。由于闭合楔形截骨术存在这些缺点，开放楔形截骨技术逐渐得到重视。Hernigou 等于 1987 年报道了一组开放楔形胫骨高位截骨术（Open Wedge High Tibia Osteotomy，OWHTO）治疗内翻膝关节炎的长期随访研究，取得了令人振奋的结果。随着材料科学的迅猛发展，HTO 的内固定种类也越来越多，而术式及内固定的选择成为骨科医生面临的挑战。经过多年的归纳和总结，HTO 已经实现高度程序化，利于学习和推广。OWHTO 也因其操作简单、疗效确切的优点成为 HTO 的主流手术方式。

（三）开放楔形胫骨高位截骨术（OWHTO）

OWHTO 是目前最常用的 HTO 截骨手术方式。开放楔形截骨术的原则是：从内侧面进行截骨，在胫骨结节上方水平矫正通过膝关节的负重线，用机械装置维持截骨的位置，可同时植骨或不植骨。

手术技术：目前有各种商业化的内固定系统可供选择，但是所有的手术方式都采用相同的胫骨上内侧入路。在胫骨结节水平上方进行切开，作一可控的不完全截骨，同时保护后方的结构，并植入钢板固定系统。这部分概述了采用 TomoFix 钢板固定系统（Synthes GmbH；Solothurn，Switzerland）进行开放楔形高位胫骨截骨的手术技术。

手术在大腿上部的止血带控制下进行，患者取仰卧位，小腿置于手术台上，足置于支撑架上，使小腿处于外展和外旋位，屈膝 45°～ 60°，从而显露膝关节水平的胫骨上内侧部。在胫骨结节和胫后内侧边之间的中部的前内侧面，做一皮肤切口。切口上方起至关节线，并向下延长 6 ～ 8cm。确定胫骨结节的位置，紧贴髌腱的内侧作一纵向切口，确定髌腱的胫骨结节止点这一重要标志。从胫骨结节的上界开始，在骨膜和内侧副韧带的浅层纤维做一横切口（图 21-11）。用骨膜剥离器剥离胫骨内侧面和后内侧面的组织，这样能够置入特殊的弯曲的牵开器，以部分保护膝关节后面的血管结构。

髌腱的内侧作一纵向切口，沿内侧副韧带浅层纤维和骨膜之间做一横向切口（图 21-11）。

鹅足近端打入 2 枚导针，所成平面与胫骨后倾一致。左图为术中所见图，右图为 X 线透视下确认 2 枚导针所在平面与胫骨后倾一致（图 21-12）。

叠层打入 2 ～ 6 把薄骨刀，缓慢撑开内侧截骨间隙至所需宽度（图 21-13）。

紧贴胫骨平台放置 TomoFix 钢板于胫骨内侧（图 21-14）。

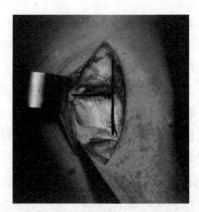

图 21-11　骨膜和内侧副韧带浅层纤维的横切口

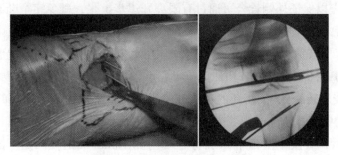

图 21-12　鹅足近端打入 2 枚导针

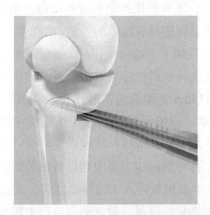

图 21-13　叠层打入 2 ~ 6 把薄骨刀，缓慢撑开内侧截骨间隙至所需宽度

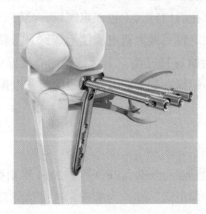

图 21-14　紧贴胫骨平台放置 Tomofix 钢板于胫骨内侧

于鹅足止点近端指向胫骨外缘上胫腓关节上缘水平打入 2 枚 3.0mm 克氏针，针尖刚好穿出对侧皮质，两针所成的平面应与胫骨近端关节面后倾一致。自胫骨后缘至胫骨中前 1/3，紧贴两克氏针远端设计水平截骨面，然后在胫骨结节后方至胫骨中前 1/3，设计上行截骨面，与水平截骨面成 110°左右夹角（图 21-12）。上行截骨面使得整个髌腱止点附着于远端胫骨，得以完整保留。除了不干扰髌腱的正常受力之外，截骨面的前方骨接触可以避免近端截骨块的向前滑移、倾斜和旋转，促进快速骨愈合。截骨时先用 0.5mm 厚的锯片平行胫骨干的后缘行上行截骨面截骨，对侧皮质截断。水平截骨面截骨通过 2 个 65mm 长，0.9mm 厚的锯片（宽窄各一个，带有刻度）完成；紧贴鹅足止点近端开始，沿克氏针方向于克氏针远端截骨，截骨深度约为克氏针深度减去 1cm，以保留 1cm 左右的外侧骨性合页。截骨过程中应持续盐水冲洗冷却锯片，以避免热损伤导致的骨坏死。随后通过叠层打入 2～6 把薄骨刀，缓慢撑开内侧截骨间隙至所需宽度（图 21-13）。撑开过程应缓慢以保证外侧骨合页通过有限裂开逐步扩张，避免完全断裂。然后在后内侧截骨间隙的皮质之间置入撑开器替代叠层骨刀，并尽量使内固定靠近后内侧。内翻矫正所需的楔形开放宽度通过术前双下肢负重全长片测量决定，并在术中透视下确认插入楔形开放器，矫正后下肢力线。透视时将力线杆放在髋关节和踝关节中心点，有助于确认力线和膝关节的关系（应注意视差错误，保持下肢旋转一致），使新的负重线位于从胫骨平台内侧至外侧的 62%，此点通常在胫骨外侧棘的斜坡的中间，这在透视荧光屏上很容易评价。

力线矫正满意后，经皮下隧道插入胫骨近端内侧 TomoFix 钢板固定（图 21-14）。TomoFix 钢板在 Synthes 公司设计的锁定加压钢板（locking compression plate，LCP）的基础上得到进一步发展，不仅具有角度稳定的特点，还具有保持钢板或外侧合页预张力所需的弹性。根据 Wolff 定律，材料的弹性产生的机械刺激是促进截骨间隙的骨愈合的重要因素，研究也证实了这一点。钢板为 T 形，近端为 3 个横向锁定孔加 1 个结合孔，4 枚螺钉固定近端。远端为 4 个纵向交错排列的结合孔用于固定远端。结合孔允许螺钉在拧紧时沿钢板滑动从而实现截骨块的加压，并能使锁定钉与钢板锁紧。钢板长度为 115mm，形态与楔形开放 10°左右的胫骨近端形态相契合。近端 3 枚横向锁定螺钉与钢板呈固定 4°，以确保螺钉不进入外侧间室关节间隙。近端 4 枚螺钉方向会聚，以支撑外侧合页。远端的锥形锁定孔既可单皮质锁定，也可使用双皮质锁定。应确保 4 个钉孔均可打入螺钉，以避免空的钉孔导致的应力集中和钢板疲劳断裂。钢板使用时，首先打入近端 3 枚锁定螺钉，再由远端第 1 孔垂直钢板拧入 1 枚非锁定钉，使远端截骨块拉向钢板贴紧，此时由于斜行截骨的特点，截骨远近端骨块贴紧，对外侧合页产生加压作用。这一加压作用即便是在合页断裂时，仍能起到帮助合页复位和稳定合页的作用。随后在远端各孔打入单皮质或双皮质锁定螺钉并锁紧。之后在近端结合孔斜向打入 1 枚锁定螺钉，此钉应尽可能长，以起到良好的支撑作用。最后将远端第 1 孔的非锁定钉更换为双皮质锁定螺钉。需要时可以在张开间隙植骨或植入骨替代材料，但如果术中外侧合页保持完整，上行截骨面有良好骨接触，对于不超过 2 cm 的间隙宽度，植骨并非必要。术中不建议在截骨间隙使用吸引器，以保留含骨细胞的血凝块，促进截骨间隙的愈合。

四、腓骨截骨术

腓骨截骨术（Proximal fibularosteotomy，PFO）是 2014 年由张英泽、郑占乐等提出应用于治疗膝关节骨关节炎，以"不均匀沉降"理论为基础，通过单纯截除腓骨近端纠正胫骨平台不均匀沉降，缓解膝关节疼痛。陈伟等分析了腓骨截骨术治疗骨关节炎的机制，认为其是胫骨重塑及肌肉、韧带等软组织再平衡共同作用的结果。腓骨截骨术适用于膝关节内侧间室型骨关节炎的患者，通常选择距腓骨头 6～10 cm 处暴露腓骨，截除约 2cm 腓骨段和骨膜，术中注意避免损伤腓浅神经及其分支。Yang 等回顾了 156 例膝关节骨关节炎患者分别接受腓骨近端截骨术，110 例患者平均随访超过 2 年，结果显示术后影像学表现和膝关节功能的到明显改善；马同敏等采用前瞻性研究，将 32 例（42 膝）严重 KOA 患者分为腓骨截骨组和封闭＋玻璃酸钠注射治疗组，结果表明，单纯腓骨近端截骨术可有效缓解临床症状，松解膝关节外侧软组织张力，减轻疼痛，有益于患者术后可即刻负重行走，缩短卧床时间，进一步减少并发症的发生；此外，不少学者对腓骨近端截骨术广泛研究并进行改良，例如腓骨近端截骨术联合关节镜清理术、骨骼肌松解术、鲑降钙素、关节腔内注射玻璃酸钠等。

手术指征：患者临床表现以膝关节内侧间室骨关节炎症状为主，存在膝关节活动性疼痛或静息痛，膝关节内侧或前内侧有指压痛。行 X 线检查，膝关节内侧间隙变窄，在负重位 X 线片上测量下肢力线，存在膝内翻畸形。这类患者可采用腓骨近端截骨手术治疗。如果患者同时罹患膝关节骨关节炎和踝关节骨关节炎，也可采用腓骨截骨手术治疗。对于膝关节骨关节炎伴有外翻畸形，以髌股关节炎症状为主，或者膝关节游离体较多且出现绞索症状的患者，不建议采用腓骨截骨手术治疗。

手术技术：腓骨截骨手术时间短，创伤小，一般采用局部麻醉，截骨时加用监测麻醉下异丙酚镇静麻醉。患者取仰卧位，常规消毒铺单。抬高患肢 3～5 分钟，然后使用止血带，充气加压至 280～300mmHg。采用腓骨后外侧入路行截骨术。术中首先确定腓骨头的位置，于腓骨头下方 6～10cm 处，做一长约 2～3cm 的直切口（图 21-15），位置略偏向腓骨后方。切开深筋膜，辨认腓骨长短肌和比目鱼肌。经腓骨长短肌与比目鱼肌间隙（即腓骨后外侧肌群间隙入路）进入，钝性分离并显露腓骨，截除约 2cm 长腓骨段和骨膜。截骨操作时避免粗暴牵拉，建议使用摆锯截骨，也可使用骨凿、线锯等。截骨断端用骨蜡封堵，防止腓骨断端愈合。术后行 X 线片检查。行腓骨近端截骨手术治疗膝关节骨关节炎，术中注意避免损伤腓浅神经及其分支。腓浅神经从腓总神经发出后，其伴随腓骨中上段走行的分支及变异多位于腓骨长肌与比目鱼肌间隙前方——即小腿肌肉外侧群与后群间隔的前方。因此，采用腓骨后外侧入路可明显减少腓浅神经损伤，为腓骨近端截骨手术推荐入路。采用腓骨截骨手术治疗同时罹患膝关节和踝关节骨关节炎的患者时，截骨位置应在腓骨中段。术后监测患者生命体征，定时测量体温，观察手术切口是否红肿，有无渗血。指导患者术后早期开始下肢主动或被动活动，通过下肢肌肉的收缩促进静脉回流。鼓励患者早期下地活动，疼痛可耐受且全身情况允许的情况下，可术后即刻或第 2 天开始负重行走。术后早期功能锻炼可促进下肢血液回流，有利于消肿，减轻疼痛，防止下肢深静脉血栓的形成。

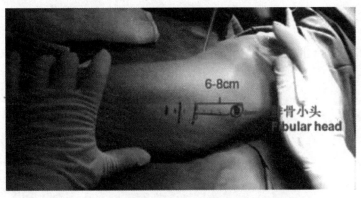

图 21-15　PFO 手术切口定位

五、股骨远端截骨

股骨远端截骨（distal femurosteotomy　DFO），多用于矫正外侧间室型膝骨关节炎所导致的膝外翻症状，但该术式常造成骨不连和内固定失败。Thein 等随访 6 例患者（7 膝）6.5 年发现，优良率达 85.7%；但值得注意的是，研究中 1652 例膝骨关节炎患者仅 7 例符合 DFO 适应证。Ekeland 等对 24 例患者随访 7.9 年，术后功能、疼痛评分均有明显改善，其中 6 例（25%）手术失败，转行全膝关节置换术的时间为 6.4 年，5 年和 10 年生存率为 88% 和 74%。Elattar 等发现 DFO 术后患者外翻畸形改善明显，无患者在随访期间转行全膝关节置换术。可见，DFO 适应证严格，术后生存率较低，长期随访效果欠佳，在临床中应谨慎选择。

六、总结

一旦罹患膝骨关节炎将严重影响生活质量，给患者和家庭带来极大的身心痛苦。现有关节置换术不是所有膝骨关节炎患者的"金标准"，在临床中存在过度治疗情况，再加上患者对于恢复膝关节自然功能的渴望，"保膝"理念和相应的"阶梯式保膝手术方案"应运而生。应在实际操作中，根据患者个人情况，选用个体化的、阶梯式的保膝手术方案是保膝手术成功的关键。希望"保膝"理念的推广，能造福更多的膝骨关节炎患者。

复习思考题

1. 股骨头坏死的临床常用分期，对应保髋手术有哪几种方法？
2. 股骨头钻孔减压的适应证和禁忌证？
3. 保膝手术的腓骨截骨术的手术适应证？

扫一扫，查阅本章数字资源，含PPT、音视频、图片等

第一节　人工关节概述

随着金属和高分子等生物材料的获得以及假体设计的改进，制造工艺的提升，更重要的是对髋关节生物力学的深入了解等诸多因素的综合作用，使人工关节发展得以日趋完善。20世纪40年代开始人工关节的研究工作迅速开展。1937年Smith Peterson应用Vitallium合金制成的髋关节金属环，取得成功。最早的人工髋关节是法国Judet用丙烯酸制成。20世纪50年代Mckee和Farrar，Ring Haborsh，Mcbride等均开展了金属的人工全髋关节，但由于假体松动，以及金属材料不佳，加工工艺不够精良，造成金属面之间的磨损等缺点而未能广泛推广。

1951年，Haborsh开始应用自凝骨水泥。1958年，Charnley对人工关节的研究做出重大贡献。他确定了人工髋关节低摩擦的原理，将人工股骨头的直径缩小，以减少髋臼骨－骨水泥－假体之间的扭力矩，降低了松动率。他首先应用高密度超高分子聚乙烯作为髋臼假体材料，使人工关节磨损得到明显改善。他对自凝性骨水泥进行了深入的研究，有力地推广了骨水泥的正确使用，使关节松动率显著减少，对人工髋关节置换的推广应用起了重大作用。

应用骨水泥的技术对骨水泥固定人工关节的牢固性及持久性有密切关系。近十年来应用骨水泥技术的改进，明显减少了人工髋关节的松动率。Willian Harris在这方面起了重要的推广作用。我国在20世纪80年代自行研制生产骨水泥，并在全国推广。

20世纪70年代，Pillar及Galante等开始研制并应用无骨水泥髋关节。无骨水泥固定即生物学固定，此种关节在设计上要求达到假体与骨髓腔紧压配合，柄部远端粗细要与髓腔匹配，以保证骨腔的骨质可长入假体粗糙的表面，达到生物学固定的作用。国内也于20世纪80年代开始应用无骨水泥珍珠面髋关节。国内外对假体的设计和假体与骨交界面的结合方面进行了大量研究。目前各种新型人工关节不断出现，出现了翻修用的人工关节及肿瘤切除骨关节节段缺损的人工关节，还出现了组合式的人工关节。

随着人工髋关节取得成功，其他关节人工假体相继出现，几乎全身的活动关节均可行人工关节置换。目前应用效果较好，得以较广泛应用的人工关节是髋关节及膝关节。

随着我国冶金及高分子工业的发展，全国各地相继以钛合金、钴铬钼、陶瓷、硅橡胶、超高分子聚乙烯等材料制造了各种人工关节，并研制了骨水泥应用于临床。进行了与人工关节有关的生物材料相容性、生物力学方面的研究，近年来还进行了不用骨水泥的多孔表面人工关节及骨粉骨水泥的研究，使人工关节工作向前推进一步，迅速改变了我国人工关节工作的落后状态。

金属、高分子材料及陶瓷是目前常用于人工关节的材料。它们的机械、化学及电化学性能颇

不相同。用于制造人工关节的材料应有良好的生物相容性，生物相容性好的材料必须满足两方面的条件，一方面是材料本身及其降解物所引起机体局部或全身负面反应必须能为机体所接受。如超高分子聚乙烯、骨水泥等，另一方面又可引起机体的正面反应如机体的骨质可长入假体表面，产生骨性结合等，同时有良好的机械性能，并有耐磨蚀性及耐磨蚀疲劳性（corrosion-fatigue），负重面应耐磨损，同时，磨损颗粒不引起严重机体反应。目前尚无任何单一材料能满足上述要求，故而临床常用两种以上的材料制造人工关节。

金属材料有较好的抗压、抗拉及耐疲劳性能，适用于受应力较高的部位，如人工髋关节的柄部而高分子材料与合金材料相匹配，则可减少磨损，可用于负重及磨损部位。陶瓷惰性好，耐磨损，摩擦系数低，可应用人工股骨头的球头部分，但缺点是脆性较高，易于破损。

第二节　人工髋关节置换术

一、人工髋关节置换的发展及简介

自从 1938 年 Wiles 用不锈钢研制，并应用全髋关节以后，全髋关节假体从假体材料、假体设计、固定方法及手术技术等方面有了很大发展，但临床效果仍不满意。Charnley 经过十余年不断研究，建立了人工髋关节低摩擦的原则，应用了金属与高分子聚乙烯的组合，采用骨水泥固定，并建立了减少感染的措施，使人工全髋关节置换的成功率明显提高，以后随着人工全髋关节置换较广泛应用，又陆续有技术和方法的不断改进，手术指征也逐渐放宽。

人工全髋关节置换术除可以达到解除髋部疼痛，改善关节活动等治疗目的外，还具有保持关节稳定及调整双下肢长度等优点。其手术效果，尤其是近期效果往往为其他手术所不及，对患者及医生都有一定吸引力。但全髋关节置换手术需切除部分骨质，手术后并发症较多，有一定使用年限，人工关节这些优缺点在选择病例时均应考虑到。

以往认为 60 ～ 75 岁患者最适合做全髋关节置换，由于医疗技术的提高，年龄的范围已被放宽。对高龄患者主要考虑合并的其他疾病的情况，高龄并非手术禁忌证。对于患有髋关节疾病引起关节疼痛和有显著关节功能障碍的年轻患者，原则上能用其他手术方法较好地解决者，则不采用人工全髋关节置换手术。如股骨头坏死采用髓芯减压、截骨术、带血管骨瓣移植；髋臼发育不良伴脱位者，采用骨盆截骨术等。这些手术也可获得较好效果，但其并发症与全髋置换术后相比则少的很多。这些手术至少可推迟全髋置换的时间。有些其他手术不能解决或疗效不好的髋关节疾病，如强直性脊柱炎髋关节强直，一些先天性髋脱位、严重股骨头坏死、骨关节炎、类风湿关节炎等，可行全髋关节置换。对于髋关节病变的患者，应结合患者全身健康状况、患者的要求及其他手术方法的优缺点综合考虑是否适合行全髋关节置换手术。

二、人工髋关节置换的目的

人工髋关节置换术是骨科最为成功的手术之一，越来越多的髋关节疾病患者接受了人工髋关节置换手术。它是用生物相容性好、机械强度高、耐磨性强的人工材料制成的非常接近人生理形态的优质人工关节，通过手术替换掉人体已经损坏的病变关节，这不仅解除了患者关节的疼痛，而且能极大地恢复其关节的正常功能，从而使患者重新拥有正常关节，明显提高了患者生活质量。

三、人工髋关节的分类及组成

人工髋关节置换分为股骨头置换和全髋关节置换。人工股骨头主要由人工股骨头、人工股骨柄组成，股骨头的假体设计为了防止脱位和减小磨损，现在多采用双动头人工股骨头。人工全髋关节主要由人工髋臼、人工内衬、人工股骨头、人工股骨柄组成。人工关节通常采用超高分子聚乙烯、钴铬钼合金、陶瓷、钛合金等材质制成，它们的相容性、耐磨性非常好（图 22-1）。

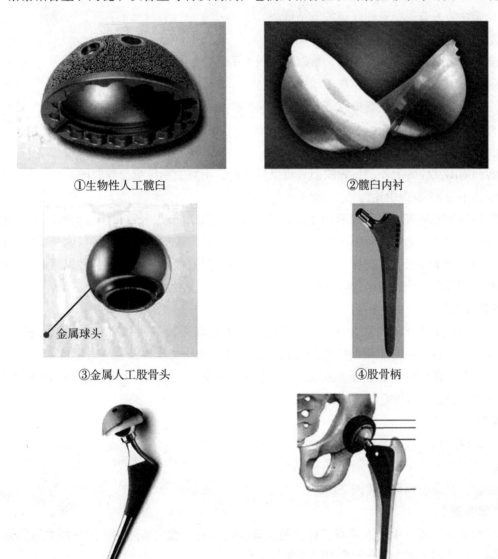

①生物性人工髋臼　　　　　　　　②髋臼内衬

金属球头

③金属人工股骨头　　　　　　　　④股骨柄

图 22-1　人工全髋关节

四、人工髋关节置换术手术方式

（一）人工全髋关节置换术

【适应证】

1.各种非感染性髋关节炎，包括原发或继发性骨关节炎、类风湿关节炎、强直性脊柱炎累及髋关节晚期等。

2. 股骨头坏死（ARCO 分期 ≥ ⅢB）。

3. 不适于行内固定的股骨颈骨折（包括少部分新鲜股骨颈骨折、陈旧性股骨颈骨折、骨折不愈合）。

4. 股骨近段或髋臼肿瘤。

5. 先天性髋关节半脱位或完全脱位，有严重疼痛和失稳，且继续加重者。

6. 髋关节固定术后位置不佳或融合不良。

7. 化脓性髋关节炎稳定期或髋关节结核。

【禁忌证】

1. 全身情况差或有严重伴发病，难以耐受较大手术者。

2. 髋关节或身体其他部位存在活动性感染。

3. 全身或局部严重骨质疏松或进行性骨量丧失性疾病。

4. 神经营养性髋关节病。

5. 髋外展肌肌力丧失。

6. 髋臼周围及股骨上段严重骨缺损且难以修复者，不宜使用传统全髋假体。

7. 年龄小于 55 岁应慎用。

需要特别说明的是，年轻患者由于活动量大和预期寿命长，术后假体松动的概率显著增加，假体在体内存留时间缩短，势必进行翻修手术。而翻修手术的难度增加，术后效果要差于初次手术。因此，对于年轻患者的选择，一定慎之又慎。首先尽量考虑采用其他一些姑息办法，将患者施行全髋关节置换术的时间尽量向后推移。

【术前准备】

术前应行双髋关节正侧位 X 线片，必要时需双下肢全长 X 线片和髋部 CT 检查及骨盆平片、腰椎正侧位片，以进一步了解髋臼周围骨质及股骨髓腔大小情况以及有无骨盆倾斜、腰椎病变。另外术前必须行详细的体格检查、各项内科检查和实验室检查，对于有相关疾病的患者可请有关科室及麻醉科会诊，以综合评估手术风险。

【麻醉】

腰－硬联合麻醉或全身麻醉。

【体位】

侧卧位，垫高患侧臀部（图 22-2）。

【手术步骤】

人工全髋关节置换手术入路有三种：髋关节前侧入路、髋关节外侧入路、髋关节后侧入路，下面以髋关节后侧入路为例介绍全髋关节置换术。

1. 切口 健侧卧位，切口始于髂后上棘远端 5cm，沿臀大肌纤维方向向远端及外侧延伸至股骨大转子后缘，然后平行于股骨干向远端延伸 10～15cm。切开阔筋膜张肌，显露股外侧肌。沿皮肤切口的方向延长筋膜的切口，钝性分离臀大肌的纤维（图 22-3）。

2. 显露关节囊 T 字形切开关节囊，其纵切口要沿股骨颈长轴线，横切口沿髋臼边缘。屈曲内旋内收髋关节使之脱位（图 22-4）。

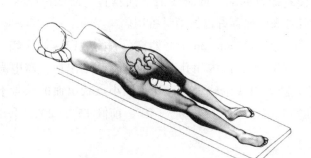

图 22-2　体位

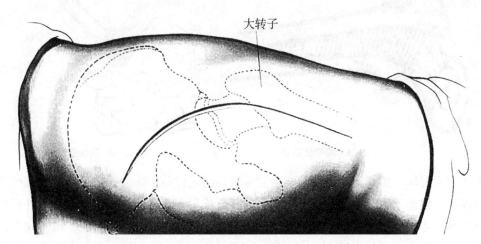

大转子

图 22-3　切口

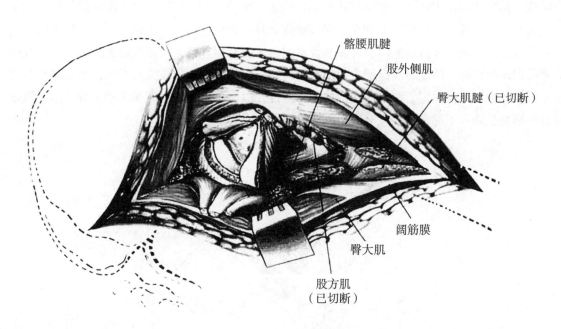

髂腰肌腱

股外侧肌

臀大肌腱（已切断）

阔筋膜

臀大肌

股方肌
（已切断）

图 22-4　显露髋关节

3. 切断股骨颈　根据术前 X 线平片模板测得的股骨颈截骨平面的高度（一般距小转子上缘

约1～1.5cm）截骨，注意截骨面应与股骨颈冠状面垂直，使残留股骨颈前后壁保持等长（图22-5）。另外截取下的股骨头应保存好以做植骨备用。

4. 髋臼的显露与准备　借助Hohmann牵开器充分暴露髋臼，切除髋臼内剩余软组织以及髋臼周围盂唇和增生骨质。有时可见臼内闭孔动脉的分支活动出血，需电凝止血。选用合适髋臼锉，规格由小到大，磨去髋臼内残余软骨，直到有细小点状出血的软骨下骨板。磨锉过程中应反复检查，保持固定的磨锉方向，即外展40°～45°，前倾15°～20°，磨出半球形髋臼骨床（图22-6）。

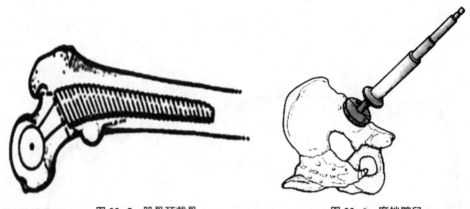

图22-5　股骨颈截骨　　　　　　　　　　　图22-6　磨锉髋臼

5. 植入髋臼假体　将髋臼假体装配于全髋系统内的定位器上，弄清定位器调整髋臼假体的方法，通常需将定位器上的定位杆调整至与地面的平行或垂直来确定髋臼假体合适的外展角。用定位器的延长柄，参照患者躯干轴线确定髋臼假体的前倾角。其最佳外展角为40°～45°，髋臼最佳前倾角为15°～20°。压紧髋臼假体之前再次仔细检查其位置，因为取出错位假体可能异常困难。假体边缘与患者髋臼缘的角度应当一致，否则应仔细检查患者体位和植入器械。将假体打入髋臼时应保持定位器的方向，将假体打压至髋臼内紧密贴合（图22-7）。复查假体的位置，如果满意则可卸下定位器。通过假体上的孔隙探查软骨下骨，确保假体与骨质密切接触。如果两者之间仍有缝隙，则需进一步打紧假体。许多非骨水泥假体备有螺丝钉，可做髋臼加强固定。一般认为如果髋臼压配良好，固定可靠，通常无须螺丝钉加强。如果对固定效果有疑虑，可考虑在髋臼后上象限拧入螺钉加强固定。测试髋臼假体的稳定性，以假体和骨质之间无活动为宜。如果螺丝钉咬合不满意且固定不可靠，则应取出假体，改用骨水泥固定。

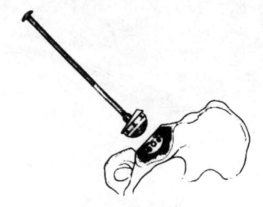

图22-7　植入髋臼假体

　　用弧形骨刀切除突于髋臼假体边缘外的多余骨赘，尤其是前下缘。若该区域残留骨赘，在髋关节屈曲和内旋时可与股骨发生碰撞，使活动度减少并易致脱位。将金属臼内的所有碎屑冲洗干净，安装髋臼内衬。

　　如果使用骨水泥固定髋臼，应用脉冲冲洗髋臼表面的碎屑、血凝块及纤维软组织，彻底擦干髋臼，调好骨水泥后，将面团期骨水泥以骨水泥枪充填髋臼骨面，用定位器将髋臼假体植入，将臼杯的顶点置于骨水泥团的中央以使骨水泥分布均匀。注意假体边缘与髋臼骨性边缘的关系应符合术前髋臼模板试样确定的位置，维持压力至骨水泥完全固化，并清除突出于边缘外的任何残留骨赘或骨水泥。

　　6. 植入股骨假体　常用的有直柄和解剖柄，以解剖柄为例介绍。在近端股骨下面放置一骨撬以利于牵开臀中、小肌，用矩形骨刀凿除大转子内壁，使假体入口与髓腔保持同一轴线。用软钻以适应股骨干的生理弧度。遵循由小到大的原则扩大髓腔，以保证轻度弯曲的解剖柄能顺利植入髓腔（图 22-8）。扩髓时注意锉的方向应使拟安装的假体颈与股骨后髁切面一致或前倾15°～20°，避免颈后倾或柄内翻。最后应使打入的髓腔锉的上缘标记线与股骨颈截骨线平齐。

　　检查髓腔锉是否稳定，安放股骨头试模，复位髋关节，检查关节稳定性、活动度、下肢长度及向各方向活动时是否出现撞击。屈曲内收内旋脱出关节，去除髓腔锉，植入股骨假体及股骨头，再次检查关节稳定性及活动度（图 22-9）。在关节深处放置负压引流，依次缝合关节囊、外旋肌群、深筋膜、皮下及皮肤。

　　如果使用骨水泥固定股骨假体，扩髓步骤同前，其配套髓腔锉较假体略大，以利于假体柄周围预留约 2mm 骨水泥填充空间。髓腔准备好后，脉冲冲洗髓腔，清除所有骨屑、血凝块及脂肪组织。股骨远端使用聚乙烯髓腔栓填塞髓腔，其位置应在假体柄末端 1~2cm 处，直径略大于此处髓腔宽度，然后用干纱布填塞止血，将骨水泥枪伸入髓腔，至枪头接近髓腔栓后注入骨水泥，边注边退。注意在插入假体柄时，应保持约 15°~20°前倾角，快速清理溢出的骨水泥。在骨水泥凝固过程中，保持下肢固定。骨水泥完全凝固后，清除头颈周围骨水泥碎屑，其余操作同非骨水泥固定（图 22-10）。

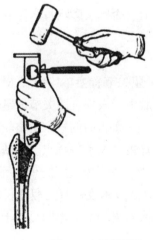

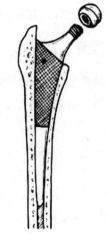

图 22-8　股骨扩髓　　　　　　　　　　图 22-9　股骨假体植入

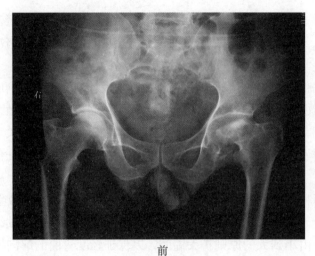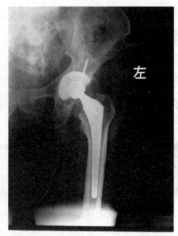

前　　　　　　　　　　　　　　后

图 22-10　髋关节置换术前及术后

【术后处理】

1. 术后搬动时保持外展中立位，防止内收、内外旋、屈曲以免脱位。

2. 术后常规抗感染、抗凝治疗，加强股四头肌等长收缩功能锻炼。

3. 双腿间放置三角枕，防止脱位。注意观察和记录引流液颜色及引流量，一般术后 24~48 小时拔除引流管。

4. 术后应早期行功能锻炼。下地前常规行 X 线检查，通常术后 1~2 天即可开始扶拐下床部分负重行走，并逐渐过渡至完全负重活动；术后 6~8 周患者可恢复正常行走。

【注意事项】

1. 植入髋臼假体要确保假体位置安放在合适角度，注意避免出现髋臼假体后倾或外展角度过大。

2. 髋臼磨锉不可过浅或过深，过浅则易出现髋臼假体安装不稳定，过深则易出现髋臼假体内陷。

3. 骨水泥假体安装时，勿使假体表面沾染血液或碎屑，否则会影响骨水泥-假体界面。

（二）人工股骨头置换术

人工股骨头置换属半关节置换，是较早发展的人工髋关节置换。1940 年 Moore 应用髓腔插入人工股骨头置换并曾较广泛应用。20 世纪 70 年代以后由于人工全髋关节的迅速发展，使人工股骨头置换术的适用范围缩小。人工股骨头置换操作简便，手术时间短，价格较低。具有置换后关节活动较好，可早期下地活动，减少老年患者长期卧床的并发症等优点。其缺点是在置换一段时间后可引起髋臼磨损。而可能需要行人工全髋关节置换。故比较适用于高龄股骨颈骨折患者。国内常用 Moore 型人工股骨头。另一种人工股骨头为双极假体或称双动假体。是属于人工股骨头与人工全髋关节中间的一种类型。现代双极人工股骨头对髋臼磨穿率明显小于初期设计的双极人工股骨头。

【适应证】

1. 高龄患者，移位明显的股骨颈骨折，或身体状况不适宜进行全髋关节置换的患者；陈旧性股骨颈骨折骨不愈合的高龄患者。

2. 股骨头颈部良性肿瘤。

【禁忌证】

1. 全身情况差或有严重伴发病，难以耐受较大手术者。

2. 髋关节或身体其他部位存在活动性感染。

3. 神经营养性髋关节病。

4. 髋外展肌肌力丧失。

5. 髋臼破坏严重或髋臼明显退变者。

【术前准备】

1. 同人工全髋关节置换术。

2. 常用人工股骨头假体主要分为单极假体和双极假体两种，单极假体主要有Thompson型和Moore型两种，临床中常用双极假体。假体柄根据患者骨质情况可采用生物型或骨水泥型假体柄。

【麻醉】

全麻或腰–硬联合麻醉。

【手术步骤】

1. 切口同人工全髋关节置换术，由于不需充分暴露髋臼，切口近端可较短。

2. T字形切开关节囊。

3. 屈曲内收内旋髋关节使之脱位（股骨颈骨折则先取出股骨头），行股骨颈截骨，一般距小转子上缘约1~1.5cm。注意截骨面应与股骨颈冠状面垂直，使残留股骨颈前后壁保持等长。脱位困难时，可先行股骨颈截骨。取出股骨头后，测量头直径大小，进行试模，确认假体尺寸（图22-11）。

4. 股骨髓腔准备、假体安装及定位，同人工全髋关节置换术。复位髋关节后，注意检查关节稳定性、活动度、下肢长度及向各方向活动时是否出现撞击。

5. 植入股骨假体及股骨头，再次检查关节稳定性及活动度，在关节腔内放置负压引流，依次缝合关节囊、外旋肌群、深筋膜、皮下及皮肤（图22-12）。

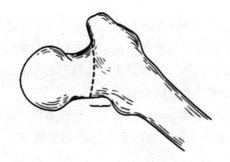 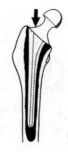

图 22-11 股骨头切除线　　　　图 22-12 股骨头安置完毕

【术后处理】

同人工全髋关节置换术。

【注意事项】

1. 股骨假体柄固定同人工全髋关节置换术。

2. 人工股骨头直径应小于实测股骨头直径约1mm。完整保留盂唇，缝合关节囊。

（三）人工全髋关节翻修术

随着人工全髋关节置换术（THA）的广泛开展，加上更多年轻、活动量大的患者也接受了人工全髋关节置换，假体无菌性松动、骨溶解、感染、假体周围骨折、反复脱位等原因导致的疼痛和关节功能障碍日益增多，因此髋关节翻修手术呈现急剧增加的趋势。髋关节翻修术比初次置换手术难度大，结果也不如初次置换术满意。

【适应证】

假体无菌性松动、负重面磨损、假体周围骨溶解、假体周围骨折、复发性或无法复位的髋关节置换术后脱位、全髋关节置换术后感染等。

【禁忌证】

1. 绝对禁忌证 全身状况较差或伴有严重并发症，患者难以耐受手术风险者。

2. 相对禁忌证 神经营养性关节病，髋关节外展肌力不足或丧失；无法配合术后功能康复，如脑瘫、智力障碍等。

【术前准备】

做好术前计划，明确前次手术失败或翻修的原因；术前足够的、高质量的影像学资料（如髋关节及全股骨 X 线片、髋关节 CT 重建等）以评估骨缺损情况；准备特殊的器械取出假体或骨水泥；准备髋臼侧或 / 和股骨侧重建的假体和特殊的固定材料、骨移植材料等；必要时采用定制假体或 3D 打印技术。

【麻醉】

全身麻醉或腰 – 硬联合麻醉。

【体位】

髋关节翻修手术需要对患者解剖结构进行充分暴露，取出假体、修补骨缺损，同时还要避免神经、血管结构受到损伤，故选择手术入路时要考虑患者的解剖特点和骨缺损的情况，如果可能的话，尽量选择首次手术切口入路。

【手术步骤】

以髋关节翻修手术较为常用的后方入路（Moore 入路）为例介绍髋关节翻修术。

1. 切口 健侧卧位，患侧髋关节翻修手术需要对患者解剖结构进行充分暴露，取出假体、修补骨缺损，同时还要避免神经、血管结构受到损伤，故选择手术入路时要考虑患者的解剖特点和骨缺损的情况，如果可能的话，尽量选择首次手术切口入路。

骨盆前后用支架固定。切口始于髂后上棘远端 5cm，沿臀大肌纤维方向向远端延伸至股骨大转子后缘，继续向股骨干方向，向远端延伸约 5cm（根据手术显露的需要该手术切口可向两侧延伸）。

2. 显露关节囊 依次切开皮肤、皮下组织至深筋膜，显露臀大肌和股外侧肌，钝性分离臀大肌的纤维并切开部分阔筋膜，显露短外旋肌群，髋关节内旋沿短外旋肌群附着处切断短外旋肌群，即可显露关节囊。T 字形切开关节囊，其纵切口要沿股骨颈长轴线，横切口沿髋臼边缘，屈曲内旋髋关节使之脱位，暴露关节假体。

3. 假体柄的取出 先敲出股骨头，当假体柄松动明显时，用手即能拔出。但大多数情况下，假体并不容易取出。对于骨水泥柄，常规采用细长薄骨刀沿着假体前、后、左、右侧，紧贴假体面，逐步插入，注意不要穿透骨皮质。清除假体领下内侧骨水泥，将近端的骨水泥与假体完全分开，再设法用力锤击拔出器取出假体。如果骨水泥固定牢固，可采用股骨前外侧开窗或者扩大的转子截骨术（ETO技术），暴露假体，凿除骨水泥，取出假体，近端的骨水泥可以用骨刀、刮匙或骨水泥型系列翻修工具等清除；远端的骨水泥和远端塞一般使用"钻和攻"技术取出。对于生物型股骨柄，在固定不牢的情况下，可以在不破坏骨－假体界面的情况下将假体取出。对于固定牢固的股骨柄，用薄的弹性骨刀或高速磨钻紧贴假体与骨的界面，并逐步进入远端，一旦界面破坏掉，就可以用标准的假体取出器械取出股骨柄。取出股骨假体柄前要去除内侧突出的骨赘，以避免在取出时发生转子骨折。如果界面破坏不充分，就需要进行额外的显露，如转子滑移、ETO技术等。

4. 髋臼杯的取出　对于骨水泥型髋臼杯，首先可以使用弯薄骨刀破坏骨水泥－髋臼杯界面，这样可以避免不慎破坏临近的骨质。撬拨取出臼杯后，用骨刀沿着骨水泥的边缘轻轻敲击，如此即可取出髋臼底部的骨水泥。注意尽可能地保护骨质，不要损伤髋臼的内壁，也不可以将骨水泥推入盆腔。另外，也可以用髋臼锉磨锉聚乙烯杯直到残留骨水泥包壳。高速磨钻也可以用于切割聚乙烯，一旦取出聚乙烯，应用骨刀、刮匙等工具就可以把骨水泥一块块取出。对于生物型髋臼杯，一般先取出内衬，暴露臼杯。如果有螺钉固定，先取出螺钉，然后用弧形薄骨刀紧贴假体－骨界面凿开，感触假体的松紧度，安装取出器械，摇动假体，必要时可以用打拔器将髋臼击打取出。

5. 髋臼缺损的重建　对于腔隙性缺损，缺损很小时可把局部稍锉大，增加骨质与假体的接触面积；缺损较大时，可用自体或异体松质骨粒填充打压植骨，反向转动髋臼锉，将松质骨粒挤入缺损部位。对于节段性缺损，如果缺损部位局限于髋臼上缘或后缘，一个异体股骨头通常可以满足植骨需要，然后用配套的髋臼锉处理植骨表面以对应自体骨床，使两者相匹配；如果为髋臼上缘合并后壁或前壁的混合型节段性缺损，可用臼顶加强环、抗内陷球笼、三翼臼杯、半球形臼杯等重建固定，也可以采用3D打印技术采用钽金属垫块金属骨小梁臼杯等重建髋臼。

6. 股骨缺损的重建　对于腔隙性缺损，缺损小的时候可以用自体或异体松质骨粒进行填充。在确定假体型号后，即可以确定需要植骨的区域。部分填塞髓腔后插入假体，然后充分填充异体松质骨粒至腔隙性缺损处，需要注意的是要防止植骨颗粒滑向假体远端。对于广泛的腔隙性缺损或出现近端膨胀性缺损时，可以采用以下的方法处理：松质骨打压植骨并用骨水泥固定假体；使用多孔表面并依赖远端固定的假体，近端缺损可用松质骨粒植骨或股骨近端缩窄截骨；使用组配式假体；使用定制型假体。对于节段性缺损，当穿孔骨窗小于股骨直径的30%，可以采用颗粒植骨；当存在较大的皮质骨窗，可以使用异体皮质骨支撑植骨。注意修整异体骨块的内面，使之与受体股骨的表面轮廓相适应，然后用多道钢丝环扎或钛缆固定。

7. 翻修假体的植入　采用与初次置换相同的方法植入翻修假体（图22-13）。

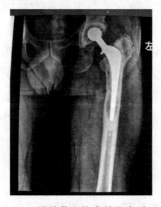

图22-13　髋关节翻修术前及术后DR片

【术后处理】

同全髋关节置换术。

【注意事项】

1. 髋关节翻修术会有大量的失血，应密切关注患者血红蛋白的变化，以免发生失血性休克。

2. 翻修手术需要延长手术切口，术中需要松解、切除大量瘢痕组织。因此，需要注意坐骨神经的保护，避免损伤。

3. 在取出股骨柄时，需随时注意骨刀插入的方向和深度，避免穿透骨皮质。

4. 在处理髋臼时，需要注意尽量多地保留髋臼的骨质，特别是髋臼上缘和后壁的骨质。

5. 相比于初次人工髋关节置换，髋关节翻修手术时间长、出血多，其发生感染、血栓栓塞、脱位、神经麻痹或损伤、股骨穿透和骨折的风险更高。

五、人工髋关节置换术的发展和展望

人工全髋关节置换，目前已成为治疗髋关节疾病（髋关节骨折、DDH、股骨头坏死、退行性髋关节炎等）的最有效治疗方法之一，对于缓解患者痛苦、改善髋关节活动度、恢复关节功能、提高患者生存质量意义深远。在我国，人工全髋关节置换起步于 20 世纪 60 年代，以首例应用 Judet 型塑料人工股骨头治疗内收型股骨颈骨折为起点，该技术因其治疗效果显著，很快得到认可，20 世纪 90 年代末该技术在全国范围内普及。近年来，人工全髋关节置换技术更趋成熟，在各个方面都取得了卓越的进展。就假体的材料应用与界面配伍而言，陶瓷 - 高交联聚乙烯、陶瓷 - 陶瓷界面配伍方式以其各自的特性优势在全髋关节置换中具有很好的发展前景。就微创手术入路的选择而言，Super Path 入路以最小的侵袭和最少的生理干预获得了良好的手术效果，值得在临床上进一步推广。就数字骨科发展对 THA 的意义而言，随着 3D 打印技术的应用和未来组织工程的发展，结合微创手术技术的完善，在不久的将来人工全髋关节置换可实现完满的替换与修复。

第三节　人工膝关节置换术

一、人工膝关节置换的发展及简介

膝关节置换在 20 世纪 70 年代和 80 年代开始广泛应用于临床，目前已被认为是终末期膝关节骨关节炎有效的治疗手段。人工膝关节置换（TKA）的主要临床指征是膝关节骨关节炎，这大约占所有手术量的 94.97%。导致膝关节骨关节炎病变的原因复杂，是患者本身体质状况与膝关节所受机械力量共同作用的结果。这些相关因素包括骨密度、骨形态、半月板退变、性别、性激素以及创伤等，但最主要的危险因素是年龄和肥胖。发达国家的人群正面临老龄化过程，并且肥胖人群比例逐渐增加，因此膝关节骨关节炎发病率的增长也就无法避免。

膝关节是全身最大、结构最复杂的关节，运动功能要求较高。人工膝关节置换后，要求达到负重、伸屈、外展及旋转活动，稳定性好。人工膝关节的假体设计种类多样，大致可分为三型：①髁型假体，②髁限制性型假体，③铰链型假体。

二、人工膝关节置换的目的

进行人工膝关节置换的目的和髋关节一样，都是为了达到消除疼痛、矫正畸形、恢复其稳定

性和活动度、改善功能、提高生活质量的目的。

三、人工膝关节的分类及组成

人工膝关节置换术即是人工全膝关节表面置换术，主要包括髌股关节置换、胫股关节单间室置换和全膝关节置换术。国内运用较多的仍然是胫股关节置换术。人工膝关节是在冶金学、生物材料学、生物力学和矫形外科学发展的基础上设计出来的人工器官，用来替代人体原来的膝关节。人工膝关节包括股骨假体、胫骨假体和髌骨假体，由金属制成的股骨髁、胫骨托及用超高分子量聚乙烯制成的胫骨垫和髌骨假体几部分组成。与人体组织相容性好的钴铬钼合金和耐磨损的超高分子量聚乙烯，是目前人工膝关节中常用的两种生物材料（图 22–14）。

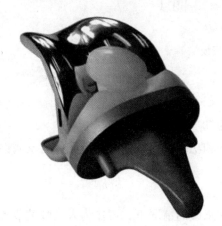
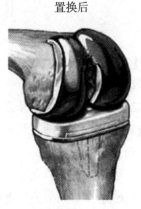

置换前　　　　　置换后

①膝关节组件（股骨假体、胫骨假体和髌骨假体）　　　②膝关节置换术前后模式图

图 22–14　膝关节假体图

人工膝关节置换术即用人工假体取代已严重损坏而不能行使正常功能的膝关节表面，术中医生利用特殊的精密器械将磨损的关节表面切掉，再根据患者关节大小和损害程度为患者选择合适的金属和聚乙烯假体植入关节内。髌骨关节面是否需要置换，则由医生在术中根据患者的髌骨关节面损伤严重程度决定。并不是每位患者的髌骨都需要植入髌骨假体。

人工膝关节的固定方式主要分骨水泥固定和非骨水泥固定两类。目前应用最广泛的是骨水泥固定，患者在术后第 2 天即可下地，3 ～ 4 天后即可开始练习行走．

四、人工膝关节置换术手术方式

人工膝关节置换手术目前已是一项十分成熟的技术，对于那些保守治疗无效或效果不显著的晚期膝关节疾病，特别是对于老年人的膝关节骨关节炎，通过手术可以有效缓解疼痛，改善膝关节的功能，提高生活质量，完全满足日常生活需要（图 22–15）。

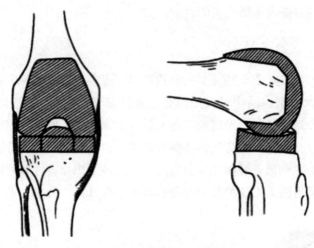

图 22-15　人工全膝关节置换

【适应证】

1. 重度膝关节骨关节炎。

2. 类风湿性关节炎和强直性脊柱炎的膝关节晚期病变。

3. 其他非感染性关节炎引起的膝关节病损并伴有疼痛和功能障碍，如大骨节病、血友病性关节炎等。

4. 创伤性骨关节炎。

5. 感染性膝关节炎后遗的关节破坏，在确认无活动性感染的情况下，可作为人工膝关节置换的相对适应证。

6. 涉及膝关节面的肿瘤切除后无法获得良好的关节功能重建的病例。

【禁忌证】

1. 急性及慢性化脓性膝关节感染。

2. 膝关节周围肌肉瘫痪。

3. 膝关节已长时间融合于功能位，没有疼痛和畸形等症状。

【麻醉】

可用硬膜外麻醉、腰麻，或用全身麻醉。

【体位】

患者仰卧位，严格消毒、铺巾，大腿根部上充气止血带。

【手术步骤】

1. 手术常采用膝前正中的纵向切口，自髌骨上方约 7cm 开始，向下至胫骨结节内侧下 1～2cm（图 22-16）。

2. 切开皮肤、皮下组织及深筋膜，在深筋膜下方向两侧适当游离皮瓣并牵开，显露股四头肌腱、髌骨及髌韧带止点。

3. 在股内侧肌边缘切开股四头肌腱，沿髌骨内侧向下，止于胫骨结节内侧。

4. 将髌骨向外翻转，切除部分髌下、髌上脂肪垫、切除前交叉韧带，切除膝关节增生的滑膜及膝关节周围的骨赘。

5. 用骨撬将胫骨向前方拉出脱位，切除半月板，在关节面以下 1cm 处行软组织松解，内侧至胫骨内后角，外侧至中部，注意不要损伤侧副韧带。

6. 股骨髁截骨采用髓内定位，首先在股骨髁间窝之后交叉韧带前方 0.5～1cm 处钻孔，扩孔后插入足够长度的 T 形导向杆，应通过股骨干峡部，避免导向杆的偏斜，再装上股骨外翻角 6° 的远端截骨导向器，安装的立位对线杆应对准股骨头中心。

7. 安装截骨导向板截骨，通常截骨厚度为 9mm。用摆锯截除股骨远端多余骨质，将抱髁板两后爪紧贴两股骨后髁放置固定，将合适的股骨髁双孔定向板插在抱髁板上，该定位板分左右，有中立位和外旋 3° 位两种，抱髁板上测量钩应放在股骨前外侧皮质处，旋紧旋钮，测出合适的股骨假体的大小型号，通过股骨髁定向孔钻孔，安装相应大小的股骨髁多向截骨板，行前后髁及斜面截骨（图 22-17）。

8. 将相应型号滑车托架装上，用滑车磨钻磨出切迹。如行后稳定型假体置换，可将合适型号髁间窝截骨架按上固定，以骨刀及摆锯行髁间截骨（图 22-18）。

9. 胫骨向前拉至半脱位，在前交叉韧带止点处钻孔并扩大，插入胫骨髓内定向杆，安装胫骨截骨导向器，以获得向后倾斜角度，通常为 7°，其中心位于胫骨结节中内 1/3 处，可以用电刀电灼标记定位，实现旋转对线，在导向器上安装截骨取深器，位于病变较轻一侧腔室的胫骨平台最低点，骨钉固定平台截骨板，取出定向杆，安装切割架及把手，摆锯截骨，通常为 10mm（图 22-19）。

10. 修整胫骨平台增生骨赘，将胫骨测量板放于截骨后的胫骨平台上，测量胫骨平台大小，安装股骨及胫骨垫试模，复位后测量下肢力线和旋转对线情况，根据松紧程度选择胫骨垫厚度。

11. 用间隙测块测量屈伸间隙平衡，对于膝关节内翻大于 15° 畸形者，可在骨膜下剥离内侧副韧带深层及鹅足，切除胫骨平台增生骨赘。严重内翻畸形可行半腱肌延长松解。对于外翻畸形者可在 Gerdy's 结节处松解髂胫束，如进一步松解，可屈膝 90° 位在股骨止点处骨膜下掀起外侧副韧带及腘肌腱。如膝关节屈曲畸形大于 25° 者，行后关节囊股骨、胫骨端剥离，切断后交叉韧带后选用后稳定型假体及切开部分后关节囊来完成。

12. 打入胫骨假体柄锉，试模。胫骨假体与股骨假体号码应一致或小一号码。

13. 外翻髌骨，修整去除骨赘，根据病情行髌骨截骨置换，髌骨边缘电灼去神经化，避免术后髌骨周围疼痛（图 22-20）。

14. 取出试模，冲洗创面，拭干。将截下的骨块做成骨塞塞入股骨钻孔处，调骨水泥后植入假体。

15. 待骨水泥固化后取出多余骨水泥，冲洗创面，去除多余骨水泥及碎骨屑。留置引流管，可吸收线缝合关节囊，包扎固定。（图 22-21）

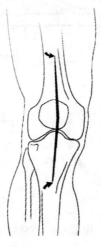

图 22-16 切口

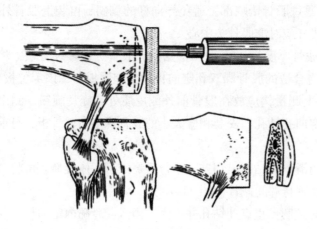
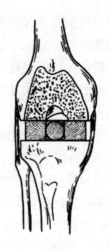

图 22-17 股骨远端截骨

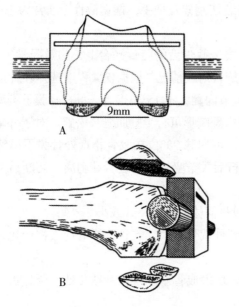

A

B

图 22-18 股骨髁截骨图

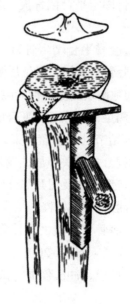

图 22-19 胫骨平台截骨

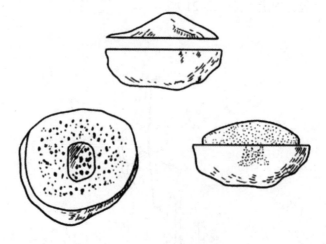

图 22-20 髌骨截骨

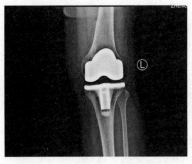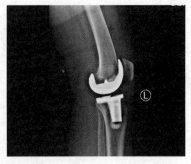

图 22-21　膝关节置换术后

【术后处理】

1. 应用抗生素及防止深静脉血栓形成的药物。

2. 术后 2 天内加压包扎，注意观察引流管情况。

3. 术后 2 天行股四头肌等长运动，踝关节背伸跖屈活动。

4. 拔出引流管后扶拐下地行走，逐步进行膝关节屈伸锻炼。

【注意事项】

1. 人工膝关节置换手术是一个较大的手术，必须严格掌握手术适应证，对于膝关节周围或全身存在活动性感染病灶者应为手术的绝对禁忌证。膝关节肌肉瘫痪或神经性关节病变包括肌性膝反张、全身情况差或伴有未纠正的糖尿病以及无痛且长期功能位融合的病例不应进行人工膝关节置换手术。

2. 术前指导患者行股四头肌功能锻炼。术前拍双膝站立位 X 线片，必要时需双下肢全长 X 线片，以便根据下肢力线测量截骨厚度，选配人工膝关节。

3. 康复训练过程中遇局部肿胀、疼痛时可用冰袋外敷。

4. 注意观察伤口情况。

五、人工膝关节置换术的发展和展望

成功的人工膝关节置换术，可以替换关节结构，保留活动功能，缓解患者的疼痛，大大改善生活质量。据文献报道，人工膝关节置换术 10 年随访成功率达 98%，15 年随访成功率 85% ~ 92%。

人工膝关节假体的设计也日趋完善，甚至向个性化的假体迈进。人工膝关节假体包括初次置换用假体和翻修手术用假体。翻修手术往往病情复杂，对假体的要求更高，需要许多辅助的组件，预先制造的假体在很多情况下不能满足实际的需求。以往定制一个假体，需要耗时数月，耽误治疗，且费用极其昂贵。现在利用金属 3D 打印技术，根据患者术前的 CT 或 MRI 扫描，快速精确地制造出符合患者需求的个性化假体。另外，人工膝关节置换的手术技术也愈加精确。计算机辅助导航、机器人手术等新技术正不断被应用到人工膝关节置换中，人工膝关节置换术的手术效果将越来越好，越来越多的患者将因此而受益。

复习思考题

1. 全髋关节置换术的手术适应证有哪些？

2. 全膝关节置换术适应证有哪些？

3. 全膝关节置换术后注意事项有哪些？

第二十三章
脊柱手术

第一节　常见脊柱手术入路

一、脊柱的局部解剖

（一）体表标志

从枕骨结节向下，第一个触及的骨性结构是第 2 颈椎棘突，与第 2 颈椎椎体约在同一水平；第 7 颈椎棘突特别长，当头部前屈时最为明显；将双上肢垂于体侧，两肩胛冈内端连线通过第 3 胸椎的棘突，棘突下缘约平第 3、4 胸椎间隙；两肩胛下角的连线通过第 7 胸椎棘突，其约平第 8 胸椎椎体；腰椎两侧可触及的最长的横突为第 3 腰椎横突，其同第 3 腰椎椎体水平；双侧髂嵴最高点的连线一般通过第 4 腰椎棘突或腰 4、5 椎体间隙。

（二）脊柱骨的构成

脊柱由 33 个椎体组成，自上而下分为 7 块颈椎、12 块胸椎、5 块腰椎、5 块骶椎和 4 块尾椎。因骶椎和尾椎分别融合成骶骨和尾骨，所以有 24 个活动节段。脊柱有 4 个生理弯曲，每个椎骨由椎体、椎弓、椎板、横突及棘突组成。椎体位于椎骨的前方，呈类圆柱形，是椎体主要的负重部分；椎弓位于椎体的后方，与椎体的后方围成椎孔，自上而下所有椎孔相连形成椎管，其内有脊髓和脊神经走行；椎弓与椎体之间比较细小的连接部分称为椎弓根，其下方的椎下切迹和下位椎骨的椎上切迹构成椎间孔，有神经根和血管通过。两侧椎弓根向后内侧延伸的骨板，称椎弓板，每个椎弓向四周伸出 7 个突起，向两侧的称为横突，向上称为上关节突，向下称为下关节突，相邻椎骨的上下关节突互相构成关节突关节，向后伸出的称为棘突。

人体椎体形态虽然基本相似，但仍有各自的形态的特点。

1. 颈椎　颈椎的主要特征是横突上有孔，称为横突孔，有椎动、静脉通过，第 2～6 颈椎的棘突比较短，且分叉，第 7 颈椎棘突最长。第 1 颈椎又称寰椎（图 23-1），没有椎体、棘突和关节突，由一对侧块、一对横突和前后弓组成，上与枕骨、下与枢椎构成关节。侧块上关节面与枕骨髁构成寰枕关节，下面有一圆形微凹的下关节面，与枢椎的上关节面构成寰枢关节；第 2 颈椎又称枢椎（图 23-2），其特点为自椎体向上伸出一指状突起，称为齿状突，枢椎棘突粗而大，无分叉，术中可作为节段定位标志；第 7 颈椎棘突长而粗大，无分叉，无横突孔，前结节小或缺如，因明显隆起于项部皮下，故又名隆椎，也常作为椎骨定位标志。

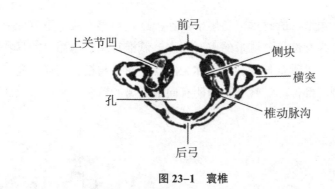

图 23-1　寰椎

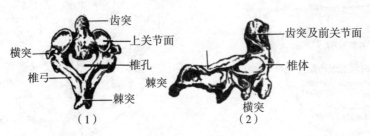

（1）　　　　　（2）

图 23-2　枢椎

2. 胸椎　胸椎椎体的体积界于颈椎和腰椎之间，前缘高度略小于后缘，从而形成了胸段脊柱的生理后凸。在其后侧左右各有一肋凹与相应的肋骨头构成肋椎关节。其上关节突朝向后外，下关节突朝向前内，胸椎两侧横突各有一横突肋凹，与肋骨结节构成关节，从而加强了胸段稳定性（图 23-3）。

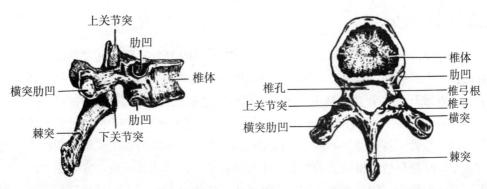

图 23-3　胸椎

3. 腰椎　腰椎椎体为椎骨中最大的，椎体前缘高度由上而下递增，而后缘则递减，形成腰椎的生理前凸。腰椎棘突呈板状，直伸向后，腰椎关节突呈矢状位，上关节面朝向后内，下关节突朝向前外，腰椎横突厚薄不一，一般以腰 3 横突最大，横突根部后下方为上下关节突之间的峡部，此处可因应力作用而引起断裂（图 23-4）。

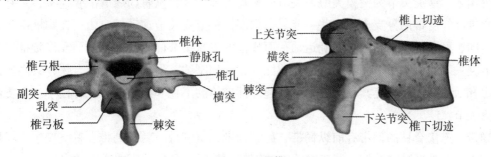

图 23-4　腰椎

4. 骶椎　骶椎呈倒三角形，骶骨远端与尾椎相连，近端与第5腰椎下方形成关节，骶骨底的前缘向前突起，称为岬，为女性骨盆测量的重要标志。骶椎其左右与髂骨的耳状面及周围韧带构成骶髂关节。骶骨中央有一纵贯全长的管道，称为骶管，向上与椎管相连，向下开口形成骶管裂孔，此孔是骶管麻醉穿刺的部位。骶管裂孔两侧有向下突出的骶角，临床常以此定位骶管裂孔的位置（图23-5）。

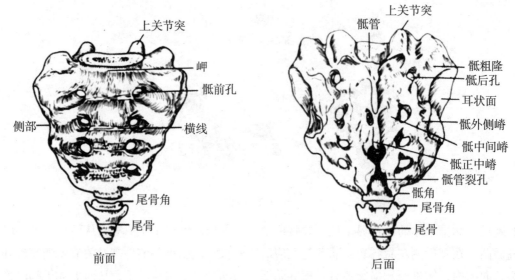

图 23-5　骶尾骨

（三）脊柱的连接

脊柱各节段以椎间盘（椎体间关节）、关节突关节（椎弓间关节）、韧带相连。

1. 椎间盘　由纤维环、髓核、上下软骨终板组成。髓核的主要功能是抵抗和重新分布脊柱内部的压力，而纤维环的主要功能是承受张力。髓核位于椎间盘中央偏后，为白色黏弹性的胶体，富含水分，主要化学成分为蛋白多糖和Ⅱ型胶原纤维。蛋白多糖能吸收和保留大部分水分，维持椎间盘的液压特性。各种原因导致的蛋白多糖减少将会导致水分的丢失而出现椎间高度的丢失和椎间隙狭窄。纤维环位于椎间盘的外层，由胶原纤维和纤维软骨组成。它是由10～20层同心圆纤维板层组成的结构，固定在椎体和软骨终板上。在椎间盘的后方，纤维环板层薄、板层间距小，受到暴力时髓核容易在较薄弱的后方突出，尤其在侧后方，因正后方有后纵韧带的中央束加强。终板为1mm厚的软骨结构——纤维软骨和透明软骨，将压力均匀的通过椎间盘传递。椎间盘保证了脊柱的相对稳定和有限的运动功能，并可以可减轻和缓冲外力对脊柱和颅脑的震荡。

2. 关节突关节　椎弓间的关节被称为关节突关节，是由一个椎骨的下关节突和其下位椎骨的上关节突构成。这类关节为滑膜关节，关节面覆盖关节软骨，软骨边缘有滑膜连接，并有关节囊包裹。脊神经的后根的分支支配这些关节。在颈部，关节突关节运动较自由；在胸椎由于关节面近冠状方向，可允许胸椎做少量回旋运动；而腰椎的矢状关节面则限制回旋而允许腰椎屈伸和侧弯。关节突关节的运动和椎间盘的活动互相配合、互相制约，形成三关节复合体，共同保证了脊柱的稳定和活动度。若破坏其稳定性，可引起局部椎体的不稳和疼痛，故在脊柱手术中要注意保护关节突关节。

3. 韧带　连接脊柱的韧带有前纵韧带、后纵韧带、黄韧带、棘间韧带、棘上韧带、项韧带和横突间韧带。后纵韧带和黄韧带属于椎管内的韧带，其厚度和病变影响椎管的容积。

（1）前纵韧带　前纵韧带为全身最长的韧带，位于椎体前缘，起自枕骨大孔前缘，下达第1或第2骶椎，可防止脊柱过度后伸和椎间盘向前脱出。

（2）后纵韧带　后纵韧带位于椎体和椎间盘的后面，起自枢椎，止于骶管前壁，是重要的椎间稳定结构，可防止脊柱过度前屈和防止椎间盘向后脱出。其分深浅两层，浅层（椎管侧）连续，位于椎体后方中部，坚强。深层（椎体侧）称为扩张部，呈节段性在椎体后方扩张，但在椎间盘水平无扩张部，因此容易发生椎间盘侧后方突出。

（3）黄韧带　黄韧带位于椎板间，呈扁平状，起于下位椎板的后缘，止于上位椎板的前下缘。为黄色弹性纤维组织，坚韧，具有对抗脊柱过度前屈的作用。

（4）棘间韧带、棘上韧带、项韧带和横突间韧带　棘间韧带位于棘突之间，后接棘上韧带或项韧带。棘上韧带是连接胸、腰、骶椎各棘突的纵向韧带，横突间韧带连接相邻横突之间，棘上韧带和横突间韧带具有限制脊柱过度屈曲的作用。项韧带是颈部强有力的韧带，起自枕外隆凸，止于第7颈椎棘突，续于棘上韧带，前缘附于棘突（图23-6）。

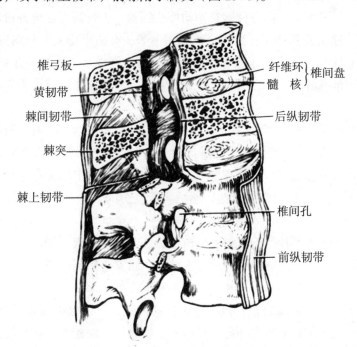

图23-6　脊柱的椎间盘和韧带

4. 肋椎关节　肋骨与胸椎之间有两处关节。一个为肋头关节，由肋头与椎体肋凹组成；另一个为肋横突关节，由肋骨结节关节面与横突肋凹组成。

自肋骨结节到肋骨小头之间存在很多韧带，以加强肋椎关节稳定性。其中肋结节韧带位于横突尖到肋骨结节之间；肋骨颈韧带位置较深，连接于肋骨颈与横突前方；肋小头辐状韧带由肋骨小头呈扇形附着于椎体上。

（四）躯干后部肌肉

躯干后方的肌肉分浅、深两群。浅层肌有斜方肌、背阔肌、菱形肌、夹肌。深层肌有竖脊肌。

1. 斜方肌　位于项部和背上部，为三角形的阔肌，起自枕外隆凸、项韧带、第7颈椎和全部胸椎的棘突，止于锁骨的外侧1/3、肩峰和肩胛冈。

2. 背阔肌　位于背下部和胸侧部，为全身最大的阔肌，起自下 6 个胸椎的棘突、全部腰椎的棘突、骶正中嵴及髂嵴，止于肱骨小结节嵴。

3. 肩胛提肌　位于项部两侧，被斜方肌覆盖，起自上 4 个颈椎的横突，止于肩胛骨的上角。

4. 菱形肌　位于斜方肌中部的深面，呈四边形，起自第 6、7 颈椎和 1-4 胸椎的棘突，止于肩胛骨的内侧缘。

5. 竖脊肌　又称骶棘肌，为背肌中最长和最大的肌肉，位于整个躯干的背面，自内而外由棘肌、最长肌和髂肋肌组成，起自骶骨背面和髂嵴后部，止于椎骨、肋骨及乳突。

另外，腰方肌位于腹后壁，在腰椎两侧，其后方为竖脊肌。腰方肌起自髂嵴，止于第 12 肋。

（五）脊髓及脊神经丛

1. 脊髓　脊髓呈圆柱状，位于椎管内，上端与颅内的延髓相连，下端为圆锥形。脊髓是神经系统的重要组成部分，脊髓主要有传导与反射功能：来自四肢和躯干以及大部分内脏的各种感觉冲动，通过脊髓的上行纤维束，将各种感觉冲动传达到脑，进行高级综合分析。脑的活动通过脊髓的下行纤维束，传递给各部分。脊髓的全长粗细不等，有两个膨大，分别为颈膨大和腰膨大，相应部分发出颈丛和腰丛。成人终于第 1 腰椎下缘或第 2 腰椎水平（初生儿则平第 3 腰椎）。临床上做腰椎穿刺或腰椎麻醉时，多在第 3～4 或第 4～5 腰椎之间进行，因为在此处穿刺不会损伤脊髓。

2. 脊神经丛　脊神经共有 31 对，其中包括颈神经 8 对、胸神经 12 对、腰神经 5 对、骶神经 5 对、尾神经 1 对。脊神经由脊髓发出，主要支配身体和四肢的感觉、运动和反射。

脊神经出椎间孔后分为前支、后支和脊膜支。脊神经后支按节段分布于项、背、腰、骶部深层肌肉及皮肤。脊神经前支粗大交织成丛，然后再分支分布。脊神经前支形成的丛有颈丛、臂丛、腰丛和骶丛。

（1）颈丛　由第 1～4 颈神经前支组成，位于胸锁乳突肌上部的深面，发出皮支和肌支。皮支包括枕小神经、耳大神经、颈横神经、锁骨上神经，肌支包括膈神经、颈神经降支和颈袢。

（2）臂丛　由第 5～8 颈神经前支和第 1 胸神经前支的大部分组成。可分为根、干、股、束四段，并发出许多分支，在腋窝臂丛形成三个束，即内侧束、外侧束以及后束。由束发出分支，主要分支为：肌皮神经、前臂外侧皮神经、尺神经、桡神经、腋神经。腋神经由后束发出，支配三角肌、小圆肌及肩外侧皮肤。

（3）胸神经前支　共 12 对，其中第 1～11 对胸神经前支位于相应的肋间隙，称之为肋间神经；第 12 对胸神经前支位于第 12 肋下缘，称之为肋下神经。

（4）腰丛　由第 12 胸神经前支的一部分、第 1～3 腰神经前支和第 4 腰神经前支的部分组成。位于腰椎两侧、腰大肌的深面，主要分支有：股神经是腰丛神经中最粗的，经腹股沟韧带深面下行至股部，支配股前群肌和股前部、小腿内侧部和足内侧缘的皮肤；闭孔神经自腰大肌内缘走出后，入小骨盆穿闭膜管至股内侧部，支配股内收肌群及股内侧面的皮肤。

（5）骶丛　由第 4 腰神经前支的一部分与第 5 腰神经前支合成的腰骶干以及骶、尾神经的前支组成，位于骶骨和梨状肌前面，其主要分布有：臀上神经支配臀中肌和臀小肌以及阔筋膜张肌；臀下神经支配臀大肌；阴部神经支配会阴和外生殖器的皮肤和肌肉；坐骨神经自梨状肌下孔出盆腔，经臀大肌深面至股后区，在腘窝上方分为胫神经和腓总神经，沿途发出肌支支配股后群肌，其中胫神经分支支配小腿后群肌、足底肌，腓总神经支配小腿前外侧肌群。

二、脊柱的手术入路

（一）C3-7 的前侧手术入路

【适应证】

适用于显露第 3 ～ 7 颈椎椎体。

【显露步骤】

1. 切口　可选择横向或斜行切口（图 23-7、23-8），一般而言，建议 1-2 个节段的颈椎手术选择横向切口，3 个及以上选择纵向切口。由于左侧喉返神经位置较固定且左侧喉返神经损伤的概率较低，因此建议首选左侧切口。横向切口多从中线斜行延伸至胸锁乳突肌后缘，斜行切口沿胸锁乳突肌前缘。

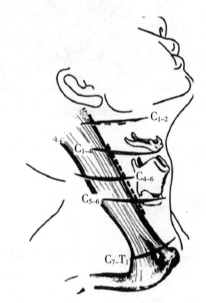

图 23-7　颈部横向切口

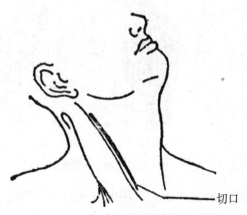

图 23-8　颈部斜行切口

2. 切开颈阔肌、颈深筋膜浅层和中间层　沿皮肤切口方向或纵向切开颈阔肌充分显露术野。辨认胸锁乳突肌前缘，纵向切开颈深筋膜浅层，触摸颈动脉的搏动，确定颈动脉鞘的位置，切开颈动脉鞘内侧包绕肩胛舌骨肌的颈深筋膜中间层。

3. 钝性剥离颈深筋膜深层和显露椎体前方　将胸锁乳突肌和颈动脉鞘牵向外侧，触及椎体前方。辨认位于气管后方的食管，并将气管、食管和甲状腺牵向内侧。钝性剥离椎体前颈深筋膜深层并将颈长肌自内向外骨膜下剥离至钩椎关节层面，即可充分显露椎体前方（图 23-9）。

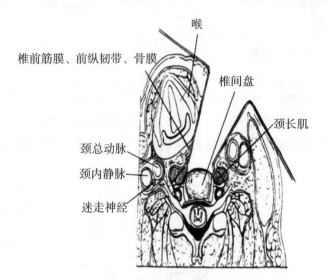

图 23-9　显露椎体前方

（二）颈椎后正中手术入路

【适应证】
适用于显露颈椎棘突、椎弓根和椎管

【显露步骤】

1. 切口　从枕外隆凸下 2cm 起至第 7 颈椎棘突的后正中线做切口，切口长短视手术需要显露椎体数而定（图 23-10）。

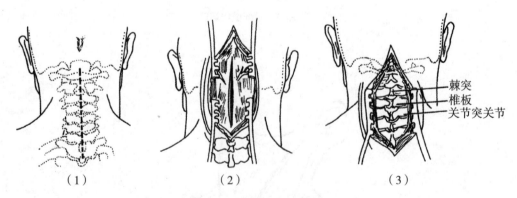

图 23-10　颈后正中切口示意图

2. 剥离颈部肌肉　切开皮肤和皮下组织，用电刀纵向切开项韧带，游离棘突处的韧带附着点，骨膜下显露颈椎后部结构至两侧关节突关节的外缘。

3. 暴露椎板　将剥离的肌肉分别向两侧牵开，暴露颈椎棘突、关节突关节及椎板。

（三）后侧显露胸腰椎椎管手术入路

【适应证】

适用于显露胸腰段椎体的棘突、椎板、椎间小关节和椎弓根等，可施行病变切除、脊髓和神经根减压、脊柱融合与内固定、畸形矫正等。

【显露步骤】

1. 切口　以病灶为中心，沿棘突做一后正中纵向切口（图 23-11a）。

2. 暴露棘突和椎板　切开皮肤、皮下组织，显露腰背筋膜，即可触及棘突，然后用骨膜剥离子将椎旁肌沿棘突及椎板行骨膜下剥离（图 23-11b），将骶棘肌推向外侧，用纱布填塞止血。压迫止血后，将纱布抽出，用椎板牵开器将脊柱旁肌肉推向两侧，棘突和椎板即可显露。

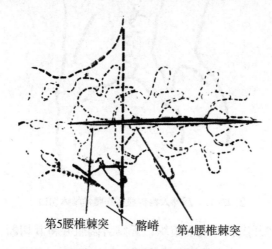

第5腰椎棘突　　髂嵴　　第4腰椎棘突

图 23-11　a 胸腰椎后正中切口

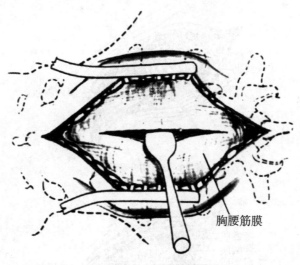

胸腰筋膜

图 23-11　b 软组织显露

3. 切除棘突和黄韧带　切断棘间韧带，用咬骨钳咬除棘间韧带和相应的棘突后止血。用尖刀将附着于下位椎板上缘的黄韧带切开，用神经剥离子伸入椎管内分离黄韧带和硬脊膜外组织，然后再用神经剥离子提起黄韧带，用手术刀或咬骨钳沿椎板边缘将黄韧带去除。

4. 扩大开窗暴露椎管　用尖嘴咬骨钳或椎板咬骨钳咬除棘突根部及椎板可见硬膜囊和显露椎管。

（四）后外侧显露胸腰椎椎体侧面手术入路

【适应证】

适用于显露下胸段和上腰段椎体侧面的手术。

【显露步骤】

1. 切口　从第 10 胸椎棘突旁开 4cm 处，纵向向下到第 12 肋骨，并沿第 12 肋骨向外下方至腹壁髂前上棘内侧 4cm 处（图 23–12）。

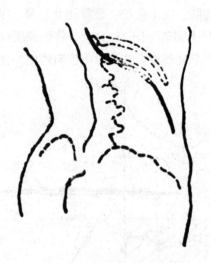

图 23–12　后外入路侧显露胸腰椎椎体切口

2. 切断胸腹壁肌肉　切开皮肤和皮下组织，暴露背阔肌并将其切断，然后继续切断下后锯肌（图 23–13、23–14）。

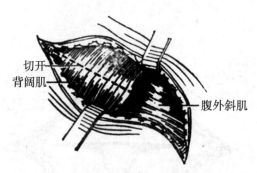

切开
背阔肌
腹外斜肌

图 23–13　切开背阔肌

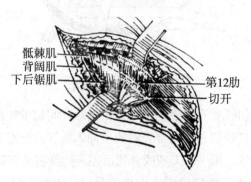

骶棘肌
背阔肌
下后锯肌
第12肋
切开

图 23–14　切开后锯肌和肋骨骨膜

3. 暴露椎体 顺着第 12 肋骨切断部分骶棘肌和第 12 肋骨骨膜，行骨膜下剥离，然后切断第 12 肋骨。如暴露第 11 胸椎，可先切断第 11 胸椎横突和第 11 肋骨后段，再切除第 12 肋骨，切开椎体侧前方组织，做骨膜下剥离，并将胸膜推向前方，即可暴露第 11、12 胸椎椎体侧面（图 23-15）。如暴露腰椎，可切开第 12 肋骨下缘的腹壁肌肉，达腹膜外，切开部分膈肌，将胸膜向上牵开，并将腹膜向内侧牵开，即可暴露腰 1、2 椎体。

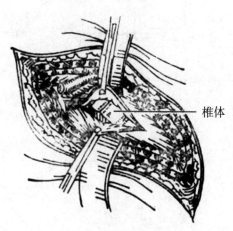

图 23-15 显露胸腰段椎体

（五）经皮内镜下腰椎间盘髓核摘除术手术入路

经皮内镜下腰椎间盘髓核摘除术（percutaneous endoscopic lumbar discectomy，PELD）可在局麻下完成手术，具有微创、精准、安全、疗效确切的优点。1987 年，Kambin 报道了经后外侧关节镜下腰椎间盘切除术。1997 年，Yeung 研发的同轴脊柱内镜操作系统获得 FDA 批准（Yeung Endoscopic Spine System，YESS）。2002 年，Hoogland 在此基础上提出了 TESSYS（Thomas Hoogland Endoscopy Spine Systems，THESYS）技术。此两种技术统称为经皮内镜椎间孔入路椎间盘髓核摘除术（percutaneous endoscopic transforaminal discectomy，PETD）。治疗 L5/S1 椎间盘突出症，为避免高髂嵴和肥大横突的遮挡，Ruetten 等提出了经皮内镜椎板间入路椎间盘髓核摘除术（percutaneous endoscopic interlaminar discectomy，PEID）。

1. YESS 技术入路

【适应证】

包容性腰椎间盘突出症，随着激光、可变角度磨钻的临床应用，其适应证也不断扩大。

【穿刺入路】

YESS 技术遵循 inside-out 的理念，强调工作通道与椎间隙呈平行的关系。根据不同椎间盘层面的断层解剖，使用相应的穿刺方法（图 23-16），以 L3/4 椎间盘为例说明。患者俯卧位，使用 1% 利多卡因 +75mg 罗哌卡因对进入椎间盘的路径进行局部麻醉。该平面双侧肾脏已经消失，椎小关节对椎管的覆盖增大。在皮肤的穿刺点进针，经过 Kambin 三角进入椎间盘内，该间隙的安全穿刺角度为 0～60°左右。穿刺路径上的组织结构有皮肤、皮下脂肪组织、骶棘肌、上关节突外侧缘、椎间孔、椎间盘（图 23-17）。可能造成损伤的是硬膜囊和行走根、出口根和神经节。穿刺过程需要在 C 臂透视下完成。

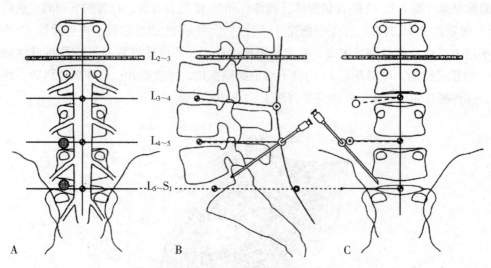

图 23-16　穿刺示意图

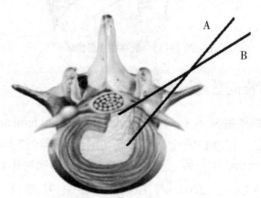

A.YESS 技术穿刺入路　　B.TESSYS 技术穿刺入路

图 23-17　经椎间孔入路

2. TESSYS 技术入路

【适应证】

包括腰椎间盘突出症、椎间孔型及侧隐窝型腰椎管狭窄症。

【穿刺入路】

TESSYS 技术是自后外侧通过椎间孔穿刺，直接进入椎管进行游离椎间盘摘除，再进入椎间盘进行盘内残余髓核摘除的技术（图 23-17）。根据术者习惯患者取俯卧位或侧卧位，以俯卧位 L4/5 椎间盘突出髓核摘除为例说明。在 C 臂透视下定位责任椎间隙的体表投影并标记，后正中线旁开约 11cm 为进针点，穿刺路径与目标椎间盘横断面约 15°，与水平面约 30°夹角，穿刺靶点为：侧位像为椎间盘靠近椎间孔的下部，正位像为椎弓根内侧缘连线（图 23-18）。

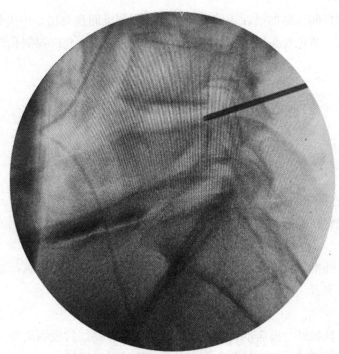

A 正位示针尖应在椎弓根内侧缘连线　　B 侧位示针尖置于椎间盘靠近椎间孔的下部

图 23-18　TESSYS 技术穿刺入路正侧位

3.椎板间入路

【适应证】

主要包括 L4/5、L5/S1 腰椎间盘突出症、腰椎管狭窄症和行内镜下腰椎间融合。

【穿刺入路】

C 臂定位相应的手术节段，通过导针、扩张管引导，将工作导管置于黄韧带表面。在内镜直视下突破黄韧带，通过旋转管道将硬膜囊、神经根保护在工作套管之外。以 L5/S1 为例说明。将患者置于俯卧垫上使腹部悬空，调整手术床尽量减小患者腰前凸，使椎板间隙张开。C 臂定位 L5/S1 椎间隙体表投影并标记，标记线与后正中线交点向症状侧旁开约 1cm 即为进针点，定位针从进针点垂直刺入达关节突关节，C 臂侧位透视确认手术节段。图 23-19 示椎间孔与椎板间入路的区别。

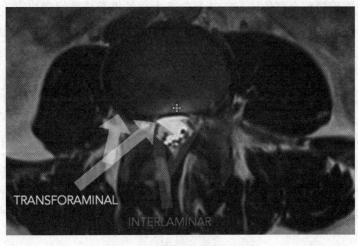

图 23-19　椎板间与椎间孔入路

红色箭头表示椎板间入路的潜在入路通道，允许同侧椎间盘突出、中央管狭窄和／或同侧和对侧隐窝狭窄的减压。黄色箭头表示经椎间孔入路潜在的通道，允许同侧孔外、椎间孔和侧隐窝区域的减压。

第二节　脊柱手术的技术基础

一、椎板切除减压术

【适应证】

1. 新鲜或陈旧性脊柱骨折脱位脊髓存在压迫或椎管明显狭窄影响神经功能恢复或症状有加重趋势者。

2. 脊柱存在发育性椎管狭窄或退变性疾病如多节段椎间盘突出、后纵韧带钙化、黄韧带肥厚或钙化等造成椎管狭窄者。

【术前准备】

除准备一般外科器械外，尚需准备深、浅椎板自动牵开器、神经剥离器、不同型号椎板咬骨钳、磨钻或超声骨刀等器械。如同时需内固定则需配套的手术器械。

【麻醉】

椎管内麻醉或全身麻醉。

【体位】

一般常取俯卧位，颈椎手术患者配马蹄形头架，建议使用 Mayfield 头架。

【手术步骤】

以胸腰段椎板切除减压为例操作如下。

1. 切口与暴露　以病变部位为中心，沿棘突后正中纵向切口。依次切开皮肤、皮下组织和深筋膜，尽量保留棘上及棘间韧带，骨膜下剥离附着肌肉，向两侧牵开骶棘肌，显露两侧椎板及上、下关节突等，纱布填塞止血。

2. 切除椎板减压　切除范围依据病变的节段而定。切除方式分为全椎板切除减压术和半椎板切除减压术。全椎板切除减压时，根据减压的节段，先将上位或下位棘突邻近的一个棘间韧带剪断，再用咬骨剪自棘突根部剪断，直至将减压区域的棘突剪除（图 23-20）。切除椎板时往往分别由远近两端向椎管最狭窄部位进行。选择合适大小的椎板咬骨钳逐步咬除椎板（图 23-21）。注意动作轻柔，以防止挤压脊髓和神经加重损伤。如严重的椎管狭窄禁忌使用椎板咬骨钳，应使用磨钻或超声骨刀。椎板去除后进一步去除黄韧带、硬脊膜外脂肪，即刻显露硬脊膜。若硬脊膜后方静脉丛出血，可用吸收性明胶海绵压迫止血，骨面出血可涂抹骨蜡止血。半侧椎板切除减压术不需去除棘突及棘上和棘间韧带，只切除一侧的椎板及黄韧带等，对脊柱的稳定性几乎没有破坏，但可以起到椎管扩大作用，适用于部分椎管狭窄的患者。各类型的脊柱骨折造成脊髓神经压迫的因素主要来自硬脊膜的前方，切除椎板并不能直接解除脊髓受压；同时切除棘上和棘间韧带，椎板和黄韧带造成脊柱稳定性进一步丧失，可能导致移位和成角畸形，不仅达不到减压目的而且还会加重压迫，现在临床上已很少应用。

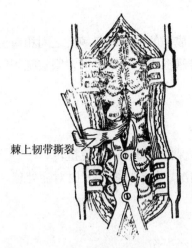

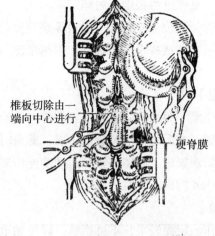

图 23-20　剪除棘突图　　　　　　　　　　　图 23-21　切除椎板

3. 探查脊髓　硬脊膜受压呈紫色或紫黑色，无光泽，用神经剥离器向一侧轻轻牵开硬脊膜，可观察到移位的骨块，有无骨折片刺入脊髓，硬脊膜有无撕裂、脑脊液漏等情况。如有骨片或椎间盘组织向后突入椎管内或椎间孔压迫脊髓或神经根，应立即清除。解除压迫后观察脊髓的搏动情况，如搏动正常，说明压迫因素已解除。对于有脊髓损伤的患者，必要时探查脊髓内部。先在硬脊膜中部做上下两个左右相对位置的缝线作为牵引线（图 23-22），而后在硬脊膜正中线及每对牵引线之间用尖刀纵向切开。注意彻底止血，观察脊髓的颜色、光泽、是否被挫伤或伴有肿胀或出血，是否完全或部分横断等。脊髓坏死时，全部或部分呈糨糊状，稍压即溢出。若硬脊膜腔内压力增高，说明脊髓肿胀，应行广泛硬脊膜切开术，上下端应超过肿胀范围。借鉴筋膜室综合征筋膜全层切开减压的处理原则。对于存在髓内水肿的脊髓，理论上全层切开硬脊膜、蛛网膜和软脊膜对于减轻脊髓水肿是必要的。同时将齿状韧带切断 2 ～ 3 个（图 23-23）。对髓内存在血肿及液化坏死灶的患者硬膜切开术或者软膜切开术，都难以清除髓内的血肿及坏死灶，脊髓切开减压术显得尤为必要，但对于适应证的把控仍需多中心、大样本高质量研究进一步明确。对于ASIA 分级 A 级的患者，国内外学者认为脊髓切开减压术是可行的。但 B 级和 C 级的患者，有学者认为如果血肿位于背侧浅表，且能够准确定位可以考虑尝试。若脊髓破碎，可用生理盐水轻轻冲洗，待其漂离后吸出。若脊髓确已横断，应将两端挫灭的神经组织清除并止血，如马尾神经断裂，尽可能断端吻合。冲洗后将硬脊膜做连续缝合。

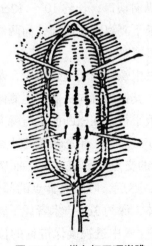

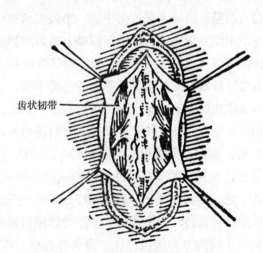

图 23-22　纵向切开硬脊膜　　　　　　　　图 23-23　切开硬脊膜，显露齿状韧带

4. 内固定　见经椎弓根螺钉内固定术。

如为外伤骨折脱位应先行椎弓根钉棒系统复位，成功的标志即各棘突之间相对位置及生理曲度恢复正常，可术中透视进一步确认。根据情况行椎管探查，如稳定性差则实施相应的固定融合手术。

【术后处理】

1. 应用抗生素、脱水、激素及神经营养剂等治疗。

2. 卧硬板床，术后每 2 小时翻身 1 次，翻身时须保持伸直位，避免扭转。

3. 术后密切观察患者肢体感觉和运动功能恢复情况，如有血肿等及时对症处理。

4. 术后 2 ～ 4 周佩戴支具下床活动 .

【注意事项】

1. 术者操作一定要轻柔，不可粗暴，以免加重神经损伤。

2. 如为严重的椎管狭窄禁忌使用椎板咬骨钳，应使用磨钻或超声骨刀。

二、经椎弓根螺钉内固定术

【适应证】

1. 颈 1 ～骶 2 所有不稳定性脊柱骨折脱位合并或不合并脊髓、神经损伤患者。

2. 脊柱先后天畸形截骨矫形固定患者。

3. 脊柱滑脱或退变性疾病减压术后需要稳定性重建患者。

4. 脊柱肿瘤切除需要重建稳定性的固定术。

【术前器械准备】

除骨科常规器械外，需要椎弓根螺钉内固定系统配套手术器械。

【麻醉】

全身麻醉或椎管内麻醉。

【体位】

俯卧位。两上肢置于身体侧方，头偏向一侧，并于胸腹两侧各垫软枕，尽量使腹部悬空，以利呼吸，并降低胸腹腔压力。可俯卧于专用的脊柱手术俯卧架。

【手术步骤】

以胸 12 ～腰 1 手术部位为例操作如下。

1. 切口与暴露　以手术部位为中心，沿棘突后正中线做纵向切口，长约 10 ～ 12cm。依次切开皮肤、皮下组织和深筋膜，尽量保留棘上及棘间韧带，骨膜下剥离附着肌肉，向两侧牵开骶棘肌，显露两侧椎板及上、下关节突、人字嵴等骨性标志，纱布填塞止血。

2. 置入椎弓根螺钉　此步骤是手术的关键步骤，要求椎弓根螺钉置于理想位置，避免误入椎管等。颈胸腰椎进针点的位置不同，各自有不同的定位方法。其针尾端向头侧或尾侧倾斜的角度和进针方向亦不相同。在矢状面导针进入方向应与椎体的终板平行，在横断面上与棘突中线必须保持一定夹角，颈椎、胸椎和腰椎差别很大，腰椎一般为 10°～ 15°。首先确定进针点，如手术在腰椎，其进针点在上关节突的外侧缘的垂线与横突中轴线的交点（图 23-24），而胸椎进针点在小关节面下缘，距关节面的中线外侧 3mm 处（图 23-25）；然后，咬除进针点的部分骨皮质，徒手使用椎弓根扩孔器，使探针或扩孔器通过椎弓根到达椎体，深约 3cm。术者凭手感施加平稳的力度并保持正确的方向缓慢进针，避免穿破椎弓根内壁等。术中透视确保进针的位置和方向后，拔出导针，必要时用攻丝扩大钉道，顺势拧入椎弓根螺钉，注意螺钉的深度。完毕后，再次透视确定螺钉位置是否正确。

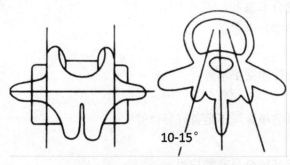

图 23-24　腰椎椎弓根螺钉进钉点

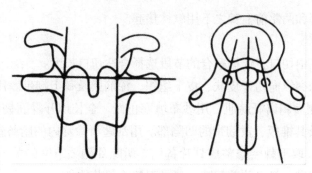

图 23-25　胸椎椎弓根螺钉进钉点

3. 病灶清除或减压　按术前规划完成病灶清除或减压等操作。

4. 安装连接棒及横联装置　选择适当长度的连接棒并根据手术部位正常生理弯曲预弯适当角度，将连接棒安装入螺钉的 U 型槽内，安装并拧紧螺帽；之后安装横连装置，并拧紧螺帽固定。

【术后处理】

1. 应用抗生素、激素、脱水剂及神经营养剂等治疗。

2. 术后卧硬板床。定期翻身，翻身时须保持伸直位，避免扭转。

3. 术后 2 ～ 4 周后佩戴支具下床活动。

【注意事项】

1. 术中正确选择进针点，凭手感施加平稳的力度并保持正确的方向缓慢进针。

2. 术中用探针触及钉道四壁时粗糙感较强，前端有骨感，拧钉时阻力感均匀，提示钉道壁完整，如出现落空感，应警惕螺钉穿出骨质。

3. 椎弓根螺钉置入后再次透视确定位置是否正确。

三、脊柱融合术

1911 年 Albee 等采用脊柱融合术治疗脊柱结核，以达到阻止结核感染扩散的目的，同年 Hibbs 等采用脊柱融合术控制脊柱侧凸患者畸形的发展，经过一百多年的发展，尤其是 20 世纪 80 年代椎弓根螺钉固定技术的出现，使脊柱融合术融合率明显提高，应用范围更加广泛。

1. Hibbs 脊柱融合术

【适应证】

（1）脊柱骨折或骨折脱位术后脊柱不稳、长期后遗疼痛者。

（2）脊柱侧后凸矫形术患者。

（3）椎间盘源性或椎间关节炎腰痛患者。

（4）腰椎滑脱复位融合术患者。

（5）其他需要脊柱稳定性重建者。

【禁忌证】

全身身体条件差，不能耐受手术者。

【术前准备】

除一般准备外，为预防植骨量不足备好异体骨。

【麻醉】

局部麻醉、椎管内麻醉或全身麻醉均可。

【体位】

俯卧位，将胸上部和两髂前上棘之下用软枕垫起。

【手术步骤】

（1）切口　取后正中切口，依据融合的节段选择合适切口长度。

（2）显露　沿着棘突纵向切开皮肤、皮下组织、深筋膜及棘上韧带。用宽骨刀或骨膜剥离器自棘突两侧和椎板背侧面剥离骶棘肌，用纱布填塞止血。全长切开棘间韧带，使上下棘突显露。向外侧显露小关节突及其椎板、黄韧带的凹陷部。用刮匙清除窝内的脂肪垫，用 Hibbs 咬骨钳去除棘突上的韧带组织，取下棘突修整成骨片备用。凿除外侧关节突的关节囊，显露上、下关节突，保留椎板间的黄韧带。找出关节间隙，薄骨刀切除关节软骨。

（3）植骨　将所取下的棘突松质骨骨片充填于关节突间隙。然后用峨眉凿从棘突根部、椎板、关节突的皮质部凿起小骨片掀起，翻向一侧并相互重叠，达到原位植骨作用；并取自体髂骨修剪后置于椎板间、棘突间和关节突间（图 23-26）。

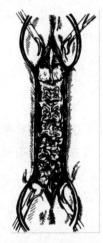

图 23-26　Hibbs 脊柱融合术

（4）缝合　生理盐水冲洗伤口，放置引流管，依次逐层仔细缝合。

【术后处理】

术后引流管一般可放置 24 ～ 48 小时，根据情况，决定下床活动时间。

【注意事项】 必须保证植骨量充足。

2. 横突间融合术

横突间融合主要用于腰椎和腰骶椎的融合，属于腰椎的后外侧融合。椎间融合技术出现后很少应用。

【适应证】

（1）腰椎椎板减压术后。

（2）腰椎融合失败翻修。

（3）腰椎滑脱复位融合术等。

【禁忌证】

局部皮肤有感染，身体条件欠佳，不能耐受手术者。

【麻醉】

硬膜外阻滞或全身麻醉。

【体位】

俯卧位，将胸部和两髂前上棘之下用软枕垫起。

【手术步骤】

（1）切口 采用沿棘突中线的后正中切口或骶棘肌外侧作纵向切口，远端跨髂后上棘时切口弯向内侧。切开皮肤、皮下组织和深筋膜，在骶棘肌边缘与腹横肌筋膜之间分开，此时在深部可触及横突尖部。用骨刀剥离肌肉在髂嵴上的附着，可附带一薄层髂骨片一同剥离。骨膜下显露髂后上棘，可以直至骶髂关节；凿取足够的松质骨备用。

（2）显露 向中线牵开骶棘肌，剥离横突背侧的肌肉和韧带的附着，切除关节囊显露关节面。用骨刀切除关节面上的软骨，并向下削平，达到足够深度，使植骨片能在每一个节段都紧密地贴在关节面、峡部和横突基底部。

（3）植骨 用小圆凿或骨刀将关节突、骶骨上部和横突凿成向上和向下翻转骨片。在髂嵴处纵向取两块骨片，一块置于横突与关节突的植骨床，另一片保留备用于对侧。取髂骨的松质骨条填塞于横突间植骨的周围（图23-27），增加植骨量以促进融合。如一侧髂骨所取骨量不足时，可取另一侧的髂骨。

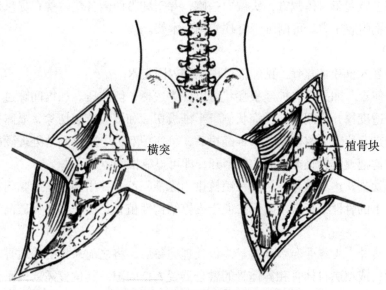

图 23-27 横突间植骨融合术示意图

（4）缝合 将牵开的骶棘肌恢复原位，覆盖植骨区。仔细缝合深筋膜、皮下组织和皮肤。

（5）另一侧显露及植骨 按前述方法，做另一侧显露及植骨。

【术后处理】

（1）术后应用抗生素等，引流管一般放置 24～48 小时。

（2）卧硬板床，翻身时保持身体平直，不可扭曲。卧床时间视情况而定。

【注意事项】

操作精细避免取骨区并发症的发生。

3. 经椎间孔腰椎椎体间融合术

【适应证】

（1）巨大椎间盘突出。

（2）伴有下腰痛症状的腰椎滑脱和（或）伴明显不稳的腰椎退行性变。

（3）复发性椎间盘突出症。

（4）横突间融合失败假关节形成。

【禁忌证】

（1）解剖变异的连体神经根。

（2）严重骨质疏松症。

（3）活动性感染。

（4）既往前路腰椎椎间融合手术史。

【术前准备】

除骨科常规器械外，需要椎板咬骨钳、植骨材料、斯氏针、腰椎椎弓根内固定系统及配套器材。

【麻醉】

全身麻醉或椎管内麻醉。

【体位】

俯卧位。两上肢置于身体侧方，头偏向一侧，并于胸腹两侧各垫软枕，尽量使腹部悬空，以利呼吸，并降低胸腹腔压力。可俯卧于脊柱专用手术架。

【手术步骤】

（1）切口和置入椎弓根螺钉　见经椎弓根螺钉内固定术

（2）显露椎间盘　如果没有神经根症状可以任意选择一侧减压。如椎间隙过于狭窄，可在对侧安装连接棒，适度撑开椎间隙。在症状侧行半椎板切除和下关节突切除，显露椎间孔并切除小关节附近的黄韧带。清楚显露硬膜囊、神经根后，可使用双极电凝小心地处理硬膜外静脉丛进行止血。用神经拉钩把硬膜囊轻柔地向内侧牵开，即可显露椎间盘。

（3）椎间盘切除及终板准备　用各种髓核钳摘除椎间盘，并用刮匙清除黏附在终板上的髓核及终板软骨，剩下的骨性终板必须要保护便于支撑结构性植骨。操作不要突破前纵韧带，以免损伤前方的大血管。

（4）置入松质骨、支撑骨和融合器　终板处理完备后，将之前采集的松质骨、修剪合适尺寸的结构性植骨材料或填满自体骨和异体骨的融合器置入椎间隙。其位置需要肉眼和透视来确定合适与否。安装另外一侧连接棒，同时调松对侧螺钉内螺母再锁紧，使椎间隙撑开适度。

（5）安装横连装置，关闭切口　应用加压钳进行椎间隙加压，使植骨融合界面紧密接触，同时重建手术节段的腰椎前凸。锁紧螺钉尾部，安装横连装置。伤口置入引流，依次缝合肌肉、筋膜、皮下组织、皮肤。

【术后处理】

（1）术后 24～72 小时拔除引流管。

（2）术后佩戴腰围或支具尽早下地活动。

（3）术后一周左右拍片复查。

（4）定期复查，3～6 个月去除腰围或支具。

【注意事项】

（1）准确置入椎弓根螺钉。

（2）避免损伤硬膜及神经根。

（3）注意终板处理、选择合适大小融合器、植骨量充足保证椎间融合成功。

4. 前路腰椎椎间融合术

【适应证】

（1）$L_{4～5}$ 和（或）$L_5～S_1$ 椎间盘源性疾病。

（2）$L_{4～5}$ 和（或）$L_5～S_1$ 轻度滑脱症。

（3）$L_{4～5}$ 和（或）$L_5～S_1$ 后路融合失败的翻修。

【禁忌证】

（1）病态肥胖。

（2）既往腹部手术史导致腹膜后瘢痕。

（3）主动脉瘤。

（4）严重周围血管疾病。

（5）显露侧孤立肾，存在输尿管损伤的风险。

（6）严重骨质疏松症。

【术前准备】

腹部牵开器系统。前入路拉钩、刮匙、凿子等器械。

【麻醉】

一般采用全身麻醉。

【体位】

患者仰卧位，手臂外展方便腹部牵开器的放置，避免神经、血管受压。

【手术步骤】

（1）切口与显露　采用左下腹正中或旁正中切口，亦可斜切口，长约 12cm。切开皮肤和软组织及腹直肌鞘前层，将腹直肌向外侧方牵开，切开后鞘并用手钝性将腹膜及腹膜外脂肪包括输尿管由上向下分离，到达腰椎前方，暴露髂血管及骶骨角。把腹膜及腹腔内容物牵向右侧。交感神经节位于椎体与腰大肌间沟内，注意保护。腰 5/骶 1 椎间盘位于腹主动脉和下腔静脉分叉的远端，结扎骶正中血管即可显露。腰 4/5 椎间盘位于分叉的后方，需将腰动、静脉结扎，将腹主动脉和左侧髂总动、静脉向右侧牵开，方可显露椎间盘。

（2）椎间隙处理及放入植入物　切开前纵韧带及纤维环，用刮匙和髓核钳完成整个椎间盘的摘除。软骨终板应彻底清除，骨性终板骨面渗血最好。置入椎间植入物维持椎间盘高度并促进椎体间融合。

（3）缝合　冲洗伤口，检查有无活动性出血，腹膜和输尿管有无损伤。腹直肌鞘用可吸收缝线缝合。连续皮下缝合。

【术后处理】

（1）术后第 2 天开始主动活动。

（2）患者有肠鸣音后就开始进食流质饮食。

（3）对于多节段椎间融合患者，应佩戴刚性矫形器，必要时补充前路或后路固定手术。

【注意事项】

（1）腹直肌后鞘与腹膜结合紧密，分离时注意勿损伤腹膜进入腹腔；如有损伤及时缝合。

（2）麻醉药尽量少用并禁食，术后尽量采用静脉滴注方式避免术后肠梗阻发生。

（3）术中需仔细操作，避免输尿管、血管损伤等并发症，术野附近的动脉和静脉应预防性结扎。

（4）应避免腹下丛的损伤，尽可能减少逆行性射精。

（5）显露过程中腹壁浅表神经损害导致腹直肌部分去神经造成腹壁薄弱可能引起腹部切口疝。

5. 侧方腰椎椎间融合术

包括极外侧腰椎椎间融合术（extreme lateral lumbar interbody fusion，XLIF）、直接侧路腰椎椎间融合术（direct lateral lumbar interbody fusion，DLIF）、斜前方入路腰椎间融合术（oblique lumbar interbody fusion，OLIF）。

【适应证】

（1）退变性脊柱侧凸症。

（2）腰椎间盘退变疾病。

（3）Ⅰ°～Ⅱ°的腰椎滑脱症。

（4）椎间孔狭窄症。

（5）椎管狭窄症。

【禁忌证】

（1）严重的腹膜后疾病史或手术史。

（2）发育性腰椎管狭窄。

（3）重度腰椎管狭窄。

（4）Ⅲ°和Ⅳ°椎体滑脱。

（5）腰椎重度关节突关节退变。

（6）肋骨（胸段）及髂骨阻挡的腰椎节段。

【术前准备】

（1）术前仔细研究影像学资料，严格评估患者的主要肌肉血管解剖，确认能安全进入椎间盘。

（2）神经电生理监测设备及配套工具。

【麻醉】

全身麻醉。

【体位】

DLIF/XLIF 取健侧卧位（患侧或凹侧朝上），OLIF 一般取右侧卧位（左侧向上）。患者置于手术台上，保持躯体侧面与手术台垂直并用约束带固定，调整手术台的腰桥的角度以增加肋弓和髂峰之间的距离。

【手术步骤】

（1）定位 术前通过X线透视确定病变椎间隙水平，在侧位上使标记物投影对准病变椎间隙中心，记号笔于皮肤表面做标记。

（2）切口及显露 常规消毒铺巾后，于标记记号处做一长4～6cm的纵向或横向切口。逐层切开皮肤、皮下组织、腹外斜肌，术者用食指插入肌间隙分离腹膜后间隙，钝性分离腰大肌，分离至病变椎体侧方后，在食指保护下安放特制的一级扩张导棒穿刺至病变椎间隙，正侧位透视扩张导棒位于病变椎间隙前中1/3处，然后使用逐级扩张器扩张充分暴露手术视野，放置工作通道，透视下于上下椎体置入固定针固定工作通道。OLIF在腰大肌前方与血管鞘之间操作，余同上。

（3）处理病变椎间盘、置入融合器 用特制刮匙刮除上下软骨板，选择合适大小的椎间融合器，将自体或异体骨装入椎间融合器后，将融合器植入椎间隙。

（4）缝合 生理盐水冲洗伤口，放置负压引流管一根，逐层缝合。

（5）根据情况配合经皮椎弓根螺钉内固定术。

【术后处理】

（1）术后均常规应用抗生素、激素、脱水剂等。

（2）术后24小时拔出引流管，腰围保护下下床活动。

（3）腰围保护3个月，术后两周开始腰背肌功能锻炼，6周后进行适当的体力活动。

（4）肠鸣音恢复后进食。

【注意事项】

（1）DLIF/XLIF需常规神经电生理监测。

（2）术中仔细辨识组织结构，避免腰丛损伤及相毗邻腰肌的神经。

（3）Stand-alone术式需谨慎选择适应证；患者术前伴有明显椎体不稳、侧凸畸形大于25°、明显骨质疏松及术中终板损伤等状况下，应该考虑附加内固定。

四、椎体成形术

【适应证】

（1）有明显症状的骨质疏松性椎体压缩性骨折。

（2）肿瘤性病理性骨折，如椎体血管瘤、骨髓瘤、溶骨性转移瘤和椎体原发恶性肿瘤等。

【禁忌证】

（1）椎体爆裂性骨折，椎体后壁完整性严重破坏。

（2）严重压缩性骨折，程度 >75% 者。

（3）病椎椎体有椎弓根骨折。

（4）出、凝血功能障碍性疾病。

（5）合并内科疾病，如严重心肺疾患不能耐受手术者。

（6）合并活动性感染者。

（7）合并明显神经症状需要减压患者。

【术前准备】

（1）术前 X 线、CT、MRI 检查，缺一不可。

（2）骨水泥、椎体成形工具包。

（3）C 或 G 型臂 X 线机影像监视设备。

【麻醉】

一般采用局部浸润麻醉。

【体位】

俯卧位或侧卧位。

【手术步骤】

（1）定位 在 C 或 G 型臂 X 光机透视下定位病椎（责任椎体）。

（2）穿刺 常规消毒铺巾。在透视定位下进行穿刺，进针路径一般为椎弓根入路，也可采用椎旁入路。将穿刺针针尖置于椎弓根外缘，通常在 2 点或 10 点位置。注意穿刺的方向和角度。侧位透视下当针尖接近或到达椎体后缘时须透视正位，如针尖位于"眼睛状"椎弓根影内，说明进针准确；如穿破椎弓根内壁，提示误入椎管可能。侧位透视穿刺针至椎体前、中 1/3 交界处，正位针尖接近椎体中线为理想位置（图 23-28）。

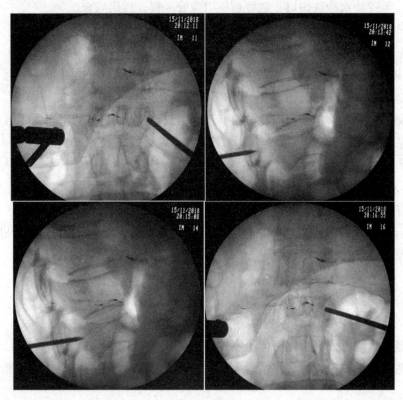

图 23-28 穿刺

（3）注射骨水泥 如行经皮椎体成形术，可用连接管连接穿刺针后，手推造影剂，在侧位透视下全程监视缓慢注入骨水泥，以防止骨水泥向椎体外渗漏。如行经皮椎体后凸成形术，穿刺成功后，依次更换工作套管，套管头端置于椎体后缘，用手动钻在椎体内钻出一条通道，沿通道放入球囊，在透视下扩张球囊，使被压缩的椎体逐渐恢复，当骨折的椎体终板恢复接近至正常位置时停止，此时椎体形成一个空腔，经注入管逐步注入骨水泥填塞空腔。骨水泥注入量：胸椎一般为 3 ～ 4mL，胸腰段约为 5 ～ 8mL。一旦出现渗漏应停止注射（图 23-29）。

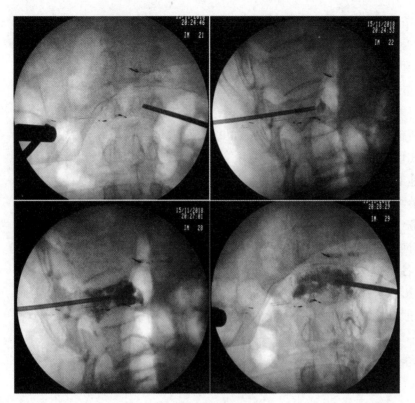

图 23-29 注入骨水泥

【术后处理】

（1）术后观察血压、脉搏等生命体征及四肢感觉及运动。

（2）可适当静脉滴注抗生素预防感染。

（3）卧床 1～2 小时，2～4 小时后可坐起或下地活动。

（4）抗骨质疏松药物治疗。

【注意事项】

（1）术前明确责任椎体，术中定位准确。

（2）掌握精准的穿刺技术，避免椎弓根内侧皮质破裂及损伤脊髓、神经根。

（3）把握骨水泥的注入时机，骨水泥注入量不宜过多，以免骨水泥渗入椎间孔和椎管的危险。

五、人工椎间盘置换术

【适应证】

颈椎间盘突出症、神经根型颈椎病、部分脊髓型颈椎病。

【禁忌证】

（1）发育性和退变性颈椎管狭窄。

（2）颈椎后纵韧带骨化。

（3）节段不稳定。

（4）严重退变的节段。

（5）颈椎畸形。

（6）明显的颈痛。

（7）致病节段大于等于 3 个。

（8）颈椎融合术后导致的相邻节段退变性疾病。

（9）恶性肿瘤预期寿命小于 5 年。

（10）局部或全身活动性感染。

（11）对可能的植入物过敏。

（12）骨质疏松症或其他的代谢性骨病如 Paget 病等。

（13）外伤性颈椎骨折脱位。

（14）其他原因难以耐受手术者。

（15）年龄大于 70 岁或小于 20 岁者。

【术前准备】

（1）详细询问病史，包括颈椎局部和全身详尽的体格检查。

（2）完善各项检查，对患者进行全面评估。

（3）术前影像学检查。

（4）除一般脊柱常规器械外，需置入人工间盘配套的手术器械。

【麻醉】

一般选择全身麻醉。

【体位】

仰卧位。

【手术步骤】

（1）切口与显露根据体表定位标志，自左侧或右侧平行于颈横纹进行切口。游离颈阔肌皮瓣，经胸锁乳突肌内侧间隙、颈动脉鞘与气管食管之间的间隙进入椎体前缘，切开椎前筋膜，即可显示椎间盘和椎体，采用透视定位责任节段椎间隙。

（2）椎间盘处理及人工间盘置入用撑开器撑开椎间隙，用髓核钳、刮匙切除椎间盘，必要时切除后骨刺、肥厚或者骨化的后纵韧带，按照要求进一步处理相邻终板，选择合适的人工间盘，按照生产商提供的说明进行组装，并植入椎间隙内。透视以确定内置物的合适位置。

（3）缝合生理盐水冲洗，仔细检查是否存在出血点及气管情况，检查完毕后，放置引流管，逐层关闭。

【术后处理】

（1）应用抗生素和脱水治疗。

（2）监测生命体征和四肢神经功能状况。

（3）鼓励早期下地活动（术后 1 天）。

（4）根据食管水肿和吞咽困难症状的轻重，循序渐进尽快恢复正常饮食。

（5）备气管切开器械，一旦出现喉头水肿、血肿压迫气管导致窒息，及时气管切开或经口鼻气管插管。

（6）术后颈托制动 1 周，并应用非甾体抗炎药预防发生异位骨化。

【注意事项】

（1）术中应注意保护血管、气管、食管、喉上神经、喉返神经以及各腺体。

（2）术中应缓慢扩大椎间隙，以免牵拉伤及神经根。

（3）人工椎间盘假体的大小应合适，置入位置要求居中，避免受力不均而导致假体滑动和破裂。

（4）对有纤维环破裂、髓核脱出的患者，术中必须探查后纵韧带，如有破口，则须将后纵韧带打开，取出髓核组织，但应注意勿损伤神经根及硬膜。

（5）如术中发现椎间隙过窄或过宽、无合适的假体型号等不适合间盘置换时应行椎体间植骨融合术。

（6）术中减压应彻底，椎间盘切除范围要广，要求达钩椎关节，如椎体后缘有明显骨赘，应采用小的磨钻或枪式钳切除。

六、脊柱内窥镜技术

脊柱内镜技术主要包括颈椎内镜技术、胸椎后路内镜技术、腰椎内镜技术，其中腰椎内镜技术按照入路不同可分为 YESS 脊柱内镜技术、TESSYS 技术、经椎板间入路技术。

以腰椎经皮内镜椎板间入路椎间盘髓核切除术为例：

【适应证】 L4 ～ 5、L5 ～ S1 椎间盘突出症，包括中央型和旁中央型腰椎间盘突出、腋下型和肩上型腰椎间盘突出、游离脱垂型腰椎间盘突出（包括向头端或向尾端脱垂）、复发性腰椎间盘突出、腰椎间盘突出伴钙化，腰椎间盘突出伴黄韧带肥厚引起的腰椎管狭窄症，活检或椎间盘炎清创。

【禁忌证】 极外侧型椎间盘突出症、椎间盘突出伴骨性椎管狭窄、椎间盘突出伴节段性不稳

【术前准备】 完善术前各项检查，准备经皮内镜手术器械、内镜系统，手术室配备可折叠可调脊柱手术台、内镜配套光源主机、数字摄影录像系统

【麻醉】 全麻或局麻

【体位】 俯卧位

【手术步骤】

以 L5/S1 经皮内镜下椎板间入路椎间盘髓核摘除术为例操作如下。

1.麻醉与体位　采用俯卧位下进行手术，全麻成功后，将患者置于俯卧垫上使腹部悬空。调整手术床，尽量减小患者腰前凸，使椎板间隙张开，即使是 L4/5 节段，采用这种方法后不需要磨除关节突内缘或椎板，也可顺利将工作管道置入椎管。

2.定位　体表定位 L5/S1 棘突，沿 L5/S1 棘突连线标画后正中线，于 L5/S1 棘突间隙中点标画一条与身体长轴垂直的水平线，两线交点偏症状侧约 5mm 画 1 条 7mm 的线段，即为预计的切口线（图 23-30）。并放置金属丝透视正位确认切口位置（图 23-31），手术部位皮肤常规消毒、铺巾。

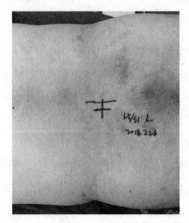

图 23-30　切口线

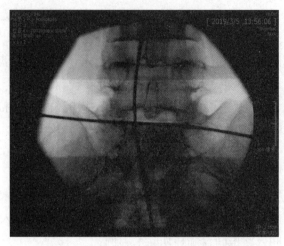

图 23-31　确认切口位置

3. 穿刺　于后正中线旁开约 0.5cm 垂直插入穿刺针，定位针深达关节突表面即可。以定位针为参考点，C/G 型臂 X 线机侧位透视确认手术节段（图 23-32）。

4. 置入工作通道　沿穿刺针做一长约 7mm 的纵或横向切口，切开深筋膜。沿切口垂直于水平面缓慢旋转插入铅笔头状的扩张管至椎板窗的黄韧带表面。此可轻轻推动扩张管，感知底面有韧性的黄韧带，头侧坚硬的 L5 椎板及外侧的下关节突，也可透视调整扩张管的位置。沿扩张管缓缓旋入工作管道型黄韧带表面，再次 C 型臂机透视侧位，以确定其正确位置（图 23-33）。

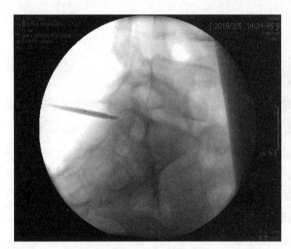

图 23-32　置入穿刺针

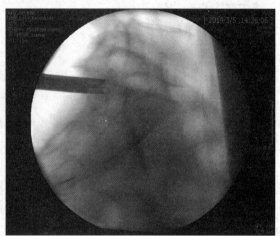

图 23-33　确认工作管道位置

5. 镜下操作

（1）取出扩张管，将工作管道内注满生理盐水，再沿工作管道缓慢放入内镜，调整水压止血。生理盐水持续冲洗，保持镜下视野清晰。镜下以射频电极消融止血，以髓核钳清理黄韧带表面的纤维脂肪组织后，可见浅黄色有光泽的黄韧带。此时以射频电极触探，可感知内侧质地坚韧黄韧带和外侧质地坚硬 L5 下关节突。

（2）剪开黄韧带：适当下压管道使黄韧带维持一定的张力，尽量靠近椎板窗中份沿垂直于黄韧带纤维走向逐渐剪开黄韧带，剪黄韧带与调整管道交替进行（图 23-34）。让冲洗的生理盐水进入椎管内硬膜外，让黄韧带与硬脊膜之间有生理盐水隔离与保护，黄韧带与硬脊膜有粘连时，用神经钩松解粘连带后，再剪开黄韧带内层，即可见到生理盐水保护下的硬膜囊。小心保护硬膜囊，自黄韧带突破口由内向外剪开黄韧带至 L5 下关节突内侧缘，直至显露至神经根外侧。

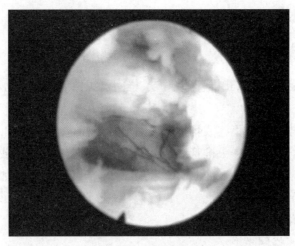

图 23-34　剪开黄韧带

（3）镜下仔细辨清硬膜囊和神经根的位置及毗邻关系。可调整水压冲洗、松解突出或脱出的髓核组织，并用髓核钳小心将其取出。减压结束前，再次沿 S1 神经根表面旋转管道，通过观察 S1 神经根走行区域是否有残余的髓核组织及 S1 神经根活动度，来判断减压是否彻底，直至硬膜囊及神经根得到充分减压（图 23-35）。

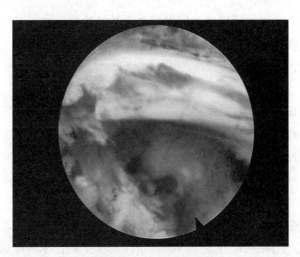

图 23-35　硬膜囊与神经根

（4）硬膜囊及神经根充分减压后，用射频电极彻底止血，缓慢退出内镜，拔出工作管道。可吸收线皮内缝合切口。

【术后处理】4 ~ 6 小时后在腰围保护下逐渐起床活动。术后根据患者腰腿痛缓解情况酌情口服非甾体类抗炎药 5 ~ 7 天。

【注意事项】

并发症与预防：并发症的发生与手术操作熟练程度密切相关，并直接影响临床疗效。常见的并发症包括：

1. 神经感觉异常　表现为神经根支配区痛觉过敏和感觉麻木，通常为一过性。

2. 椎间隙感染　通过大量生理盐水持续冲洗术野可降低感染率。

3. 硬脊膜撕裂　既往有硬膜外注射史，有臭氧、射频治疗史的病例，硬脊膜、神经根周围容易产生粘连。术中切忌粗暴操作。

4. 神经根损伤　可能与手术过程中移动工作管道使神经根受到反复牵拉或挤压有关，也可能因镜下结构辨认不清而误伤引起。

七、椎间盘镜技术

【适应证】 腰椎间盘突出症、腰椎管狭窄症、椎间盘源性下腰痛、马尾综合征

【禁忌证】

1. 合并腰椎滑脱、椎弓峡部不连或骨折需内固定融合者。

2. 中央型椎间盘突合并严重中央椎管狭窄、椎体后缘存在广泛钙化或骨赘者。

3. 局部解剖层次不清或不完整，如二次手术局部粘连严重、椎板缺如。

4. 超过 3 个节段椎间盘病变。

5. 明显椎体终板硬化、椎间隙狭窄者。

6. 活动性椎间盘炎，蛛网膜炎。

7. 有严重心肺疾病的老年患者。

8. 腰椎间盘突出诊断不明确者。

【术前准备】

1. 术前影像学检查。

2. 对患者各方面进行全面评估。

3. 详细询问患者病史，进行详尽地包括局部和全身的体格检查。

4. 除一般脊柱常规器械外，还需配套 MED 内镜手术器械及造影剂、染色剂、止痛药物。

【麻醉】 硬膜外与气管插管全麻。

【体位】 俯卧位。

【手术步骤】（以 L4/5 为例）

1. 透视与定位　进行正侧位透视，定位手术节段（L4/5）椎板间隙，并于与之相对应的皮肤表面紧贴棘突旁标记一长约 2cm 的横向切口线。

2. 穿刺　腰背部常规消毒铺巾，经切口皮肤用 20 号椎管穿刺针紧贴神经根症状侧棘突旁向深部穿刺，探及椎板间隙及其上下椎板缘，尤其是应探及 L4 椎板下缘，注意勿穿刺过深穿破蛛网膜从而术中脑脊液漏影响术野操作。切开皮肤、皮下，双极电凝止血，应避免切口过短造成皮缘受压过度而出现坏死。用穿刺导针经切口筋膜层向深部穿刺，术者需通过拇、食指控制穿刺深度，以免穿刺针经椎板间隙穿刺入椎管内而造成马尾、神经根损伤或蛛网膜破损造成术中脑脊液漏。针尖穿刺理想部位应位于 L4 椎板下缘近小关节突内侧缘处，需确认为椎板骨性结构，并避免过于居中甚至到达对侧，必要时透视确认，术者此时需将穿刺针尖锚固以免滑落。

3. 建立工作通道　在穿刺导针引导下插入初始软组织扩张管，采用旋转动作将其通过筋膜、椎旁肌肉抵达 L4 椎板骨面，需避免直接向下过度用力，以避免与穿刺导针一起滑落至椎管内。移除穿刺导针，将其余扩张管沿初始扩张管按递增顺序插入行软组织扩张，并上下、左右方向沿椎板表面移动行骨膜下剥离椎板表面附着软组织，需保持扩张管与骨面接触，停止剥离后扩张管应基本保持置入时的初始位置，否则表明发生移位。操作时必须始终保持谨慎以防止扩张管进入椎管内，国人扩张管插入深度一般为 4cm 左右，如明显超过且扩张管向周围剥离幅度有卡壳阻挡感，则极有可能已进入椎管内造成严重后果，尤其是术前影像学显示椎板间隙宽大者。

置入直径 18mm 工作通道套管，连接自由臂两端，如术者优势手为右手，则将自由臂固定工作套管于术中的左手侧，以避免影响操作，自由臂尽量伸展开避免过度扭曲以增加固定效果，移除扩张管，保持将工作套管牢牢地锚固于椎板及其间隙表面，拧紧自由臂。正侧位透视确认通道

位置，如需调整，可重新置入较粗的扩张管于套管内，适当松开自由臂，并持续向下用力移动，改变套管方向位置，这样可尽可能地阻挡周围软组织蔓延进入通道阻挡术野，达到手术视野良好暴露，至此工作通道建立完毕。良好的正位透视应显示通道紧贴棘突旁，并覆盖部分 L4 椎板下部与大部分 L4/5 椎板间隙，侧位透视通道对应于椎间隙平面。

4. 镜下操作 确认术野用髓核钳清除椎板表面残余的肌肉软组织，用长头双极电凝烧灼附于工作套管周壁的残余肌肉软组织，可直视视野下的骨性结构进行初步判断通道位置是否理想，确认后将显微内镜头与冷光源、传输线连接并固定卡压于镜头支架，将支架套于套管尾端并卡压固定，完成白平衡后镜头同时也置入工作套管内。选择镜头调整镜下视野，必要时调整清晰焦距。辨别确认镜下解剖，确保镜下解剖与实际解剖方位一致，通常镜下 12 点钟方位为患者躯体解剖中线即棘突棘间韧带，6 点钟方位为外侧即为关节突部位，而 3、9 点钟方位取决于根性症状位于左侧还是右侧。举例说明：如为右侧根性症状，则术者站立于患者躯干右侧，镜下 3 点钟方位为 L4 椎板即头端，而 9 点钟方位为 L5 椎板即尾端，视野中央即为椎板间隙与黄韧带，通常应显露更多的上位椎板，这与常规开放开窗手术视野相同，符合既往操作习惯，显示器与光源设备置于对侧，以方便操作。如镜头受到污染，可把内镜从工作通道套管中移出用镜头纸清洁干净镜头或用盐水灌注清洁镜头，视野清晰后可进行镜下手术。

5. 切除椎板与黄韧带 首先用带角度刮匙沿 L4 椎板下缘刮断椎板间韧带附着处，以方便置入椎板咬骨钳进行操作，逐一咬除 L4 椎板直至显露黄韧带附着处，通常由较大空间的中央向外侧操作，以免一开始就从外侧操作在解剖不明的情况下易误伤神经根。上下椎板与关节突内侧部分切除范围取决于椎板间隙大小与突出情况，通常与开放手术"开窗"大小相似，L5 仅仅需要咬除上缘部分即可，而关节突内侧部分应尽可能多地保留，关键在于下一步能否顺利与安全地切除黄韧带以进入椎管内。用直角剥离器于黄韧带深面进行游离松解，将椎板咬骨钳置于黄韧带深面，采用大块或分块法小心咬除黄韧带，主要咬除其外出部分，尽可能保留中央部分以减少术后粘连，如黄韧带较厚，可分层咬除。在咬除过程中需反复用直角剥离器于黄韧带深面进行探查与松解，以确保勿损伤硬膜囊与神经根。咬除黄韧带外侧部分即可显露硬膜囊及行走神经根（L5），可初步将神经根牵拉向中央显露突出椎间盘，根据显露情况与神经根牵拉张力决定是否需扩大椎板与关节突内侧部分切除范围，通常可沿神经根走行向远端、向外侧扩大减压范围，以创造足够的操作空间，避免过度牵拉神经根，必要时可调整工作通道。

6. 摘除突出椎间盘 辨别硬膜囊、神经根、神经根袖与突出椎间盘，用神经剥离器与带拉钩吸引器将神经根牵向中央，显露突出的椎间盘。硬膜外静脉与纤维环表面静脉可用双极电凝烧灼，如出血较多双极电凝无法止血，可用脑棉片压迫止血。不同类型突出镜下操作有所不同，包容型突出往往神经根牵拉张力较大，先用带鞘手术刀切开张力较高的纤维环，稍挤压纤维环，突出髓核常挤出纤维环切开口，可将其摘除以减轻神经根牵拉张力，再探查椎间隙、摘除残余突出髓核；对于非包容型突出，突出髓核往往位于后纵韧带破裂口周围，可用带钩神经剥离器探查松解，需探查后纵韧带深面以及神经根周围甚至腋部；对于脱出游离型，有时黄韧带切除后即可显露，但此时往往视野不清，脱出物与神经根辨别困难，在未确认神经根并将其牵开、保护之前，切勿贸然用髓核钳夹取脱出物，需注意脱出物与神经根、硬膜与后纵韧带之间的粘连，如为游离型，需在神经根袖周围、神经根管、硬膜前甚至椎间隙上下平面进行探查；对于合并钙化，原则上是摘除软性突出物，尽可能不切除钙化物以免增加术后不稳可能，如钙化物明显卡压神经根，则需采用骨刀等工具将其切除；对于极外侧突出，椎间孔型突出须向外咬除更多的关节突，用弯头髓核钳向外尽可能地将其摘除，而对于完全椎间孔外突出，需完全切除同侧关节突方可显露突出物，这将造成术后节段不稳，需考虑行融合术或改用经椎间孔入路经皮内镜手术。

7. 处理椎间隙　可用带钩神经剥离器于椎间隙内探查松动的髓核组织，用不同角度髓核钳清除椎间隙内残留突出髓核组织。检查所有摘除的髓核组织如发现取出量与影像学不一致，则需要根据术中具体情况再进行探查，以免遗漏游离部分。镜下髓核摘除的手术操作实际上与开放椎间盘手术类似，最后探查神经根是否松弛与彻底减压。完成髓核摘除与神经根减压后，用盐水彻底冲洗椎间隙、椎管内与术野，需做到彻底止血。如纤维环破裂口整齐，可视具体情况用纤维环缝合器进行缝合。松开自由臂，慢慢地取出工作通道，镜下双极电凝对肌肉层出血都予以彻底止血。常规椎管外放置 1 根硅胶引流管，经切口引出，缝合筋膜与皮肤，术毕。

【术后处理】

卧床休息，以抗炎、脱水、镇痛等治疗，24 小时后练习直腿抬高，2~3 天后根据切口疼痛情况床上练习腰背肌，术后 3 ~ 5 天左右佩戴腰围下床活动，并逐渐加强腰背肌锻炼。

【注意事项】

围术期处理：首先术前要取得患者的理解与支持，进入手术室后，患者俯卧位于可透视的手术台上，全程由 C 型臂机监视下完成手术操作。

术中应准确定位与监理通道，减压过程中应尽可能少地破坏稳定结构，同时避免损伤硬膜囊、神经根及马尾神经，同时注意突出髓核的摘除量应与影像资料基本相符，神经彻底减压。

第三节　脊柱常见疾病的手术

一、颈椎病前路减压植骨融合术

【适应证】

1. 脊髓型颈椎病经保守治疗症状体征未缓解或者加重。

2. 神经根型颈椎病症状明显，严重影响生活质量，经保守治疗无效。

3. 颈椎间盘突出急性发作，疼痛剧烈。

【禁忌证】

1. 严重发育性和退变性颈椎管狭窄为相对禁忌。

2. 节段不稳，相邻节段颈椎间盘退变明显。

3. 颈椎病病变节段大于等于 3 个。

4. 局部或全身感染。

5. 内植物过敏。

【术前准备】

1. 器械准备　根据需要准备相应的器械，常用的为咬骨钳、髓核钳、刮匙、撑开器、剥离子、骨钻等。

2. 气管和食管推移训练

3. 床上排便训练

【麻醉】

全身麻醉。

【体位】

仰卧位，双肩垫以软枕，头自然向后仰伸，把卷成适当大小的布卷放置颈后，枕部垫以软头圈，固定头部。

【手术步骤】

1. 切口　颈椎前（外）侧横或斜切口。切开皮肤、皮下组织和颈阔肌，向两侧牵开，钝性分离深筋膜层，纵向范围要多于横向。辨认胸锁乳突肌，从其内缘进入，找出由内上向外下斜行于切的肩胛舌骨肌，触及颈总动脉，经颈总动脉鞘与内脏鞘（甲状腺、气管与食管三者外方的纤维包膜）间隙进入椎体前缘。

2. 暴露　切开椎前筋膜向上下左右分离，显露椎间盘和椎体。

3. 定位　用注射针头插入椎间盘，C 型臂 X 光机透视定位，确定病变节段。

4. 减压　用尖刀切开纤维环，深度以 3 ～ 5mm 为宜。用椎体撑开器适当撑开椎间隙，然后用髓核钳夹取髓核。避免髓核钳深入过深，造成脊髓损伤。接近椎体后缘时改用刮匙，将残余的椎间盘组织和软骨板刮除。如髓核突入椎管应切开后纵韧带用神经剥离器探查，清理残余致压物，至硬膜膨起，搏动恢复，椎管通畅。

5. 植骨与固定　将自体髂骨或填充有替代骨的合适大小融合器放入椎间隙，然后去除撑开器。选择合适长度和曲度的接骨板放置于椎体前方，注意进钉角度，拧入适当长度的螺钉进行固定。再次用 C 型臂 X 光机透视确认板和螺钉位置。

6. 缝合　用生理盐水反复冲洗后放置引流，缝合颈阔肌，关闭切口。

【术后处理】

1. 术后给予抗生素和脱水治疗。

2. 术后 24 ～ 48 小时拔除引流条；戴颈托下床活动。

3. 术后约一周左右拆除缝线；颈托维持固定 1 ～ 3 个月，直至植骨愈合。

【注意事项】

1. 摆放体位时避免医源性脊髓过伸性损伤。

2. 在显露过程中，应注意辨清颈动脉鞘和食管，钝性分离防止损伤喉返神经。

3. 术后注意保持呼吸道通畅，及时排痰；保持引流畅通，防止血肿压迫。

4. 密切观察患者呼吸等生命体征变化及四肢活动情况。

5. 备气管切开器械，一旦出现喉头水肿、血肿压迫气管导致窒息，及时气管切开或经口鼻气管插管。

二、颈椎病后路减压椎管扩大术

【适应证】

1. 发育性颈椎管狭窄症

2. 颈椎病涉及三个以上节段病变并有椎管狭窄和脊髓受压症状。

3. 多节段黄韧带肥厚或骨化症。

4. 孤立型或连续型颈后纵韧带骨化症有脊髓压迫症状，前路手术难以减压者。

5. 既往前路减压手术史，仍有脊髓压迫症状者。

【禁忌证】

1. 颈椎后凸畸形，因脊髓无法后移而难以达到充分减压效果。

2. 颈椎明显有不稳。

【术前准备】

1. 根据需要准备相应的器械，常用的为咬骨钳、磨钻及其配套器械等。

2. 床上排便训练。

【麻醉】

全身麻醉或局部麻醉。

【体位】

俯卧位，头颈部轻度前屈，使颈后皮肤无褶皱。可调节头架固定头部。用头架时可配合应用颅骨牵引。

【手术步骤】

1. 切口及显露 颈部后正中切口。切开皮肤、皮下组织及项韧带，紧贴棘突剥离颈棘肌，干纱布堵塞止血。用撑开器将肌肉向两侧拉开，显露两侧椎板、关节突。清理椎板上残留的软组织。

2. 椎管扩大成形

（1）半开门式椎管成形术：分别用磨钻或尖嘴咬骨钳在两侧侧块关节内缘椎板上开出一纵向沟槽（图 23-36）。宽度约为 2 ~ 3mm，绞链侧深度仅需达椎板内层皮质，开门的一侧需切开椎板全层。逐一将预定范围内的椎板做出沟槽。之后，将手术节段最上一个椎板上缘的黄韧带与最下一个椎板下缘的黄韧带横形切断，术者用手指将棘突推向椎板绞链侧并掀开，切断开门侧槽沟残留未断的黄韧带，慢慢扩大椎管；同时用硬膜剥离器分离椎板下硬脊膜外粘连，使椎管矢状径增大到正常范围，此时可见硬脊膜囊膨出，恢复搏动。一般来说掀开间隙每增加 1mm，矢状径可增加 0.5mm。根据狭窄程度，单侧椎板开门间隙增加到 6 ~ 8mm 即可。如开门还不足以减压，应将绞链侧 V 形切除加宽后再扩大开门，切不可强行开门，以致造成绞链侧断裂而起不到铰链作用。最后在开门侧用专用的椎管成形钢板固定（图 23-37）。将吸收性明胶海绵覆盖于显露的硬脊膜上。

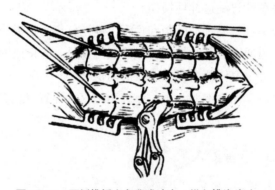

图 23-36　两侧椎板上各凿或咬出一纵向槽沟痕迹

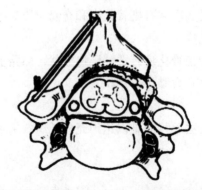

图 23-37　内固定保持椎板的"开门"位，掀开侧硬脊膜外用脂肪片覆盖

（2）双开门式椎管成形术

基本方法类似于"单开门"手术区别是双侧的椎板截骨均保留内侧皮质骨，用线锯沿棘突中线纵向切开，自中线向两侧扩大椎管。避免线锯误伤脊髓（图23-38）。

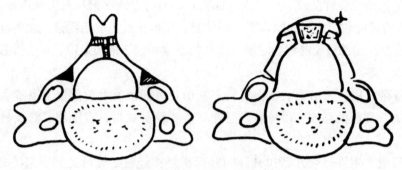

图23-38　双开门式椎管成形术

3. 缝合　生理盐水冲洗伤口，检查无活动出血、清点敷料器械无误后，放置引流管，逐层缝合切口。

【术后处理】

1. 术后佩戴颈托，限制颈部活动，可早期起床活动。

2. 负压引流于术后48～72小时拔除。

3. 术后12～15天拆线。

4. 定期行X线和CT复查，约8～12周后去除颈托。

【注意事项】

1. 术中绞链侧的椎板切勿开槽过深，否则容易导致门轴断裂。

2. 术中开槽不易偏外，以免造成开门困难且影响小关节的稳定性。

3. 术中尽量减轻肌肉损伤程度，尽可能进行肌肉附着点的修复，避免术后产生轴性症状。

三、腰椎间盘症"开窗"髓核摘除术

【适应证】

1. 症状严重影响生活和工作，不接受非手术治疗或经非手术治疗3～6个月无效者。

2. 出现马尾神经损伤综合征者应尽早手术。

3. 伴有明显间歇性跛行，影像学显示椎管狭窄，非手术治疗难以奏效者。

4. 急性腰椎间盘突出症，根性疼痛剧烈无法缓解且持续性加重者。

【禁忌证】

1. 合并重要脏器疾患，不能承受手术者。

2. 初次发作，症状轻，非手术治疗有效，对工作和生活无明显影响者。

3. 症状不典型或影像学与临床表现不符合等诊断不明确者，应视为相对禁忌。

【术前准备】

腰椎正侧位X线和CT或MRI检查，脊柱手术常用器械。

【麻醉】

椎管内麻醉或全身麻醉。

【体位】

俯卧位，特殊情况下亦可侧卧位。

【手术步骤】

以腰 4/5 椎间盘突出症为例，操作如下。

1. 切口与暴露　由第 3 腰椎棘突至第 1 骶椎棘突后正中纵向切口。切开皮肤及皮下组织后，沿棘突稍偏向患侧切开腰背筋膜，用骨膜或椎板剥离器将患侧肌肉从棘突和椎板做骨膜下剥离，显露腰 4/5 同侧的棘突和椎板。立即以干纱布填充，压迫止血。取出压迫止血的纱布，椎板拉钩向侧方牵开骶棘肌。用椎板咬骨钳咬除腰 4 椎板的下缘和腰 5 椎板上缘，扩大椎板间隙。骨面渗血用骨蜡止血。

2. 切除黄韧带　用尖刀沿第 5 腰椎椎板上缘切开黄韧带或沿黄韧带上下游离边缘用神经剥离器轻轻地剥离其深面的粘连，以枪状咬骨钳逐步咬除黄韧带，直至硬膜囊及神经根显露清晰可见。

3. 摘除椎间盘　用神经牵开器拉开硬膜并保护好神经根，即可见到突起的椎间盘（图 23-39）。遇到静脉血管出血，可用吸收性明胶海绵压迫或双极电凝止血。将突出的椎间盘显露好后，用尖刀做"十"字形切开，用髓核钳取出病变的椎间盘、残余髓核和纤维环（图 23-40）。

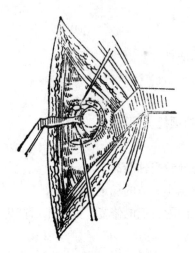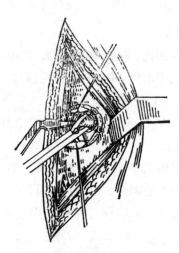

图 23-39　显露突出的椎间盘　　　　　图 23-40　摘除突出的椎间盘

4. 缝合　用生理盐水冲洗切口，彻底止血，放置引流后逐层缝合切口。

【术后处理】

1. 术后卧硬板床，翻身变换体位时应保存躯干一致避免脊柱扭曲。

2. 术后严密观察双下肢或肛门周围感觉，若有神经受压症状并进行性加重，应立即手术探查，以防因神经受压过久出现不可逆的瘫痪。

3. 术后指导患者进行双下肢的屈伸及抬腿等运动，以预防神经根粘连。

4. 术后 3～7 天内体温升高，腰痛加重或向下肢放射，腰肌紧张，夜不能眠，应考虑有椎间隙感染的可能，及时处理，必要时切开冲洗引流。

7. 术后 12～14 天拆线，带腰围下地活动，加强锻炼腰背肌。

【注意事项】

1. 术中采用骶椎棘突定位或透视定位的方法，确定责任椎间隙；注意腰椎骶化或骶椎腰化情况，避免定位错误。

2. 术中注意彻底止血，以免术后形成血肿，出现迟发性瘫痪。

3. 术中尽量彻底减压、勿遗漏残余间盘组织，减少复发。

4.注意手术应尽量减少肌肉、韧带的剥离，保留关节突关节；如术前有失稳的表现或术中稳定性遭破坏应当考虑内固定及植骨融合。

四、经部分椎板或全椎板切除髓核摘除术

1.部分椎板切除髓核摘除术

【适应证】

适用于各型椎间盘突出，尤以巨大型、中央型椎间盘突出，或诊断不能完全确定，属探查性手术者。

【禁忌证】

见"开窗"式髓核摘除术。

【术前准备】

见"开窗"式髓核摘除术。

【麻醉】

见"开窗"式髓核摘除术。

【体位】

见"开窗"式髓核摘除术。

【手术步骤】

以腰 4/5 椎间盘突出症为例，操作如下。

（1）切口 以腰 4/5 间隙为中心做长约 10cm 的后正中纵向切口。

（2）显露椎间盘 切开皮肤、皮下组织后，沿棘突切开棘突两侧的腰背筋膜和骶棘肌所抵止于棘突、棘间的腱性部分，用骨膜剥离器向两侧剥离骶棘肌至小关节，用干纱布填塞止血。用自动牵开器向两侧牵开骶棘肌，暴露腰 4，腰 5 棘突及椎板。用咬骨钳咬除腰 4 棘突下 1/2 和腰 5 棘突上 1/3 部分（图 23-41）（多数情况下不需要切除）。用椎板咬骨钳咬除患侧上下椎体的部分椎板，用神经剥离器分离黄韧带和硬脊膜的粘连，然后切除所暴露的黄韧带，即可暴露出硬脊膜及两侧的神经根（图 23-42）。将硬脊膜与神经根一起拉向对侧，突出物即被显露。术中如遇到神经根或硬脊膜与周围粘连，可用神经剥离器轻轻剥离。

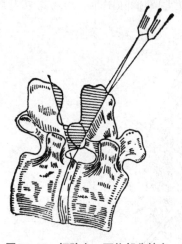
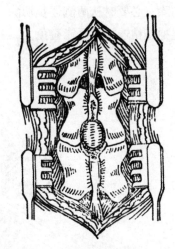

图 23-41 切除上、下位部分棘突　　　　图 23-42 上、下椎板部分切除

（3）摘除椎间盘 见"开窗"式髓核摘除术。必要时探查神经根管。

（4）缝合 用生理盐水冲洗，彻底止血，依次缝合肌肉、深筋膜、皮下组织及皮肤。

【术后处理】

见"开窗"式髓核摘除术。

【注意事项】

见"开窗"式髓核摘除术。

2. 经全椎板切除髓核摘除术

【适应证】

（1）中央型腰椎间盘突出症患者；诊断不明确，属探查性质者。

（2）青壮年软骨板破裂症椎管严重狭窄者。

（3）单侧开窗或半椎板切除均不能充分显露者。

【禁忌证】

见"开窗"式髓核摘除术。

【术前准备】

见"开窗"式髓核摘除术。

【麻醉】

见"开窗"式髓核摘除术。

【体位】

见"开窗"式髓核摘除术。

【手术步骤】

以腰 4/5 椎间盘突出症为例，操作如下。

（1）切口　自第 3 腰椎棘突至第 1 骶椎棘突后正中纵向切口。

（2）显露椎间盘　切开皮肤和皮下组织，沿棘突切开两侧的腰背筋膜，剥离两侧的骶棘肌，并向两侧牵开，显露腰 4 及腰 5 的椎板、棘突等。首先切除腰 4/5 间和腰 5/骶 1 间的棘上、棘间韧带；然后切除腰 5 椎棘突及其椎板。为了显露充分，必要时咬除腰 4 椎板下部。再切除黄韧带后即可显露硬脊膜和神经根。

（3）摘除椎间盘　探查椎间盘时，先从两侧找到对应神经根，在神经根之外侧或腋下寻找突出的椎间盘。牵开硬膜及神经根后，彻底摘除突出的椎间盘（图 23-43）。若椎间盘突出较大，可逐次一点点切除，必要时从两侧逐步切除。若硬脊膜外摘除困难，可考虑切开硬脊膜摘除（因其容易引起马尾神经粘连，尽可能避免）。

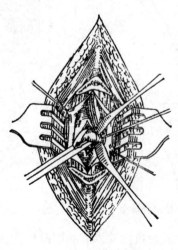

图 23-43　摘除髓核

（4）固定融合　考虑到脊柱的稳定性，应同时行椎弓根螺钉内固定植骨融合。

（5）缝合　用生理盐水冲洗，彻底止血，依次缝合肌肉、深筋膜、皮下组织及皮肤。

【术后处理】

见"开窗"式髓核摘除术。

【注意事项】

术中对于关节突关节切除不要超过 1/3，以免影响脊柱的稳定性。

五、切开复位椎弓根钉棒系统内固定术

【适应证】

1. 脊柱的爆裂性骨折，椎体骨折块明显突入椎管。

2. 脊柱骨折脱位。

3. 脊柱骨折合并不完全性或完全性截瘫。

4. 脊柱严重楔形压缩性骨折。

【禁忌证】

1. 椎弓根细小或缺如。

2. 严重骨质疏松症。

【术前准备】

见经椎弓根螺钉内固定术。

【麻醉】

见经椎弓根螺钉内固定术。

【体位】

见经椎弓根螺钉内固定术。

【手术步骤】

以胸 12/ 腰 1 病变部位为例操作如下。

1. 切口与暴露　以病变椎体为中心，沿后正中线做纵向切口，长 12 ～ 14cm。切开皮肤、皮下组织和深筋膜，沿棘突及椎板行骨膜下剥离，剥离到两侧横突后，纱布填塞止血。向两侧牵开骶棘肌，暴露伤椎和上下椎体的关节突和横突。

2. 椎弓根螺钉的置入　伤椎和相邻椎体置钉见经椎弓根螺钉内固定术。伤椎是否置钉视情况而定。

3. 探查脊髓　见椎板切除减压术。如伤椎骨折块侵入椎管过多，先将骨蹬抵在骨折块，然后用骨锤将其砸入椎体。

4. 安装连接棒　选择适当长度的连接棒，并进行预弯以适应脊柱的生理弯曲，将连接棒安装入螺钉的 U 型槽内，安装螺帽，锁紧两端的螺帽，即可达到恢复椎体高度，纠正后凸畸形的复位效果。如中后柱有短缩，用撑开器适度撑开。同法完成对侧操作。然后透视，若钉子位置正确，复位理想，上一横连完成固定。

5. 植骨　根据情况做后外侧植骨，如椎体内"空壳"严重，可经椎弓根行椎体内植骨。

6. 缝合　清点纱布器械，生理盐水冲洗，放置引流管，逐层缝合。

【术后处理】

见经椎弓根螺钉内固定术。

【注意事项】

见经椎弓根螺钉内固定术。

六、胸腰椎骨折截瘫前路减压术

【适应证】

1.屈曲性压缩性骨折合并不完全性或完全性截瘫，X线片显示明显后凸畸形或脱位。

2.出现新的神经损害或者持续的神经损害考虑与来自椎管前壁椎体骨块后凸压迫有关或者与骨折椎体持续的塌陷相关。

3.三柱损伤。

4.明显的前柱粉碎骨折和中柱高度丢失。

【禁忌证】

1.椎板骨折陷入引起脊髓或马尾神经损伤者。

2.胸12以上骨折和脱位，临床表现为完全性截瘫，推测脊髓已完全损伤或断裂者。

3.完全性截瘫患者，经过椎板切除探查压迫解除者。

【术前准备】

除一般准备外，尚须准备：

1.特殊器械椎板拉钩、双关节咬骨钳、神经剥离器、8或9号导尿管、中、小直和弯的圆骨凿。

2.椎体定位标志。

3.植骨材料准备。

【麻醉】

一般采用全身麻醉。

【体位】

一般取侧卧位，切口侧在上，躯干前倾约10°～15°。腰下垫枕，躯干两侧用沙袋维持。

【手术步骤】

1.切口　以损伤椎体为中心，在距棘突中线旁2～3cm处做L形切口。单一的椎体后部切除，切口长6～8cm；多个椎体后部切除，切口应适当延长。

2.显露　切开皮肤、皮下组织和深层筋膜，于棘突附近纵向切断斜方肌肌腹及深层肌肉（上为菱形肌，下为背阔肌）的腱膜，并向外侧拉开。将显露的腰背筋膜及切口下方的后下锯肌肌腱也在距棘突2～3cm处切开，即达骶棘肌，将其纤维纵向分开牵向两侧，并切断附着在横突上的肌腱，露出肋骨的近端和横突。用电刀将横突周围的筋膜、韧带等切断，骨膜下剥离，咬除横突。如系胸椎，应同时显露出肋骨6～8cm一并切除，顺肋间神经寻找椎间孔，继用骨膜剥离器向椎弓根部和椎体侧前方推开胸膜。如系腰椎，分开肌肉后继续剥离横突、椎弓根和椎体的前侧部。必要时结扎节段血管方便显露。剥离后用纱布填塞止血。咬除横突后，小心切除或咬除椎弓根，暴露椎管后，探查椎管脊髓受压情况。

3.减压植骨　将突入椎管的骨块及部分椎体后壁凿除，一般切除范围相当于椎体的后1/4～1/3，横向可超过椎管的中线并达对侧椎弓根部。清除受伤椎体的上或下位椎间盘和纤维软骨，以便椎体自行融合，或行椎体间植骨融合术。

4.内固定　根据情况可同时行胸腰椎前路钢板或钉棒固定。

5.缝合　彻底止血后，冲洗伤口，放置负压引流管，逐层缝合关闭切口。

【术后处理】

1.密切观察生命体征和下肢活动情况。

2.鼓励深呼吸和咳嗽，避免肺部并发症。

【注意事项】

1.术中减压时应仔细操作，避免损伤脊髓。

2.术中注意保护胸膜，如损伤及时对症处置。

3.节段血管结扎牢靠，避免术后再出血。

七、脊柱椎体结核病灶清除术

【适应证】

1.存在巨大脓肿、较多死骨、窦道形成，长期不愈。

2.出现脊髓受压、神经功能障碍。

3.脊柱存在严重或进行性后凸畸形。

4.脊柱的稳定性受到明显破坏。

5.非手术治疗无效。

【禁忌证】

1.全身情况欠佳，肝、肾和心血管功能有明显障碍，不能耐受手术者。

2.2 岁以下的幼儿、高龄老人应尽量采取非手术治疗。

3.身体其他部位有活动性病灶的多发结核或跳跃型病变，应先进行非手术治疗，待其减轻或稳定后再做病灶清除术。

【术前准备】

1.术前全面完善各项检查，尤其是心、肝、肺、肾等重要脏器检查。

2.对消瘦或贫血患者，应做好输血准备，内科合并疾病得到控制，全身情况改善。

3.正规使用抗结核药物 2 ～ 4 周，结核症状得到改善，血沉等炎性指标稳定或接近正常。

3.对于合并有感染或窦道的患者，应做细菌培养和药敏试验，选择有效抗生素。

4.如病变部位为颈椎，术前应行枕颌带或颅骨牵引，必要时采用 Halo 架外固定，经口腔手术术前 3 天庆大霉素药液漱口等。

【麻醉】

一般采用全身麻醉。

【体位】

根据手术的不同部位，可采取仰卧位、俯卧位或侧卧位。

【手术步骤】

以胸腰段椎体结核为例。

1.切口　自第 10 胸椎棘突旁开 3 ～ 4cm 处起，先与棘突平行向下延伸至第 12 肋骨横突，然后转向沿第 12 肋骨至游离端，止于髂前上棘内上方 3 ～ 4cm 处。

2.显露　切开皮肤、皮下组织和筋膜，并分别向两侧适当剥离，显露斜方肌、背阔肌和腹外斜肌，沿脊柱方向纵向切开斜方肌下部和背阔肌的上部，而后沿第 12 肋骨下缘切开背阔肌和后下锯肌，将上述肌肉向两侧牵开，显露竖脊肌外侧部分并将之分离。切断后下锯肌，显露第 12 肋骨，骨膜下剥离肋骨，先在横突平面切断第 12 肋骨，再将其全部切断。沿其远端下缘和髂前上棘之间，切开腹外、腹内斜肌和腹横肌后，将肌瓣分别向前后牵开，用纱布球在后腹膜和脓肿壁前侧之间进行分离，将腹膜和腹腔内容物、肾脏和输尿管一并推向中线，直达腰 1 和腰 2 椎体。随后沿第 12 肋骨床做骨膜下部分切开，将肋骨床、胸壁和膈肌与胸膜分开。

用上述方法去除第 11 和 12 肋骨头颈。

3. 清除病灶　打开脓肿壁，直视下吸尽脓液，刮除结核性肉芽、坏死组织，清除死骨及坏死的椎间盘等。仔细搜寻避免遗漏，必要时用凿扩大瘘孔。对位于椎管内的脓液和死骨，宜采用椎管侧壁切除，直视下操作，避免损伤脊髓神经。

4. 植骨　如病灶清除彻底，椎体间缺损严重，脊柱稳定性差，同期行椎体间植骨以预防和矫正后突畸形，可免除二次手术。用骨凿在两个或以上病椎的侧方凿出宽、深均约 1 ～ 1.5cm 的骨槽，上、下端必须达正常骨质。将取下的正常肋骨或髂骨修整后植入骨槽。也可以用充填有植骨材料的钛网或人工椎体植骨。

5. 固定　胸腰椎前路钢板或钉棒系统固定。

6. 缝合　用无菌生理盐水冲洗伤口，放置抗结核药物，逐层缝合。

【术后处理】

1. 清醒后及术后严密观察生命体征及神经功能情况。

2. 应用有效抗生素预防感染，并继续抗结核药物治疗。

3. 术后 24 ～ 48 小时或肠胃功能恢复后进食。

4. 术后卧硬板床，保持躯干上下一致，定时翻身，防止压疮发生。

5. 定期复查 X 线、CT 等，观察骨的愈合情况。

【注意事项】

1. 当切开腰大肌脓肿时，应逐渐钝性分离，不要损伤腰丛神经。

2. 植骨量一定要充足，保证植骨融合，避免后期内固定松动、断裂等。

复习思考题

1. 如何选择胸腰椎骨折手术入路？

2. 脊柱三柱理论与损伤后稳定性的关系如何？

3. 查阅资料，了解同轴单通道脊柱内镜与单侧双通道脊柱内镜技术各自的优势与不足？

第一节　小儿骨科基础知识

一、骨骺、骺板基础理论

小儿发育中的不成熟骨与成人的成熟骨相比，其结构、功能与代谢均有显著差异。骨骺、骺板是小儿骨骼发育的唯一特征。

儿童的较大长骨可明确分成四个解剖区域，即骨骺、骺板、干骺端和骨干，这四个区域基本上来自软骨内化骨，随后沿骨干由膜内化骨所补充，随着生长发育而逐渐成熟。

（一）骨骺

在出生时除股骨远端外，所有的骨骺都位于长骨（包括手足的短骨）的两端呈完全软骨性结构，这种软骨性结构称为软骨骺。而相应发生骨化结构者称为骨骺，每一个软骨骺在特定时间出现二级骨化中心，并逐渐增大，直到骨骼成熟时整个软骨部分由骨组织所替代，只剩下关节软骨。有些软骨骺骨化中心出现变异，在临床诊断上须避免误诊。肱骨远端骨化形式变化多端，在生长第1年开始在肱骨小头出现一个孤立的骨化中心，大约在7～8岁时在滑车处发生多处骨化灶，至青春期，最后在内上髁发生一个中心。在骨化中心出现后骨骺逐渐增大，具有弹性的骺软骨的硬度就会越来越硬。

（二）骺板

骺板是出生前后软骨内化骨的主要结构，大多数骺板在整个发育过程中的轮廓保持相似，少数有较大的改变，其中肱骨近端骺板从开始的横形变成具有高度曲线的结构，股骨近端开始由一个近似横形变成倒L形，股骨远端由横形变成双隆突状。

从大体上看骺板有两种类型，包括球形和盘状，其功能是产生快速的纵向生长、大多数盘状骺板在初起是横向的，以后由于对生长和生物力学应力反应而出现特征性轮廓，但仍保留其扁平形式，还会形成乳突，增加骺板抗剪切力的能力，增强稳定性。在干骺端与乳突之间也有盘状骺板，胫骨结节就是这样一个结构。

（三）干骺端

干骺端是骨干两端不同形状的膨大部分，其主要特征是骨皮质变薄，由初级松质骨和二级松质骨组成的骨小梁增多，广泛的中央和周围再塑形，使初级松质骨向二级松质骨转化，包括溶骨、破骨和成骨过程，该处与其他区域相比，有相当多的骨更新。

干骺端皮质骨也随着发育而改变，与骨干比相对较薄，具有多孔性，窗孔中有纤维血管软组织成分，与骨髓腔和骨膜下区相连。该区近骺板的窗孔较近骨干处多，近骨干处皮质也增厚发生较大形态上的移行，干骺端无明显的骨单位（Havers 系统）。在干骺端初级松质骨与骺板肥大细胞相邻部位可以看出在生长最快的长骨中骨小梁呈纵向排列，而较短的长骨如掌、指骨其骨小梁呈横向排列，当在青春期生长减慢时，大的长管状骨也可见到类似横向排列。这种骨小梁排列方向不同，影响对异常应力的反应，因此长骨干骺端损伤明显高于短骨干骺端损伤。

（四）骨干

出生时骨干主要由胎儿的编织骨组成，其特征是没有 Havers 系统。新生儿的股骨干产前由胎儿骨变成具有板层的更成熟骨，并且是具有骨单位系统的唯一部位。此期特征是由骨外膜调节的膜内贴附骨的形成和骨内膜的再塑形同时存在。成熟板层骨以内在的、且不断再塑形的骨单位模式逐渐占优势，这种早期骨血管丰富，其横断层不像年长儿童和成人那样致密，以后生长产生更多的 Havers 系统，产生更多的细胞间基质，以减少横断面的多孔性，并逐渐提高其硬度。其骨膜较厚、血管丰富，松软地附着于骨干，外伤后易于发生骨膜下骨折，遭受损伤后可更快地形成骨痂。

二、儿童骨折的特点

儿童不是成人的缩影，其独有的特性影响着儿童外伤的治疗，这些特性包括对应力有较强的弹性，肥厚的骨膜，很强的愈合潜力，愈合时间短以及骨骺的存在等。

（一）骨折愈合快

儿童骨折比成人愈合快，肥厚的骨膜和丰富的血运使骨折后很少有不愈合者。但也有些儿童骨折也可能不愈合，如股骨干骨折、较大儿童的舟骨骨折或桡骨头骨折，以及有软组织损伤和感染的复合创伤，手术干扰可引起迟缓愈合或不愈合。儿童年龄越小，骨折愈合越快。

（二）可塑性强

一些研究比较了儿童和成人骨骼的机械特性，在弯曲应力中未发育成熟的骨骼承受力较弱，但是在骨折前它可吸收更多能量，这是未发育成熟的骨骼有承受较大可塑性变形能力的结果。虽然在成人中骨骼有可塑性变形的情况，但是在儿童中则更为常见，在儿童的可塑性变形中最常见的部位是前臂，尤其是在尺骨。长骨骨折后的成角畸形，根据儿童的年龄、从干骺端到骨折部的距离和成角的度数，可有一定的自行矫正。年龄越小、越接近干骺端的骨折，越能接受较大的成角。接近滑车关节运动平面的成角更容易被矫正，旋转畸形常不能自行矫正。

（三）再塑形和过度生长

儿童的骨折愈合较成人快，愈合后残留的畸形还可能再塑形。影响畸形再塑形的因素包括生儿童的骨龄和畸形与相邻关节的关系。根据 Wolf 定律，骨骺通过它的压力方向来再塑形。因此，与关节活动在同一平面的畸形比不在同一平面的畸形更易再塑形。

在处理儿童骨折时还要注意的是，肢体骨折后有加速生长的潜力。骨端重叠 1.5cm 不仅可以接受，而且是理想的，尤其在下肢，不应仅为了达到断端对位对线而进行切开复位。

（四）骨骺滑脱

因儿童处在生长发育期，具有骨骺和骺板等结构，而骨骺的连接没有韧带的连接坚强，故导致成人的韧带断裂或外伤性关节脱位的暴力，在儿童多造成骨骺撕脱、骨骺滑脱等骨骺损伤。

三、骨骺损伤及治疗

骨骺损伤占儿童骨折的 15% ～ 30%，发生率随年龄而发生变化，在青春期达到高峰，男性较女性多见，约为 2：1。虽然骨骺损伤较为常见，但却很少发生生长畸形，其发生率仅占所有骺板损伤的 1% ～ 10%。骨骺损伤引起的问题并不多见，这些问题常可以预见，有时是可以避免的。

（一）骺板损伤分类

骺板损伤有多种分类方式，包括 Foucher、Poland、Aitken 以及 Ogden 分类方法，然而最广泛应用的是 Salter-Harris 分类（图 24-1）

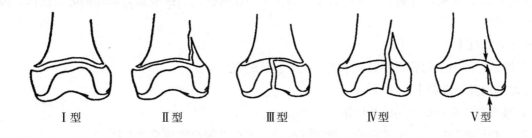

Ⅰ型　　　Ⅱ型　　　Ⅲ型　　　Ⅳ型　　　Ⅴ型

图 24-1　Salter-Harris 骨骺损伤分型

1. Salter-Harris Ⅰ型　单纯骨骺分离。多发生于婴幼儿，占骨骺损伤的 15.9%。骨骺沿全部骨骺线从干骺端分离，发生在生长板肥大细胞层，不伴有任何干骺端骨折。损伤常由于剪切力、扭转力或撕裂所引起，尤见于产伤和幼儿较大的骨骺。

2. Salter-Harris Ⅱ型　骨骺分离伴干骺端骨折，是最常见的类型。骨骺分离沿骨骺板延伸到不同距离，骨折线通过肥大细胞层然后斜向干骺端，累及干骺端一部分，产生一个三角形干骺端骨块，常见于 7 ～ 8 岁以上的儿童，占骨骺损伤的 48.2%。多见于桡骨远端、肱骨近端、胫骨远端。

3. Salter-Harris Ⅲ型　骨骺骨折，属于关节内骨折。关节内的剪切力可产生垂直劈裂从关节面延伸到骨骺板然后沿骨骺板平行横越部分骨骺板肥大细胞层到边缘，骨块可能移位或无移位。占骨骺损伤的 4%，多见于胫骨远端内外侧和肱骨远端外侧。

4. Salter-Harris Ⅳ型　骨骺和干骺端骨折，属于关节内骨折。骨折线从关节面延伸斜行贯穿骨骺、骨骺板及干骺端，此型骨骺损伤易引起生长障碍和关节畸形，常见鱼尾状畸形。占骨骺损伤的 30.2%，多见于 10 岁以下儿童肱骨下端、肱骨小头骨骺（外髁）和较大儿童的胫骨远端。

5. Salter-Harris Ⅴ型　骨骺板挤压性损伤，发生于严重暴力情况下，相当于骨骺板软骨压缩骨折，不常见但是很严重。多发生在单向活动关节，占骨骺损伤的 1%，多见于膝关节、踝关节。

（二）骺板损伤的治疗

骨骺的连接没有韧带的连接坚强，故造成韧带断裂或外伤性关节脱位的暴力，在儿童多造成骨骺撕脱、骨骺滑脱等骨骺损伤。需要注意的是，骺板损伤经常合并有血管、神经和开放性损伤。应在恰当处理软组织损伤后，再处理骺板损伤。处理骺板骨折的目的是获得和维持整复后的位置，避免受到进一步的损伤。当估计不能做到解剖复位时，应确定可以接受的功能复位为最低限度，并考虑日后可能引起残留畸形的程度、受伤的部位以及患者的年龄等其他因素，一般认为Ⅰ型、Ⅱ型损伤 7～10 天后的任何错位都是可以接受的，并认为后期施行截骨术矫正畸形，要比骨折当时冒着损伤骺板的危险去做有损伤性的复位结果要好得多。因为血管供应的关系，移位的Ⅲ型和Ⅳ型骺板损伤都必须复位。骺板骨折复位后，应用克氏针、其他内固定物和石膏等来维持整复后的位置。

第二节　肱骨内上髁骨折

肱骨内上髁骨折占全部肱骨远端骨折的 14.1%，是儿童肘部骨折最常见的一种，占全部肘部骨折的 11.5%。其损伤机制主要为：直接暴力、单纯撕脱损伤、撕脱暴力加外翻应力损伤、慢性牵拉应力伤。

【手术指征】
急性移位的内上髁骨折伴肘关节脱位或半脱位的青少年。

【术前检查及准备】

1. 检查皮肤是否有擦伤或开放伤。

2. 检查尺神经感觉、运动功能，桡动脉搏动，手指毛细血管再充盈时间。

3. 同时检查腕关节及肩关节以排除合并伤。

4. 拍摄正位、侧位及外展应力位片。

（1）正位片可确定内上髁骨折移位多少（图 24-2）。

（2）侧位片可确定肘关节是否脱位，内上髁骨折片是否进入关节（图 24-3）。

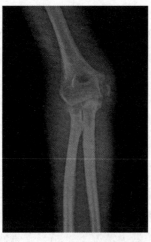 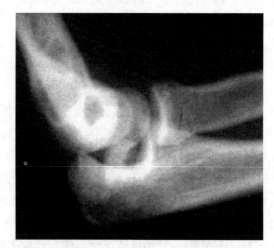

图 24-2　内上髁移位 X 线正位片　　　　图 24-3　内上髁移位 X 线侧位片

（3）外展应力位片可用来确定肘关节外翻稳定性。

【体位】

1.仰卧位，患侧上肢置于可透视的上肢操作台上（图24-4）。

（1）C型臂垂直于患儿，置于透X线板下方。

（2）术者坐于患肢尺侧。

2.患肢使用无菌充气止血带。

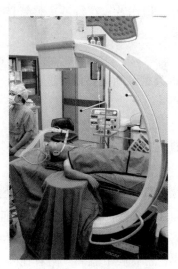

图24-4　术中体位摆放

【手术入路/显露】

1.以内上髁为中心行3cm纵向皮肤切口，严重肿胀的肘关节可透视标记内上髁的位置和切口部位。

2.辨认移位的内上髁，用皮肤钩向远端牵开，显露骨折近端，辨认并保护其下方的尺神经。

【手术步骤】

第一步：

（1）充分显露后，分离并保护尺神经。

（2）复位钳辅助复位内上髁至正常解剖位置。

第二步：

选用小于2mm克氏针交叉固定骨折断端。

第三步：

（1）冲洗伤口，松止血带，充分止血。

（2）缝合，肘关节用衬垫保护，夹板固定上肢于屈肘80°，前臂旋后位。

【术后护理及预后】

1.术后3周去除夹板，开始肘关节活动。

2.术后12周，肘关节活动度近于完全恢复，无外翻不稳定，可恢复其受伤前的运动功能。

第三节　肱骨髁上骨折

儿童肱骨髁上骨折复位不良所产生的问题，已受到广泛的关注。以往肘内翻、肘外翻常常被认为是肱骨远端骺板早闭所致，而与骨折复位不良无关。必须尽可能获得解剖复位以预防肘内翻、肘外翻或屈伸活动丧失。Gartland分型对决定肱骨髁上骨折采用何种治疗方法非常实用：I

型：无移位；Ⅱ型：有移位但后侧皮质完整；Ⅲ型：有移位且无骨皮质接触。Ⅱ型、Ⅲ型需手术治疗。

【手术指征】

1. 肱骨髁上骨折采用非手术疗法失败者。

2. 肱骨髁上骨折畸形愈合有功能障碍者。

3. 肱骨髁上骨折合并血管、神经损伤者，在行手法整复骨折后，桡动脉搏动仍不恢复时，应立即手术探查，同时进行内固定术。

【术前检查及准备】

1. 术前行 X 线检查，判断骨折类型及断端移位情况。

2. 检测神经损伤情况。

【体位】

仰卧位，患肢上臂绑缚止血带，置于胸前或外展于侧台上。

【手术入路 / 显露】

切口起自肘横纹的外侧，经肱骨外上髁至桡骨小头外侧处做切口（图 24-5）。切开皮肤、皮下组织及深筋膜，显露深部组织。在上臂部分，于桡侧腕长伸肌与肱桡肌和肱三头肌之间做解剖，形成间隙，直至肱骨。显露肱骨外髁和肘关节的外侧关节囊。在桡骨小头以下，分开肘后肌和尺侧腕伸肌，切开肱骨外侧骨膜，行骨膜下剥离。附着在外上髁上的伸肌群起点，可以在骨膜下剥离，也可用骨刀凿下一薄片外上髁骨质，连同附着其上的伸肌群起点向下翻转牵开。为了得到更大的显露，可把旋后肌牵开或沿尺骨切断旋后肌。

由于桡神经深支绕过桡骨头颈部紧贴关节囊，向下穿过旋后肌，故在切断或剥离旋后肌时，应注意不要损伤该神经。纵向切开关节囊，显露肱桡关节（图 24-6）。

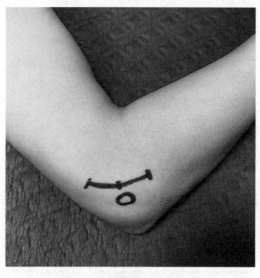

图 24-5　肱骨髁上手术切口

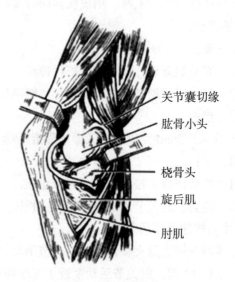

关节囊切缘
肱骨小头
桡骨头
旋后肌
肘肌

图 24-6　肱桡关节

【手术步骤】

1. 切口与显露　患肢取肘关节外侧入路。将肱桡肌和桡侧伸腕长肌牵向前方，肱三头肌牵向后方，清除积血，显露骨折部。

2. 复位与固定　充分游离显露骨折断端，将肘关节略屈曲，向下牵引前臂及骨折远端，同时以考虑克氏针固定骨折近端，使骨折准确复位，屈肘 90°，在维持骨折端复位良好的情况下，可以采用以下方法。

方法一：用电钻将粗细合适的1～2枚克氏针经皮从外髁斜向上内方钻入，通过骨折线达骨折近端，使克氏针在骨折线上方的内侧骨皮质处穿出，不可穿出过长，以免刺伤尺神经或其他软组织。然后再于内上髁部另做一皮肤小切口，仍按上述方法从内上髁经骨折线于骨折近端外骨皮质处穿1枚克氏针，使两针交叉并使交叉点位于骨折近端，将骨折固定（图24-7）。

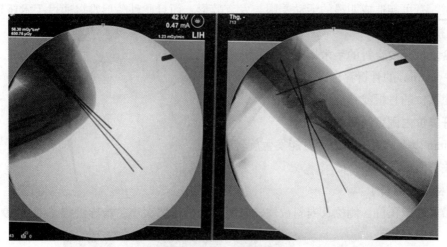

图24-7 克氏针交叉固定

方法二：将3枚克氏针扇形经皮从肱骨小头斜向上内方，通过骨折线达骨折近端，使克氏针在骨折近端的内侧骨皮质处穿出（图24-8）。

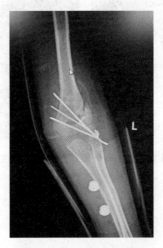

图24-8 克氏针扇形固定

【术后护理及预后】

麻醉失效后，仔细检查尺神经、桡神经和正中神经功能。上肢石膏后托或前后夹板固定3周。术后3周左右拆除石膏或夹板，带针行肘关节功能活动，5周左右拔除克氏针，但应避免被动活动和强力手法活动肘关节，否则会使儿童产生恐惧，并减少肘关节活动范围，也会增加骨化性肌炎的发生。

第四节　肱骨外髁骨折

儿童肱骨外髁骨折较常见，在小儿肘关节骨折中，其发生率仅次于肱骨髁上骨折与孟氏骨折。肱骨外髁骨折既有生长板损伤又有关节内骨折，所以致使肘关节功能受限的发生率很高。当治疗不妥时，有可能造成明显的活动受限与发育畸形，而且此种畸形难以通过手术矫正。

【手术指征】

1. 闭合复位经皮穿针的手术指征

（1）2～4mm 的骨折移位，关节面形态吻合。

（2）无移位的骨折或移位 2mm 以下。

2. 切开复位内固定的手术指征

（1）4mm 以上的骨折移位，可能发生旋转的骨折。

（2）关节面形态不吻合。

【术前检查及准备】

1. 拍摄肘关节正位，侧位及内斜位片，以明确骨折移位大小，指导治疗（图 24-9）。

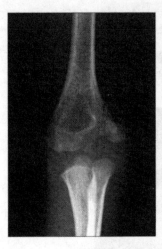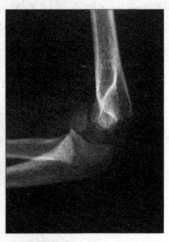

图 24-9　肱骨外髁骨折 X 线正侧位片

2. 检查是否有桡神经损伤。

【体位】

1. 患儿取平卧位，患肢置于可透视的上肢操作台上。

2. 患儿体位必须保证能充分的透视观察。

【手术入路 / 显露】

1. 对切开复位内固定，可采取肱骨外髁稍偏前方的纵向外侧切口。

2. 图 24-10 示肿胀肘关节上所标记的皮肤切口，所画的圆圈与肱骨外髁预期复位的位置相吻合。

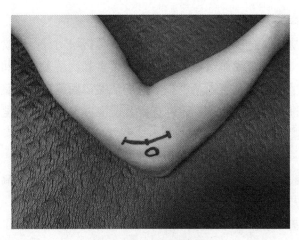

图 24-10　切口示意图

3.切开皮肤及皮下组织，包括覆盖于骨膜血肿上的筋膜。

（1）入路位于肱桡肌及肱三头肌之间，分离后可直视外髁。

（2）通常肱桡肌已撕脱，术野直达骨折部位。

【手术步骤】

1.闭合复位经皮穿针，评估骨折块移位

若骨折块移位小于 4mm 的骨折移位可行经皮穿针固定。向肘关节内注入 0.5～1mL 造影剂，评估关节软骨面的完整性。如果关节面连续性中断，应行切开复位内固定。若关节面连续，可行经皮穿针固定。将患肢屈肘，拇指向髁间窝方向挤压，维持骨折块稳定，在骨折块外侧斜向上 45° 与水平位各置入一枚小于 2mm 克氏针，固定骨折断端（图 24-11），术后 90°中立位石膏固定。

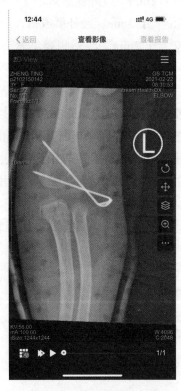

图 24-11　术中固定示意图

2. 切开复位克氏针内固定

切开皮肤后分离肱桡肌，直接显露出翻转和旋转的骨折块边缘。冲洗骨折端及清除血肿。若骨折块已翻转或旋转，可用巾钳或血管钳夹持骨块轻柔将其旋转复位。将肌肉从肱骨远端前方钝性剥离，以直视前方关节面。通过直视及手指触摸确认关节面前方获得良好复位。用至少两根光滑克氏针穿过外髁骨骺进入近端干骺端。通过直视及透视再次确认骨折复位，克氏针固定可靠。

【术后护理及预后】

1. 加以皮肤衬垫的长臂前后石膏托或劈开的石膏管型固定，屈肘 60°～90°，前臂中立位。

2. 术后 7～10 天复查 X 线片及切口情况。拍摄不带石膏的肱骨远端正位、侧位及斜位片评估复位及固定的效果，并用舒适的石膏固定。

3. 术后 4 周再次复查 X 线片评价愈合情况，等到影像结果显示愈合，可拆除石膏开始早期功能锻炼。

4. 通常在术后 6～8 周获得坚强愈合后，可预约在门诊拔除克氏针。

5. 术后常出现外髁增生。

第五节　桡骨颈骨折

儿童桡骨颈骨折的发生率仅占小儿全部骨折的 2% 左右，是一种比较少见的骨折，这可能与小儿桡骨头有大量的软骨结构有关，软骨可以更多地缓冲暴力。根据统计男性多于女性，男女之比为 2：1，好发于 10～13 岁，发生年龄的峰值在 12～13 岁。

【手术指征】

根据骨折移位及成角大小，闭合复位，经皮撬拨复位及切开复位三种技术有各自的指征。

1. 闭合复位指征　骨折移位小于 2mm，或外侧成角小于 20°～30°

2. 经皮撬拨复位指征　骨折移位大于 2mm，或外侧成角大于 20°～30°，且闭合复位不成功的。

3. 切开复位指征　骨折片移位大于 2mm，或外侧成角大于 20°～30°且用闭合复位，经皮撬拨复位均不成功的。另外，桡骨头完全翻转（180°旋转）也是切开复位的指征。

【术前检查及准备】

1. 体格检查：按压桡骨颈是否疼痛，也有的患儿主诉可能是腕部疼痛，而按压桡骨头或桡骨近端时疼痛。除此之外要仔细检查是否合并有内上髁和尺骨近端的骨折。

2. 儿童肘关节的 6 个二次骨化中心的相继出现有很大的变异，有时单独依赖平片诊断困难。故对临床怀疑有桡骨颈骨折时需详细检查，肘关节内外应力摄片，关节造影，断层摄片及切线位片，CT、MRI 均有助于诊断。

3. 近来对桡骨近端骨骺尚未骨化的患儿有人认为 B 超为经济、简便、无创且有效的确诊手段。

【体位】

1. 患儿平卧位，患肢置于可透视的上肢操作台上。

2. 助手站在患侧头端，固定肱骨远端。

【手术步骤】

1. 经皮撬拨复位弹性髓内针内固定术

第一步：

（1）自桡骨远端置入一枚弹性髓内针，弹性髓内针尖端向桡侧，置入至骨折断端下 5mm。

（2）于前臂外侧紧贴于桡骨头 / 颈远端处做刺破皮肤的小切口。

（3）用止血钳以稍偏骨折近端的方向分离至骨面。用 3mm 斯氏针钝端手动使达桡骨头（图24-12）。

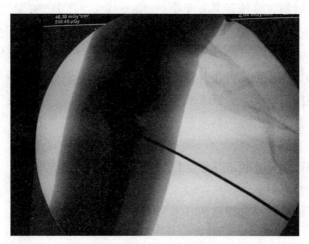

图 24-12　克氏针复位图

第二步：

（1）助手固定肱骨远端，术者向肘部施加内翻应力。

（2）用斯氏针钝端将桡骨头骨折块复位。

（3）向骨折块施以内翻应力时可轻柔的旋前。

（4）一旦获得部分复位，可拔除斯氏针，采用闭合复位的技术完成操作。

（5）待复位成功后，将弹性髓内针推进 5mm 通过骨折断端，轴向旋转 180°，使其勾方向向尺侧。

2. 切开复位术

第一步：

（1）手部及手臂驱血，绑缚止血带。

（2）肘关节外侧从外髁尖至桡骨颈远端弧形切开。

第二步：

（1）外翻起于肘肌自尺骨近端附着，显露肱桡关节。

（2）若关节囊未破裂，则切开关节。

第三步：

（1）冲洗关节腔，去除凝血块。

（2）轻柔地将桡骨头骨折块复位，尽量不伤及残存附着的软组织。

（3）如可能，修补关节囊。

（4）通过正侧位 X 线的影像确认复位成功。

（5）常规缝合皮肤切口。

【术后护理及预后】

1. 上述三种治疗的术后护理相似；获得理想复位后，无菌包扎手术切口。

2. 使用屈肘 90°，前臂中立位或轻度旋后位的长臂管型石膏制动。

3. 石膏制动 3 ～ 4 周。

第六节　前臂骨折

儿童较易发生前臂骨折，据统计其发生率约 8% ～ 9%，其中 7% 发生于前臂上 1/3，18% 发生于前臂中 1/3，75% 发生于前臂下 1/3。其损伤机制主要有直接暴力和间接暴力两种，直接暴力打击碰撞，其骨折线常在同一水平，骨折多为横向或粉碎型；间接暴力暴力间接作用在前臂上，多系跌倒，手着地，暴力传导至桡骨，并经骨间膜传导至尺骨，骨折线常为斜行，短斜行，短缩重叠移位严重，骨间膜损伤较重，骨折水平为桡骨高。

【手术指征】

1.闭合复位失败。

2.合并有远或近端尺桡关节脱位并且复位后关节不稳定的。

3.桡骨或尺骨开放性骨折。

4.并发间室综合征的骨折需行间室切开术。

5.再次骨折。

【术前检查及准备】

1.前臂畸形和肿胀的部位常表明是骨折的部位。

2.必须常规检查肘和腕关节以排除孟氏骨折（尺骨骨折合并桡骨头脱位）和盖氏骨折（桡骨骨折合并下尺桡关节脱位）。

3.任何操作前后对神经血管的检查非常重要。

4.仔细检查前臂皮肤是否有擦伤或开放伤口。

5.标准影像包括前臂正侧位 X 线片，并且专门投照腕和肘关节，以排除骨干骨折合并的上下尺桡关节的脱位。

【体位】

1.患者平卧于手术台，上肢放置于可透视的上肢操作台上。

2.上臂绑缚止血带。

3.C 型臂与手术台平行放置以免影响手术人员操作。

【手术入路 / 显露】

1.腕关节水平与桡骨骺板平行做桡骨背侧小切口，注意保护桡神经背侧感觉支。

2.入针点选择第一、二间隔之间（伸拇短肌腱和桡侧伸腕长肌腱之间），或第二、三间隔之间（桡侧伸腕短肌腱和伸拇长肌腱之间）进入。

3.尺骨近端小切口位于鹰嘴外侧，肱尺关节和鹰嘴后面之间的中点，鹰嘴尖端下 2cm 进针。

4.如果尺骨骨折靠近近端，可以考虑从尺骨远端进针，在皮下摸到尺骨边缘，切口位于远端骨骺上方。这一切口在技术上操作更困难，且针尾覆盖的软组织很少，并应保护尺神经背侧感觉支。

【手术步骤】

第一步：进针部位

1.桡骨进针部位

（1）当术者安全显露桡骨远端后，使用比预计髓内针要粗 1 ～ 2mm 的套筒置于钻头外保护软组织。

（2）透视确认进针点位于骺板近端，侧位确定进针点不要太靠近桡骨的前方。

（3）只钻透一侧皮质。

（4）当钻头尖突破皮质后，钻头方向倾斜至与骨干成30°（从远端至近端成角）夹角以便进针。

2. 尺骨进针部位

（1）从鹰嘴外侧切口钝性分离至骨面。

（2）连同套筒将钻头钻入。

（3）钻头缓缓钻入鹰嘴骨皮质后侧的位置，在关节和骨皮质之间钻入。

（4）钻头垂直于骨面，只钻透一侧皮质。

（5）当第一层皮质钻透后，保持转速，逐渐倾斜钻头并向着髓腔的方向进入。

第二步：髓内针的准备及植入

1. 选择髓内针　选择合适直径的髓内针（髓腔直径的60%～80%）。

2. 桡骨髓内针

（1）针尖需要折弯成弧线，这样在进入桡骨碰到对侧皮质时可以较容易地进入髓腔。余下的部分需弯成符合桡骨向桡侧和背侧的弧形。

（2）将针尖插入预先钻开的针孔内。

（3）随着轻柔的摆动，髓内针沿着髓腔内壁逐渐下行到骨折部位。最初针尖的方向指向桡侧，随着在髓腔内前进，可以逐渐旋转到合适的方向。

3. 尺骨髓内针

（1）只需稍加预弯。

（2）针尖有一定弧度有助于开通入路到达远骨折端，但尺骨的轴线很直，髓内针应保持这一力线。我们常用预弯尖端的髓内针扩髓，随后取出，剪掉尖端或掉转方向，插入直的尖端，就会随着事先扩好的髓腔进入。

（3）如果针尖过于弯曲，因远端髓腔逐渐变细，髓内针进入可能会导致骨折端分离。

第三步：骨折复位

1.两枚针都达到骨折端后，需要复位以便髓内针通过骨折端，术中透视帮助确定复位。

2.通常需要手法牵引或手指套牵引恢复骨折端长度。

3.随后通过手法恢复骨折对位和力线，也可以用髓内针作为操纵杆帮助断端复位。弧形尖端的桡骨钉有助于近端骨折块复位。尝试三次而髓内针不能进入近骨折端时，应当放弃闭合复位，改用在手术直视下复位骨折端，并穿入髓内针。通常采用2～3cm的小切口，桡骨选前方入路，尺骨从皮下能触到的边缘进入。

4.跨过桡骨骨折端后，髓内针达桡骨近端，针尖进入肱二头肌结节。跨过尺骨骨折端后，髓内针通过远端髓腔止于骺板上方1cm处。

5.桡骨髓内针尖端应指向尺骨，尺骨髓内针尖端应指向桡骨，这样有助于维持两骨的间隙。避免一骨向另一骨成角，否则会因为两骨间隙的狭窄导致旋前或旋后受限（图24-13）。

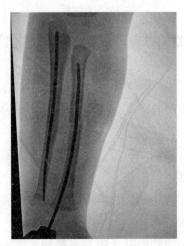

图 24-13　弹性髓内针植入方向示意图

6. 将髓内针尾轻轻拉回，从入针点外 6 ～ 8mm 处剪断，使针尾弹回贴于骨面外，注意桡骨针尾不要压在骺板水平。

7. 可以将髓内针轻轻敲实，但必须小心不要捶击入骨，否则不仅会对取针造成很大困难而且会失去三点固定的风险。

8. 桡骨髓内针尾不要埋在肌腱下方，否则尖端会因摩擦造成肌腱断裂。

第四步：缝闭伤口

【术后护理及预后】

1. 建议石膏固定一段时间以利软组织愈合和在骨折初步愈合之前起稳定作用。

2. 前臂远 2/3 骨折可以采用前臂石膏固定，而近端骨折最好采用长臂石膏固定。

3. 用单托石膏以适应消肿，肿胀消退后可以使用玻璃纤维材料进行加固。

4. 患者至少要观察一夜以便判断是否有骨筋膜室综合征的表现。

5. 术后 6 ～ 9 个月，骨折完全愈合后取出髓内针，儿童的弹性髓内针取出时间不要超过 9 个月。

第七节　桡骨远端骨折

桡骨远端骨折是指距桡骨远端关节面 3cm 以内的骨折，是松质骨和密质骨的交界处，横截面呈四边形且骨皮质较弱，因此力学结构较弱，骨折后容易发生松质骨的塌陷、皮质骨的粉碎及桡骨缩短现象。多为间接暴力引起，最常见的损伤机制是跌倒时手背伸支撑，其次是运动相关损伤和交通事故。

【手术指征】

1. 无法用石膏固定的不稳定的桡骨远端骨折。

2. 移位的桡骨远端骨折复位和石膏固定后力线仍不能接受。如果还有 2 年的生长潜力，可以接受的力线范围：

（1）掌侧或背侧成角 20°～ 25°。

（2）尺侧或桡侧偏移 10°。

（3）50% 横向移位。

3. 复位和石膏固定后发生再移位：

（1）完全移位的骨折如果复位不充分，其中有 60% ～ 80% 会发生再移位。

（2）对复查时发生再移位的患儿，采用重新整复石膏固定和重新整复克氏针固定的结果和并发症发生率基本相同。

（3）穿针固定降低了发生再移位的风险，但是随之而来有感染、神经血管损伤的风险并需要全身麻醉。

（4）如果重新整复不稳定或不充分，可以考虑穿针固定。

4. 出现以下问题时则不能采用管型石膏固定：

（1）明显的软组织肿胀。

（2）神经血管损伤。

（3）开放骨折或皮肤损伤。

5. 对于桡骨远端骺板骨折，应避免反复多次整复。如果整复后位置仍不满意，建议先让骨折愈合，如果将来不能充分塑型则考虑发育成熟后截骨矫形。

6. 尺骨远端骨折常并发桡骨远端骨折。尺骨远端可接受的位置是 50% 的横向移位和20°的成角。

【术前检查及准备】

1. 拍摄腕部正侧位 X 线平片。

2. 评估向掌 - 背侧的成角和向桡侧偏斜。

【体位】

1. 患儿平卧位，上臂绑缚止血带。

2. 患侧上肢放在专用的托板上。

【手术入路 / 显露】

1. 按照"小切口 - 分离穿针"技术置入克氏针。

2. 对骨骺骨折或接近骺板的骨折，克氏针入针点选择桡骨茎突（图 24-14）。

3. 对靠近干骺端的骨折，克氏针入针点选择在桡骨远端骺板的近侧以避免克氏针穿过骺板。

4. 用透视设备计划切口部位。

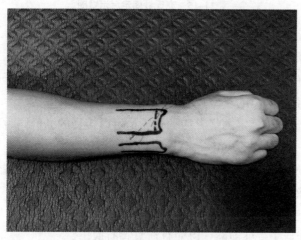

图 24-14 入针点示意图

【手术步骤】

第一步：闭合复位

闭合复位整复方法多种多样，针对桡骨远端骨折块向背侧成角移位，主要步骤如下：

（1）使腕关节背屈以复制移位时的损伤机制（这样可以放松背侧连续的骨膜）。

（2）持续牵引。

（3）医师用拇指对桡骨远端施以向掌侧的压力。

（4）随后将腕关节向掌侧平移以完成整复过程。

（5）如果需要则使腕关节尺偏以恢复桡骨倾斜度。

第二步：经皮穿针固定

（1）使用"小切口 – 分离穿针技术"固定克氏针以避免损伤桡神经背侧感觉支。

1）在皮肤上做一个小切口。

2）使用钝头装置向下分离至桡骨茎突表面。

（2）把持住骨折整复后的部位并置入克氏针。

（3）使用 1 或 2 枚克氏针固定骨折端，不同方向的两枚克氏针最为稳定，但入针时有一定困难。对骺板骨折，克氏针入针点选择桡骨茎突的背侧，方向由远端向近端，由桡侧向尺侧。从图 24-15 可以看到固定前和固定后的影像，显示桡骨远端骺板骨折获得了满意的复位和克氏针固定。

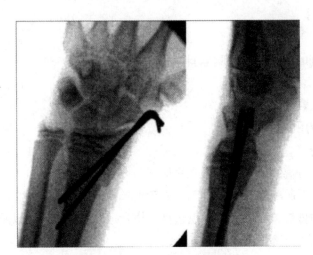

图 24-15　克氏针固定后示意图

（4）在进针过程中正侧位透视确认克氏针固定在骨内。

（5）手术医生需确定获得双皮质固定。

（6）在置入克氏针跨过骨折部以前，可以使用一枚克氏针固定于骨折远端撬拨复位，矫正背侧成角和桡侧倾斜，以获得满意的复位。

（7）单根克氏针固定对于稳定的桡骨远端骨折是可以接受的，但同时要用一塑形良好的石膏外固定。

（8）由于骨折部位或类型而不能用分离或平行穿针固定的尺桡骨远端骨折，可以考虑交叉克氏针（一枚逆行，一枚顺行）固定。

（9）透视下轻微活动腕关节可检查骨折的稳定性。

（10）将克氏针折弯后于皮外剪断，以便日后复查时取出。

【术后护理及预后】

1.穿针固定后在手术室内用塑型好的前臂石膏固定。如果考虑筋膜间隔室综合征或术后消肿的因素，可以使用石膏夹板固定。

2. 术后 1 周戴石膏拍 X 线片确认骨折位置的稳定性。

3. 术后 3 ～ 4 周在诊室复查，确定大量骨痂形成后，拆除石膏，带针行腕关节功能康复。

4. 术后 6 周复查，确定骨折愈合良好后，取出克氏针。

5. 术后拍 X 线片随访 1 ～ 2 年以确保未发生骨骺早闭。

第八节　股骨干骨折

股骨干骨折是指股骨小转子下 2 ～ 5cm 至股骨髁上 2 ～ 5cm 之间的骨折，股骨是人体中最长的管状骨，股骨干由骨皮质构成，有轻度向前外突出的弧度，便于股四头肌发挥伸膝作用，治疗时应保持此生理弧度。

一、弹性髓内针内固定术

【手术指征】

1. 年龄 5 ～ 12 岁（年龄更小或更大并非绝对禁忌证）。

2. 轻度粉碎性或非粉碎性长度稳定的骨折。

3. 中段骨干骨折。

4. 体重小于 50kg。

【术前检查及准备】

1. 做详尽的体格检查

（1）注意受伤机制。

（2）检查皮肤、周围软组织和神经血管情况，单一股骨干骨折可伴发大腿肿胀、皮下出血。

（3）高能量损伤时需要检查其他器官及损伤。

2. 股骨正侧位影像学检查　诊断和治疗计划需要高质量的股骨正侧位影像学检查。

（1）股骨干的正侧位影像。

（2）放射学影像应包含骨折端上下各一个关节。

3. 计算机断层扫描检查　有助于诊断复杂骨折和判断是否为病理性骨折。

【体位】

1. 患儿仰卧于可穿透放射线的手术床上或者骨折专用手术台上。

2. 较小的儿童（通常小于 8 岁）适于可穿透放射线的手术台，而较大儿童（年龄大于 8 岁）更适于骨折专用手术台。

3. 在骨折专用手术台上，患肢的足部放置于带有牵引装置的足托上。患肢外展 5°～ 30°，以利于在股骨的两侧操作。

4. 如果不能用患足牵引，可用胫骨近端穿针牵引。

【手术入路 / 显露】

股骨远端骨骺的内侧及外侧各做一个 1cm 的切口。

【手术步骤】

第一步：

（1）在骨折手术台上将患儿放在合适的位置，做好骨折复位，用骨折专用手术台或用可穿透放射线的手术台，患肢做好术前准备并按标准消毒铺巾。

（2）股骨远端骺板应在放射图像上标注出来（图 24-16），在股骨的干骺端内侧和外侧骺板以上 2cm 标注出弹性髓内针进针点。

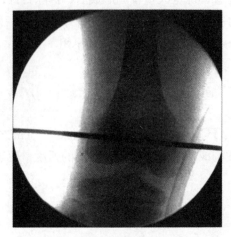

图 24-16　标注股骨远端骺板

（3）在内侧和外侧进针点远端向骺板延伸各做一个 2cm 长的纵切口。

（4）对于每一根弹性髓内针，钻孔时使用套筒保护钻入点附近的组织（骺板近端 2cm，在前后骨皮质的中点）。

（5）当钻头钻透靠近的骨皮质后，钻头立即斜向头端为弹性髓内针建立一个斜行通道。

第二步：

（1）插入髓腔前将弹性髓内针预弯成 C 形。

（2）弹性髓内针的尺寸可以通过股骨干最狭窄部位来预测，弹性髓内针的直径通常为最狭窄部直径的 1/3（例如，最狭窄部位直径为 1cm，可选用直径 3 ～ 4mm 的弹性髓内针），这样两根针的直径将充满髓腔的 80%。

（3）第一根针在 X 线片引导下从一个钻孔处进入，指向骨折端并且要缓慢进针。

（4）另一根同样直径的髓内针从另一个钻孔处进入并向骨折端推进（图 24-17）。

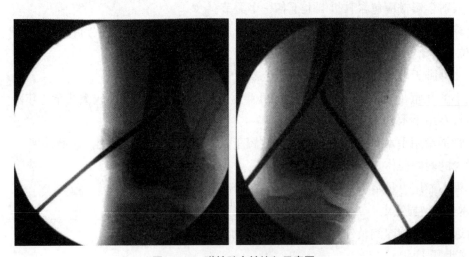

图 24-17　弹性髓内针植入示意图

第三步：

（1）徒手复位骨折。

（2）先利用一根弹性髓内针穿过骨折断端辅助复位并稳定骨折断端。

1）髓内针钩状端钩住骨折近端。

2）髓内针旋转 180°帮助骨折复位。

3）锤击进针操作要轻柔、耐心，在协助骨折复位和穿入第一根髓内针时审慎地使用透视机。

（3）一旦第一根髓内针顺利通过骨折端后，另一根髓内针应以同样的方式穿过骨折处。

第四步：

（1）一旦两根髓内针通过骨折部后，就应该缓缓推进至最终位置。

（2）外侧髓内针尖端最终达到大转子的骨突下方，内侧的髓内针尖端应超过小转子达到股骨颈内侧。

（3）两根髓内针都退出 2cm，保留适当的长度剪断。弹性髓内针用锤子锤至最终的位置，使剪切端超出骨皮质 5 ～ 10mm。

（4）如果在骨折端有过牵迹象，应去除过牵将骨折端靠紧。

【术后护理及预后】

1. 下肢术后用膝部制动器固定 2 周作为支撑。

2. 如果患儿确实需要，可给予镇痛药。

3.8 ～ 12 周后在 X 线片上可见到愈合。

4. 弹性髓内针通常于骨折愈合后 6 个月拔除。

二、股骨干骨折闭合复位和髋人字石膏

【手术指征】

1. 股骨干闭合骨折。

2. 6 岁以下的患儿。

【体格检查 / 影像】

1. 像任何外伤一样，全面检查患儿很重要。

2. 必须记录患儿肢体的神经血管状况，小儿股骨骨折伴血管损伤的并不少见。

3. X 线照片上的股骨干骨折部位与外固定和复位方法有关。

4. 应仔细阅读 X 线照片有无伴随的骨肿瘤征象。

5. 若有虐婴迹象应查找有无处于不同愈合阶段的另外的骨折。

【体位】

1. 患儿取仰卧位，平卧在透 X 线的手术床上。

2. 预备好一人字石膏床，会阴部放一立柱。

3. 腿的位置根据骨折部位而定，下肢位置的原则如下：

（1）上 1/3 骨折髋屈曲 45°；髋外展 30°；外旋 20°。

（2）中 1/3 骨折髋屈曲 30°；髋外展 20°；外旋 15°。

（3）下 1/3 骨折髋屈曲 20°；髋外展 20°；外旋 15°。

【手术步骤】

第一步：

（1）第一步是为患儿打石膏作妥善预备。

（2）麻醉诱导后，患儿平卧于透 X 线的手术床上，需用全身麻醉以放松肌肉。

（3）按患儿的身材大小预备好大小两个号码的袜衬，一是为了鞍部，另一是为腹腔活动留出空间，胸前有足够间隙避免胸腹部受压。

（4）各骨性突起部加毡垫。

第二步：

（1）操作的第二步包括用石膏维持整复后位置。

1）在两个助手协助下，一人抱住伤肢，另一名助手固定健侧下肢，双侧下肢彼此对称。

2）双下肢要保持足够的外展位，有助于会阴部的护理。

（2）透视见骨折复位后，5～6层石膏固定。石膏固定的范围上达胸骨剑突，下到患肢的足部，同时也应包括健侧大腿。会阴部、胸部、足趾和健侧大腿部的袜衬都应翻回石膏层内。臀部、躯干到骨折下方的侧面还可用石膏条加强。

（3）股骨干中 1/3 骨折外翻屈曲过度矫正揉摸造型有利于保持骨折整复。

（4）再透视以核实骨折的力线。

（5）确定复位满意，用石膏锯整理石膏边缘，前方向下清除到肚脐以利胸腹扩张。另一种方法是在腹前方挖洞，会阴部要留有空隙放尿布用。

【术后护理及预后】

1. 打好髋人字石膏后的患儿应密切随诊。一周后复查拍 X 线照片并观察有无皮肤压疮。

2. 根据患儿年龄和骨折的稳定性，每周或每 2 周随访。

第九节　胫腓骨干骨折

儿童胫骨骨折是较常见的骨折，约占儿童管状骨骨折的 15%，仅次于股骨、桡骨及尺骨的骨折。胫骨骨折男女比例约 2：10。骨折多发生于学龄前后年龄段。年龄小于 4 岁的儿童骨折多发生于中、下 1/3，以螺旋形多见。年龄大于 4 岁的儿童胫腓骨骨折多见于胫腓骨远端。

一、钢板螺钉内固定术

【手术指征】

胫、腓骨干骨折经非手法保守治疗失败、骨折不愈合及畸形愈合影响功能。

【术前检查及准备】

患肢全长正侧位片。

【体位】

平卧位，屈膝 15°。

【手术入路 / 显露】

以骨折端为中心在小腿前侧、胫骨前嵴的外缘做一比钢板长 2～3cm 的弧形切口，其凸面向外。切开皮肤、皮下组织、深筋膜，将皮瓣翻向内侧，在胫骨前嵴稍外后处切开骨膜，并把胫骨外侧面的骨膜剥开，暴露远、近骨折端。

【手术步骤】

1. 切口　切口与暴露骨折断端。

2. 局部处理　用生理盐水冲洗骨折端，清除积血及碎骨片等。然后由助手施以整复手法，术者用骨膜剥离器撬动骨折端，使骨折端复位，观察并认定复位后的立体位置，且估计做固定可能遇到的各种情况。

3. 钢板螺钉固定　把切口的软组织牵拉开，予以准确复位，推开已剥离的骨膜，在胫骨的前外侧面，放置一适合的钢板，用骨钻先在骨折远近端各拧入 1 枚螺钉临时固定，透视下再次确认骨折对位对线良好后，拧入其他相适应的螺钉固定。

当固定牢固后，术中透视确定位置可靠，用生理盐水，冲洗切口，彻底止血，放置引流，逐层缝合切口。

【术后护理及预后】

术后即开展患肢肌肉舒缩功能锻炼，术后 4～6 周可扶拐部分负重。对于年龄较大、能合作的患儿可以使用轻的后托固定。对于小年龄患儿，长腿管型石膏固定。

二、弹性髓内针内固定术

【手术指征】

胫、腓骨干骨折经非手法保守治疗失败、骨折不愈合及畸形愈合影响功能者。

【术前检查及准备】

患肢全长正侧位片。

【体位】

平卧位，屈膝 15°。

【手术入路 / 显露】

胫骨近端骨骺下 1.5～2cm，胫骨结节向后 1.5～2cm 内外侧各做一个 1cm 的切口。

【手术步骤】

第一步：

（1）麻醉成功后，在大腿近端绑缚止血带，常规消毒患肢，铺无菌巾。

（2）采用术中 X 线透视标记出骨折在皮肤上的位置胫骨近端骺板及弹性髓内针入口处。

第二步：

（1）根据髓腔直径，选择 2mm、3mm 或 4mm 的弹性髓内针。选择适合髓腔的尽可能最大直径的髓内针，一般情况下弹性髓内针的直径是髓腔直径的 1/3。

（2）预弯整个髓内针，使其有足够的弧度，使弧顶在骨折复位后位于或靠近骨折断端处。弧的宽度应当接近髓腔直径的 3 倍，从而便于在插入和稳定之间获得最佳平衡。

第三步：

（1）使用保护套筒，在进针点处钻孔，钻头直径较髓内针直径大 0.5cm。术中 X 线正侧位确认进针点。避开胫骨结节骨骺。

（2）钻孔至前后径的中点后，垂直于骺板。在透视引导下，开口器逐渐偏向尾部，直至与胫骨长轴呈 45°，注意避免钻透远端皮质或进入骺板。

（3）将预弯的髓内针放入插入口，从近端顺行向移位的远端插入。X 线透视引导下，沿骨皮质滑入骨折处。将骨折复位，继续插入髓内针穿过骨折线，使髓内针嵌入胫骨远端干骺端，但不要突破皮质或骺板。从胫骨近端的另一侧使用同样的方法放入第 2 根针。如有必要，通过骨折线后，可旋转髓内针头，以增加解剖复位的效果，注意避免导致骨折分离。将髓内针的近端屈曲，在距皮质 1cm 处剪断髓内针，使末端位于深筋膜下，但又有足够长便于取出。

【术后护理及预后】

术后处理通常在术后 5 周，当有桥状骨痂形成时可开始负重。骨折后 6～12 个月可拔除髓内针，取出髓内针后无须固定。

复习思考题

1. 小儿骨折常见的损伤原因?
2. 小儿骨折类型?
3. 儿童骨折的治疗原则及方法?

［1］郭维淮，娄多峰 . 骨伤手术学 ［M］. 郑州：河南科学出版社，1990.

［2］苗华，周建生 . 骨科手术入路解剖学 ［M］. 合肥：安徽科学技术出版社，1999.

［3］韦加宁 . 韦加宁手外科手术图谱 ［M］. 北京：人民卫生出版社，2003.

［4］胥少汀，葛宝丰，徐印坎 . 实用骨科学 ［M］.3 版 . 北京：人民军医出版社，2005.

［5］邱贵兴 . 骨科手术学 ［M］.3 版 . 北京：人民卫生出版社，2005.

［6］侯春林，顾玉东 . 皮瓣外科学 ［M］. 上海：上海科学技术出版社，2006.

［7］王澍寰 . 手外科学 ［M］. 北京：人民卫生出版社，2006.

［8］王成琪 . 王成琪显微外科学 ［M］. 济南：山东科学技术出版社，2009.

［9］王正义 . 足踝外科手术学 ［M］. 北京：人民卫生出版社，2009.

［10］Thomas P Rüedi, Richard E Buckley, Christopher G Moran. 骨折治疗的 AO 原则 ［M］. 上海：上海科学技术出版社，2010.

［11］危杰，刘璠，吴新宝，等 . 骨折治疗的 AO 原则 ［M］.2 版 . 上海：上海科学技术出版社，2010.

［12］翁习生，周一新 . 髋关节重建 ［M］. 北京：科学出版社，2010.

［13］王岩 . 坎贝尔骨科手术学 ［M］. 北京：人民军医出版社，2011.

［14］黄枫 . 骨伤科手术学 ［M］. 北京：人民卫生出版社，2012.

［15］张铁良，王沛，马信龙 . 临床骨科学 ［M］.3 版 . 北京：人民卫生出版社，2013.

［16］陈鸿，鲁宁 . 髋关节镜技术可视指导 ［M］. 昆明：云南科技出版社，2013.

［17］陈仲强，刘忠军，党耕町 . 脊柱外科学 ［M］. 北京：人民卫生出版社，2013.

［18］岩本幸英，等 . 日本骨科新标准图谱：脊柱·骨盆外伤手术 ［M］. 郑州：河南科技出版社，2014.

［19］胥少汀，葛宝丰，徐印坎 . 实用骨科学 ［M］.4 版 . 北京：人民军医出版社，2015.

［20］侯德才 . 骨科手术学 ［M］. 北京：中国中医药出版社，2016.

［21］邱贵兴 . 骨科手术学 ［M］. 北京：人民卫生出版社，2016.

［22］邱贵兴，戴尅戎 . 骨科手术学 ［M］.4 版 . 北京：人民卫生出版社，2016.

［23］陈华，唐佩福 . 骨盆髋臼骨折微创治疗 ［M］. 郑州：河南科技出版社，2016.

［24］樊粤光 . 骨伤科手术学 ［M］. 上海：上海科学技术出版社，2016.

［25］姜文晓 . 常见足踝损伤的诊疗及足踝关节镜技术 ［M］. 北京：科学技术文献出版社，2016.

［26］Richard E.B.AO Principles of Fracture Management ［M］.Third Edition.Germany: Thieme，2017.

［27］刘尚礼，戎利民 . 脊柱微创外科学 ［M］.2 版 . 北京：人民卫生出版社，2017.

［28］RE Buckley, CG Morgan, T Apivatthakakul.AO Principles of Fracture Management ［M］. Third Edition. Stuttgart: Thieme, 2018.

［29］Frederick, M. Azar, James, H. Beaty, S. Terry, Canale. 坎贝尔骨科手术学［M］.13 版 . 北京：北京大学医学出版社，2018.

［30］Steven Garfin. 罗思曼 – 西蒙尼脊柱外科学［M］.7 版 . 北京：北京大学医学出版社，2018.

［31］胥少汀，葛宝丰，卢世璧 . 实用骨科学［M］. 郑州：河南科学技术出版社，2019.

［32］Frederick，M. Azar. 坎贝尔骨科手术学［M］. 北京：北京大学医学出版社，2019.

［33］Kai–Uwe Lewandrowski，Michael D. Schubert, Jorge F. Ramirez Leon，等 . 微创脊柱外科学［M］. 上海：上海科学技术出版社，2019.

［34］陈孝平，汪建平，赵继宗 . 外科学［M］.9 版 . 北京：人民卫生出版社，2020.

［35］Chen CC, Lin CL, Chen WC, et al. Vascularized iliac bone–grafting for osteonecrosis with segmental collapse of the femoral head. J Bone Joint Surg Am, 2009, 91（10）：2390–2394.

［36］宗宝宪 . 浅谈儿童常见的骨科问题与手术治疗的注意事项［J］. 中国中医药现代远程教育，2010，8（12）：128.

［37］陈健民，陈立安，黄炳生，等 . 自体富血小板血浆促进慢性难愈合伤口修复的研究进展［J］. 医学理论与实践，2010，23（8）：925–927.

［38］陈健民，陈立安，陈梓锋，等 . 富血小板血浆修复慢性难愈合伤口的应用［J］. 岭南现代临床外科，2013，13（3）：210–210.

［39］Banerjee S, Issa K, Pivec R, et al. Osteonecrosis of the hip: treatment options and outcomes. Orthop Clin North Am, 2013, 44（4）：463–476.

［40］陈联 . 影响儿童骨科护理满意度的因素及对策［J］. 现代医药卫生，2014，30（23）：3635–3637.

［41］覃康，朱斌，缪语，等 . 肢体恶性骨肿瘤生物学重建外科治疗进展［J］. 国际骨科学杂志,2017,38（3）：158–161.

［42］李靖，王臻 . 骨肿瘤外科修复重建进展［J］. 中国修复重建外科杂志，2018，32（7）：838–842.

［43］郭卫 . 中国骨科肿瘤专业的发展与展望［J］. 中华外科杂志，2019，57（1）：23–28.

［44］吴文 . 高能量创伤濒临截肢肢体的保肢手术［J］. 中国骨科临床与基础研究杂志，2020，12（4）：197–203.

［45］苏文财，谢卫强，薛云，等 . 肱骨骨折采用钢板固定的相关研究进展［J］. 中国医药，2020，15（2）：317–320.

全国中医药行业高等教育"十四五"规划教材

全国高等中医药院校规划教材（第十一版）

教材目录（第一批）

注：凡标☆号者为"核心示范教材"。

（一）中医学类专业

序号	书　名	主　编		主编所在单位	
1	中国医学史	郭宏伟	徐江雁	黑龙江中医药大学	河南中医药大学
2	医古文	王育林	李亚军	北京中医药大学	陕西中医药大学
3	大学语文	黄作阵		北京中医药大学	
4	中医基础理论☆	郑洪新	杨　柱	辽宁中医药大学	贵州中医药大学
5	中医诊断学☆	李灿东	方朝义	福建中医药大学	河北中医学院
6	中药学☆	钟赣生	杨柏灿	北京中医药大学	上海中医药大学
7	方剂学☆	李　冀	左铮云	黑龙江中医药大学	江西中医药大学
8	内经选读☆	翟双庆	黎敬波	北京中医药大学	广州中医药大学
9	伤寒论选读☆	王庆国	周春祥	北京中医药大学	南京中医药大学
10	金匮要略☆	范永升	姜德友	浙江中医药大学	黑龙江中医药大学
11	温病学☆	谷晓红	马　健	北京中医药大学	南京中医药大学
12	中医内科学☆	吴勉华	石　岩	南京中医药大学	辽宁中医药大学
13	中医外科学☆	陈红风		上海中医药大学	
14	中医妇科学☆	冯晓玲	张婷婷	黑龙江中医药大学	上海中医药大学
15	中医儿科学☆	赵　霞	李新民	南京中医药大学	天津中医药大学
16	中医骨伤科学☆	黄桂成	王拥军	南京中医药大学	上海中医药大学
17	中医眼科学	彭清华		湖南中医药大学	
18	中医耳鼻咽喉科学	刘　蓬		广州中医药大学	
19	中医急诊学☆	刘清泉	方邦江	首都医科大学	上海中医药大学
20	中医各家学说☆	尚　力	戴　铭	上海中医药大学	广西中医药大学
21	针灸学☆	梁繁荣	王　华	成都中医药大学	湖北中医药大学
22	推拿学☆	房　敏	王金贵	上海中医药大学	天津中医药大学
23	中医养生学	马烈光	章德林	成都中医药大学	江西中医药大学
24	中医药膳学	谢梦洲	朱天民	湖南中医药大学	成都中医药大学
25	中医食疗学	施洪飞	方　泓	南京中医药大学	上海中医药大学
26	中医气功学	章文春	魏玉龙	江西中医药大学	北京中医药大学
27	细胞生物学	赵宗江	高碧珍	北京中医药大学	福建中医药大学

序号	书 名	主 编		主编所在单位	
28	人体解剖学	邵水金		上海中医药大学	
29	组织学与胚胎学	周忠光	汪 涛	黑龙江中医药大学	天津中医药大学
30	生物化学	唐炳华		北京中医药大学	
31	生理学	赵铁建	朱大诚	广西中医药大学	江西中医药大学
32	病理学	刘春英	高维娟	辽宁中医药大学	河北中医学院
33	免疫学基础与病原生物学	袁嘉丽	刘永琦	云南中医药大学	甘肃中医药大学
34	预防医学	史周华		山东中医药大学	
35	药理学	张硕峰	方晓艳	北京中医药大学	河南中医药大学
36	诊断学	詹华奎		成都中医药大学	
37	医学影像学	侯 键	许茂盛	成都中医药大学	浙江中医药大学
38	内科学	潘 涛	戴爱国	南京中医药大学	湖南中医药大学
39	外科学	谢建兴		广州中医药大学	
40	中西医文献检索	林丹红	孙 玲	福建中医药大学	湖北中医药大学
41	中医疫病学	张伯礼	吕文亮	天津中医药大学	湖北中医药大学
42	中医文化学	张其成	臧守虎	北京中医药大学	山东中医药大学

（二）针灸推拿学专业

序号	书 名	主 编		主编所在单位	
43	局部解剖学	姜国华	李义凯	黑龙江中医药大学	南方医科大学
44	经络腧穴学☆	沈雪勇	刘存志	上海中医药大学	北京中医药大学
45	刺法灸法学☆	王富春	岳增辉	长春中医药大学	湖南中医药大学
46	针灸治疗学☆	高树中	冀来喜	山东中医药大学	山西中医药大学
47	各家针灸学说	高希言	王 威	河南中医药大学	辽宁中医药大学
48	针灸医籍选读	常小荣	张建斌	湖南中医药大学	南京中医药大学
49	实验针灸学	郭 义		天津中医药大学	
50	推拿手法学☆	周运峰		河南中医药大学	
51	推拿功法学☆	吕立江		浙江中医药大学	
52	推拿治疗学☆	井夫杰	杨永刚	山东中医药大学	长春中医药大学
53	小儿推拿学	刘明军	邰先桃	长春中医药大学	云南中医药大学

（三）中西医临床医学专业

序号	书 名	主 编		主编所在单位	
54	中外医学史	王振国	徐建云	山东中医药大学	南京中医药大学
55	中西医结合内科	陈志强	杨文明	河北中医学院	安徽中医药大学
56	中西医结合外科	何清湖		湖南中医药大学	
57	中西医结合妇产科学	杜惠兰		河北中医学院	
58	中西医结合儿科学	王雪峰	郑 健	辽宁中医药大学	福建中医药大学
59	中西医结合骨伤科学	詹红生	刘 军	上海中医药大学	广州中医药大学
60	中西医结合眼科学	段俊国	毕宏生	成都中医药大学	山东中医药大学
61	中西医结合耳鼻咽喉科学	张勤修	陈文勇	成都中医药大学	广州中医药大学
62	中西医结合口腔科学	谭 劲		湖南中医药大学	

（四）中药学类专业

序号	书　名	主　编		主编所在单位	
63	中医学基础	陈　晶	程海波	黑龙江中医药大学	南京中医药大学
64	高等数学	李秀昌	邵建华	长春中医药大学	上海中医药大学
65	中医药统计学	何　雁		江西中医药大学	
66	物理学	章新友	侯俊玲	江西中医药大学	北京中医药大学
67	无机化学	杨怀霞	吴培云	河南中医药大学	安徽中医药大学
68	有机化学	林　辉		广州中医药大学	
69	分析化学（上）（化学分析）	张　凌		江西中医药大学	
70	分析化学（下）（仪器分析）	王淑美		广东药科大学	
71	物理化学	刘　雄	王颖莉	甘肃中医药大学	山西中医药大学
72	临床中药学☆	周祯祥	唐德才	湖北中医药大学	南京中医药大学
73	方剂学	贾　波	许二平	成都中医药大学	河南中医药大学
74	中药药剂学☆	杨　明		江西中医药大学	
75	中药鉴定学☆	康廷国	闫永红	辽宁中医药大学	北京中医药大学
76	中药药理学☆	彭　成		成都中医药大学	
77	中药拉丁语	李　峰	马　琳	山东中医药大学	天津中医药大学
78	药用植物学☆	刘春生	谷　巍	北京中医药大学	南京中医药大学
79	中药炮制学☆	钟凌云		江西中医药大学	
80	中药分析学☆	梁生旺	张　彤	广东药科大学	上海中医药大学
81	中药化学☆	匡海学	冯卫生	黑龙江中医药大学	河南中医药大学
82	中药制药工程原理与设备	周长征		山东中医药大学	
83	药事管理学☆	刘红宁		江西中医药大学	
84	本草典籍选读	彭代银	陈仁寿	安徽中医药大学	南京中医药大学
85	中药制药分离工程	朱卫丰		江西中医药大学	
86	中药制药设备与车间设计	李　正		天津中医药大学	
87	药用植物栽培学	张永清		山东中医药大学	
88	中药资源学	马云桐		成都中医药大学	
89	中药产品与开发	孟宪生		辽宁中医药大学	
90	中药加工与炮制学	王秋红		广东药科大学	
91	人体形态学	武煜明	游言文	云南中医药大学	河南中医药大学
92	生理学基础	于远望		陕西中医药大学	
93	病理学基础	王　谦		北京中医药大学	

（五）护理学专业

序号	书　名	主　编		主编所在单位	
94	中医护理学基础	徐桂华	胡　慧	南京中医药大学	湖北中医药大学
95	护理学导论	穆　欣	马小琴	黑龙江中医药大学	浙江中医药大学
96	护理学基础	杨巧菊		河南中医药大学	
97	护理专业英语	刘红霞	刘　娅	北京中医药大学	湖北中医药大学
98	护理美学	余雨枫		成都中医药大学	
99	健康评估	阚丽君	张玉芳	黑龙江中医药大学	山东中医药大学

序号	书 名	主 编		主编所在单位	
100	护理心理学	郝玉芳		北京中医药大学	
101	护理伦理学	崔瑞兰		山东中医药大学	
102	内科护理学	陈 燕	孙志岭	湖南中医药大学	南京中医药大学
103	外科护理学	陆静波	蔡恩丽	上海中医药大学	云南中医药大学
104	妇产科护理学	冯 进	王丽芹	湖南中医药大学	黑龙江中医药大学
105	儿科护理学	肖洪玲	陈偶英	安徽中医药大学	湖南中医药大学
106	五官科护理学	喻京生		湖南中医药大学	
107	老年护理学	王 燕	高 静	天津中医药大学	成都中医药大学
108	急救护理学	吕 静	卢根娣	长春中医药大学	上海中医药大学
109	康复护理学	陈锦秀	汤继芹	福建中医药大学	山东中医药大学
110	社区护理学	沈翠珍	王诗源	浙江中医药大学	山东中医药大学
111	中医临床护理学	裘秀月	刘建军	浙江中医药大学	江西中医药大学
112	护理管理学	全小明	柏亚妹	广州中医药大学	南京中医药大学
113	医学营养学	聂 宏	李艳玲	黑龙江中医药大学	天津中医药大学

（六）公共课

序号	书 名	主 编		主编所在单位	
114	中医学概论	储全根	胡志希	安徽中医药大学	湖南中医药大学
115	传统体育	吴志坤	邵玉萍	上海中医药大学	湖北中医药大学
116	科研思路与方法	刘 涛	商洪才	南京中医药大学	北京中医药大学

（七）中医骨伤科学专业

序号	书 名	主 编		主编所在单位	
117	中医骨伤科学基础	李 楠	李 刚	福建中医药大学	山东中医药大学
118	骨伤解剖学	侯德才	姜国华	辽宁中医药大学	黑龙江中医药大学
119	骨伤影像学	栾金红	郭会利	黑龙江中医药大学	河南中医药大学洛阳平乐正骨学院
120	中医正骨学	冷向阳	马 勇	长春中医药大学	南京中医药大学
121	中医筋伤学	周红海	于 栋	广西中医药大学	北京中医药大学
122	中医骨病学	徐展望	郑福增	山东中医药大学	河南中医药大学
123	创伤急救学	毕荣修	李无阴	山东中医药大学	河南中医药大学洛阳平乐正骨学院
124	骨伤手术学	童培建	曾意荣	浙江中医药大学	广州中医药大学

（八）中医养生学专业

序号	书 名	主 编		主编所在单位	
125	中医养生文献学	蒋力生	王 平	江西中医药大学	湖北中医药大学
126	中医治未病学概论	陈涤平		南京中医药大学	